KAPLAN'S ESSENTIALS OF CARDIAC ANESTHESIA FOR NONCARDIAC SURGERY

KAPLAN
非心脏手术麻醉精要

原著 [美] Joel A. Kaplan　　　合著 [美] Brett Cronin　　[美] Timothy M. Maus

主译 王 锷 宋宗斌 朱茂恩 段 炼

中国科学技术出版社
·北 京·

图书在版编目（CIP）数据

KAPLAN 非心脏手术麻醉精要 /（美）乔尔·A. 卡普兰 (Joel A. Kaplan) 原著；王锷等主译 . — 北京：中国科学技术出版社，2024.1
ISBN 978-7-5236-0380-2

Ⅰ . ① K… Ⅱ . ①乔… ②王… Ⅲ . ①外科手术—麻醉学 Ⅳ . ① R614

中国国家版本馆 CIP 数据核字（2023）第 234045 号

著作权合同登记号：01-2023-5056

策划编辑	郭仕薪　池晓宇
责任编辑	延　锦
文字编辑	张　龙
装帧设计	佳木水轩
责任印制	李晓霖

出　　版	中国科学技术出版社
发　　行	中国科学技术出版社有限公司发行部
地　　址	北京市海淀区中关村南大街 16 号
邮　　编	100081
发行电话	010-62173865
传　　真	010-62179148
网　　址	http://www.cspbooks.com.cn

开　　本	889mm×1194mm　1/16
字　　数	638 千字
印　　张	24
版　　次	2024 年 1 月第 1 版
印　　次	2024 年 1 月第 1 次印刷
印　　刷	北京瑞禾彩色印刷有限公司
书　　号	ISBN 978-7-5236-0380-2/R·3144
定　　价	128.00 元

Elsevier (Singapore) Pte Ltd.

3 Killiney Road, #08–01 Winsland House Ⅰ, Singapore 239519

Tel: (65) 6349–0200; Fax: (65) 6733–1817

注　意

　　本译本由中国科学技术出版社完成。相关从业及研究人员必须凭借其自身经验和知识对文中描述的信息数据、方法策略、搭配组合、实验操作进行评估和使用。由于医学科学发展迅速，临床诊断和给药剂量尤其需要经过独立验证。在法律允许的最大范围内，爱思唯尔、译文的原文作者、原文编辑及原文内容提供者均不对译文或因产品责任、疏忽或其他操作造成的人身和（或）财产伤害、损失承担责任，亦不对由于使用文中提到的方法、产品、说明或思想而导致的人身和（或）财产伤害、损失承担责任。

译者名单

主　审　彭勇刚　郭曲练

主　译　王　锷　宋宗斌　朱茂恩　段　炼

副主译　罗　慧　张　重　呼家佳　王　露

译　者（以姓氏笔画为序）

丁卓峰	中南大学湘雅医院麻醉科	张　重	中南大学湘雅医院麻醉科
王　健	中南大学湘雅医院麻醉科	张俊杰	中南大学湘雅医院麻醉科
王　锷	中南大学湘雅医院麻醉科	林国强	中南大学湘雅医院心脏大血管外科
王　露	中南大学湘雅医院麻醉科	罗　慧	中南大学湘雅医院麻醉科
叶　治	中南大学湘雅医院麻醉科	胡　婕	中南大学湘雅医院麻醉科
朱茂恩	中南大学湘雅医院麻醉科	段　炼	中南大学湘雅医院心脏大血管外科
许芳婷	中南大学湘雅医院麻醉科	侯新冉	中南大学湘雅医院麻醉科
李　倩	中南大学湘雅医院麻醉科	翁莹琪	中南大学湘雅医院麻醉科
李龙艳	中南大学湘雅医院麻醉科	郭曲练	中南大学湘雅医院麻醉科
何　欣	中南大学湘雅医院麻醉科	彭勇刚	美国佛罗里达大学 Shands 医院麻醉科
邹　宇	中南大学湘雅医院麻醉科	管玉姣	中南大学湘雅医院麻醉科
宋宗斌	中南大学湘雅医院麻醉科	潘韫丹	中南大学湘雅医院麻醉科

内容提要

　　临床中，有很多心脏疾病患者需要接受非心脏手术，这些患者对麻醉评估及管理有更高的要求。本书精选心血管麻醉经典著作 *KAPLAN'S CARDIAC ANESTHESIA, 7E* 中心脏病患者非心脏手术麻醉的相关资料，分别从心脏疾病相关围术期医学、临床麻醉及重症监护方向，以临床专题的形式整合了麻醉学、心脏病学、外科手术学、危重症医学及临床药理学的内容。本书强调临床实用价值，阐述了心脏疾病导致的病理生理变化，同时介绍了最新的心血管疾病治疗药物及设备对围术期管理的影响，对理解心脏疾病患者非心脏手术治疗的基本原理及指导临床实践均大有裨益。全书内容翔实、图片丰富、逻辑清晰，以要点、教学框等形式突出了临床实用信息，既可作为指导临床实践的参考书，也可作为围术期相关医务工作者的案头工具书。

补充说明

　　本书参考文献条目众多，为方便读者查阅，已将本书参考文献更新至网络，读者可扫描右侧二维码，关注出版社医学官方微信"焦点医学"，后台回复"9787523603802"，即可获取。

原著编著者名单

原著

Joel A. Kaplan, MD, CPE, FACC
Professor of Anesthesiology
University of California, San Diego
La Jolla, California;
Dean Emeritus, School of Medicine
Former Chancellor, Health Sciences Center
University of Louisville
Louisville, Kentucky

合著

Brett Cronin, MD
Assistant Clinical Professor
Department of Anesthesiology
University of California, San Diego
La Jolla, California

Timothy M. Maus, MD, FASE
Associate Clinical Professor
Director, Cardiac Anesthesia
Department of Anesthesiology
University of California, San Diego
La Jolla, California

参编者

Dalia Banks, MD, FASE
Clinical Professor of Anesthesiology
Vice-Chair, Cardiac Anesthesia
University of California San Diego
La Jolla, California

Ron Barak, MD
Assistant Clinical Professor
Department of Anesthesiology
University of California, San Diego
La Jolla, California

Victor C. Baum, MD
U.S. Food and Drug Administration
Silver Spring, MD;
Adjunct Professor
Departments of Anesthesiology & Critical Care
    Medicine and Pediatrics
George Washington University
Washington, DC

Matthew G. Bean, DO
Senior Fellow
Cardiac Anesthesia and Critical Care
Department of Anesthesiology
Duke University School of Medicine
Durham, North Carolina

Yaakov Beilin, MD
Professor of Anesthesiology and OB/GYN
Vice–Chair for Quality
Department of Anesthesiology
Director, Obstetric Anesthesiology
Icahn School of Medicine at Mount Sinai;

Chair, Clinical Review Committee
Mount Sinai Hospital
New York, New York

Dean Bowker, MD
Cardiothoracic Anesthesia Fellow
Department of Anesthesiology
University of California, San Diego
La Jolla, California

Edmond Cohen, MD
Professor of Anesthesiology and Thoracic Surgery
Director of Thoracic Anesthesia
Icahn School of Medicine at Mount Sinai
New York, New York

Brett Cronin, MD
Assistant Clinical Professor of Anesthesiology
University of California, San Diego
La Jolla, California

Lev Deriy, MD
Associate Professor of Anesthesiology
Department of Anesthesiology and Critical Care
University of New Mexico
Albuquerque, New Mexico

Duncan G. de Souza, MD, FRCPC
Clinical Assistant Professor of Anesthesiology
University of British Columbia
Vancouver, British Columbia, Canada; Director
Cardiac Anesthesia
Kelowna General Hospital
Kelowna, British Columbia, Canada

Byron Fergerson, MD
Associate Clinical Professor
Associate Director of Resident Education
Department of Anesthesiology
University of California, San Diego
La Jolla, California;
Staff Physician
Departments of Anesthesiology and Cardiology
VA San Diego
San Diego, California

Brian Frugoni, MD
Assistant Professor of Anesthesiology
University of California, San Diego
La Jolla, California

Neal S. Gerstein, MD, FASE
Professor
Director, UNM Cardiac Anesthesia
University of New Mexico
Albuquerque, New Mexico

Kamrouz Ghadimi, MD
Assistant Professor
Anesthesiology and Critical Care Medicine
Duke University School of Medicine
Durham, North Carolina

Steven B. Greenberg, MD
Director of Critical Care Services
Evanston Hospital
Department of Anesthesiology
NorthShore University Health System
Evanston, Illinois

Joshua Hamburger, MD
Assistant Professor of Anesthesiology
Icahn School of Medicine at Mount Sinai
New York, New York

Alexander Huang, MD, FRCPC
Lecturer
University of Toronto;
Staff Anesthesiologist
Toronto General Hospital
Toronto, Ontario, Canada

Peter M. Jessel, MD, FHRS
Knight Cardiovascular Institute
VA Portland Health Care System
Portland, Oregon

Joel A. Kaplan, MD
Professor of Anesthesiology
University of California, San Diego
La Jolla, California;
Dean Emeritus, School of Medicine
Former Chancellor, Health Sciences
University of Louisville
Louisville, Kentucky

Jeffrey Katz, MD
Attending Anesthesiologist and Critical Care
    Medicine
NorthShore University Health System
Evanston, Illinois

Swapnil Khoche, MBBS, DNB
Assistant Clinical Professor of Anesthesiology
University of California, San Diego
La Jolla, California

Giovanni Landoni, MD
Associate Professor of Anesthesia and Intensive
    Care
IRCCS San Raffaele Scientific Institute
Vita–Salute San Raffaele University
Milan, Italy

Marshall K. Lee, MD
Assistant Professor of Anesthesiology and
    Perioperative Medicine
Oregon Health and Science University
Portland, Oregon

Emilio B. Lobato, MD
Staff Anesthesiologist
North Florida/South Georgia VHA
Gainesville, Florida

Gerard R. Manecke Jr, MD
Professor
Department of Anesthesiology
UC San Deigo Health
San Diego, California

Timothy M. Maus, MD
Associate Clinical Professor of Anesthesiology
Director, Cardiac Anesthesia
Department of Anesthesiology
University of California, San Diego
La Jolla, California

K. Annette Mizuguchi, MD, PhD, MMSc
Assistant Professor
Department of Anesthesiology
Harvard Medical School

Brigham and Women's Hospital
Boston, Massachusetts

Steven M. Neustein, MD
Professor of Anesthesiology
Icahn School of Medicine at Mount Sinai
New York, New York

Albert P. Nguyen, MD
Assistant Clinical Professor
Department of Anesthesiology
University of California, San Diego
La Jolla, California

Liem Nguyen, MD
Associate Clinical Professor of Anesthesiology
UCSD Medical Center
San Diego, California

E. Orestes O'Brien, MD
Associate Professor of Anesthesiology
University of California, San Diego
La Jolla, California

E. Andrew Ochroch, MD, MSCE
Professor of Anesthesiology, Critical Care, &
    Surgery
University of Pennsylvania
Philadelphia, Pennsylvania

Michele Oppizzi, MD
Director, Coronary Care Unit
Department of Cardiology
San Raffaele Hospital
Milan, Italy

Pramod Panikkath, MD
Associate Professor of Anesthesiology
Director, Perioperative Echocardiography
Department of Anesthesiology and Critical Care
University of New Mexico
Albuquerque, New Mexico

Antonio Pisano, MD
Staff Cardiac Anesthesiologist and Intensivist
Department of Critical Care
Azienda Ospedaliera Dei Colli
Monaldi Hospital
Naples, Italy

Harish Ram, MD, FASE, FACC
Assistant Professor
Department of Anesthesiology
Division of Cardiothoracic Anesthesia
University of Kentucky
Lexington, Kentucky

Marc A. Rozner, PhD, MD
Professor of Anesthesiology and Perioperative
    Medicine
Professor of Cardiology
University of Texas MD Anderson Cancer Center
Houston, Texas

Engy T. Said, MD
Assistant Clinical Professor
Division of Regional Anesthesia and Acute Pain
University of California, San Diego
La Jolla, California

Ulrich H. Schmidt, MD, PhD, MBA
Professor

Department of Anesthesia
University of California, San Diego
La Jolla, California

Peter M. Schulman, MD
Associate Professor of Anesthesiology and
    Perioperative Medicine
Oregon Health and Science University
Portland, Oregon

Torin Shear, MD
Clinical Associate Professor of Anesthesia
NorthShore University Health System
Evanston, Illinois

Peter D. Slinger, MD, FRCPC
Professor of Anesthesia
University of Toronto;
Staff Anesthesiologist
Toronto General Hospital
Toronto, Ontario, Canada

Brian Starr, MD
Associate Professor of Anesthesiology
Department of Anesthesiology and Critical Care
University of New Mexico
Albuquerque, New Mexico

Marc E. Stone, MD
Professor of Anesthesiology
Program Director, Fellowship in Cardiothoracic
    Anesthesiology
Icahn School of Medicine at Mount Sinai
New York, New York

Annemarie Thompson, MD
Professor of Anesthesiology and Medicine
Duke University School of Medicine
Durham, North Carolina

Stefano Turi, MD
Department of Anesthesia and Intensive Care
IRCCS San Raffaele
Milan, Italy

Elizabeth A. Valentine, MD
Assistant Professor
Director, Vascular Anesthesia
Department of Anesthesiology and Critical Care
University of Pennsylvania
Philadelphia, Pennsylvania

Ruth S. Waterman, MD
Associate Professor and Interim Chair
Department of Anesthesiology
University of California, San Diego
La Jolla, California

Menachem M. Weiner, MD
Associate Professor of Anesthesiology
Director of Cardiac Anesthesiology
Icahn School of Medicine at Mount Sinai
New York, New York

Joshua Zimmerman, MD, FASE
Associate Professor
Director, Preoperative Medicine
Director, Perioperative Echocardiography
Department of Anesthesiology
University of Utah
Salt Lake City, Utah

译者前言

  KAPLAN'S ESSENTIALS OF CARDIAC ANESTHESIA FOR NONCARDIAC SURGERY 与 *KAPLAN'S ESSENTIALS OF CARDIAC ANESTHESIA FOR CARDIAC SURGERY, 2E* 都是出自心血管麻醉经典著作*KAPLAN'S CARDIAC ANESTHESIA: IN CARDIAC AND NONCARDIAC SURGERY, 7E*。本书整合了*KAPLAN'S CARDIAC ANESTHESIA, 7E*中心脏病患者非心脏手术相关的资料，并有针对性地拓展扩充，涵盖了此类手术及麻醉管理相关的关键内容。与原著相比，该书重点突出了临床使用价值。书中将麻醉学、心血管病学、外科学、危重症医学及临床药理学等相关背景知识按照临床主题整合，有助于理解临床现象的原理或机制，也便于将理论知识应用于临床实践。全书涵盖信息量大，为此每章开篇就列出要点，同时采用教学框总结强调实用信息，并精选拓展知识相关的文献。本书实用、简洁、全面，非常适合医务工作者在临床实践中查阅。

  随着人口老龄化地进展，合并心血管疾病的老年患者越来越多。同时，现代医学的迅猛发展也对心血管功能调控提出了更高要求。心脏疾病使患者心血管功能相对脆弱，其接受的非心脏手术往往不能纠正或改善心血管功能，甚至可能加重心血管负担，因而需要更加精准的围术期管理。除了心脏疾病本身的影响，近年来大量的新型医疗技术、设备及药物应用于心脏疾病的治疗，常见的如冠心病患者进行冠状动脉支架及冠状动脉旁路移植术、心脏辅助装置及心脏电生理的心内电极等。这些治疗明显改善了心脏病患者的症状，使很多既往不能接受心脏手术的患者可以耐受手术（包括接受手术室外的诊疗及手术）。因此，不只是心脏手术专科的麻醉科医师需要熟悉心血管麻醉，所有从事麻醉及围术期监护治疗相关的医务人员都应该熟悉心脏病患者病理生理变化及当前的治疗进展。本书适用于麻醉科医师、注册认证的麻醉护士、麻醉助理、住院医师和研究员、外科医生、危重症医学科医师、顾问医师及其他参与围术期医学的工作人员。

  此前，我们曾翻译了*KAPLAN'S ESSENTIALS OF CARDIAC ANESTHESIA FOR CARDIAC SURGERY, 2E*，如今又翻译了临床应用更为广泛的*KAPLAN'S ESSENTIALS OF CARDIAC ANESTHESIA FOR NONCARDIAC SURGERY*。翻译过程中，我们秉承临床价值最大化的追求，反复斟酌，希望能够准确、完美地向广大读者展示原著所述的内容。但由于本书内容丰富，涉猎范围广泛，众多译者翻译风格有所差异，加之中外语言表达习惯有所不同，国内外医者接受的教育模式及所处的医疗环境各具特点，因此中文版中可能遗有一些表述疏漏或欠妥之处，恳请各位同行及读者批评指正！

中南大学湘雅医院麻醉科

原书前言

本书是 2017 年出版的 *KAPLAN'S ESSENTIALS OF CARDIAC ANESTHESIA FOR CARDIAC SURGERY, 2E* 的姊妹篇。本书从 *KAPLAN'S CARDIAC ANESTHESIA, 7E* 中整合了部分临床相关材料，更新并扩充了"心脏病患者非心脏手术"的 10 章内容，再加上相关的 12 章内容全面覆盖了我们专业的关键领域。

心脏病患者经常要接受非心脏手术，这时需要特别的专业知识和技术来准确进行围术期评估、麻醉管理和术后监护。本书针对需要手术或介入治疗的心脏病患者，为这些病情日益复杂且需要进行常规或复杂手术的患者提供了最新的实用资讯。本书适合从事麻醉和围术期监护的所有医务人员，包括麻醉科医师、注册认证的麻醉护士、麻醉助理、住院医师和研究员、外科医生、重症医学医师、顾问医师和其他参与围术期医学的工作人员。

在 1979 年出版的 *CARDIAC ANESTHESIA* 中，埃默里大学医学院心脏病学教授和系主任 J. Willis Hurst 博士在序中写到，"这位心脏病医师对当代心脏麻醉科医师为患者所做的一切充满敬畏！"如今所有的麻醉科医师都需要掌握这些技能，因为他们面对的患者年龄更大、病情更重、心血管问题更加复杂，而这些是 Hurst 博士 40 年前无法想象的。这些高危患者在门诊、中心手术室外、现代化的手术室及特别的复合手术室中接受诊断和治疗操作。心血管麻醉科医师掌握的相关专业知识对上述不同场景中患者的良好转归具有重要意义，如关于特定疾病（结构性心脏病）、复杂设备（左心室辅助装置、心内自动除颤器）及高阶药理学调控管理（肺血管扩张药）。本书旨在帮助优化这些高风险患者的管理。

本书的各章均由各领域公认的专家撰写，并进行了统筹整合，以期最大限度地发挥其临床价值。我们综合了麻醉学、外科学、心脏病学、重症医学和临床药理学的最新进展，希望呈现一个完整的临床场景。这些"精要"信息将帮助临床医生理解各专题的基本原理，并有助于实践应用。由于提供的信息量仍很巨大，书中使用了一些辅助教学方式以突出重要的临床信息。框表包含了许多关键的实用信息。此外，每章在开头列出了要点强调本章涵盖的主要领域，章末则列出了拓展内容的推荐阅读，而不只是泛泛的参考文献。读者也可以参考 *KAPLAN'S CARDIAC ANESTHESIA, 7E* 以获得更多信息。

全书分为以下三篇。

第一篇，围术期医学。其中包括复杂心脏疾病患者的临床处理，如可吸收及永久性冠状动脉支架、新型心脏内电装置、机械支持装置、既往的心脏移植、肺动脉高压或成人先天性心脏病。

第二篇，非心脏手术麻醉。其中包括心血管监测、心脏手术室外超声心动图的应用、心血管药理学、心血管和胸科手术的麻醉管理、心脏电生理治疗、急诊手术或妊娠期心脏病患者等。

第三篇，重症监护医学。其中包括麻醉后恢复室和重症监护病房的心血管问题，以及减少心血管相关严重不良事件的概述。

本书将进一步促进心脏手术室中所掌握的知识和技能在心脏病患者接受的大量非心脏手术的应用。这类患者的病情往往与接受心脏手术的患者一样危重，但手术过程中并不会纠正心脏问题，因此患者心血管系统压力大，并发症发生率高。这些患者要想获得安全转归，就需要与心脏手术相同甚至更高水平的麻醉管理。

非常感谢各位编者的贡献，正是这些临床专家将围术期医学发展推至目前备受推崇的地位。此外，他们作为住院医师和医学生的老师，日后亦将进一步提升对日趋老龄化和危重患者的管理水平。

Joel A. Kaplan, MD, CPE, FACC

献　词

在过去数十年，我们很幸运能与心脏麻醉科的所有工作人员和研究员合作，对此我表示感谢。此外，我还要感谢我妻子 Norma 五十多年来的陪伴。

JAK

谨以本书献给我的两个女儿 Hayley 和 Berkeley。

BC

致我的妻子 Molly 和我的孩子 William、Owen、Winston 和 Porter，感谢你们所有的关爱与支持。

TMM

目　录

第一篇　围术期医学

第二篇 非心脏手术麻醉

第一篇

围术期医学
Perioperative Medicine

第1章

非心脏手术患者围术期心血管评估及管理
Perioperative Cardiovascular Evaluation and Management for Noncardiac Surgery

Matthew G. Bean   Annemarie Thompson   Kamrouz Ghadimi   著

管玉姣   译

要点

1. 接受非心脏手术的心脏病患者的术前评估包括主要不良心脏事件（major adverse cardiac event，MACE）的风险评估。

2. MACE 的风险分类取决于患者的风险因素，包括非心脏手术、患者年龄、手术的紧急状态、先前存在的器官功能障碍和日常活动的自主性。

3. 心脏风险模型计算器的存在有助于量化风险和帮助围术期医生优化患者护理。

4. 2014 年美国心脏病学会（American College of Cardiology，ACC）/美国心脏协会（American Heart Association，AHA）关于非心脏手术患者围术期心血管分步的评估和管理的指南文件为心血管疾病非心脏手术的患者的护理提供了有价值的方法。

5. 在 2014 年 ACC/AHA 指南文件中，对各种心脏相关药物的围术期用药进行了重要更新。

6. 抗血小板治疗和经皮冠状动脉介入治疗（percutaneous coronary intervention，PCI）与计划手术的时间关系决定了非心脏手术的时机和围术期处理。

7. 2016 年，ACC/AHA 指南重点更新了冠状动脉性心脏病患者双重抗血小板治疗（dual antiplatelet therapy，DAPT）的持续时间，为 PCI 术后 DAPT 的手术时机和管理提供了重要的更新。

8. 关于输血的策略没有具体的建议，血红蛋白的目标由围术期团队决定。

9. 肺动脉高压及之后的右心室功能障碍是导致围术期预后不佳的主要原因，围术期团队应优化通气/血流比值，降低肺血管阻力。

关键词

心脏评估；风险评估；心脏药物；冠状动脉支架；贫血；高血压

接受手术的患者经历了交感神经系统激活、胰岛素抵抗、细胞因子产生、白细胞减少和垂体激素分泌等应激反应。这些生理变化，与先前存在的并发症、手术复杂性和术后并发症一起，可能导致非心脏手术患者围术期心血管不良事件的发生。作为围术期团队管理方法的一部分，每位患者都应接受个体化的风险评估，以确定手术干预的风险、益处和替代方案。在没有净效益的情况下，应实施优化心血管健康的干预措施或考虑替代方法，确保以最小的风险为患者带来最大的潜在效益。

本章回顾术前心脏评估，包括讨论常见的风险计算器，以协助临床医生进行围术期风险评估和手术计划。本章回顾了美国心脏病学会

（ACC）和美国心脏协会（AHA）关于非心脏手术患者围术期心血管评估和管理的临床实践指南。本章讨论了有关围术期特殊和常见挑战的建议，如 β 受体拮抗药、血管紧张素转换酶抑制药（angiotensin converting enzyme inhibitor，ACEI）和血管紧张素受体阻滞药（angiotensin receptor blockers，ARB）、α_2 受体激动药、阿司匹林（包括 DAPT）、维生素 K 拮抗药（vitamin K antagonist，VKA）等药物治疗，并提到了新型口服抗凝血药（new oral anticoagulant，NOAC）。本章还讨论了对贫血、肺血管疾病和右心室功能障碍的围术期处理。

一、术前心脏评估：风险分类

与健康人相比，有潜在心血管疾病的患者围术期心脏并发症的风险增加。这是由于冠状动脉性心脏病（coronary artery disease，CAD）导致左心室射血分数（left ventricular ejection fraction，LVEF）下降，以及与手术相关的生理因素导致患者容易发生心肌缺血。麻醉管理和手术失血，或者血流动力学改变导致的氧供需失衡。

已开发出有效的算法来确定每个非心脏手术患者的心血管死亡率和发病率风险。分层是为了客观地确定并将患者分为低、中、高风险。高危患者包括近期心肌梗死（myocardial infarction，MI）或不稳定型心绞痛、失代偿性心力衰竭（heart failure，HF）、严重心律失常或血流动力学显著异常的瓣膜性心脏病（如主动脉瓣狭窄）的患者。这些患者在围术期发生主要不良心脏事件（MACE）的风险增加，包括 MI、HF、心搏骤停、传导异常和心源性猝死。当然，由于缺乏风险评估和修正的时间，某些手术的突发或紧急状况影响了风险评估。与同年龄的正常对照组相比，患有上述高危疾病的患者在围术期发生心血管事件的风险更大；然而，在大多数紧急情况下，尽快手术的益处大于延迟手术去进行额外检查。

最初的术前评估通常由初级诊治医师或麻醉科医师进行，如果有危及生命的情况需要专门的诊治，则应转诊给心脏病专家。中度或高危患者可能有心绞痛、呼吸困难、晕厥和心悸，以及心

脏病（缺血性、瓣膜性、结构性心肌疾病）、高血压、糖尿病、慢性肾脏病和脑血管或外周动脉疾病的病史。心脏功能状态可以用代谢当量（metabolic equivalent，MET）表示，最初由 Duke 活动状况指数（Duke activity status index，DASI）确定（表 1-1）。一个单位 MET 相当于成人静息氧利用率，非心脏大手术后出现 MACE 的一个重要指标是术前 ≤4MET。例如，爬两段楼梯或走 4 个街区。只有当检查结果会影响手术决策或可能发现需要及时处理的立即危及生命的状况时，才应考虑进行心血管或肺部检查。

表 1-1 Duke 活动状况指数

你能……	计分（以 MET 计）
1. 照顾好自己。例如，吃饭、穿衣、洗澡，还是上厕所？	2.75
2. 在室内散步，如在家？	1.75
3. 在平地上走 1~2 个街区？	2.75
4. 爬一段楼梯或走上山？	5.50
5. 短跑？	8.00
6. 在家做些轻活儿，如除尘或洗盘子？	2.70
7. 在家做些中等的工作，如吸尘、搬运或清扫？	3.50
8. 在家做一些繁重的工作，如擦洗地板、搬抬或移动沉重的家具？	8.00
9. 庭院作业，如耙树叶、除草或推电动割草机？	4.50
10. 有性关系？	5.25
11. 参加适度的娱乐活动，如打高尔夫球、打保龄球、跳舞、双打网球、投掷棒球或打橄榄球？	6.00
12. 参加剧烈运动，如游泳、单打网球、踢足球、打篮球或滑雪？	7.50

MET. 代谢当量

经许可转载，引自 Hlatky MA, Boineau RE, Higginbotham MB, et al. A brief self-administered questionnaire to determine functional capacity (the Duke Activity Status Index). *Am J Cardiol.* 1989;64:651-654.

二、用风险模型计算器进行术前心脏评估

风险模型计算器根据从病史、体格检查和手术类型获得的信息来估计围术期事件的发生率。这些模型更适用于中危或高危围术期心脏风险的非心脏手术患者。MACE 低风险患者应继续手术，无须进一步评估。

必须提供与患者和手术相关的具体信息，以便使用风险计算器正确地识别个体化风险。将围术期信息输入一个或两个常用的围术期风险指数，如修订的心脏风险指数（revised cardiac risk index，RCRI）（图 1-1）（http://www.mdcalc.com/revised-cardiac-risk-index-for-pre-operative-risk）或美国外科医师学会 - 国家外科质量改善计划（American College of Surgeons-National Surgical Quality Improvement Program，ACS-NSQIP）（图 1-2）手术风险计算器（http://site.acsnsqip.org）。RCRI 根据手术风险、缺血性心脏病史、充血性心力衰竭（congestive heart failure，CHF）病史、脑血管疾病史、术前胰岛素使用和肌酐＞2.0mg/dl 来确定术前风险。ACS-NSQIP 计算器包括 20 名患者风险因素与外科手术治疗因素。用 RCRI 或 ACS-NSQIP 进行手术特定风险评估报告心脏死亡或非致命性心肌梗死的发生率，在高风险手术中＞5%，在中风险手术中为 1%～5%，在低风险手术中＜1%。与择期手术相比，急诊手术具有更高的 MACE 风险。

在估计了患者风险后，围术期医生和患者可以利用这些信息继续或是推迟原计划的手术，或者修改治疗计划。选择包括直接进行手术计划、推迟手术等待进一步的诊断评估，或者改变计划的手术。最后一种选择可能包括将手术计划改为风险较低的手术方案、非手术替代方案或取消手术，以便进行心脏干预（如冠状动脉血供重建）。风险计算模型将在下一节单独讨论。

（一）修订心脏危险指数

在 RCRI 的推导过程中，对 2893 名接受择期非心脏大手术的患者进行了主要心脏并发症（死亡、急性心肌梗死、肺水肿、心室颤动或心搏骤停和完全性房室传导阻滞）的监测（图 1-1）。该指数在 1422 个相似个体的队列中得到验证。除腹主动脉瘤手术外，所有类型的非心脏大手术均具有显著的预测价值。

在区分所有类型非心脏手术的低风险和高风险患者方面表现良好，但在接受血管性非心脏手术的患者中，RCRI 的准确性较低。此外，RCRI 不能很好地预测全因死亡率，这是一个不能捕捉非心脏原因围术期死亡风险因素的风险预测固有特点。

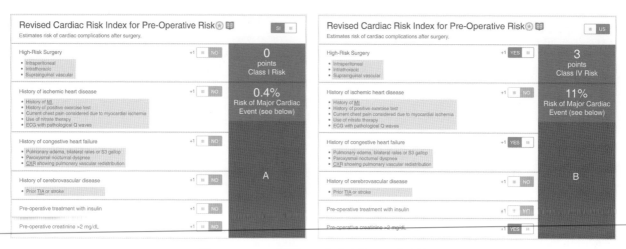

▲ 图 1-1　RCRI 描述了 2 名患者使用风险计算器

患者 A 没有危险因素发生重大心脏事件的风险为 0.4%；患者 B 有几个危险因素，计算出的主要心脏事件风险为 11%（http://www.mdcalc.com/revised-cardiac-risk-index-for-pre-operative-risk/）

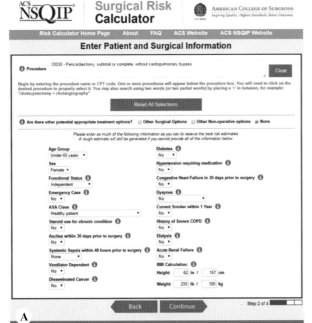
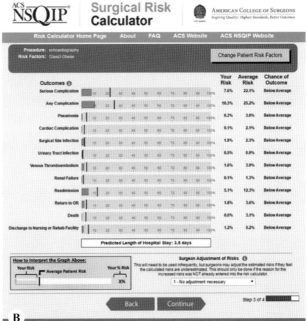

▲ 图 1-2 美国国家外科质量改善计划（NSQIP）手术风险计算器

A. 可在线显示手术数据，并将患者数据输入计算器；B. 举个例子，手术风险计算运算了的一位经超声心动图检查，有特定的危险因素的患者。手术风险运算结果包括阴性结果、这些结果发生的风险百分比，以及结果的可能性（如平均值、高于平均值）。右下角标识里，外科医生可以调整风险计算。在这个例子中，没有做任何调整（http://site.acsnsqip.org）

（二）ACS-NSQIP 手术风险计算器

手术风险计算器模型是基于网页的使用而开发的工具，由 20 名患者因素加上手术程序（图 1-2）组成，在预测死亡率和发病率方面具有出色的性能。ACS-NSQIP 尚未通过外部研究得到验证，但它仍然比其他风险计算器更全面。

当患者被认为处于中危或高危状态后，ACC/AHA 指南可用于指导进一步的术前优化和围术期管理。

三、围术期心脏评估的算法

2014 年，ACC/AHA 围术期指南提出了一种围术期心脏评估流程，其中包括医生在管理风险和提供知情同意方面的作用，以及加入患者在权衡风险、效益和有创性检测或预防性治疗的替代方案时的观点。强调与其他围术期医生和患者共享信息，突出了以患者为中心的护理的重要性，同时尽量减少每次干预的风险。算法流程从确定手术紧急程度开始，然后评估是否存在术前不稳

定心脏状况（框 1-1），最后是围术期 MACE 风险计算。对于 MACE 风险较低的患者，不需要进一步的检测，患者可以继续手术而无须进一步评估。对于 MACE 高危患者，建议客观测定患者的体能状态。如果根据客观试验确定，MACE 高危患者有≥4MET，则无须进一步评估（图 1-3）。对于结果<4MET，而无症状或体能状态难以确定的高危患者，围术期临床医生应咨询围术期团队，以确定进一步的检测是否会影响继续当前的手术或延迟手术以便进行心脏评估和干预的抉择（如药物负荷试验、冠状动脉血供重建）。如果进

框 1-1　不稳定心脏病
• 急性冠状动脉事件
• 近期心肌梗死伴残余心肌缺血
• 急性心力衰竭
• 严重心律失常
• 症状性瓣膜性心脏病

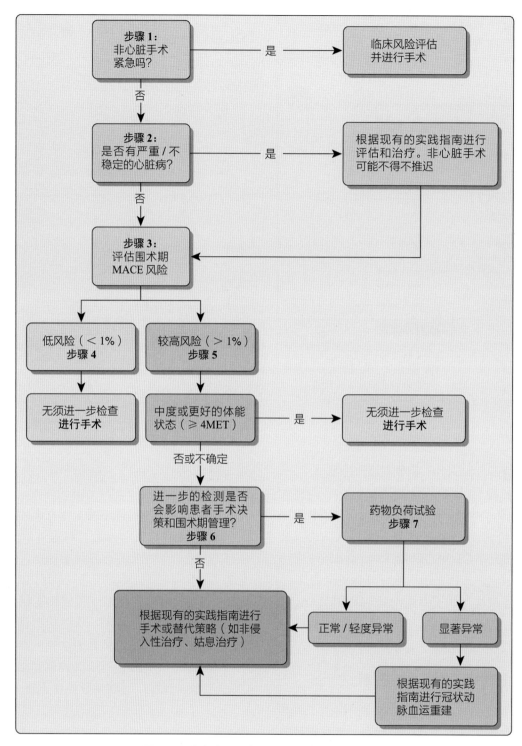

▲ 图 1-3　非心脏手术患者围术期心脏风险评估流程

MACE. 主要不良心脏事件；MET. 代谢当量

经许可转载，引自 Fleisher LA, Fleischmann KE, Auerbach AD , et al. 2014 ACC/AHA guideline on perioperative cardiovascular evaluation and management of patients undergoing noncardiac surgery: a report of the American College of Cardiology/American Heart Association Task force on practice guidelines. *J Am Coll Cardiol*. 2014;64:e77–e137；Kristensen SD，Knuuti J，Saraste A et al. 2014 ESC/ESA guidelines on non-cardiac surgery: cardiovascular assessment and management. The Joint Task force on Non-cardiac surgery: Cardiovascular Assessment and Management of the European society of Cardiology (ESC) and the European society of Anaesthesiology (ESA). *Eur Heart J*. 2014;35:2383–2431.

一步的检查不会影响手术计划或围术期治疗，那么高危患者应直接进行手术或非有创性治疗，并应考虑姑息治疗策略。

2014 年，ACC/AHA 指南的更新，主要是把 500 篇参考文献的批判性分析中提取的重要信息作为主要组成内容，其参考文献汇总附在文件后。后续章节将讨论心肌缺血评估、心血管疾病危险因素患者的围术期治疗管理、经皮冠状动脉介入治疗（PCI）和支架置入术后现存疾病的处理方面的重要更新。围术期的药物治疗建议已发生重大变化，并讨论了 β 受体拮抗药、血管紧张素转换酶抑制药（ACEI）和 α_2 受体激动药（如可乐定）的管理。许多患者有心血管疾病且因冠状动脉支架病史正在接受抗血小板治疗，抗血小板治疗的管理和手术时机的选择也被提到。

四、建议的分级

建议的发展基于文献检索的结果，文献包括随机对照试验、注册试验、非随机比较和描述性研究、病例分析、队列研究、系统综述和专家意见。每个建议都被分配了一个类别，证据水平（level of evidence，LOE）由指南编写委员会确定，根据建议被证据良好支持的可能性向临床医生提供信息。在考虑实施或实施特定治疗干预措施之前，了解特定建议的分级和 LOE 非常重要。Ⅰ 级表明特定干预的益处明显大于风险，并且应该执行或实施特定的程序或治疗。Ⅱa 级建议进行特定干预是合理的，Ⅱb 级表示可以考虑干预，Ⅲ 级建议表示干预毫无益处，甚至可能有害。LOE 包含了接受特定干预措施人群样本量的规模。例如，LOE A 表示已经对大量人群进行了评估，数据来源于多个随机临床试验或 Meta 分析。另外，LOE C 表明对特定干预措施进行评估的患者群体非常有限，可能包括专家意见或病例研究（图 1-4）。

五、管理原则和心脏药物

（一）心电图

2014 年，ACC/AHA 关于接受非心脏手术的心脏病患者术前评估和管理的指南建议，冠状动脉性心脏病、心律失常、外周动脉疾病、脑血管疾病，以及结构性心脏病患者应使用 12 导联心电图（electrocardiogram，ECG），除非他们接受低风险手术（Ⅱa 级建议，LOE B）。无论心血管疾病的负担或危险因素如何，常规的术前心电图对接受低风险手术的患者没有帮助。对于非心脏手术术后临床怀疑心肌缺血、心肌梗死或心律失常的患者推荐术后心电图；然而常规术后心电图对于无论有无危险因素的无症状患者都没有作用。是否做术后心电图应根据患者症状和临床评估进行指导。

（二）心肌酶

心肌损伤的实验室标记物（如肌钙蛋白）的测量建议在 MACE 高危患者中进行，这些患者可能受益于干预措施（Ⅱ 级，LOE B）。不建议无选择的进行常规测量（Ⅱ 级，LOE B）。术后肌钙蛋白水平筛查，对于无心肌缺血或梗死表现、症状的患者在围术期心肌梗死的实用性尚不确定，因为明确缺乏管理策略的风险和益处。此外，肌钙蛋白常规筛查提供了一个非特异性的风险评估，没有明确指出一个特定的治疗过程，并且在有心肌缺血或心肌梗死症状和体征的患者之外没有临床应用价值。

（三）β 受体拮抗药

2014 年，ACC/AHA 指南基于多篇研究文章，包括 Wijeysundera 等最近的 Meta 分析，提供了围术期 β 受体拮抗药的建议。其中有 2 个特别令人感兴趣的建议。第一，接受非心脏手术的患者，如果长期服用这些药物，应继续使用 β 受体拮抗药。这项建议强调了在某些情况下，如心肌缺血或梗死或心力衰竭的患者，继续进行慢性 β 受体拮抗药治疗的重要性，在这些患者中，β 受体拮抗药对长期生存是有益的（Ⅰ 级，LOE B）。第二，建议在非心脏手术后 1 天内不要使用 β 受体拮抗药。虽然术前继续使用 β 受体拮抗药可以预防非致命性心肌梗死，但术后心肌梗死预防的益处被卒中、高血压和死亡风险的增加所抵消（Ⅲ 级，LOE B）。

（四）血管紧张素转换酶抑制药和血管紧张素受体阻滞药

血管紧张素转换酶抑制药（ACEI）和血管

治疗效果的分级 ⟶

治疗效果的确定性（精密度）估计	I 级 收益>>>风险 应该执行 / 给予的检查 / 治疗	II a 级 收益>>风险 需要重点目标的额外研究 可以执行 / 给予的检查 / 治疗	II b 级 收益>风险 需要广泛目标的额外研究 可以考虑执行 / 给予的检查 / 治疗	III 级 风险>收益 不应该执行 / 给予检查 / 治疗，因其无用且可能有害
A 级 多人群评估 数据来源于多项随机临床试验或 Meta 分析	• 推荐该检查 / 治疗是有用 / 有效的 • 充分的证据来源于多项随机临床试验或 Meta 分析	• 推荐倾向于该检查 / 治疗是有用 / 有效的 • 有一些来源于多项随机临术试验或 Meta 分析	• 不能充分说明该检查 / 治疗是有用 / 有效的 • 有更多来源于多项随机临床试验或 Meta 分析的相矛盾的证据	• 推荐该检查 / 治疗是无用 / 无效的且有害的 • 充分的证据来源于多项随机临床试验或 Meta 分析
B 级 有限人群评估 数据来源于单个随机试验或非随机研究	• 推荐该检查 / 治疗是有用 / 有效的 • 证据来源于单个随机试验或非随机研究	• 推荐倾向于该检查 / 治疗是有用 / 有效的 • 有一些来源于单个随机试验或非随机研究	• 不能充分说明该检查 / 治疗是有用 / 有效的 • 有更多的来源于单个随机试验或非随机研究的相矛盾的证据	• 推荐该检查 / 治疗是无用 / 无效的且有害的 • 证据来源于单个随机试验或非随机研究
C 级 非常有限人群评估 仅专家共识、案例研究或护理标准	• 推荐该检查 / 治疗是有用 / 有效的 • 仅专家共识、案例研究或护理标准	• 推荐倾向于该检查 / 治疗是有用 / 有效的 • 有分歧的专家共识、案例研究或护理标准	• 不能充分说明该检查 / 治疗是有用 / 有效的 • 有分歧的专家共识、案例研究或护理标准	• 推荐该检查 / 治疗是无用 / 无效的且有害的 • 仅专家共识、案例研究或护理标准

▲ 图 1-4　推荐分级和证据水平（LOE）

经许可转载，引自 Fleisher LA, Beckman JA, Brown KA, et al. ACC/AHA 2007 guidelines on perioperative cardiovascular evaluation and care for noncardiac surgery: a report of the American College of Cardiology/American Heart Association Task force on Practice guidelines (Writing Committee to revise the 2002 Guidelines on Perioperative Cardiovascular Evaluation for Noncardiac surgery). *Circulation.* 2007;116:e418–e499.

紧张素受体阻滞药（ARB）是最常用的抗高血压药。ACEI 和 ARB 在降压特性以外都具有心血管和代谢效应，它们的处方频率在某种程度上与它们显示出的对于预后与死亡率的益处相关联，对伴有左心室功能不全的心肌梗死、心力衰竭和糖尿病肾病患者，可防止进展到终末期肾病从而获益。服用 ACEI 的患者出现围术期暂时性低血压的概率增加，但与没有服用 ACEI 的患者相比，未发现预后上的差异。值得注意的是，临床实践指南建议在急性心力衰竭治疗或高血压时继续使用 ACEI，围术期继续使用 ACEI 或 ARB 是合理的（II a 级，LOE B）。然而，一些医生更喜欢在手术前 24h 停药，以减少术中低血压的发生率。但是，如果术前停服了 ACEI 或 ARB，建议在术后临床可行的情况下尽快恢复使用（II a 级，LOE C）。

（五）未行冠状动脉支架置入术患者的阿司匹林治疗

2014 年，ACC/AHA 指南强烈建议不要在没有冠状动脉支架置入的情况下进行常规阿司匹林治疗（III 级，LOE B）。阿司匹林的疗效也被围术期缺血评估（perioperative ischemia evaluation, POISE-2）研究者在无冠状动脉支架置入史的非心脏手术患者中进行了评估。有 MACE 危险的患者被分为术前是否服用阿司匹林。先前未服用阿司匹林（n=5628）的患者在术后当天随机接受阿司匹林（初始剂量 200mg，随后 100mg/d）或安慰剂，并在术后持续 30 天。先前服用阿司匹林的患者（n=4382）也被随机分为 2 组，术后当天开始接受阿司匹林（与上述剂量相似）或安慰剂，持续 7 天，然后要求恢复术前给药方案。服用阿司匹林并不能降低术后 30 天死亡或非致命性心肌梗死的发生率［危险比（hazard ratio，HR）为 0.99，95%CI 0.86～1.15，P=0.92］，但服用阿司匹林会增加严重出血的风险。然而，当心肌缺血风险超过手术出血风险时，阿司匹林是建议使用的（Ⅲ级，LOE C）。因此，指南建议只针对没有 PCI 或支架置入病史的冠状动脉性心脏病患者进行择期非心脏手术时，才考虑阿司匹林的应用（Ⅱb级，LOE B）。

（六）冠状动脉支架置入术后的双重抗血小板治疗

有冠状动脉支架置入史的患者需要特别注意，使用阿司匹林和 P2Y12 抑制药（如氯吡格雷、普拉格雷、替格瑞洛）进行 DAPT 时，应最大限度地保持支架通畅的机会，并将围术期支架血栓形成的风险降至最低。在最近的 2016 年 ACC/AHA 指南中，重点更新了 CAD 患者的 DAPT 持续时间，大多数稳定缺血性心脏病患者从药物洗脱支架（drug-eluting stent，DES）置入到需停止 DAPT 的手术前，其可接受时间间隔从 12 个月缩短到 6 个月（Ⅰ级，LOE B）。对于有不稳定疾病、既往 ST 段抬高心肌梗死（ST segment elevation myocardial infarction，STEMI）或冠状动脉支架的患者，仍建议为 12 个月。如果手术进一步延迟的风险大于支架血栓形成的预期风险，则可以考虑在 DES 放置后 3 个月停止 DAPT 以进行手术（Ⅱb级，LOE C）。在裸金属支架置入（Ⅰ级，LOE B）后，应延迟手术并持续≥30 天 DAPT。围术期，如有可能应继续服用阿司匹林，术后尽快恢复服用 P2Y12 抑制药（Ⅰ级，LOE C）。术前计划应包括护理患者的临床医生的意见，并应解决因持续服用抗血小板药物而导致围术期凝血障碍风险和在复杂的临床情况下中止使用而导致支架血栓形成风险之间的平衡，可以考虑桥接短效 P2Y12 抑制药坎格雷洛。

表 1-2 和第 3 章总结了 PCI 术后非心脏择期手术的建议。

表 1-2　经皮冠状动脉介入治疗和非心脏手术时机的建议

经皮冠状动脉介入治疗	推荐延期的择期非心脏手术时限 [a]
血管成形术	14 天
裸金属支架	30 天
药物洗脱支架	180 天 [b]

a. 在要求停止双抗治疗的外科手术中，围术期应尽可能继续服用阿司匹林，术后应尽快恢复服用 P2Y12 抑制药
b. 如果手术进一步延迟的风险大于支架血栓形成的预期风险，可在 3 个月后考虑，尤其是使用新一代支架的患者
经许可转载，引自 Levine GN, Bates ER, Bittl JA, et al. 2016 ACC/AHA guideline focused update on duration of dual antiplatelet therapy in patients with coronary artery disease: a report of the American College of Cardiology/American Heart Association Task Force on Clinical Practice Guidelines. *J Thorac Cardiovasc Surg.* 2016; 152:1243–1275.

（七）抗凝血药：维生素 K 拮抗药和新型口服抗凝血药

维生素 K 拮抗药［如华法林（香豆素）］，用于预防和治疗心房颤动患者的卒中、人工瓣膜患者的血栓形成或血栓栓塞并发症，以及深静脉血栓的形成。达比加群和 Xa 因子抑制药用于在心房颤动治疗中可预防卒中，但不推荐用于人工瓣膜的长期抗凝治疗，因为与华法林相比，其血栓形成风险增加。任何外科手术的出血风险都必须与保持使用抗凝血药的益处进行权衡。例如，一个小型皮肤外科手术可能不需要停止或逆转抗凝血药。人凝血酶原复合物浓缩物（prothrombin complex concentrate，PCC）已用于需要手术且使用维生素 K 拮抗药患者的紧急逆转。择期手术建议术前 48h 及以上停用口服抗凝血药。服用达比加群（伊达鲁珠单抗）或 Xa 因子抑制药的特异性逆转药（如 Andexanet alfa）的患者，可进行有大出血风险的急诊手术。

（八）围术期贫血处理

贫血是一个重要的讨论话题，特别是因为它可能导致心肌缺血。血红蛋白是一种强有力的氧载体，但因为缺乏向狭窄后心肌输送氧气，以及需要增加心输出量来向其他血管床供氧，从而可能引发缺血。输血虽然可以改善贫血，但除了增

加医疗费用外，还与发病率和死亡率增加有关。因此，血红蛋白输注阈值在适当平衡风险和效益时应该是一个动态目标。针对血红蛋白<10g/dl且患有冠状动脉性心脏病的患者，以及具有已知冠状动脉性心脏病危险因素并进行髋关节手术的患者，采用自由输血策略或保守输血策略（血红蛋白<8g/dl）治疗。两组之间的终点60天内死亡或不能行走没有差异，但如果确实存在差异，这项研究也不足以证明上述策略存在差异。2012年美国血库协会建议对无症状、血流动力学稳定且无冠状动脉性心脏病的患者采用限制性输血策略（血红蛋白<7~8g/dl），对心血管疾病住院患者采用相对限制性输血策略，并考虑对有症状或血红蛋白<8g/dl的患者进行输血。对于术后患者，建议维持血红蛋白浓度≥8g/dl，除非患者有症状（如心绞痛、体位性低血压和充血性心力衰竭）。对于血流动力学稳定的急性冠状动脉综合征患者，目前还没有明确的建议，因为在这些患者中，无论是自由输血还是限制性输血，都缺乏高质量的证据。专家共识建议采用症状导向的方法来评估血红蛋白水平，以确定是否给贫血患者输血。

（九）肺血管疾病与右心功能不全

肺高压患者的治疗证据仅限于肺动脉高压患者。围术期事件包括但不限于缺氧、高碳酸血症、高血压或低血压、正压通气等，都可能恶化肺动脉高压和右心室收缩功能。肺动脉高压患者围术期不良事件的危险因素除了手术的紧急性和手术风险类别外，还包括肺动脉高压相关症状的严重程度、右心室功能障碍的程度，以及缺乏专门治疗肺动脉高压患者的中心。肺动脉高压患者，尤其是围术期风险增加的患者，术前应进行全面的风险评估，如体能状态、血流动力学和超声心动图（包括右心室功能评估）。右心导管对于确定疾病的严重程度和确定肺动脉压升高的次要原因可能特别有用（如继发于左心室射血分数降低的肺静脉高压、二尖瓣反流、二尖瓣狭窄）。优化肺动脉高压和右心室功能是减少围术期心血管风险的必要条件。

高风险心脏病患者围术期管理

Perioperative Approach to the High-Risk Cardiac Patient

Torin Shear   Jeffrey Katz   Steven B. Greenberg   Joel A. Kaplan   著

李　倩　译

第 2 章

要点

1. 围术期分诊应确定心脏病患者是否接受门诊手术、常规住院治疗或重症监护治疗。

2. 对于接受非心脏手术的高风险心脏病患者，可能需要高级血流动力学监测，如直接动脉测压、充盈压测定、超声心动图和心输出量测定。

3. 稳定型或不稳定型冠状动脉性心脏病是非心脏手术患者的常见心脏并发症。不稳定型冠状动脉性心脏病患者的手术风险很高且死亡率也相对增加。围术期心肌梗死诊断困难且预后差。

4. 2017 年新高血压指南指出高血压患者数量显著增加。很多进行非心脏手术的患者在接受降压治疗。一般来说，除了应用肾素 – 血管紧张素系统拮抗药进行降压治疗的患者，其他患者的降压治疗应贯穿整个手术过程。

5. 在围术期，心力衰竭（HF）患者的预后较单纯冠状动脉性心脏病患者差。因此为了降低发病率和死亡率，应该对患者进行全面的评估和最大限度地治疗。

6. 应激性心肌病（又称 Takotsubo 心肌病）与过量儿茶酚胺分泌有关，在手术患者中，需要与急性冠状动脉综合征或心力衰竭相鉴别。常用超声心动图来鉴别。应激性心肌病通常预后良好。

7. 非心脏手术患者中最常见的瓣膜性心脏病（valvular heart disease，VHD）是主动脉瓣狭窄和二尖瓣反流。此类患者行非心脏手术时的治疗目标和原则与行心脏手术时相似。

8. 心房颤动是老年患者中最常见的心律失常。很多心房颤动患者服用抗凝血药以减少脑卒中的发病率。在手术患者中，抗凝血药需妥善使用。

9. 新型口服抗凝血药包括直接凝血酶抑制药（达比加群酯）和 3 种 Xa 因子抑制药，与华法林型抗凝血药相比有明显的优势。然而，围术期使用的新型口服抗凝血药仍在发展阶段，尤其是在区域阻滞麻醉技术中。

关键词

围术期分诊；冠状动脉性心脏病；瓣膜性高血压；瓣膜性心脏病；心律失常；抗凝血药

全世界每年进行 2.3 亿例外科手术。围术期死亡率相对较低，但这可能是一个误导性事实，因为并发症仍然很严重。事实上，高风险患者术后并发症发生率可能高达 50%。这类患者在所有手术患者中仅占 13%，但在术后死亡患者中占 80% 以上。高风险患者的围术期管理对围术期医生来说是一个独特的挑战。本章重点介绍"高风险"复杂心脏病患者进行非心脏手术的围术期处理，并对常见疾病进行讨论。

一、围术期分诊

确定患者适合何种围术期治疗至关重要，其中包括门诊手术、常规住院治疗或危重症医疗服务。分诊即根据疾病严重程度或受伤严重程度决定哪些患者需要优先接受治疗。在以当前价值观为基础的医疗保健系统中，将"正确"的患者安置在"正确"的位置是一项困难但关键的任务。

（一）门诊手术

分诊决定手术患者是住院治疗还是门诊治疗具有挑战性，需要进行充分的术前评估来。根据门诊手术后患者需接受住院治疗增加的情况制订了相关标准，年龄 65 岁以上、心脏病、周围血管疾病、手术时间 >2h、脑血管疾病、恶性肿瘤、获得性免疫缺陷综合征和全身麻醉的患者，需接受住院治疗。对 5 年内的普通门诊手术（250 000 例）数据进行评估，发现以下风险因素与发病率和死亡率的增加相关，心脏手术史［经皮冠状动脉介入治疗（PCI）或心脏外科手术］、身体质量指数提示超重或肥胖、慢性阻塞性肺疾病、短暂性脑缺血发作或卒中史、高血压病史、手术时间延长（表 2-1）。门诊手术后，稳定性冠状动脉性心脏病（CAD）患者发生围术期并发症的风险可能不高。此外，置入心脏起搏器或心律转复除颤器的患者进行评估后可行门诊手术。但术前需要了解这些设备的类型和功能，围术期应针对电磁干扰和可能导致的后果，来制订明确的计划管理这些设备（见第 4 章）。

（二）危重症医疗服务

从重症监护中分诊出健康和濒死的患者似乎相对简单（不包括姑息治疗和脑死亡患者）。然而，由于重症监护病房（intensive care unit, ICU）床位不足，以及固有成本，医务人员需要确定真正能从重症监护获益的患者。改进术前循证策略，鉴别何种患者发生术后并发症的风险最高，可能有助于判断患者的需求。同样，当这些患者发生术后并发症时，减少医院对这些患者的治疗差异，对降低发病率和死亡率至关重要。ICU 患者中有 30% 患有心脏病。

有观察性研究概述了老年患者入住 ICU 的潜在益处，与年轻患者相比，入住 ICU 的老年患者死亡率的降低更明显。基于这些发现，危重病学专家可能会考虑接收看上去"良好"的老年人。

评估术中事件（如失血量）的研究表明，入住 ICU 可以降低死亡率。术中血流动力学情况和失血量确实会影响 ICU 的分诊。

表 2-1　与分诊决定相关的因素 [a]

入住 ICU 相关因素	日间手术后接受住院治疗增加的相关因素	日间手术后发病和死亡风险升高的相关因素
• 外科手术患者（相对内科患者） • 无并发症 • 血液系统恶性肿瘤 • 临床情况紧急 • 需要积极的重症监护治疗 • 外伤 • 血管受累 • 肝脏受累 • 急性重症疾病 • 外科 Apgar 评分最低	• 年龄 > 65 岁 • 心脏病 • 周围血管疾病 • 恶性肿瘤 • 获得性免疫缺陷综合征 • 全身麻醉 • 手术时间 > 2h	• 心脏手术史（PCI 或心脏外科手术） • BMI 提示超重或肥胖 • COPD • TIA 或 CVA 病史 • 高血压 • 手术时间延长

a. 描述了入住 ICU、门诊手术后接受住院治疗增加，以及门诊手术后发病和死亡风险升高的相关因素
BMI. 身体质量指数；COPD. 慢性阻塞性肺疾病；CVA. 脑血管意外；ICU. 重症监护病房；PCI. 经皮冠状动脉介入治疗；TIA. 短暂性脑缺血发作

（三）放置冠状动脉支架的非心脏手术患者的分诊

最大规模观察性研究之一发现 PCI 术后 1 年行非心脏手术的比值为 23%。多种指南指出放置冠状动脉支架后择期手术需要延期，放置裸金属支架（bare-metal stent，BMS）后应至少延迟 4~6 周，放置药物洗脱支架（DES）应至少延迟 6~12 个月，具体推迟时间取决于支架的种类。面临的主要挑战是，确定围术期出血与中断双重抗血小板治疗（DAPT）的风险，以及其与冠状动脉支架内血栓形成的关系（见第 3 章）。

中断抗血小板治疗的安全时间还有待明确。现在仍然建议在围术期继续使用阿司匹林。在缺乏可靠指南的情况下，需要医疗团队（主治医师、心内科医生、围术期医师）合作制订一项明确的围术期计划，来决定 DAPT 是否继续、冠状动脉支架放置的类型和时间，以及如何处理。基于上述风险因素，患者可能需要住院观察并进行监测，围术期团队可能会建议住院手术。

二、心血管系统

心脏问题仍是围术期发病率和死亡率的重要因素。下文将讨论在非心脏手术中心脏并发症的术中处理，主要涉及冠状动脉性心脏病（CAD）、高血压、心力衰竭（HF）、瓣膜性心脏病和心律失常。

患有心脏基础疾病的患者在围术期需要进行高级监测。但在缺乏证据制订明确指南的情况下，建议根据临床判断。对于需要进行药物治疗以稳定血压或心功能的患者，可以考虑进行有创动脉压监测。可能需要中心静脉通路给药或补液，但是中心静脉压监测可能无法可靠地反映血管内容量或液体反应性。肺动脉导管在非心脏外科手术和重症患者中的作用仍存在争议，使用与否取决于每个医院的处理模式。经食管超声心动图（transesophageal echocardiography，TEE）或聚焦性经胸超声心动图（transthoracic echocardiography，TTE）可作为手术室中重要的监测手段，以评估心功能和容量状态。了解常见

的心脏病将帮助围术期临床医生确定适合各种情况的监测和治疗级别。

（一）冠状动脉性心脏病

围术期有冠状动脉性心脏病或有冠状动脉性心脏病风险的患者，是对麻醉科医师的重大挑战。接受非心脏手术的冠状动脉性心脏病患者出现心脏并发症的比例多达 5%。危险因素包括缺血性心脏病、心力衰竭、卒中、糖尿病、肾功能不全等病史。第 1 章已经详细讨论了术前风险分层。围术期急性冠状动脉事件包括心肌缺血、心肌损伤，甚至心肌梗死（MI）。MI 通常定义为心肌损伤标志物（如肌钙蛋白）升高，心电图（ECG）变化，超声心动图发现的新的节段性室壁运动障碍，或者冠状动脉导管检查发现急性冠状动脉阻塞。

急性冠状动脉综合征（acute coronary syndrome，ACS）、不稳定型心绞痛或急性心肌梗死（MI）患者的围术期管理具有挑战性，因为这些患者在接受麻醉或术后镇静后表现出来的体征和症状可能与非手术患者不同。实际上，一项大型研究发现 65% 的围术期心梗患者没有症状，因此通常只有在临床怀疑发生心梗而行进一步实验室检查或分析原因时才能确诊。当患者诉相关症状或者临床疑似心梗时，应做 12 导联心电图和心肌损伤标志物（如肌钙蛋白）检查。心内科会诊评估风险、进一步检查和治疗都是必要的。

与非手术 ACS 和 MI 患者相比，围术期 ACS 和 MI 患者的治疗方案尚不成熟。出血风险、手术应激、围术期生理改变使治疗方案具有挑战性。必须针对每位患者的相对风险收益比进行个体化治疗。

术前有 ACS 病史的患者必须保持病情稳定，可能需要进行一些增加心输出量的治疗。可以使用 β 肾上腺素受体激动药。例如，多巴酚丁胺［2.5~5μg/（kg·min）］或肾上腺素（1~2μg/min）。在病情严重时可以考虑机械性辅助循环。例如，主动脉内球囊反搏（intra-aortic balloon pump，IABP）泵或轴流式心室辅助设备。患者可能会出现心律失常，心律失常需要纠正，但未明确提出需要预防性使用利多卡因来控制心律失常。

ACS 患者如果没有禁忌，应开始使用阿司匹林（162～325mg）进行药物治疗。可补充使用 P2Y12 受体阻滞药进行抗血小板治疗，但在围术期可能并不安全。对于非 ST 段抬高 ACS 或 MI［非 ST 段抬高心肌梗死（non-ST segment elevation myocardial infarction，NSTEMI）］患者，可能需要全身抗凝（静脉输注肝素），但必须权衡手术出血的风险与 ACS 进展的风险。所有低氧血症患者应吸氧，提高氧浓度以维持正常氧分压。对于 MI 患者和正常血氧饱和度患者，尚无数据支持吸氧治疗。心绞痛患者可以使用硝酸甘油，但是以下情况应避免使用硝酸甘油，严重主动脉瓣狭窄（aortic stenosis，AS）、右心室梗死、低血压、24h 内使用过磷酸二酯酶抑制药。椎管内麻醉患者应谨慎使用血管扩张药（硝酸甘油），因为可能会引起急剧的低血压。可以考虑使用阿片类药物控制疼痛，但是吗啡可能导致某些抗血小板药物吸收障碍或疗效降低，对 ACS 患者产生不利影响，应尽快应用他汀类药物进行治疗（框 2-1）。

心脏病患者围术期应用 β 受体拮抗药是非常有争议的。多项研究表明围术期使用 β 受体拮抗药可改善心脏疾病发病率和死亡率，但可能会增加脑卒中风险和全因死亡率。目前指南建议长期接受 β 受体拮抗药治疗的患者在围术期继续使用 β 受体拮抗药治疗。围术期发生 ACS 时，应用 β 受体拮抗药治疗可能会通过改善氧供需平衡减少心肌缺血，建议在病情稳定的 ACS 患者中使用。病情不稳定的患者和急性可卡因中毒患者应该谨慎使用 β 受体拮抗药。

ACS 患者病情稳定后，应考虑使用 ACEI 治疗。左心室射血分数（LVEF）<40% 的心力衰竭患者或严重肾功能不全（肌酐：男性>2.5mg/dl 或女性>2.0mg/dl）患者，可使用血管紧张素受体阻滞药（ARB）替代治疗。

围术期 ACS 和 MI 患者的最佳血红蛋白水平还不明确。稳定无出血的患者血红蛋白>8g/dl 时，不建议常规输注红细胞。

是否行心导管介入治疗或溶栓治疗取决于心肌损伤的类型和手术出血的风险。如果没有及时治疗，ST 段抬高心肌梗死（STEMI）的死亡率很高。不考虑手术因素，患者的预后与心肌再灌注时间有关，"再灌注时间窗"建议<90min。再灌注治疗的主要内容包括：①心导管下冠状动脉球囊扩张术或冠状动脉支架置入术；②溶栓治疗。多项研究表明，心导管和 PCI 出血风险小，可以提高患者生存率，并可降低再次心梗概率。以上干预措施在围术期增加了出血的风险，因此引起了人们的极大关注。

在没有 PCI 条件的医疗中心，经常进行溶栓治疗。症状发作 12h 以内且 120min 内不能完成 PCI 治疗时，建议行溶栓治疗。但是考虑围术期出血风险，纤溶酶是广泛禁忌的。PCI 可能更适合围术期 STEMI 的治疗。但这并非没有风险，因为球囊扩张术或支架置入术通常需要双重抗血小板治疗（DAPT）和抗凝治疗。急诊冠状动脉旁路移植术（coronary artery bypass grafting，CABG）也是一种选择，STEMI 后 7 天内手术与死亡率增加相关。围术期 STEMI 患者的治疗方式选择，需要经过心内科和外科会诊以权衡风险和收益。

NSTEMI 患者可以考虑更保守的治疗方式。但是对于伴有低心输出量或心律失常的患者，可能需要急诊 PCI，以及再灌注。对于稳定的 NSTEMI 患者，可能首选非有创性治疗。同样，与心内科密切讨论将有助于疾病风险分层和管理。

患有严重慢性稳定 CAD 的患者也可以进行非心脏手术。这些患者可能患有严重的多支冠状

框 2-1　急性心肌梗死和急性冠状动脉综合征的治疗
• 维持正常氧分压 • 阿司匹林 162～325mg • P2Y12 抗血小板治疗 • 全身抗凝（无禁忌证时） • 硝酸甘油缓解疼痛（无禁忌证时） • 按需使用阿片样物质 • 病情稳定时使用 β 受体拮抗药 • 尽快接受他汀类药物治疗

动脉病变或左主干病变，两者都预示着围术期风险的增加。严重的左主干病变或表现出左主干病变的相应症状是 CABG 的指征。有时在进行正式的 CAD 治疗前，可能需要进行紧急非心脏手术。对于这些患者，应与心内科医生或心外科医生讨论，仔细考虑非心脏手术的风险和收益。

这些患者的麻醉管理重点在于预防、监测和发现心肌缺血。需要仔细监测心电图和血流动力学状态。血流动力学管理目标包括正常偏低心率、正常或较高血压，以及正常体温。应避免因容量超负荷引起的左心室扩张，因为室壁张力增加可能会导致心肌氧耗量增加和心肌灌注减少。可以进行其他监测（包括围术期 TEE）。麻醉诱导和维持应考虑使用对血流动力学影响较小的药物（如依托咪酯）。可能需要正性肌力药物进行治疗。病情严重时，应用主动脉内球囊反搏泵或轴流式心室辅助设备对心脏进行机械支持可能有助于维持冠状动脉灌注。麻醉方面的其他考虑必须基于患者本身和处理过程中的特殊需求。

（二）高血压

高血压是一种常见的围术期疾病，过去有 1/3 非心脏手术患者患有高血压。2017 年新的高血压指南将正常血压定义为＜120/80mmHg。血压升高是指收缩压为 120～129mmHg，舒张压＜80mmHg。高血压 I 期是指收缩压为 130～139mmHg，或者舒张压为 80～89mmHg。高血压 II 期是指收缩压≥140mmHg，且舒张压≥90mmHg。新指南指出血压升高应尽早治疗以避免发生并发症，根据这些新定义，美国将近一半的人被认为患有高血压。慢性高血压与脑卒中、心脏病和肾衰竭的风险增加相关。

手术当日出现高血压是具有临床挑战性的，对于择期手术，收缩压的安全临界值尚未完全确定。美国心脏病学会 / 美国心脏协会（ACC/AHA）将未控制的高血压列为"次要"危险因素，高血压未控制的患者推迟手术治疗能否改善预后尚不清楚。对舒张压的研究更加完善，多数证据表明，舒张压＜110mmHg 可以安全地进行择期手术。医疗团队应针对每个高血压手术患者的个体情况，考虑手术的相对风险和收益。

大多数术前使用的降压药可以在围术期继续使用。肾素 – 血管紧张素系统抑制药与术中低血压和血管麻痹有关。尽管有争议，但是很多医疗中心仍在术前 24h 停用 ACEI 或 ARB。停用这些药物可减少术中低血压的发生。另外，术后未能重新启用 ACEI 或 ARB 与术后 30 天死亡率增加有关。术前即刻改用新药（如 β 受体拮抗药）可能会增加卒中或死亡的风险。术前改用新药应该给患者足够的时间来适应新药，否则不应在术前改用新药。服用 β 受体拮抗药或抗交感神经药物的患者在围术期应继续使用这些药物，如果停止使用可能会出现急性戒断症状。

必须根据患者和手术进行个体化血压监测。慢性高血压患者血流动力学不稳定的风险更高。因此麻醉时要在一定的血压范围内维持血流动力学稳定，血压目标是维持在血压基线的 20% 波动范围内。此外，应使用麻醉药物或辅助药物降低患者对麻醉（喉镜检查）和手术刺激的交感反应。相关低血压可以用升压药治疗，将血压维持在预定范围内。

必须迅速处理严重的高血压以避免出现终末器官（神经系统、心脏、肾脏）并发症。建议使用静脉降压药（如钙通道阻滞药、硝酸盐类、β 受体拮抗药）进行一线治疗。判断控制血压的紧急程度时，还必须考虑与血压升高相关的术后并发症，如手术出血。

标准治疗无效的低血压需要进一步的研究。手术出血或涉及血管的操作可以引发低血压，此时与手术团队的沟通至关重要。低血压的原因还应考虑到可能有心肌缺血或心律失常。血管麻痹综合征（vasoplegic syndrome，VS）没有明确病因，虽然不常见但是必须考虑到，它可能引起儿茶酚胺疗法难治的低血压。VS 在心脏外科手术患者中发生率最高，但在非心脏外科手术中也可发生。当常规治疗失败时（例如，减少麻醉药、扩容和使用常规升压药），外源性血管加压素（1～2U）可能会改善低血压，或者使用亚甲蓝（methylene blue，MB）也是常见的治疗方式。亚甲蓝会干扰一氧化氮 / 环磷酸鸟苷（nitric oxide/cyclic guanosine monophosphate，NO/cGMP）途径，降低其对血管平滑肌的舒张作用。亚甲蓝的标准剂量，在 10~20min 以 1~2mg/kg 的单次剂量推注，然后以 0.25mg/（kg·h）的速度输注 48~72h。对上述治疗无效的复杂患者建议使用羟钴胺素（维生素 B_{12a}，125~250mg）。

（三）心力衰竭

心力衰竭（HF）是严重的围术期并发症，大型非心脏手术后多达 10% 的患者会出现心力衰竭。术前 HF 病史可能会显著增加心脏风险，尤其是存在 CAD、糖尿病等危险因素的情况下。HF 被广泛定义为心功能受损的综合征，通常分为射血分数降低的心力衰竭（heart failure with reduced ejection fraction，HFrEF）和射血分数保留的心力衰竭（heart failure with preserved ejection fraction，HFpEF）。

与围术期 ACS 类似，HF 患者围术期医疗路径定义不清，研究不足。利用大型国家数据库的数据进行回顾性队列研究有助于阐明危险因素，但在围术期治疗方式如何影响预后尚不清楚。患者可能会出现呼吸困难、端坐呼吸、呼吸急促，或者湿啰音、低血氧饱和度等临床体征。右心衰竭的体征也可能出现，如恶心和呕吐、下肢水肿和肝瘀血。围术期其他原因（如手术损害、疼痛和药物不良反应）也可能导致类似 HF 的体征和症状，此种情况需要进行鉴别判断。

临床怀疑 HF 的患者应接受进一步检查，其中包括心电图、胸部 X 线片和心肌生物标志物。脑钠肽（brain natriuretic peptide，BNP）升高支持 HF 的诊断。一些慢性心力衰竭患者的 BNP 基线水平存在异常，BNP 从基线水平进一步升高可能是 HF 急性加重的表现。初步实验室评估还应包括电解质、肾功能、肝功能、血红蛋白检查和超声心动图。

针对病因进行治疗。治疗时必须控制呼吸衰竭，充足的氧供和通气对纠正心功能至关重要。应纠正电解质失衡和酸碱平衡紊乱，以最大限度地减少对心室收缩力，肺动脉压和心律的潜在不利影响。还必须改善心脏前负荷、心肌收缩力和心脏后负荷。

对于容量超负荷的患者，利尿和限制液体是治疗的主要手段。有低心输出量临床症状和体征的 HFrEF 患者适用于正性肌力药物（如多巴酚丁胺）治疗。在药物治疗无效的情况下，可使用机械设备治疗严重的 HF（例如，主动脉内球囊反搏泵和心室辅助设备）。

对于血流动力学稳定的患者，ACC/AHA 建议使用 ACEI 和 β 受体拮抗药。对于射血分数降低的患者，建议采用新的疗法以改善预后。例如，联合使用缬沙坦和沙库巴曲（Entresto®）。读者可参考 ACC/AHA 的临床指南，以获取更多详细信息。

（四）应激性心肌病

ACS 患者中有 2%~3% 符合应激性心肌病（takotsubo cardiomyopathy，TCM）的诊断标准。将 ACS 或 HF 患者中的 TCM 患者鉴别出来很重要，因为不同疾病的病因和治疗方法有本质区别。

当前数据表明，循环中的高水平儿茶酚胺是导致 TCM 的主要因素。已经发现哺乳动物的心室心尖部心肌中 β 肾上腺素受体分布较多，因此儿茶酚胺激增时，心尖区对儿茶酚胺的敏感性增加。在临床上，表现为不成比例的左心室心尖部心肌功能障碍，超声心动图或心室造影中均可看到心尖部病理性球囊扩张。雌激素有助于调节机体对儿茶酚胺的交感反应，在生育年龄雌激素可减弱这种交感反应。这就可以解释为什么 TCM 主要发生在绝经后女性中。

在临床上，TCM 发病通常有前驱的身体应激原或正面、负面的情绪应激原（"快乐心脏综合征""破碎心脏综合征"）。某些疾病与 TCM 有关，其中包括败血症、嗜铬细胞瘤、脑出血、呼吸衰竭和甲状腺功能亢进。急性发作时，可能会首先出现儿茶酚胺引起的高血压反应，随后出现心肌病、低血压和 HF。

鉴别 TCM 与 ACS 至关重要。心电图检查很重要，通常会有异常发现。aVR 导联 ST 段抬高对 TCM 有较高的预测价值。相反，V_2~V_4 导联 ST 段压低提示 ACS 的可能性更大。非 ST 段抬高型 TCM 通常表现为 I、aVL、V_5 和 V_6 导联 T 波倒置。而 NSTEMI 表现为 V_2、V_3 导联的 ST

段压低（前壁 MI）。实验室检查发现，TCM 患者心肌生物标志物轻度升高。TCM 患者中生物标志物升高的程度与室壁运动障碍的程度不成比例，室壁运动障碍更严重。超声心动图通常可发现圆周室壁运动障碍，80% 的患者表现为典型的心尖部球囊扩张，基底部（见下文）和心室中段室壁运动障碍也有描述。超出单支冠状动脉支配区域的局部室壁运动障碍有助于鉴别 TCM 与急性心梗。此外，TCM 患者行冠状动脉造影通常显示正常或冠状动脉无阻塞（框 2-2）。

TCM 患者的治疗方式根据临床情况决定。多达 20% 的 TCM 患者会发生严重的心脏并发症。心尖部室壁运动减退，基底部室壁运动代偿性亢进可导致左心室流出道梗阻。应停止使用正性肌力药并补液来减少流经左心室流出道的湍流。

TCM 患者应考虑推迟择期手术。如果必须要进行手术，则应警惕心源性休克、心力衰竭或血流动力学异常。应考虑监测有创动脉压、TEE 或同时监测两者。儿茶酚胺与 TCM 的诱发有关，应谨慎使用正性肌力药。心输出量下降时，可以考虑机械辅助治疗。对于心力衰竭患者可采用先前描述的标准疗法（包括利尿和限制液体）。恢复时间通常需要数天至数周。长期而言，抑制肾素 - 血管紧张素系统和肾上腺素系统有助于预防 TCM 复发，并减少 TCM 发作引起的机体结构、功能和代谢变化。

反向应激综合征（reverse takotsubo syndrome，rTTS）是最近发现的 TCM 的变异型，其特征是基底部室壁运动减退和心尖部室壁运动亢进。诊断标准与 TCM 相似，超声心动图检查发现基底部室壁运动障碍的范围超出了单支冠状动脉的支配区域。与 TCM 类似，rTTS 是由儿茶酚胺的相对增加，以及随后的心肌毒性引起的。rTTS 患者通常比 TCM 患者年轻，原因在于肾上腺素受体分布与年龄相关，年轻人群中肾上腺素受体在基底部比在心尖部分布更多。

与 TCM 相比，rTTS 的心源性休克风险更低，但与更常见的心尖部室壁运动障碍相比，rTTS 的心肌生物标志物可能更高，可能是因为 rTTS 中心肌受累面积更大。以支持性治疗为主，长期预后良好。

（五）瓣膜性心脏病

合并瓣膜性心脏病可能在围术期很常见。根据瓣膜病的严重程度，维持患者稳定的生理状态将对手术和麻醉带来重大的挑战。了解瓣膜病的类型和严重程度可以帮助临床医生选择合适的治疗方案。术前超声心动图检查有助于指导围术期管理。临床怀疑未确诊的瓣膜病患者或近期出现病情变化的患者，如果在过去的 12 个月内未进行超声心动图检查，应及时进行超声心动图检查。下文将进行一个广泛的概述，更详细的内容可以在 *KAPLAN'S CARDIAC ANESTHESIA, 7E* 中找到。

1. 主动脉瓣狭窄　主动脉瓣狭窄（AS）是瓣膜性心脏病中最常见的一种类型，也是非心脏手术术后并发症发病率的主要预测指标。75 岁以上的患者中 AS 很常见，发病率为 3%～8%。心脏储备的下降削弱了机体对手术、麻醉生理应激的反应能力，这可能导致围术期并发症的发病率和死亡率增加。此外，AS 可能与获得性血管性血友病导致的出血风险增加有关。围术期尤其是进行大型非心脏手术时，AS 患者需要进行有创性血流动力学监测以确保适当的负荷情况，避免前后负荷灾难性减少导致的缺血、左心衰竭和心搏骤停。

治疗目标在术中和术后是一致的。应避免低血容量和心动过速，AS 时左心室肥厚且顺应性差，充分的充盈时间和较高的充盈压力才能维持足够的左心室前负荷。应维持窦性心律，因为 AS 时左心室充盈较正常情况更依赖于心房收缩。维持外周血管阻力（systemic vascular resistance，

框 2-2　应激性心肌病诊断特征

- 前驱的身体或情绪压力
- 心力衰竭的症状和体征
- 心肌生物标志物轻度升高，升高程度与超声心动图上发现的室壁运动障碍不成比例，室壁运动障碍更严重；典型的心尖部球囊扩张
- 心室受累超过单支血管支配区域
- 冠状动脉造影显示正常或无阻塞

SVR），并避免血压显著下降，SVR 和血压下降可能会导致冠状动脉灌注降低（表 2-2）。椎管内麻醉可能会引起 SVR 和前负荷下降，因此 AS 患者应谨慎实施椎管内麻醉。围术期可使用去氧肾上腺素或去甲肾上腺素维持 SVR。

2. 主动脉瓣反流　主动脉瓣反流（aortic regurgitation，AR）患者行非心脏手术的风险与 AR 的严重程度、病因，以及手术风险直接相关。中重度 AR 和中高风险手术是围术期肺水肿、插管时间延长和住院死亡的危险因素。

术前了解 AR 的严重程度是治疗关键。对于严重 AR 和低 LVEF（<50%）的患者，可考虑在非心脏择期手术前进行瓣膜成形或置换。

许多麻醉药会导致 SVR 降低，可减少反流量，从而改善 AR。但是，必须进行精细化管理。心动过缓时舒张时间延长可导致反流增加，为了保证前向心输出量，应避免心动过缓。同样，应避免高血压和容量超负荷。使用利尿药和降低后负荷的药物可能会有所帮助。

3. 二尖瓣狭窄　中重度二尖瓣狭窄（mitral stenosis，MS）患者接受非心脏手术非常具有挑战性。血液流经狭窄的二尖瓣受阻，可导致左心室充盈受损。左心房（left atrium，LA）的结构改变可能导致室性心律失常。LA 压力升高可引起肺血管阻力增加，进而导致肺动脉高压。最终，患有严重 MS 的患者会出现肺水肿和右心室（right ventricle，RV）衰竭。

围术期 MS 患者的治疗包括维持左心室充盈压和优化右心功能。避免增加肺血管阻力并损害 RV 功能的情况，如高碳酸血症、低氧血症和酸中毒等。RV 可能需要正性肌力药物支持，可以

表 2-2　瓣膜病的血流动力学目标

瓣膜病	心　率	血　压
主动脉瓣狭窄	慢、正常	高、正常
主动脉瓣反流	快、正常	低、正常
二尖瓣反流	快、正常	低、正常
二尖瓣狭窄	慢、正常	正常

选择多巴酚丁胺，磷酸二酯酶抑制药（如米力农）则留在更危险的情况下使用。

避免使用引起心动过速的药物，如氯胺酮和抗胆碱能药。二尖瓣狭窄时慢心率可改善左心室充盈，可以使用 β 受体拮抗药（如艾司洛尔）来控制心率。缓解焦虑对避免心动过速很重要，但应避免镇静时出现高碳酸血症或低氧血症。为避免出现低血压，镇静时可以选择依托咪酯来保持血流动力学稳定。可以使用区域阻滞麻醉和椎管内麻醉，但应尽量避免低血压。硬膜外麻醉并小剂量逐步给药可以降低突发低血压的风险。

4. 二尖瓣反流　中重度二尖瓣反流（mitral regurgitation，MR）患者围术期并发症发病率和死亡风险增加。慢性 MR 患者的 LV 长期处于容量超负荷状态，会导致左心室、左心房扩张。慢性 MR 患者在可代偿情况下，通常耐受性良好。然而，急性 MR 患者的耐受性不佳，容易出现 HF、肺动脉高压和肺水肿。急性 MR 最常见的原因是缺血导致的乳头肌功能障碍。急性 MR 治疗的关键在于处理引起 MR 的根本原因。

慢性 MR 患者行非心脏手术治疗的关键原则，包括维持窦性心律，避免心动过缓，避免高血压和容量超负荷。维持窦性心律至关重要，左心室舒张末期容积的 30%～40% 由左心房收缩提供。心房颤动（atrial fibrillation，AF）会显著降低左心室充盈，并可能导致 HF 和休克。大多数麻醉药可以降低后负荷，从而降低 LV 收缩压来改善 MR。在没有禁忌证（例如，心房颤动患者的长期抗凝治疗）的情况下，可以优先选择区域阻滞麻醉或椎管内麻醉。容量超负荷或血压偏高时，应考虑使用利尿药和减轻后负荷的药物。

（六）心律失常

1. 心房颤动　心房颤动（AF）为不协调的心房收缩。心电图表现为 RR 间期不规则和 P 波消失。围术期多种因素可引起心房颤动，包括手术直接刺激心房或肺静脉、体液转移和电解质失衡、疼痛或手术刺激相关的儿茶酚胺激增。AF 时血液在心房内流动缓慢容易形成血栓，尤其是在左心耳更易形成血栓，左心房内形成血栓可增加卒中的风险。

心房颤动患者术前何时停用口服抗凝血药一直备受关注。有卒中风险的患者，术前可以进行抗凝的桥接，停用口服抗凝血药改用低分子肝素（low molecular weight heparin，LMWH）或普通肝素。口服抗凝血药的停药时间和桥接时机是根据手术的出血风险和患者的血栓栓塞风险来决定的。抗凝治疗的管理应与患者的主管医生（主治医师或心内科医生）协商。

非维生素 K 拮抗的新型口服抗凝血药（NOAC）。例如，直接凝血酶抑制药（direct thrombin inhibitors，DTI）和 Xa 因子抑制药在手术患者中引起了极大关注。关于 NOAC 的安全的停药时间，经验很少，通常对于肝肾功能正常的患者提前 3 天停药。此外，近期已可以应用拮抗药进行逆转，但这些药物的临床应用经验很少。美国区域麻醉学会已经发布了指南，指导对口服抗凝血药患者实施区域阻滞或椎管内麻醉的时机选择。

围术期，尤其是对于已存在心脏基础疾病的患者，需要特别关注 AF 导致的血流动力学变化。AF 时心房收缩消失伴随心室每搏的充盈量不同，可能导致心室前负荷不理想，以及心输出量和血压下降。电冲动通过房室（atrioventricular，AV）结的不规则传导会导致快速的心室率。

对于手术室或重症监护病房中患有 AF 的患者，应先评估其血流动力学受损情况，并判断情况是否稳定。不稳定的患者应立即进行心脏复律。心脏复律可能会增加脑卒中的风险，特别是有心房颤动史且未接受抗凝治疗的患者。如有可能，应考虑使用 TEE 评估心脏内是否有血栓。对于稳定的患者，使用药物控制心率和抗凝治疗是主要的治疗手段。

用于控制心率的药物有几种不同的类别，最常见的药物是钙通道阻滞药，β 受体拮抗药，胺碘酮和地高辛。必须针对患者和临床情况进行个性化治疗。

2. 室上性心动过速　室上性心动过速（supraventricular tachycardia，SVT）是指起源于房室结以上的心律失常。可被细分为节律不规则的 SVT 和节律规则的 SVT。节律规则的 SVT 包括房室结折返，正向型和反向型房室性心动过速，房室交界性心动过速，以及其他不常见的类型。

围术期多种病理生理机制可导致 SVT。常见原因包括酸中毒、高碳酸血症、低氧血症、电解质紊乱、低血压、心房或肺静脉受到机械刺激、药物和心肌缺血。通过实验室检查结果与 ECG 明确诱发因素对于治疗 SVT 很关键。

治疗方案取决于患者病情是否稳定。病情不稳定的患者需要同步电复律，并应考虑依照加强心脏生命支持（advanced cardiac life support，ACLS）指南进行治疗。病情稳定的患者，可首先尝试兴奋迷走神经的动作（如 Valsalva 动作）。按压颈动脉窦也可以兴奋迷走神经，但有引起颈动脉意外损伤和卒中的风险，应谨慎使用。腺苷可以暂时使窦房结传导减慢，并使房室结难以去极化。腺苷作用短暂，适用于治疗窄 QRS 波群型 SVT。在没有复合存在结构性心脏病（如 AS、MS）的情况下，SVT 通常是稳定的，并可以应用 β 受体拮抗药、钙通道阻滞药或胺碘酮控制心室率。

宽 QRS 波群型 SVT 和折返性心动过速的治疗更复杂。存在旁路传导时（如预激综合征），当 AV 结传导减慢时，心室肌会出现反常激动。此时，可以考虑在心内科指导下使用胺碘酮。

3. 室性心律失常　室性心律失常（ventricular arrhythmia，VA）起源于房室结以下，通常是宽 QRS 波群型心律失常。常起源于瘢痕心肌或受损的心肌，在正常的希氏 - 浦肯野系统之外形成传导路径。宽 QRS 波群心室节律需要与 SVT 伴室内差异性传导相鉴别，因为两者治疗方法不同。

室性心动过速（ventricular tachycardia，VT）可分为非持续性室性心动过速（nonsustained ventricular tachycardia，NSVT）和持续性室性心动过速。NSVT 的定义为≥3 个的室性期前收缩，心室率≥120 次 / 分，持续时间<30s。在不伴有基础疾病（如 MI）的情况下，不建议进行积极治疗。存在心肌损伤和心室功能不佳时，可能需要更积极的治疗，并建议进行心内科会诊。

根据心电图形态可以将持续性 VT 分为单形

性 VT 和多形性 VT。单形性 VT 的 QRS 波振幅一致，通常与瘢痕心肌内的折返通路有关。通常需要紧急同步电复律（50～100J，双相）。与其他心律失常一样，应针对病因进行治疗。围术期可能需要继续静脉输注胺碘酮或利多卡因进行治疗。

多形性 VT 与正常或长 QT 间期有关，并有多种病因。正常 QT 间期多形性 VT 通常与心肌缺血有关。长 QT 间期的形成可能与药物有关，如索他洛尔（引起尖端扭转型室性心动过速），也可能由潜在的遗传易感性（长 QT 间期综合征）引起或两者兼有。治疗包括纠正电解质紊乱、静脉补镁（2～4g）和非同步电复律。可能需要心内科会诊。

Brugada 综合征是一种常染色体显性遗传病，ECG 表现为右心前导联 ST 段抬高，在无结构性心脏病的情况下，可发生多形性 VT 或心室颤动而引起心源性猝死。该疾病多发生在预期寿命超过 30 岁的年轻活跃的个体。有 20% 的患者无明显原因发生致命性室性心律失常。已经尝试了多种疗法，成功率变化较大，目前采用置入型心律转复除颤器进行治疗。如果行非心脏手术的患者没有置入型心律转复除颤器，则应备好体外除颤器。

三、围术期抗凝管理

服用抗凝血药的患者围术期管理具有挑战性，服用抗凝血药有以下情况，预防静脉血栓栓塞（venous thromboembolism，VTE）或肺动脉栓塞、AF 患者预防卒中、人工机械瓣置换术后等。平衡疾病风险和手术出血风险是一个持续存在的临床挑战。长期抗凝患者出血的危险因素包括二尖瓣置换术后（需要更高水平的抗凝）、癌症、抗凝出血史、在术后 24h 内重新开始肝素抗凝治疗，以及肝素桥接。决定抗凝停止或继续或桥接时，必须考虑患者和手术相关的风险因素。例如，心房颤动引起的卒中高风险或手术低出血风险（如白内障手术）。本节简要介绍了抗凝血药，择期手术前停药时机，以及急诊手术或出血并发症时的抗凝血药逆转。这些药物如何使用最好与主管医师协商。

（一）华法林

华法林（Coumadin）通过中断凝血因子 Ⅱ、Ⅶ、Ⅸ 和 Ⅹ 的羧基化来破坏凝血级联反应，它也可以抑制蛋白 C 和蛋白 S 的合成。可以通过凝血酶原时间（prothrombin time，PT）或国际标准化比值（international normalized ratio，INR）来监测华法林的抗凝效果。公认术前 5 天停用华法林。术后，当血栓栓塞性疾病的风险大于出血的风险时，可以恢复服用华法林。可能需要 LMWH 进行桥接抗凝治疗。某些情况下在围术期可以继续服用华法林（如白内障手术时），并且某些手术围术期服用华法林是受益的。例如，AF 心导管射频消融术卒中风险高于手术出血风险时。

逆转华法林的抗凝作用有几种方式，包括输注维生素 K、新鲜冰冻血浆和人凝血酶原复合物浓缩物（PCC），也可以考虑输注活化的凝血因子 Ⅶ。应根据相对紧急程度，药理学特性，以及相关不良反应选择逆转药。

（二）新型口服抗凝血药

与华法林相比，新型口服抗凝血药对凝血级联反应的抑制更具有特异性。与华法林相比优势在于不需要连续进行实验室检测、饮食限制减少、没有药物相互作用。新型口服抗凝血药包括 DTI（如达比加群酯）和直接 Ⅹa 因子抑制药（如利伐沙班、阿哌沙班和依度沙班）。与华法林相比，这些药物颅内出血风险较低。由于新型 Ⅹa 因子抑制药尚无特异性拮抗药，因此与华法林相比在围术期使用具有明显的缺点，即难以处理严重且致命的出血。当发生出血并发症时，4 种凝血因子的 PCC 可能以非特异性的逆转 NOAC 的抗凝作用。2018 年，美国食品药品管理局（Food and Drug Administration，FDA）批准了 Ⅹa 因子抑制药的特异性逆转药（Andexanet alfa）上市。

（三）直接凝血酶抑制药

DTI 包括水蛭素、阿加曲班和比伐芦定。最常用的静脉药是阿加曲班，它常用于肝素诱导血小板减少症的患者。阿加曲班通过肝脏代谢，其消除与肾脏无关，因此非常适用于有肾损伤风险的重症患者，可以通过部分凝血活酶时间（partial thromboplastin time，PTT）来衡量它的抗凝作用，目标是 PTT 维持在基线的 1.5～3 倍。介入治疗或手术前 2～4h 应停止输注阿加曲班，可以通过 PTT 是否正常来确认凝血功能是否正常。

达比加群酯（Pradaxa）是一种可逆的口服 DTI，适用于 AF 和 VTE 的预防或治疗。人工机械瓣置换后应用达比加群酯抗凝还未经验证，不推荐使用。肾功能不全时达比加群酯的半衰期可能从 12h 延长至 24h，应谨慎使用。常规凝血指标（如 PT 和 PTT）可能受达比加群酯影响，但是其改变或正常都不能反映达比加群酯的抗凝活性。稀释凝血酶时间正常表示达比加群酯的抗凝活性已经消退，稀释凝血酶时间是反映达比加群酯抗凝活性最具有临床特异性的指标。AHA/ACC 建议至少在术前 2 天停用达比加群酯，并检测稀释凝血酶时间以确认凝血功能正常。肾功能不全的患者建议术前至少停用 5 天。实施椎管内麻醉的患者何时停用达比加群酯尚未明确。因为达比加群酯的抗凝作用起效很快，所以当手术后血栓形成的风险大于出血风险时应恢复使用。

由于过去没有特异性逆转药，达比加群酯引起的严重且致命的出血很难处理。处理的关键是停药和支持治疗。在发生致命的出血时，透析可以将达比加群酯更快地从血浆中清除。达比加群酯引起致命出血时，可考虑使用 4 种凝血因子的 PCC 和活化的凝血因子Ⅶ，但它们的疗效还未经证实。向血液科医生进行咨询是有必要的。

2016 年，美国食品药品管理局（FDA）批准在严重出血或需要紧急手术的患者中使用依达赛珠单抗（Praxbind）逆转达比加群酯的抗凝作用。

该药物是专为逆转达比加群酯的抗凝作用而开发的单克隆抗体片段。RE-VERSE AD 研究，包括了 500 名稀释凝血酶时间延长的患者，发现单次给 5g 依达赛珠单抗后在 98% 的患者中逆转了达比加群酯的抗凝作用并可持续 24h。手术患者不需要其他疗法。

（四）Ⅹa 因子抑制药

Ⅹ因子产生于肝脏，产生过程依赖维生素 K，激活后可以将凝血酶原转化为凝血酶。口服 Ⅹa 因子抑制药，包括利伐沙班（Xarelto）、阿哌沙班（Eliquis）和依度沙班（Savaysa），已被证明在非瓣膜性 AF 患者中可有效预防卒中。此外，与华法林相比，Ⅹa 因子抑制药大出血的风险低。Ⅹa 因子抑制药可用于治疗和预防 VTE，包括膝关节或髋关节置换术后也可应用。与 LMWH 相比，Ⅹa 因子抑制药的出血发生率降低。与达比加群酯相似，暂时未在人工瓣膜置换术后的患者中使用。已有针对Ⅹa 因子抑制药的特异性实验室检测，不需要进行常规抗凝监测。尚无足够数据说明使用这 3 种药物的患者行椎管内麻醉的安全性，但美国区域麻醉学会提出停药 3 天后即可实施椎管内麻醉。口服Ⅹa 因子抑制药的半衰期很短，因此不需要桥接抗凝。大部分择期手术，术前停用Ⅹa 因子抑制药 3 天即可。

美国最近批准了一种口服Ⅹa 因子抑制药的特异性逆转药。Andexanet alfa 是针对Ⅹa 因子抑制药专门设计的逆转药。它是重组、改良的人Ⅹa 因子诱饵蛋白，可与Ⅹa 因子抑制药相结合。Andexanet alfa 大剂量推注并持续输注 2h，可快速、有效的逆转Ⅹa 因子抑制药的活性，并持续 12h。

第3章 冠状动脉支架置入患者非心脏手术的管理

Care of the Patient With Coronary Stents Undergoing Noncardiac Surgery

Emilio B. Lobato 著

李龙艳 译

要点

1. 经皮冠状动脉介入治疗（PCI）和支架置入术是经常进行的，有许多这类患者后续需要进行非心脏手术（noncardiac surgery，NCS）。

2. 目前临床上可使用的支架有 3 种，包括裸金属支架（BMS），药物洗脱支架（DES）和生物可吸收支架（bioresorbable stent，BRS）。

3. 支架相关的两个主要并发症是再狭窄和血栓形成。

4. PCI 术后 1 年内再狭窄的风险达到峰值，这在 BMS 置入术后更常见。

5. 无论何种类型的支架，支架血栓形成（stent thrombosis，ST）的风险在最初的 30 天内最高，随后下降。与第一代 DES 甚至 BMS 相比，新一代的 DES 血栓形成率要低。BRS 在术后 12 个月内风险最高。

6. 双重抗血小板治疗（DAPT）是预防 ST 的必要措施。最佳持续时间必须权衡血栓形成和出血的风险。

7. 有几个公认的临床、手术和血管造影的 ST 危险因素。最重要的是过早停用 DAPT，但在使用血小板抑制药的情况下仍有许多 ST 发生。

8. 长期 DAPT 的标准组合是阿司匹林（Aspirin）和氯吡格雷，但是，患者对每种药物的反应存在差异很大。更高效的药物普拉格雷（Prasugrel）和替卡格雷（Ticagrelor）表现出更可预测的抗血小板作用，但出血风险更高。

9. 使用血小板功能检测进行个体化抗血小板治疗的优势在内科患者中尚未得到证实，但它在心脏手术前已显示出有效性，并可能为 NCS 带来希望。

10. 围术期 ST 的发生率较低，但与主要的并发症发生率和死亡率有关。

11. 对于接受 NCS 的患者，两个最重要的决策是手术时机和 DAPT 的治疗

12. 大多数建议并不明确，且仅仅基于低质量的证据与专家意见。应该权衡每名患者的血栓形成风险与手术出血风险来进行治疗。

13. 对于稳定性缺血性心脏病（stable ischemic heart disease，SIDH）和低血栓形成风险的患者，择期手术应至少推迟至置入 BMS 后 6 周，置入 DES 后 3 个月，且大多数手术都应继续阿司匹林治疗。对于急性冠状动脉综合征行 PCI 的患者或血栓形成高危患者，无论何种支架类型，等待期应至少为 6 个月或更长时间。对于置入 BRS 的患者，无论何种 PCI 指征，等待期至少为 12 个月。如果不能延迟手术，则应根据患者的血栓形成和出血风险决定是否使用 DAPT。

14. 选择静脉使用血小板抑制药桥接治疗的患者可能会受益，但是这种方法并非没有风险，并且会增加住院时间和费用。

15. 因其高发生频率和复杂性，这个重要问题需要采用跨学科的方式，从这些患者涉及的不同专业的角度出发来管理这些患者。

关键词

冠状动脉支架；裸金属支架；药物洗脱支架；抗血小板药物；双重抗血小板治疗

经皮冠状动脉介入治疗（PCI）是全世界最常见的手术之一，仅在美国每年就有 60 万例。这一术式包括球囊血管成形术和冠状动脉支架置入术，绝大多数患者接受后者，因为后者在保持血管通畅方面效果更好。

尽管与球囊血管成形术相比具有明显的优势，冠状动脉支架患者的长期护理仍然饱受再狭窄和支架血栓形成（ST）风险的困扰。支架技术、植入技术和抗血小板治疗（antiplatelet therapy，APT）的改进提高了支架的安全性；然而，长期管理仍然面临着重大挑战，其目标是在保持血管完整性的同时最大限度地降低血栓和出血风险。

据报道，PCI 术后非心脏手术（NCS）的发生率在 12 个月内为 4%～11%，2 年内为 7%～34%。冠状动脉支架的存在是围术期心脏病发病率和死亡率的公认风险，因此，如何最好地管理这些患者是临床关注的重点。

由于缺乏意识或个人偏好，围术期医生之间通常缺乏共识，使这一问题进一步复杂化；进一步导致患者可能仍然不了解潜在风险。由于这个问题的严重性，专业协会为围术期医生提供了指南，以帮助他们进行评估和管理，但这些指南大多基于低质量的证据和专家意见（包括最近的重点更新或共识文件）。此外，支架技术［如生物可吸收支架（BRS）］和新的药物制药的快速改进，它们在临床试验的长期结果公布之前就已进入临床使用，更增加了探寻这类患者围术期管理最佳方法的困惑。

作为多学科团队的一部分，麻醉科医师在提供重要信息方面有独特地位，围术期医生经常找他们寻求专业知识。本章介绍了临床使用的各种冠状动脉支架与这些支架相关的长期风险、抗血小板药物的使用，以及对接受非心脏手术的患者的影响。

一、支架的类型

支架用于防止血管因弹性回位或血管痉挛而闭合。一般来说，支架可根据材料组成、耐用性、支架厚度，以及是否存在用于局部释放的洗脱药物进行分类（表 3-1）。

（一）裸金属支架

目前的裸金属支架（BMS）由不锈钢、钴铬合金或铂铬合金制成。不锈钢 BMS 是最早用于冠状动脉支架置入的设备。不锈钢 BMS 是最早用于冠状动脉支架置入的支架。与球囊血管成形术相比，它们成功地降低了急性血管闭塞和再狭窄的发生率，从而降低了靶病变血供重建（target lesion revascularization，TLR）的发生率。BMS 的一个优点是，内皮支架覆盖平均在 12 周内完成，这降低了 ST 的风险。然而，尽管支架设计有所改进，但 20%～30% 的患者在支架段内出现显著的再狭窄。

目前公认的放置 BMS 的适应证，包括可能无法接受长期双重抗血小板治疗（DAPT）的患者，以及出血风险较高的患者（包括服用口服抗凝血药的患者，以及需要在 PCI 术后 6 周后停止抗血小板治疗的 NCS 患者）。

（二）药物洗脱支架

药物洗脱支架（DES）由一个金属支架平台组成，该支架平台涂有一种储存抗增殖药的聚合物载体。载体以渐进和受控的方式（洗脱）释放药物，允许局部扩散到血管组织中，从而防止细

表 3-1 临床使用的支架

种 类	名 称	制造商	支架发展	支架材质	聚合物载体	抗再狭窄药物	洗脱动力学
裸金属支架	Veri-FLEX	波士顿科学	第一代	不锈钢			
	Vision	雅培血管	第二代	钴铬合金			
	Integrity	美敦力	第二代	钴铬合金			
	REBEL	波士顿科学	第三代	铂铬合金			
药物洗脱支架	Cypher[a]	强生	第一代	不锈钢	PEVA/PBMA	西罗莫司	4 周 80%
	Taxus[a]	波士顿科学	第一代	不锈钢	SIBBS	紫杉醇	4 周 10%
	Xience	雅培血管	第二代	钴铬合金	PBMA/PVDF-HFP	依维莫司	4 周 80%
	Promus	波士顿科学	第二代	钴铬合金	PBMA/PVDF-HFP	依维莫司	4 周 80%
	Endeavor	美敦力	第二代	钴铬合金	PPChol	佐他莫司	2 周 95%
	Resolute	美敦力	第二代	钴铬合金	Biolynx	佐他莫司	8 周 85%
	Promus Element	波士顿科学	第三代	铂铬合金	PBMA/PVDF-HFP	依维莫司	4 周 80%
	Taxus Ion	波士顿科学	第三代	铂铬合金	SIBBS	紫杉醇	2 周 10%
	Absorb BVS	雅培	BVS DES	PLLA	PLLA	依维莫司	4 周 75%
	DESolve[b]	Elixir	BVS DES	PLLA	生物可吸收聚合物	诺伏莫司	1 周 85%
	ART Pure[b]	ART	BVS	PDLLA	无	无	3～6 个月
	Magmaris[b]	百多力	BRS DES	镁合金	PLLA	西罗莫司	3～6 个月

a. 不再使用（Cypher 于 2011 年停止使用）

b. 在美国未批准使用

BRS. 生物可吸收支架；BVS. 生物可吸收血管支架；PBMA. 聚甲基丙烯酸正丁酯；PDLLA. 聚（L- 丙交酯 -CO-D，L- 丙交酯）；PEVA. 聚乙烯 - 醋酸乙烯酯共聚物；PLLA. 聚 L- 丙交酯；PPChol. 磷酰胆碱；PVDF-HFP. 聚偏氟乙烯 - 环氧氟丙烷；SIBBS. 苯乙烯 -b- 异丁烯 -b- 苯乙烯

胞因支架置入而过度生长（内膜增生）侵入管腔。在再狭窄率和 TLR 方面，DES 的表现优于 BMS，尤其是在置入后的第一年内。此后，DES 和 BMS 的再狭窄率相似。

较老的 DES（所谓的第一代）由不锈钢平台、厚支柱和耐用聚合物组成。这些已经被证明会产生长期炎症反应，导致血管愈合和支架内皮覆盖延迟。耐用的 DES（第二代和第三代）由涂有聚合物的薄钴铬合金或铂铬合金支架组成，聚合物可减少局部炎症及其对再上皮化的干扰（框 3-1）。

生物可吸收 DES 由金属支架或涂有聚合物的聚乳酸支架组成。药物洗脱后，随着时间推移聚合物（或连同支架）逐渐重吸收，最终残留 BMS

框 3-1 第二代和第三代药物洗脱支架的优势

- 提高弹性
- 更薄的支柱
- 增强聚合物的生物相容性
- 更好的洗脱动力学

（或某些情况下支架亦不残留）。

所有的 DES 都含有两类抗增殖药中的一种，以防止血管平滑肌细胞增生，从而防止支架再狭窄：①西罗莫司及其衍生物（依维莫司、佐他莫司、肌利莫司、新利莫司和比奥利莫司）具有强大的细胞抑制特性；②紫杉醇是一种抗肿瘤药

物，在细胞分裂前稳定细胞微管，从而中止有丝分裂细胞周期。

1. 第一代药物洗脱支架　尽管自 2003 年首次推出以来，第一代 DES 曾经被广泛使用，但如今很少使用，它们已被更安全、更精致的支架所取代。然而，关于围术期风险和外科患者管理的大多数现有文献中仍有第一代 DES。

2. 第二代和第三代药物洗脱支架　与第一代相比，第二代和第三代 DES 有了许多改进，提高了它们的安全性。它们降低了支架的厚度，提高了弹性，增强了聚合物的生物相容性和药物洗脱特性，且具有优越的再生上皮化动力学特性。第二代和第三代支架目前是世界范围内主要的冠状动脉支架置入物。

3. 药物洗脱支架的差异　在降低再狭窄率和 TLR 方面，尤其是在 12 个月时，所有 DES 均优于 BMS。在 TLR 和晚期血栓形成方面，第一代 DES 不如较新的 DES。关于第二代和第三代 DES，尽管 ST 的轻微降低可能与钴铬依维莫司支架有关，但佐他莫司和依维莫司 DES 之间的预后差异非常小。已发表的数据表明，与 BMS 相比，新一代的 DES 的应用与更低的 ST 发生率相关。

（三）生物可降解冠状动脉支架

虽然新一代 DES 被认为更安全，但支架平台和聚合物是永久性的。这与晚期管腔减小、反应性血管运动缺乏、新发动脉粥样硬化的进展，以及持续存在支架再干预的风险有关。克服这些限制的可能方法是通过使用 BRS，聚合物或支架本身将随着时间推移降解，从而缩短暴露于聚合物或支架的时间。使用生物可吸收聚合物的主要原理是减少慢性炎症和改善血管愈合。BRS 的使用基于其术后 12 个月后发生再狭窄是不常见的，因此支架再干预的临床需求是非常有限的。

BRS 的一些潜在优势涉及支架节段正常血管生理的恢复，以及在多血管疾病等情况下保持未来治疗选择的适宜性。目前，有 4 种 BRS 可供临床使用（表 3-1）；只有雅培支架在几项临床试验中进行了测试，但在 2 年随访期间，围术

期心肌梗死（MI）和 ST 并发症发生率较高，研究结果有些令人担忧。早期的并发症可能是因为 BRS 的放置方法与金属耐用的 DES 不同。远期 ST 的发生率较高可能可以通过较厚的支柱和生物降解的中断来解释。表 3-2 显示了目前可用的 BRS 的优点和局限性。现在，有超过 21 种第二代 BRS 正在进行测试，它们拥有更薄的支柱，以克服与第一代 BRS 相关的缺点。

表 3-2　生物可吸收支架的特点

优　点	局限性
• 保持血管的几何形状 • 恢复生理性血管运动和剪切应力 • 晚期管腔增加 • 恢复内皮覆盖 • 无创成像的可行性 • 未来可能干预措施的适用性	• 放置期间的扩展有限 • 支柱断裂的风险 • 抗拉强度低 • 支柱更大更厚 • 置入技术不同 • 晚期不连续

二、支架置入的反应

大多数关于冠状动脉支架患者围术期评估和管理的临床决定都是基于人体对冠状动脉腔内异物的自然反应；因此，回顾相关的病理生理学，以及对抗此类反应的治疗干预措施是非常重要的。

动脉硬化病变的球囊扩张伴随着血管壁的拉伸会引发 3 种不同的反应。

- 即刻的血管回缩。
- 负性动脉重塑。
- 新生内膜增生。

弹性回缩是指 PCI 术后血管因动脉壁的弹性而立即收缩，通常发生在术后 24h 内。随后是负性重塑，即动脉壁局部收缩和受损血管段管腔发生狭窄的过程。负性重塑的病因尚未完全确定，但可能与愈合过程，以及血管内皮和层流之间的相互作用有关。新生内膜增生是一种延迟愈合反应，这表现为平滑肌细胞（动脉管壁）中层的平滑肌细胞增殖和迁移，可能还存在骨髓内皮祖细胞经循环进入血管内膜。

冠状动脉内支架的放置消除了前两个过程，仅表现为新生内膜增生。新生内膜增生在正常愈合中发挥作用，但反应过度会导致冠状动脉再狭窄。此外，与普通球囊血管成形术不同，异物的永久存在是血小板功能和凝血机制激活导致血栓形成的持续刺激，这种作用持续到内皮完全覆盖支架才会停止。

三、支架相关并发症

（一）支架内再狭窄

这一过程包括支架段的逐渐再狭窄，或者由于过度的新生内膜生长，支架段的近端或远端立即再狭窄。再狭窄的发生主要是因为支架置入后4～12个月内膜增生达到峰值。

BMS 患者 PCI 术后一年内再狭窄的发生率为20%～30%。此后若发生心肌缺血则主要由于原发血管疾病的进展。DES 全程降低75%的支架内再狭窄发生率和 TLR 发生率，所有分组的患者中都可受益。

尽管 DES 支架内再狭窄的发生率较低，但由于围术期的挑战和初始病变的复杂性，仍然可能发生再狭窄。与 BMS 不同，大多数预测 DES 再狭窄的因素似乎更多地关联于病变特征和支架放置的技术，而非与患者的临床状态。

1. 临床表现　支架再狭窄通常因为反复出现心肌缺血的症状而被怀疑，最常见的综合征是稳定性或进行性心绞痛，但高达10%的患者出现急性心肌梗死。通过冠状动脉造影证实支架内再狭窄的诊断。

2. 治疗　对于有症状或符合解剖标准的患者，经常需要再次 PCI。对于再次 PCI 难以成功的患者，应考虑进行外科心肌血供重建。

（二）支架血栓形成

1. 定义　冠状动脉支架血栓形成，即支架血栓形成（ST）是 PCI 最严重的并发症之一，与主要的发病率和死亡率有关，是指支架部位被富含血小板的血栓突然堵塞，自支架置入后起直至 PCI 术后数年间都可发生。

过去，临床医生使用了多种 ST 的定义，这使得对事件的解释非常困难。自2006年以来，

学术研究联盟（Academic Research Consortium，ARC）提出了 ST 诊断标准和时相分期的相关索引程序（表3-3 和表3-4）。这些标准虽然不完善，但使得在比较不同的 DES 试验结果时有相当一致的解释。

支架血栓形成的共同点是通过以下一种或多种机制增强血小板活化和聚集（框3-2）。

- 持续缓慢的冠状动脉血流，可能与血管壁夹

表3-3　支架血栓形成的时间

时　期	时　间
急性	支架置入后24h内
亚急性	1～30 天
晚期	30 天～12 个月
极晚期	1 年后

经许可转载，引自 Cutlip DE, Windecker S, Mehran R, et al. Clinical end points in coronary stent trials. *Circulation*. 2007; 115: 2344-2351.

表3-4　支架血栓形成的诊断

标　准	诊　断
绝对标准	• 支架血栓形成的血管造影证据 • 胸痛合并新的 ECG 或超声心动图改变或心肌损伤标志物升高 • 尸检病理证据
可能标准	• PCI 术后 30 天内不明原因死亡 • 支架血管支配的部位 MI
可疑标准	PCI 术后 30 天以上不明原因死亡

ECG. 心电图；MI. 心肌梗死；PCI. 经皮冠状动脉介入治疗
经许可转载，引自 Cutlip DE, Windecker S, Mehran R, et al. Clinical end points in coronary stent trials. *Circulation*. 2007; 115: 2344-2351.

框3-2　支架血栓形成的机制

- 支架周围血流缓慢
- 血小板暴露在非内皮表面
- 对血小板抑制无反应或低反应
- 血管壁局部过敏或炎症
- 存在新的动脉粥样硬化斑块

层或灌注不足有关。

- 在内皮覆盖支架前，血液成分暴露于血管系统中的促凝血成分（如组织因子、胶原）或支架本身。
- 在高血栓风险期间未能抑制血小板聚集。例如，抗血小板治疗提前终止或耐药。
- 在一些发生极晚期支架血栓形成（very late stent thrombosis，VLST）的患者（尤其是 DES 患者）中，其他因素（如超敏反应、过度纤维蛋白沉积和支架支柱内新动脉粥样硬化斑块破裂等）也到了重要作用。

2. 时间　大多数 ST 发生在支架置入后 30 天内（与支架类型无关），发生率从低风险患者的 0.5% 到高风险患者的 2.5%。在此期间 ST 的发生通常与围术期并发症或 DAPT 突然中断有关，如大出血或紧急高危手术。

6 周后，BMS 支架血栓形成的发生率要低得多，这一观察结果与血管镜研究一致，后者显示支架在 3～6 个月完全再内皮化。在 BMS 中 VLST 更为罕见，如果出现则通常发生在支架段再次手术后。

与 BMS 相似，大多数与 DES 相关的 ST 发生在术后第一年，其中大多数发生在 PCI 后的 30 天内。在 1 年内，DES 置入术后 ST 累积发病率在 0.5%～1%。此后，每年的发生率为 0.4%～0.6%。

3. 支架血栓形成的危险因素　支架、血液成分和血管壁之间复杂的相互作用是血栓形成的强烈刺激。因此，多个因素被证明与易患 LST 和 VLST 相关也并不令人惊讶（表 3-5）。

(1) 支架类型：历史上，第一代 DES 的 LST 和 VLST 发生率最高。第二代或第三代 DES 的风险最低（即使是与 BMS 相比）。与第二代金属 DES 相比，唯一广泛用于临床的 BRS（如雅培）血栓形成可能性更高。

(2) 手术相关因素：一些手术因素与 ST 发生率高相关，如支架贴壁不全、持续性血管夹层和支柱覆盖不完全。这些因素强调了通过适当的支架选择和正确的技术（由病变的临床情况、位置和特征决定）获得最佳结果的重要性。

(3) 病变相关因素：与 ST 风险相关的病变因素包括：①急性冠状动脉综合征（ACS）时有坏死组织填充脂质核心的斑块（该病变显示支柱新生内膜覆盖减少）；②复杂的解剖结构，如多处病变、血管直径小、病变长度 >3cm、开口和分叉病变、完全闭塞、大隐静脉移植血管狭窄、既往 ST 和既往近距离放射治疗。

(4) 治疗相关因素：毋庸置疑，早期和晚期血栓形成最重要预测因素是在血管愈合不完全的时期过早停止 DAPT（1～2 种药物）。这通常与手术或有创性检查的需要、患者依从性差、治疗的不良反应（如出血）或经济困难有关。虽然 DAPT 的持续时间仍有争议，但 DES 比 BMS 的

表 3-5　支架血栓形成的危险因素

支架类型	手术相关因素	病变相关因素	临床相关因素
第一代 > 雅培（BRS）> BMS ≥ 第二代和第三代 DES	• 支架膨胀不足或错位 • 血管夹层 • 支柱覆盖不完全 • 支架前或支架后血管狭窄 • 坏死斑块上放置支架	• 血管开口、长的、分叉或多个支架 • 血管直径小（< 2.5mm） • 重叠支架 • 钙化病变 • 既往有近距离放射治疗 • 隐静脉移植血管	• 双重抗血小板治疗过早终止 • 既往支架血栓形成 • 急性冠状动脉综合征的 PCI • 证实的血小板反应性高 • 糖尿病 • 慢性肾病 • 心力衰竭伴左心室射血分数低 • 恶性肿瘤 • 全身炎症状况 • 吸烟 • 使用可卡因

BRS. 生物可吸收支架；DES. 药物洗脱支架；PCI. 经皮冠状动脉介入治疗；BMS. 裸金属支架

DAPT 持续时间更长。对于任何支架，最高风险期是植入后的前 30 天，这段时间血管壁内的炎症和血栓反应强度最高。

在 1~6 个月，ST 的风险有所降低，但仍然很高，尤其是在有其他风险因素的患者中。超过 6 个月后，有证据表明，从未停用 DAPT 的 DES 患者与停用 DAPT（同时继续服用阿司匹林）的 DES 患者相比，ST 发生率没有差异。对于最近一代支架，在选定的患者中，即使在 3~6 个月后停止使用 P2Y12 受体阻滞药也是相对安全的，但对于持续性缺血或血栓风险的患者，可能需要长时间的 DAPT。LST 或 VLST 发生的时机可于停用 DAPT 后数天至数月之间，这取决于停用的药物种类和促进血栓前状态的其他危险因素（如手术）。

(5) 合并疾病：ST 高风险的患者包括糖尿病患者（尤其是胰岛素缺乏）、慢性肾病、心力衰竭伴收缩功能障碍、恶性肿瘤、血小板抑制药反应低、吸烟和使用可卡因的患者。其病因是多因素的，其中包括血小板周转增快、血管炎症、内皮一氧化氮生成减少、血小板受体过度表达、抗血栓通路缺陷、抗血小板药物阻断的通路旁路、纤溶受损和血管收缩。

4. 治疗　ST 患者的治疗需要通过抽吸附壁血栓来立即恢复闭塞动脉的血流，并重新置入支架。许多医生会进行血管内超声引导支架尺寸测量，并确认支架位置完全正确。急诊外科干预仅适用于那些不太可能成功 PCI 的患者。服用氯吡格雷的患者 ST 复发的风险增加，因此，氯吡格雷通常被换成其他的药物，如普拉格雷或替卡格雷。

5. 预后　ST 的后果可能是致命的，因此及时干预是非常重要的。据报道，以 ST 段抬高心肌梗死（STEMI）为表现的冠状动脉支架血栓形成患者的急性期死亡率 > 50%，存活者在 6 个月时的死亡率也高达 20%~25%。此外，复发性 ST 的发生率为 10%~12%。与原发病变患者相比，ST 患者的治疗远期手术成功率可能较低。

四、抗血小板治疗

许多通路和血小板膜受体在 ST 的激活阶段发挥重要作用，从而为 APT 提供药理学靶点（图 3-1）。目前，可用于冠状动脉支架患者血小板抑制的药物包括：①激活负责产生血栓素 A_2（thromboxane A_2，TxA_2）的环氧合酶 1（cyclooxygenase 1，COX1）；②腺苷诱导的膜嘌呤能受体 P2X1、P2Y1 和 P2Y12 的激活；③凝血酶激活的蛋白酶活化受体（protease-activated receptor，PAR）；④膜糖蛋白（glycoprotei，GP）Ⅱb/Ⅲa 受体的活性表达（框 3-3）。其他血小板受体或途径的靶向药物已被合成，但被证实无效（如双嘧达莫）或处于早期开发阶段（如吡考他胺、特鲁曲班）。

框 3-3　冠状动脉支架使用的抗血小板药物的作用机制

- 阿司匹林：对 COX1 的不可逆抑制
- 氯吡格雷和普拉格雷：通过活性代谢物不可逆结合 P2Y12 受体
- 替格瑞洛和坎格瑞洛：可逆结合 P2Y12 受体
- 沃拉帕沙：可逆结合 PAR1 受体
- 阿昔单抗、替罗非班、依替巴肽：可逆结合 GPⅡb/Ⅲa 受体

COX1. 环氧合酶 1；GP. 糖蛋白；PAR1. 蛋白酶活化受体 1

目前，冠状动脉支架的管理中使用了以下几种血小板抑制药（表 3-6）。

（一）口服抗血小板药物

阿司匹林　阿司匹林特异性不可逆地抑制血小板 COX1，从而通过该途径阻断 TxA_2 的产生，使血小板不能正常工作。在较高剂量下，阿司匹林还抑制内皮细胞中 COX2 依赖性前列环素的合成。阿司匹林的其他作用包括增强纤溶、抗氧化、抗炎和内皮细胞和白细胞的抗动脉粥样硬化作用。

在正常受试者中，单次剂量 30mg 的阿司匹林足以引起完全和不可逆的 COX1 失活，当剂量超过 300mg 时，观察到血小板活性抑制的封顶效应。目前发挥完全抗血栓作用的推荐剂量为 75~150mg/d。

普通制剂阿司匹林通过胃和肠黏膜迅速吸

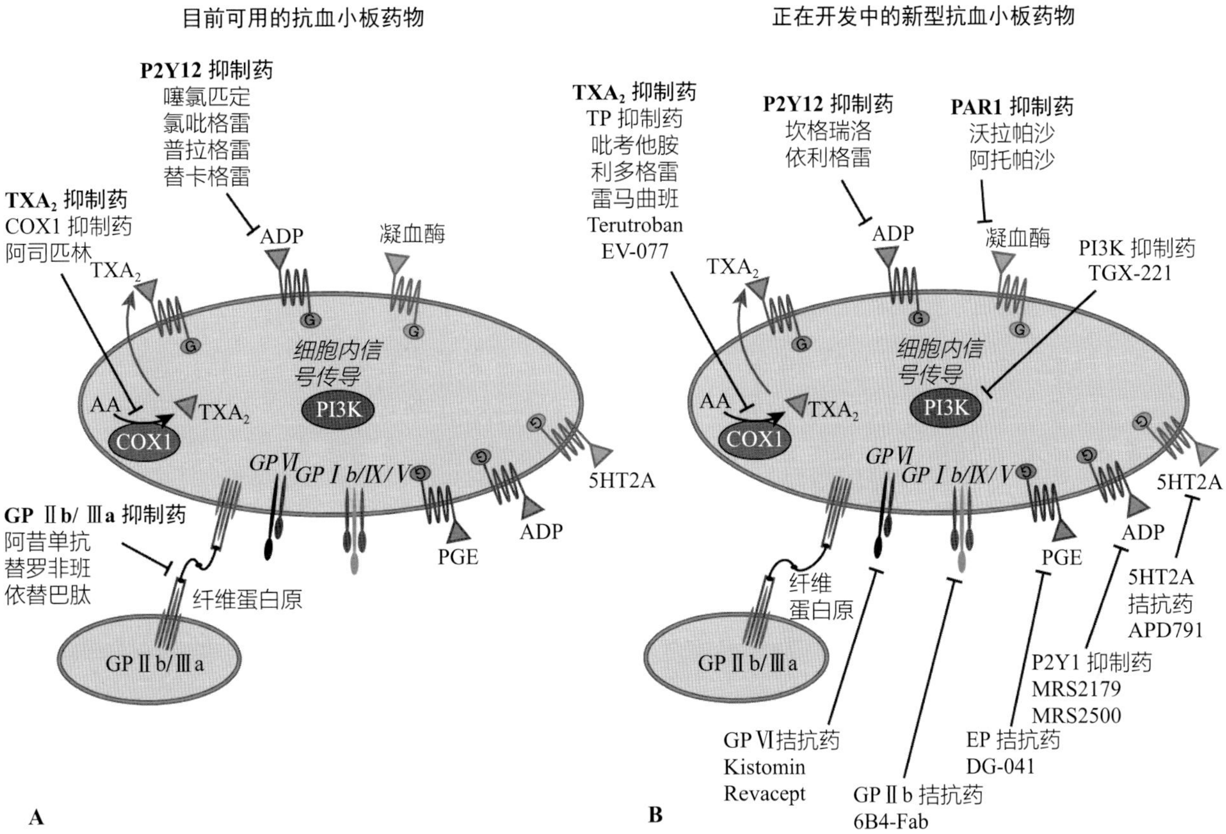

目前可用的抗血小板药物　　　　　　　　　　　　正在开发中的新型抗血小板药物

▲ 图 3-1　抗血小板药物的作用部位

A. 目前可用的治疗急性冠状动脉综合征或经皮冠状动脉介入治疗的药物；B. 正在开发中的新型抗血小板药物。沃拉帕沙和坎格瑞洛目前可用于临床

AA. 花生四烯酸；ADP. 腺苷二磷酸；COX1. 环氧合酶 1；EP. 前列腺素受体；5HT2A. 5- 羟色胺受体 2A；GP. 糖蛋白；PAR1. 蛋白酶活化受体 1；PGE. 前列腺素 E；PI3K. 磷脂酰肌醇 3- 激酶；TP. 血栓素受体；TXA$_2$. 血栓素 A$_2$

经许可转载，引自 Ferreiro JL, Angiolillo DM. New directions in antiplatelet therapy. *Circ Cardiovasc Interv*. 2012;5:433–435.

表 3-6　抗血小板药物

给药方式	药　物	靶　点	机　制	负荷剂量	达到最大 IPA 的时间	维持剂量	血浆半衰期	停药后血小板恢复的时间
口服	阿司匹林	COX1	不可逆抑制	325mg	30min	80～325mg/d	15～30min	5～7d
	氯吡格雷	P2Y12 受体	不可逆结合	300～600mg	6h（37%）	75～150mg/d	6～8h	5d
	普拉格雷	P2Y12 受体	不可逆结合	60mg	4h（85%）	5～10 mg/d	7～9h	5～7d
	替格瑞洛	P2Y12 受体	可逆结合	180mg	2h（88%）	90mg，每日 2 次	8h	3～5d
	沃拉帕沙	PAR1 受体	可逆结合	40mg	2h（80%）	2.5mg/d	4～13d	数周
静脉注射	阿昔单抗	GP Ⅱb/ Ⅲa 受体	可逆结合	250μg/kg	即刻（80%）	125μg/（kg·min）	10～15min	12h
	依替巴肽	GP Ⅱb/ Ⅲa 受体	可逆结合	180μg/kg	15min（80%）	2μg/（kg·min）	2.5h	4～8h

（续表）

给药方式	药物	靶点	机制	负荷剂量	达到最大 IPA 的时间	维持剂量	血浆半衰期	停药后血小板恢复的时间
静脉注射	替罗非班	GP Ⅱb/Ⅲa 受体	可逆结合	0.4μg/kg	5min（80%）	0.1～0.15μg/（kg·min）	1.5～2.5h	4～6h
	坎格瑞洛	P2Y12 受体	可逆结合	30μg/kg	< 5min（80%）	2μg/（kg·min）	< 5min	60～90min

COX1. 环氧合酶 1；GP. 糖蛋白；IPA. 抑制血小板聚集；PAR1. 蛋白酶活化受体 1

收，血浆水平在 30～40min 达到峰值，血浆半衰期为 15～20min。由于阿司匹林的作用是不可逆的，它们的抑制作用可以持续血小板的寿命（7～10 天）；因此，每天一次的剂量足以维持血小板抑制。肠溶制剂需要较长的吸收时间，在摄入后 2～4h 达到峰值血浆水平。

单次剂量的阿司匹林后，血小板生成开始恢复。每天有 10% 的新生血小板从骨髓中释放出来，停用药物后 10 天内完全替换阿司匹林抑制的血小板。这种新生血小板有"反跳效应"倾向，其特征是对促凝刺激的过度反应。这一现象已经被试验证明，实际中可能会增加某些人群的血栓形成风险。此外，低至 20% 的血小板维持正常的 COX1 活性时，就能出现正常的止血，因此不需要等待血小板完全周转。许多受试者在阿司匹林停药超过 72h 后血小板功能达到 80%。

与其他血小板拮抗药相比，阿司匹林作用相对较弱。然而，它在降低冠状动脉性心脏病（CAD）患者心肌梗死风险方面的好处是不可否认的。目前，长期服用阿司匹林最主要的适应证包括冠状动脉性心脏病的二级预防和 PCI 术后患者。DAPT 和终身阿司匹林单一治疗是大多数 PCI 术后患者治疗的基石，除非有禁忌证。

（二）腺苷受体拮抗药

目前可用的临床使用的药物有噻吩吡啶类（氯吡格雷和普拉格雷），以及核苷类似物替格瑞洛。这 3 种药物都有共同的作用机制（与 P2Y12 血小板受体结合），但它们之间存在较大的药代动力学差异（图 3-2），这些差异表现为在疗效和出血风险方面的显著临床差异。

1. 氯吡格雷 氯吡格雷是第二代噻吩吡啶（第一代噻吩吡啶，噻氯吡啶，由于毒性问题而不再使用）。口服的氯吡格雷作为一种前体药，其活性硫醇代谢物与 P2Y12 血小板受体永久结合，从而阻止腺苷二磷酸（adenosine diphosphate，ADP）介导的血小板活化。被氯吡格雷阻断的血小板在其 7～10 天的剩余寿命中一直保持抑制。

在 300～600mg 的负荷剂量后，达到最大抑制血小板聚集（inhibition of platelet aggregation，IPA）（37% 抑制）的时间为 6h。母药化合物被肠道吸收，然后被带到肝脏，其中 85% 被肝脏酯酶水解为非活性代谢物。另外 15% 必须通过细胞色素 P_{450} 几种同工酶的作用进行两步酶促过程（主要是通过 CYP 2C19 和 CYP 3A4 的作用）。母药在 6h 内消除，活性代谢物在 30min 内消除。50% 的药物在尿液中排出，45% 在粪便中排出。

氯吡格雷的缺点包括许多可能的相互作用，这可能会干扰该药物的抗血小板能力。遗传多态性导致的氯吡格雷生物转化与血小板受体的差异性，以及与常用处方药的相互作用造成了一定程度的不可预测性，导致血栓形成或出血的风险增加。尽管氯吡格雷有其局限性，且只有中度抗血小板作用，但因为其在许多临床研究中已证明疗效，它仍是大多数患者选用的 P2Y12 受体拮抗药。氯吡格雷和阿司匹林一起，被认为是 DAPT 的标准组成。

停用氯吡格雷后，血小板预计在 7 天内完全恢复，但在 72h 内已经观察到明显的血小板聚

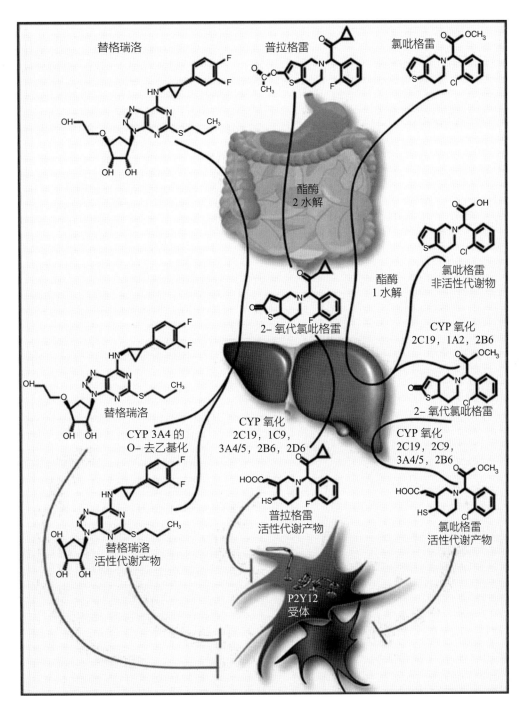

▲ 图 3-2　腺苷二磷酸受体阻滞药的代谢途径。氯吡格雷和普拉格雷的作用依赖于肝脏生物转化为活性代谢物，该代谢物不可逆地与血小板 **P2Y12** 受体结合。相反，替格瑞洛及其活性代谢物都以可逆的方式与 **P2Y12** 受体结合

CYP. 细胞色素 P₄₅₀

经许可转载，引自 Siller-Matula JM，Trenk D，Schror K, et al. Response variability to P2Y12 receptor inhibitor: expectations and reality. JACC Cardiovasc Interv. 2013;6:1111–1128.

集。血小板反跳现象已被认为与增加血栓前状态有关。其病因可能是多因素的，临床意义尚不清楚，但已有报道缺血性综合征的风险增加。

2. 普拉格雷　普拉格雷是第三代噻吩吡啶。与氯吡格雷类似，普拉格雷必须生物转化为活性代谢物才能达到其抗血小板作用。P2Y12 受体的

抑制也是不可逆的，因此可以持续到血小板的寿命结束。

普拉格雷在肝脏中被水解，CYP 协助其转化为活性代谢物。该药物较少受到其他药物的干扰，因基因多态性而严重影响其代谢的情况也较少出现，最终的结果是一个更可预测的和有效的抗血小板作用。在给予负荷剂量为 60mg 的普拉格雷后，达到最大 IPA（85% 抑制）的时间为 4h。维持剂量为 10mg/d。为了降低出血风险，某些患者，如 65 岁以上或体重 <60kg 的患者，需要减少至 5mg/d。普拉格雷主要通过肾脏排出，停用该药物后，血小板于 7～10 天完全恢复，反映出新生血小板的产生。

最常见的不良反应是出血，本药禁用于有短暂性脑缺血发作、卒中或活动性病理出血史的患者。虽然较氯吡格雷少见，但在一些接受普拉格雷维持剂量的患者中仍有血小板反应性低的报道。

普拉格雷在降低 LST 和 VLST 的发生率方面优于氯吡格雷。然而，这种改善是以出血风险增加为代价的，一旦出现，可能需要停药。

3. 替格瑞洛　替格瑞洛是一种非噻吩吡啶类的 ADP 受体拮抗药。替格瑞洛不需要转化为活性代谢物即可实现 IPA。其作用比噻吩吡啶的作用更有效，此外，因为其与 P2Y12 受体的相互作用是可逆的，血小板功能可以随着药物血清浓度的降低而恢复。

在给予 180mg 负荷剂量的替格瑞洛后，达到最大 IPA（88% 抑制）的时间为 2h，可维持至 8h。维持剂量为 90mg，每日 2 次。停药 5 天后，IPA 水平 <10%。替格瑞洛主要通过肠道排出，少部分通过尿液排出。

在临床试验中，替格瑞洛已被证明在预防 ST 方面优于氯吡格雷或普拉格雷，但代价是有更高的出血风险。它也是 STEMI 在 PCI 治疗期间的首选药物。本药禁用于有活动性出血或颅内出血史的患者。患者也可能出现由明显的自身免疫反应引起的呼吸困难。当替格瑞洛与阿司匹林一起作为 DAPT 的一部分时，阿司匹林的剂量不应超过 100mg，因为高剂量与疗效降低有关。这

种抑制反应的机制目前尚不清楚。

（三）蛋白酶活化受体 1 拮抗药

因为凝血酶通过与 PAR 相互作用在血小板聚集中的重要性，人们努力合成该靶点的抑制药，以寻求比标准 APT 更有效益的药物。虽然已经合成了多种化合物，但只有沃拉帕沙一种被批准用于临床。沃拉帕沙的作用机制是通过高亲和力但可逆地附着于血小板 PAR1 上，从而阻止促凝因子的释放，但不干扰凝血酶诱导的纤维蛋白的形成。

与噻吩吡啶不同，沃拉帕沙不需要生物转化为活性代谢物。在给予负荷剂量 40mg 后，达到完全的抑制作用（>80% 的血小板活性抑制）。当维持 2.5mg 的剂量持续几天时，血小板被有效抑制 4 周。

沃拉帕沙通过肠道迅速吸收，并被 CYP 3A4 进行生物转化，主要转化为非活性代谢物。然而，随着给药时间的延长，会出现一种活性代谢物（M20），最高可占母体化合物的 25%。

该药物主要通过生物转化为非活性代谢物被消除，血浆半衰期为 5～13 天，且在有肾脏或肝脏疾病存在时没有明显的蓄积。在已有的阿司匹林和氯吡格雷方案中加入沃拉帕沙，降低了血栓事件的风险，但在某些人群中存在严重出血（特别是颅内出血）的风险。它的长半衰期可能是 NCS 的患者管理的一个挑战，因为可能需要在手术前几周停止使用该药物。

（四）静脉注射抗血小板药物

1. 糖蛋白 Ⅱb/Ⅲa 受体抑制药　糖蛋白 Ⅱb/Ⅲa 抑制药与受体结合，从而抑制邻近血小板交联引起的血小板依赖性血栓形成。目前，3 种不同分子的药物已被批准用于临床作为 PCI 或 ACS 的辅助治疗。

2. 阿昔单抗　阿昔单抗是一种单克隆 Fab 分子，与 GP 抑制药受体具有高亲和力的结合。当给予单次剂量 0.25mg/kg 或持续输注 0.125μg/（kg·min）时，立即达到最大的 IPA（80% 的抑制）。该药物的血清半衰期为 10～15min，但药物从血小板中分离缓慢，血小板功能直到 48h 后才得以恢复。与 ADP 拮抗药合用时，阿昔单抗的效果可在药

物停用后持续15天。由于血液中很少有游离的阿昔单抗，输注血小板可以迅速逆转其血小板抑制。

3. 依替巴肽 依替巴肽是一种环状肽，产生选择性血小板抑制。当负荷剂量为180μg/kg，持续输注2μg/（kg·min）时，达到最大IPA（80%抑制）的时间为15min。该药血清半衰期为2.5h，经过肾脏消除。依替巴肽与血小板迅速分离，因此，游离药物在停用后很可能存在几小时。游离循环药物将迅速与新的血小板结合，输注血小板逆转血小板抑制是较为困难的。在这种情况下，药物逆转主要是通过停止药物实现的，可能需要几小时。

4. 替罗非班 替罗非班是一种小分子的、非肽类拮抗药，可快速（5min）选择性阻断GPⅡb/Ⅲa受体。通常的负荷剂量为0.4μg/kg，其后持续注射0.1～0.15μg/（kg·min）。血清半衰期为1.5～2h，主要消除途径为肾脏。停药后4h仍可保持<20%的血小板抑制率。替罗非班也能迅速与血小板分离，因此恢复血小板功能的主要方法是停止使用该药物。

（五）腺苷二磷酸拮抗药

坎格瑞洛 坎格瑞洛是一种静脉注射（intravenous，IV）的替格瑞洛类似物，对P2Y12受体产生选择性和可逆的抑制。它的主要优点是起效快和作用时间短，这两点都是急性干预的理想特性。当负荷剂量为30μg/kg，其后持续输注2～4μg/（kg·min）时，在不到5min产生80%的血小板抑制。停药后，坎格瑞洛被血清外切核苷酸酶迅速失活，血清半衰期仅为2～5min，血小板功能可在60～90min完全恢复。在心脏外科患者中，术前使用坎格瑞洛与术后胸腔引流管引流量的减少呈正相关。尽管理论上可以使用坎格瑞洛桥接需要NCS的高危患者，但目前还没有在接受NCS的患者中进行研究。

五、长期抗血小板管理

（一）双重抗血小板治疗

大多数接受冠状动脉支架置入术的患者需要DAPT来保护支架段血管在恢复期不受ST的影响。证据显示，当DAPT在未完全内皮化的时间内停用时，可能出现不良结果，包括ST。

与PCI术后数月达到峰值的再狭窄发生率不同，无论使用BMS，还是DES，只要患者在推荐的治疗时间内接受DAPT治疗，ST的长期累积发生率是相似的，这受到其他ST风险的影响（图3-3）。一般来说，大多数患者的DAPT是指阿司匹林和氯吡格雷联合使用，无论支架类型如何，PCI术后均需长期服用阿司匹林。因非ACS接受BMS的患者应接受至少持续4～6周的DAPT，如果耐受，甚至可以持续更长时间。一些研究表明，对于第二代和第三代DES，在低风险的稳定性缺血性心脏病（SIDH）患者中，DAPT可以在6个月，甚至3个月后停用，而不增加缺血性综合征，同时减少出血并发症。DAPT超过1年可能适用于缺血负担增加的患者，因为血栓形成的风险超过了出血相关并发症的风险。无论支架类型如何，ACS患者PCI术后必须接受1年的DAPT；如果可以耐受，置入DES的患者DAPT的时间甚至可以更长。某些群体可能从更长期DAPT中获益，其中包括ST高危临床因素患者、接受复杂PCI的患者，以及接受第一代BRS的患者（如雅培），目前，最新的重点更新推荐了这种方法。关于个体患者DAPT持续时间的决定必须基于平衡血栓形成风险和出血风险（图3-4）。大多数专家推荐氯吡格雷作为稳定患者的初始药物，普拉格雷和替格瑞洛用于ACS患者或那些被认为对氯吡格雷无反应的患者。

（二）三联抗血栓治疗

目前估计5%～10%接受冠状动脉支架放置的患者需要或将需要口服抗凝血药治疗。其中3个最常见的适应证是心房颤动患者的卒中预防、预防复发性深静脉血栓形成或肺动脉栓塞，以及人工机械瓣膜。这些患者的管理是极具挑战性的，且很大程度上缺乏证据，主要基于专家意见，这类患者倾向选择BMS。

目前的建议是，对于低或中度出血风险的患者的择期手术；如果置入BMS，建议进行三联抗血栓治疗（DAPT联合一种口服抗凝血药）1个月，然后使用单一抗血小板药物加口服抗凝血药12

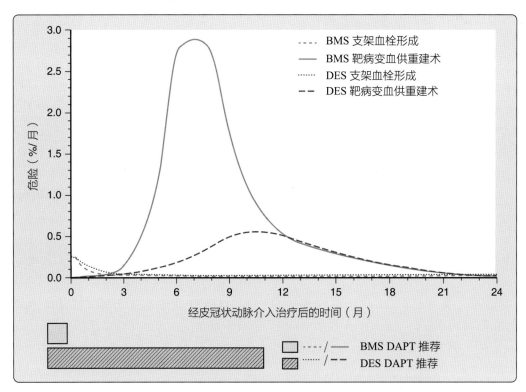

▲ 图 3-3　根据支架类型，支架血栓形成和靶病变血供重建的危险

BMS. 裸金属支架；DES. 药物洗脱支架；DAPT. 双重抗血小板治疗

经许可转载，引自 Mathew A, Mauri L. Optimal timing of noncardiac surgery after stents. Circulation 2012;126:1322–1324.

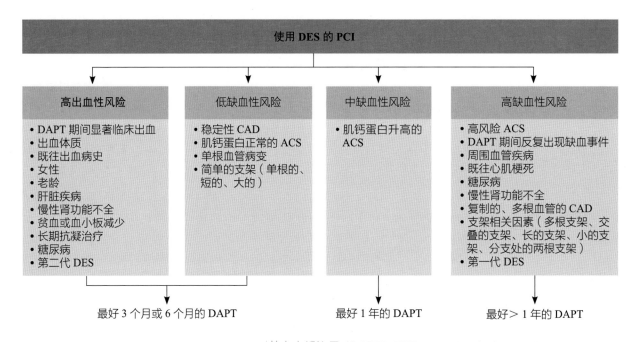

▲ 图 3-4　药物洗脱支架置入后双重抗血小板治疗（DAPT）相关出血及缺血危险因素的评价

ACS. 急性冠状动脉综合征；CAD. 冠状动脉性心脏病；DES. 药物洗脱支架

经许可转载，引自 Palmerini T, Stone GW. Optimal duration of dual antiplatelet therapy after drug-eluting stent implantation: conceptual evolution based on emerging evidence. *Eur Heart J.* 2016; 37:353–364.

个月。如果置入 DES，推荐三联抗血栓治疗 3～6 个月，然后进行 12 个月的氯吡格雷或阿司匹林加抗凝治疗。一般来说，口服抗凝血药物加一种抗血小板药物，并严密监测国际标准化比值，优于 DAPT。对于需要终身口服抗凝血药治疗的患者，术后 12 个月后低剂量阿司匹林优于 ADP 抑制药。

（三）患者对抗血小板治疗反应的差异性

阿司匹林和氯吡格雷配伍的最佳 DAPT 方案并不能确保患者不会发生 ST。事实上，已有报道一些早期或亚急性或 LST 的患者在 DAPT 期间发生，包括整个围术期。

在这些患者中，很可能是高血栓前环境的存在使 DAPT 难以完全有效。然而，一些患者也可能表现出由抗血小板药物的疗效不同引起的所谓"血小板高反应性"（high on-treatment platelet reactivity，HTPR），导致临床治疗失败（框 3–4）。HTPR 与 PCI 后缺血性事件（如 ST）之间有很强的相关性。另外，某些患者对 ADP 拮抗药（特别是普拉格雷和替格瑞洛）表现出剧烈的反应，并被标记为低血小板反应性（low platelet reactivity，LPR）。这些患者在接受标准剂量的血小板抑制药时经常出现出血并发症（如术中大量出血）（可能表现为手术出血过多）。

（四）对阿司匹林的反应

对于阿司匹林治疗的反应差异性已被发现

框 3–4　治疗时血小板高反应性的原因

- 抗血小板药物不依从
- 药物的相互作用（非甾体抗炎药、质子泵抑制药）
- 药代动力学变异（如 CYP 2C19）
- 血小板受体和酶的多态性
- 临床因素
  - ➤ 糖尿病
  - ➤ 肥胖
  - ➤ 充血性心力衰竭
  - ➤ 慢性肾功能不全
  - ➤ 老龄
  - ➤ 长期吸烟
  - ➤ 使用可卡因

多年，血栓形成事件可在阿司匹林治疗期间出现。当根据临床事件进行定义时，阿司匹林耐药性的发生率为 13%；然而，根据实验室检测为 5.5%～60%，具体取决于所使用的检测方法。对"耐药性"的严格定义是指阿司匹林不能抑制血小板 COX1，从而阻止 TXA_2 的产生，这可以通过实验室方法直接测量。当分析患者群体中的 ST 或缺血性综合征时，一个更好的术语是将这些患者定义为无反应或治疗失败。

来自临床工作中的证据表明，对阿司匹林无反应最常见的病因是患者依从性差。因此，当确保规律服药时，这种现象就会大大减少。

在依从性可靠的患者中，有几个原因可以解释为什么他们可能有患 ST 的风险。尽管 COX1 被有效抑制，但存在多个独立于 COX1 的血小板聚集途径诱导产生 TXA_2，可以抵消阿司匹林的作用，特别是在手术等血栓前环境中。此外，许多慢性临床疾病与 HTPR 相关，独立于 ASA 治疗（框 3–4）。而阿司匹林对 COX1 功能的抑制失败可能是由药物代谢动力学或药物效应动力学因素引起的。药代动力学因素降低药物的生物利用度，如肠道制剂吸收不良，合用增加胃肠道酯酶失活的质子泵抑制药，药物分布容积的增加（如肥胖），或者其他 COX1 抑制药如布洛芬或其他非甾体抗炎药（nonsteroidal anti-inflammatory drug，NSAID）与阿司匹林竞争 COX1 结合位点。药效动力学耐药与减低对阿司匹林反应的 COX1 遗传多态性相关。

管理对阿司匹林明显无反应的患者的第一步是解决依从性问题，尽可能避免质子泵抑制药，并推迟 NSAID 的摄入。此外，更好地控制并发症、减轻体重和戒烟以降低血小板活性。使用非肠道制剂和更高剂量的阿司匹林可能会增加某些患者的有效性（如肥胖、慢性炎症），每天 2 次给药可能对血小板高周转的情况（如糖尿病）更有效。最后，可能需要添加另一种抗血小板药物。

（五）对腺苷拮抗药的反应

25%～50% 的服用氯吡格雷的患者表现出 HTPR，这与缺血性事件有很强的相关性。这种现象在服用普拉格雷和替格瑞洛的患者中亦有出现，但不太常见。

当排除依从性差的问题后，对这些药物的反应差往往是由于吸收异常、生物转化异常或与其他药物（如他汀类药物和质子泵抑制药）相互作用。与服用阿司匹林一样，糖尿病、肥胖、肾衰竭、高龄、高脂血症、心力衰竭、存在 ACS 等临床因素均可触发独立于 ADP 通路的血小板反应。

在管理服用氯吡格雷期间出现血栓事件的患者时，通常换用更有效的药物，如普拉格雷或替格瑞洛。一些临床医生对 HTPR 进行了检测，并相应地做出治疗决策。在没有 ACS 的情况下，低反应性有时可以通过消除药物不良相互作用或增加氯吡格雷的维持剂量来逆转，但这些方法似乎只对一些患者有效。

在 3 种可用的 P2Y12 抑制药中，HTPR 的发生率在服用替格瑞洛的患者中最低，其次是普拉格雷，氯吡格雷在标准或高维持剂量下效果最差。

（六）血小板功能检测

由于不同患者对抗血小板药物的反应有差异，血小板功能检测是优化抗血小板治疗的一个值得考虑的策略。有许多特异性和敏感性不同的血小板功能测试，每一种都有各自的优缺点（表 3-7）。

在冠状动脉支架的临床试验中，常用于评价抗血小板药物的血小板功能检测如下。

1. VerifyNow VerifyNow（Accumetrics）是一种基于 GP Ⅱ b/Ⅲ a 受体依赖的血小板聚集的即时检测设备，使用纤维蛋白原包裹的小珠扩大 GP Ⅱ b/Ⅲ a 受体依赖信号。它只需要少量的抗凝全血样本，并且可以进行快速检测。结果以血小板反应单位（platelet reactive units，PRU）表示。阿司匹林反应是通过使用含有花生四烯酸的试剂盒来测量的，而 ADP 试剂盒则用于测试 ADP 拮抗药的效果。使用阿司匹林的 PRU > 550 和使用 P2Y12 抑制药的 PRU > 208 可以诊断为 HTPR。使用 ADP 的 PRU < 85 则提示 LPR（框 3-5）。

表 3-7　评估血小板功能的检测

检测方法	检测指标	优　点	缺　点
透光率比浊法	血小板聚集	金标准	需要血浆，耗时长，样品量大
电阻抗法	血小板聚集	测量比透光率法小的血小板聚集量	耗时长，样本量大
VerifyNow	血小板聚集	即时检测	血细胞比容和血小板计数范围有限
Plateletworks	血小板聚集	最小样本量	没有足够的经验
TEG 血小板图	血小板对血凝块强度的贡献	获取血凝块信息	研究有限
Impact cone 和 plate analyzer	剪切力诱导的血小板黏附	即时检测	未广泛使用
PFA-100	在高切变率下血小板栓止血	即时检测	取决于血细胞比容、血管性血友病因子；与噻吩吡啶缺乏相关性
VASP	血小板 P2Y12 受体激活信号通路	ADP 拮抗药的特异性检测	需要流式细胞仪和有经验的技术人员
血清血栓素 B_2	血小板的激活依赖性释放	与阿司匹林抑制 COX1 有关	间接测量，不是血小板特异性测量
尿 11- 脱氢血栓素 B_2	尿液中血栓素 B_2 的代谢物	与阿司匹林抑制 COX1 有关	间接测量，不是血小板特异性测量

ADP. 腺苷二磷酸；COX1. 环氧合酶 1；VASP. 血管扩张刺激磷蛋白

经许可转载，引自 Michelson AD. Methods for the measurement of Platelet Function. Am J Cardiol. 2009; 103 (suppl 2):20A–26A.

框 3-5　常用血小板功能试验中高、低血小板反应性的界值

- VerifyNow：阿司匹林 > 550PRU；P2Y12 抑制药 PRU > 208 或 < 85
- TEG：MA > 47mm 或 < 30mm
- Multiplate analyzer：> 46AU 或 < 19AU
- VASP-P：> 50% PRI 或 < 16% PRI

PRU. 血小板反应单位；TEG. 血栓弹力图；MA. 最大振幅；PRI. 血小板反应指数；VASP-P. 血管扩张刺激磷蛋白的磷酸化；AU. 聚合单位

2. **血栓弹力图**　血栓弹力图（TEG；Haemoscope）带有血小板图系统：TEG 血小板图系统是更特异性的血小板功能测试，该测试已被用于评估抗血小板治疗的效果，需要全血。它突出的优点在于可以检测血小板功能和血小板对血凝块强度的贡献。其缺点在于不是真正的即时检测且应用经验有限。在 TEG 轨迹内，最大振幅反映了血小板功能。如果使用 ADP 拮抗药患者的最大振幅 > 47mm，则认为会发生 HTPR，< 30mm 则认为会发生 LPR。

3. **Multiplate analyzer（罗氏诊断）**　这是一种即时检测。因为血小板会附着在含有不同激动药的平板（胶原蛋白、AA、ADP）的电极上，通过电阻抗的变化来测量 GP Ⅱ b/Ⅲ a 整合素依赖的血小板聚集。阻抗的增加通过绘制时间曲线的聚合单位（aggregation unit，AU）来测量。> 46AU 与 HTPR 相关，< 19AU 与 LPR 相关。

4. **血管扩张刺激磷蛋白的磷酸化（VASP-P；Biocytex）**　该试验使用前列腺素 E，它与血小板膜受体结合，通过激活腺苷环化酶触发环磷酸腺苷（cyclic adenosine monophosphate，cAMP）的产生，cAMP 通过蛋白激酶 A 将 VASP 转化为磷酸化的 VASP（VASP-P）。ADP 与 P2Y12 受体结合可抑制腺苷酸环化酶，降低细胞内 cAMP，从而阻止 VASP-P 的形成。在 P2Y12 受体抑制药的存在下，可以通过全血流式细胞术测得 VASP-P 水平升高。结果以血小板反应指数（platelet reactivity index，PRI）表示。PRI 界限超过 50% 意味着 HTPR，< 16% 意味着 LPR。该试验的主要优点是，它是对 P2Y12 受体信号传导最敏感的检测方法。其缺点包括所涉及的步骤多，以及对流式细胞术设备和经验丰富的技术人员的要求。

（七）血小板功能检测的应用

目前不建议在 PCI 术后患者中常规使用血小板功能测试（platelet function test，PFT），因为前瞻性随机试验显示，基于血小板功能结果的个性化治疗缺乏益处。然而，大量观察性研究表明，氯吡格雷治疗期间的 HTPR 是 ST 的一个强有力的独立危险因素。在表现出 HTPR 的患者中，可以考虑选择使用 PFT（如 1 型糖尿病或既往 ST 病史），以便必要时改用更有效的药物，如普拉格雷或替格瑞洛。

PFT 的另一个潜在优势是能够在围术期定制抗血小板药物的管理，从而减少术前等待时间（与指南推荐相比）。虽然目前还没有研究评估这种方法在 NCS 时的应用，但初步数据显示，在冠状动脉旁路移植术前检测血小板反应性可以减少手术等待时间，减少术后输血。目前，胸外科和心血管外科医生协会已批准 PFT 用于指定的患者。

研究者使用特征分析来定义阈值或界限值在很大程度上取决于所研究的对象。HTPR 报告指标对血栓事件的阴性预测值很好，但阳性预测值低。这一观察结果与 HTPR（尽管是一个重要的决定因素）不是血栓事件的唯一因素一致。此外，目前的证据表明，在降低 ST 的发生率方面可能存在封顶效应，而出血的风险可能会增加。因此，焦点在于寻找保持减少缺血性血栓事件的同时避免过度出血的策略。建议使用血小板反应性治疗窗模型，它可用于寻找出血风险与 ST 的最佳平衡点，理论上有助于设计出更优化的 APT 方案（图 3-5）。

六、非心脏手术和冠状动脉支架

（一）手术是一种促栓状态

接受 NCS 治疗的患者是冠状动脉支架患者管理的主要挑战之一。众所周知，手术是心肌缺血事件（包括 ST）的危险因素，这可能是由手术应激的生理反应触发的。交感神经反应的增强

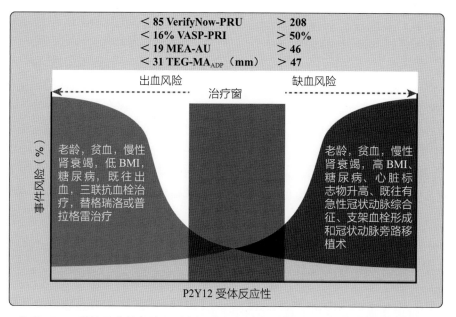

▲ 图 3-5　PCI 术后 P2Y12 受体反应性与缺血（右）或出血（左）事件。血小板功能测试的界限值显示与缺血性或出血事件相关。虽然尚未研究，但已推荐引入治疗窗口的概念，获得最佳的治疗中血小板反应，以防止出血或血栓事件

AU. 聚合单位；BMI. 身体质量指数；MEA. 多板分析仪；PRI. 血小板反应指数；PRU. 血小板反应单位；TEG. 血栓弹力图；VASP. 血管扩张刺激磷蛋白的磷酸化

经许可转载，引自 Tantry US, Bonello L, Aradi D, et al. Consensus and update on the definition of on-treatment platelet reactivity to adenosine diphosphate associated with ischemic and bleeding. *J Am Coll Cardiol*. 2013;62:2261–2273.

会使儿茶酚胺、皮质醇和肾素水平上升，导致心肌应激增加和血小板活化增强，这些都伴随着促凝因子（纤维蛋白原和纤溶酶原激活药抑制药）的增加，同时抑制纤维蛋白溶解。因此，累积的结果是机体表现为血栓形成前状态、促炎状态和分解代谢状态，其程度与手术创伤的严重程度和已存在的炎症状态相关。

在有支架等异物存在时，血栓形成的风险会增强，特别是在内皮覆盖不完全的情况下。同时，认识到除 ST 外，围术期心肌缺血综合征也可能因支架再狭窄或冠状动脉其他部位的自然病程进展而发生。事实上，在已发表的系列研究中，记录到的围术期 ST 的频率很低，大多数作者报告的主要不良心脏事件（MACE）是综合结果（框 3-6）。然而，围术期 ST 的后果可能是毁灭性的，因为它与 50%～70% 的 STEMI 发病率和高达 40% 的死亡率相关。此外，因为用抗血栓药物会导致大出血的风险增加，在围术期进行 PCI 非常有挑战性。

框 3-6　主要不良心脏事件

- 围术期心肌缺血或梗死
- 缺血相关的急性心力衰竭
- 靶血管血供重建术
- 支架血栓形成（不常见）
- 死亡

（二）当前指南和医生知识的局限性

人们普遍认为，不应将择期 PCI 和支架放置作为降低 NCS 期间风险的术前血供重建策略。这一概念被两项试验的结果很大程度上强化了，在这两项试验中，仅以减少围术期心脏事件为目的的术前血供重建被证实没有效果。事实上，一些系列研究表明，与匹配的患者相比，既往有冠状动脉支架的患者发生围术期 MACE 和出血的风险增加。一些术者认为术前选择性 PCI 对一些患者是一种有益的策略，而实际上恰恰相反，至少它可能会延迟手术。

在一些高危手术患者中，可以根据术前风险评估选择术前进行血供重建术（如冠状动脉左主干或近段左前降支病变）。在这种情况下，必须在权衡了心脏手术的风险 / 效益比和计划手术相关的风险后，再决定是否行 PCI 或心肌血供重建术。

对于已置入冠状动脉支架的患者，指南可以帮助术者做出决策，但他们主要关注择期手术的时机和不同支架类型的抗血小板药物的管理，并且所有这些都是基于质量较差的证据和专家意见，导致指南经常给出不同的建议。此外，这些建议主要是针对 PCI 术后的前 12 个月，尽管 VLST 和 PCI 术后的几年内 MACE 的风险得到了很好的描述，但针对 1 年后的指导意见很少。

美国心脏病学会 / 美国心脏协会（ACC/AHA）和欧洲心脏病学会 / 欧洲麻醉学会（European Society of Cardiology/European Society of Anaesthesiology，ESC/ESA）指南缺乏 ST 相关的特定临床因素的总结分类（如糖尿病、慢性肾衰竭、心力衰竭、低射血分数等），以及缺乏手术出血性风险的标准分类。他们只提供了一个概括性的声明，鼓励术者评估血栓形成和出血的风险。此外，对于不能延迟手术患者的 APT 或术前停用 DAPT 的患者何时恢复 DAPT，他们提供的指导很少。最近，ACC/AHA 和 ESC/ 欧洲心胸外科协会（European Association for Cardio-Thoracic Surgery，EACTS）对抗血小板管理的重点更新比以前的指南有了改进，对 SIDH 患者（稳定型心绞痛或心肌梗死＞12 个月无随后的心肌缺血）和接受 PCI 治疗的 ACS 患者的手术时机和围术期 DAPT 提出建议。然而，值得一提的是，临床危险因素和特定手术的风险还是有所欠缺。由意大利各协会创建的支架后手术注册中心通过匹配与每个手术相关的特定出血风险（尽管通过共识）来解决这些不足，并根据临床和血管造影因素，以及支架置入到手术间隔时间绘制患者的血栓形成风险。可惜的是，置入新一代 DES 的患者的人数相对不足，因此血栓形成的风险可能被高估。

尽管有不同的建议，但在转化为个体化的管理实践时，尤其在抗血小板药物的管理方面，成功率不定。其原因可能是多因素造成的，如缺乏指南意识，不同意推荐建议，过于强调长期存在的经验实践，以及个人偏倚。在专家方面，调查显示，与外科医生相比，大多数心脏病学家，以及心脏病专家和麻醉科医师之间的指南建议一致度更高。这一观察结果在很大程度上可以理解为，心脏病专家和麻醉科医师主要关注缺血性或血栓形成风险，而外科医生主要关注出血性风险，很少有处理冠状动脉血栓形成的经验。在外科医生中，血管外科医生比非血管外科医生更有可能遵循当前的指南。

除了 PCI 时机和抗血小板方案的重要性外，将围术期风险降至最低还需要在决策中纳入几个与患者和手术相关的因素。虽然可能无法获得具体的血管造影和手术过程资料，但可以确定是否存在公认的临床风险因素（如糖尿病、充血性心力衰竭、肥胖、慢性肾病、ACS、既往 ST）。在许多患者中，还可以获得其他资料，如支架类型、数量、冠状动脉支架的位置，以及支架置入的临床指征（框 3-7）。尽管与每个因素相关的独立风险尚不清楚，但有理由相信，ST 和 MACE 的围术期风险与每名患者的风险因素数量有关，其中一些因素（如既往的 ACS 或 ST）可能比其他因素具有更大的预测价值（框 3-8）。同样，尽

框 3-7　术前评估中通常可获得的信息

临床因素
- 糖尿病
- 心力衰竭
- 肾功能不全
- 既往心肌梗死
- 既往支架血栓形成
- 使用可卡因
- 吸烟
- 抗血小板治疗的类型及持续时间

PCI 数据
- 支架类型
- 支架数量
- PCI 的日期和临床适应证
- 支架的解剖位置

框 3-8　冠状动脉支架置入术患者围术期主要心脏不良事件的预测因素

临床因素
- RCRI > 2
- 急诊手术
- 任意类型支架置入 < 4~6 周
- 高风险手术
- ACS 后任意类型支架置入 < 6 个月（特别是生物标志物阳性）
- SIHD，以及置入 DES < 8~12 周
- 过早停用 DAPT
- HTPR
- 围术期大出血

PCI 手术因素
- PCI 血供重建不完全
- PCI 术后持续心肌缺血
- 开口处、钙化、长或小的冠状动脉病变

ACS. 急性冠状动脉综合征；DES. 药物洗脱支架；DAPT. 双重抗血小板治疗；HTPR. 血小板高反应性；PCI. 经皮冠状动脉介入治疗；RCRI. 修订的心脏风险指数

管各类手术与手术血栓形成风险的证据并不广泛，但预计复杂的手术比浅表的手术 ST 和围术期 MACE 风险更高。

在评估围术期风险后，手术时机选择与围术期 APT 治疗是择期 NCS 需要做出的主要决策。其他需要考虑的因素包括麻醉技术、围术期心肌缺血监测，以及是否在没有现场 PCI 条件的场所进行手术（框 3-9）。对于不能延迟的紧急手术，应主要关注抗止血药的管理，尽量减少出血的严重程度，以及密切监测围术期缺血或血栓事件。

（三）手术时机

手术时机指的是冠状动脉支架置入和外科手术之间的时间。对于择期手术的患者，正确的手

框 3-9　非心脏手术的关键决策点

- 手术时机
- 抗血小板治疗的围术期管理
- 对麻醉技术的影响
- 围术期监测
- 手术场所是否具有经皮冠状动脉介入治疗的能力

术时机主要取决于抗血小板治疗的临床指征。因为 PCI 术后存在高血小板反应性，以及内皮覆盖支架的时程，所以 ST 风险是主要的担忧。

心内科医师遇到计划做后续手术的择期 PCI 患者时，有几个选择。他们必须考虑是否推迟冠状动脉支架的放置，并对患者进行内科治疗，直至外科手术进行后。在某些患者中，可能不能推迟冠状动脉支架放置（严重缺血、ACS、高危病变或高危 NCS 的患者）。传统上，如果知道未来的手术日期，医生会遵循特定的计划。例如，如果 2~4 周需要手术，通常会推荐球囊血管成形术，因为它相对安全。以往如果手术计划不超过 6 周，就会考虑放置 BMS，6 个月后需要手术的患者则放置 DES。然而，这种方法受到了质疑，因为第二代和第三代 DES 对 LST 的安全性比第一代 DES，甚至 BMS 更高。这在接受非心脏外科手术的患者 DAPT 的最近更新中得到了证实，导致了经典治疗模式的转变（表 3-8）。

更常见的情况是，患者在接受 PCI 和支架置入术后进行了事先没有计划的手术。来自多个观察性研究的证据表明，无论支架类型和 APT 是否持续，若在冠状动脉支架置入后 6 周内进行 NCS，则处于 ST 和 MACE 的最高风险期。因此普遍认为在此期间不宜进行择期手术，非择期手术必须在具有现场 PCI 能力的医疗机构进行，同时维持 DAPT 或静脉血小板抑制药桥接治疗，并积极监测血栓事件。

需要强调的是，以上提及的 NCS 等待期主要是基于接受择期非复杂 PCI 的患者，并不一定适应 ACS 患者的 PCI。事实上，回顾性数据显示，这一人群在 PCI 术后 3 个月内发生 MACE 的风险最高。对于这类患者，以及那些接受复杂 PCI 或缺血风险高（如不完全血供重建）的患者，择期手术至少推迟 6 个月是合理的，如果可能的话最好推迟 12 个月。临床危险因素控制不良的患者，或者表现出 HTPR 的患者，可能需要延长等待时间。

对于 PCI 术后 1 年内需要进行手术的患者，传统上认为 BMS 比 DES 更安全。由于大多数患者在几周内完成支架内皮覆盖，而再狭窄的发生

表 3-8 ACC/AHA 和 ESC/EACTS 重点更新对已有冠状动脉支架的患者进行择期非心脏手术的建议 [a]

ACC/AHA（2016）			ESC/EACTS（2017）		
支架类型	PCI-NCS 间隔（个月）	建 议	任意支架	PCI-NCS 间隔（个月）	建 议
BMS	＜ 1	推迟	任意情况	＜ 1	推迟
	≥ 1	可以进行	无 ACS 或低风险	1～6	可以考虑
				≥ 6	可以进行
DES	≤ 3	推迟	ACS 或高风险	1～6	可以考虑
	3～6	可以考虑		≥ 6	可以进行
	≥ 6	可以进行			

a. ACC/AHA 和 ESC/EACTS 对经皮冠状动脉介入治疗（PCI）支架放置择期手术时机的建议，其中 P2Y12 抑制药需要在围术期停用。如果可能的话，继续使用阿司匹林。高危 = 弥漫性多血管疾病（尤其是糖尿病）；置入 3 个或以上支架；治疗 3 个或以上病变；支架置入在最后的未闭的冠状动脉；分叉病变；长、钙化或开口处的病变；或者左主干病变

NCS. 非心脏手术

经许可转载，引自 Levine GN, Bates ER, Buttk JA, et al; for the Focused Update Writing Group. ACC/AHA guideline focused update on duration of dual antiplatelet therapy in patients with coronary disease: a report of the American College of Cardiology/ American Heart Association Task Force on Clinical Practice Guidelines. J Am Coll Cardiol. 2016;68:1082–1115 and Valgimigli M, Bueno H, Byrne RA, et al. ESC focused update on dual antiplatelet therapy in coronary disease developed in collaboration with EACTS. *Eur Heart J*. 2018;39:213–260.

率在 4～12 个月达到高峰。因此，一些专家提出"安全窗口期"，理想情况下应在择期 PCI 术后 6 周至再狭窄高峰之前进行手术。目前的指南建议在 BMS 置入 4～6 周后进行 NCS。然而，最近的研究表明，BMS 围术期 MACE 的风险甚至可能大于 DES，此外，临床因素如修订的心脏风险指数＞2、急诊手术和 MI 6 个月内行 NCS 比支架类型具有更大的预测价值。这些观察结果可以部分解释为选择偏倚，病情较重的患者或那些被确定将来行 NCS 的患者会按照目前的惯例置入 BMS，以及广泛使用更安全的新一代 DES。因此，置入 BMS 的患者 NCS 围术期 MACE 的高发生率更可能是由于患者的潜在疾病，而不是支架类型对 NCS 的影响。

在 DES 患者中，特别是接受复杂手术的高危患者或 ACS 患者，围术期 MACE 的风险虽然在 PCI 术后的前 6～8 周较低，但在 6 周至 6 个月保持升高。最近基于支架注册中心的证据强烈建议，在部分低风险 SIDH 患者中，可以在这段时间内考虑择期手术，特别是在延迟手术可能严重影响预后结局或生活质量的情况下。此外，已

发表的文献一致显示，6 个月后 NCS 增加的风险最小；然而，对于复杂 PCI 和患有其他血栓并发症危险因素的患者，以及 BRS 患者，最好谨慎等待超过 6 个月，甚至 12 个月（框 3-10）。

对于有时间限制的 NCS，应尽量将手术推迟至少 8～12 周。在这种情况下，应尽一切努力维持 DAPT，并充分认识到出血的增加也可能导致心脏并发症的增加。此外，大多数研究主要针对脑卒中高或中风险手术，对接受低风险手术的患者的信息很少。目前的数据表明，BMS 的患者

框 3-10 择期非心脏手术前的最小等待时间和双重抗血小板治疗持续时间

- BMS：SIHD 和低风险：＞6 周
- DES：SIHD 和低风险：＞8 周，＜6 个月
- BMS 或 DES：ACS、复杂 PCI 或高血栓风险：＞6～12 个月
- BRS：12 个月

ACS. 急性冠状动脉综合征；BMS. 裸金属支架；BRS. 生物可吸收支架；DES. 药物洗脱支架；PCI. 经皮冠状动脉介入治疗；SIHD. 稳定性缺血性心脏病

在 4~6 周后进行门诊低风险手术，而低风险的 DES 患者超过 3 个月后进行门诊低风险手术可能是相对安全的。

七、抗血小板治疗的管理

NCS 期间 APT 的围术期管理是冠状动脉支架置入术患者最重要和最有争议的问题之一。对于服用 DAPT 的患者，手术或介入手术被认为是暂时停止 DAPT 的最常见原因，从而增加了围术期 MACE 的风险。另外，继续使用 DAPT 会增加围术期的风险和出血的严重程度，从而导致额外的并发症，包括增加心脏事件的风险。

大多数关于围术期 APT 的争议和指南建议主要集中在 PCI 术后的前 12 个月，然而在这个时间框之外的 APT 的争议也是非常激烈的。许多外科医生和介入科医生在 12 个月后不加选择地停用 APT，即使是低出血风险的手术。然而，新的证据显示，30 个月的 DAPT 对 DES 患者的缺血性或血栓性并发症有额外的好处。这种保护作用似乎也适用于自然的冠状动脉，并可能需要对超过 1 年后接受 NCS 的患者的 APT 管理进行重新检查。

目前的指南提供了一个广泛的框架来指导临床医生手术时机的选择。置入 BMS 的患者至少需要 4~6 周的 DAPT，置入 DES 的患者为 3~6 个月，大多数 SIHD 患者继续 ASA 单药治疗，除非有出血风险与禁忌。对于 ACS 和有高缺血或血栓风险的患者，需要至少 6 个月，最好是 12 个月的 DAPT。而置入 BRS 的患者，因其血栓风险，需要 1 年或更长的时间的 DAPT。

在缺乏精心设计的随机试验评估围术期 APT 的风险 / 效益比的情况下，大多数决定应基于与每名患者，以及手术过程相关的血栓性和出血性风险之间的平衡（图 3-6）。血栓形成风险与数个手术或临床因素、从 PCI 到手术的时间、冠状动脉病变，以及手术创伤的程度有关（表 3-9）。出血风险则是基于手术类型（表 3-10），以及患者来自其他并发症的出血倾向。重要的是要认识到缺乏针对特定手术出血程度分类的标准定义，大多数分类主要基于专家共识。最近，学术研究联盟为患者 APT 和 PCI 后出血提出了一个标准化的分级标准（表 3-11）。尽管这个系统最初不是专为 NCS 患者设计，但该评分可能有助于评估血小板抑制药的围术期出血。

（一）中断抗血小板治疗

DAPT（特别是两种药物）的中断与围术期 ST 和其他心肌缺血综合征的风险增加相关，原因如下。第一，在许多患者中，支架可能没有完全被内皮细胞覆盖。这种可能已被证明在第一代 DES 和那些含有持久聚合物的支架中更为常见，这些聚合物可导致局部血管慢性炎症反应。第二，阿司匹林或噻吩吡啶的突然中断可能导致反跳现象，即由骨髓产生的新生血小板对促进血栓形成的刺激表现出增强的激活和聚集。多项临床研究已明确表明，在突然停用阿司匹林或氯吡格雷时，缺血性或血栓形成现象达到峰值，这是由于血小板反跳，还是仅仅是 APT 保护作用的丧失目前尚不清楚。第三，一些患者表现出不同程度的慢性 HTPR，当 DAPT 停止时，这些 HTPR 可能会完全表达，表现为在支架置入区域或天然动脉粥样硬化血管中发生血栓事件。

目前，由于缺乏高质量的证据，如果手术出血风险需要停止 DAPT，进行 NCS 的最佳时间尚不清楚。这并不奇怪，因为每名患者的血栓形成和出血性风险都是不同的。由于 APT 存在广泛的差异，未来使用 PFT 可能是有利的，在术前提供量身定制的 DAPT 方案，以期减少出血和血栓风险。

对于大多数患者来说，停止 DPAT 意味着中断腺苷拮抗药的同时保持围术期使用阿司匹林，因为大多数择期和介入手术可以在服用阿司匹林的患者中安全地进行。某些手术可能需要同时中断 2 种药物（例如，某些类型的神经外科手术、泌尿外科手术、复杂的超声内镜检查术或封闭空间内的手术），这些手术即使是小的出血也可能导致严重的并发症。按照现有的指南如果当前拟进行局部麻醉或椎管内麻醉，则需要在 1 周前停用 DAPT（ADP 拮抗药），但单独维持阿司匹林通常被认为是安全的。某些患者可能会在服用氯吡格雷时经历周围神经阻滞，但已发表的经验有限。

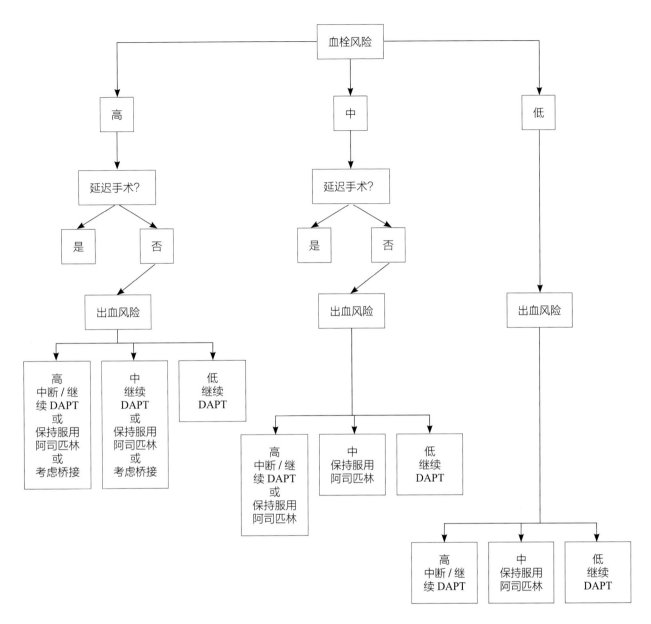

▲ 图 3-6　择期手术的决策树分析，包括患者血栓形成风险（表 3-9）和手术相关出血风险（表 3-10）。每名患者的治疗方法还必须纳入所有已知的围术期重大不良心脏事件的危险因素（框 3-7 和框 3-8）

DAPT. 双重抗血小板治疗

表 3-9　围术期血栓形成风险

高风险	• BMS：择期 PCI ＜ 6 周或 ACS 的 PCI ＜ 6 个月
	• DES：SIHD 的 PCI ＜ 8 周，或 ACS 或有高血栓风险因素的复杂 PCI ＜ 6 个月
	• 第一代 BRS ＜ 12 个月
	• 球囊血管成形术＜ 2 周
	• 多个 ST 的临床危险因素
	• 既往 ST（特别是在 APT 时）
中风险	• BMS：SIHD 的 PCI ＞ 6 周，＜ 6 个月
	• DES：SIHD 的 PCI ＞ 8 周，＜ 6 个月

（续表）

中风险	• DES 和 BMS：ACS 或有高血栓风险因素的复杂 PCI ＞ 6 个月，＜ 12 个月[a] • 第一代 BRS 1～3 年 • 一些临床危险因素（既往 ST 除外）
低风险	• DES 和 BMS：SIHD 的 PCI ＞ 6 个月 • DES 和 BMS：ACS 或有高血栓风险因素的复杂 PCI ＞ 12 个月 • 极少的临床危险因素

a. 例如，弥漫性多血管疾病（特别是糖尿病）；三个或以上支架置入；治疗三个或以上病变；支架置入在最后的未闭的冠状动脉；分叉病变；长、钙化或开口处的病变；左主干病变

ACS. 急性冠状动脉综合征；BMS. 裸金属支架；BRS. 生物可吸收支架；DES. 药物洗脱支架；PCI. 经皮冠状动脉介入治疗；SIHD. 稳定缺血性心脏病；ST. 支架血栓形成

表 3–10 出血风险

手术相关	手术类型
低风险：因出血导致的并发症发病率或死亡率最低，围术期不太可能输血	小的整形外科、骨科、普通外科、妇科和耳鼻咽喉科手术，血管内动脉瘤修复，截肢，面部骨折的闭合性复位术，膀胱镜检查或输尿管软镜检查，白内障手术和玻璃体腔注射，拔牙，根管治疗，胃肠道内镜、活检及息肉切除术（＜ 1cm），未切开括约肌的 ERCP 支架
中风险：因出血导致的并发症发病率或死亡率中等，围术期可能输血	胸腔内手术（如肺叶切除术、纵隔镜检查），腹腔内手术，痔疮切除术，肥胖手术，大的整形外科、骨科、泌尿外科和耳鼻咽喉科手术，消化道息肉切除术（＞ 1cm），食管扩张术，经皮内镜下胃造口术，食管静脉曲张硬化治疗，玻璃体切割术、小梁切除术，脑室 – 腹腔分流术，多段椎板切除术
高风险：因大量失血（急性或长期）引起的并发症发生率或死亡率高，大量输血或手术再干预的可能性高	开胸或胸腹主动脉手术，食管切除术，肝切除术，经尿道前列腺切除术，经尿道膀胱肿瘤切除术，经皮碎石术，股骨骨折，根治性或减灭性的骨盆肿瘤手术，多发伤，广泛的烧伤，大的脊柱手术
高风险：封闭空间的出血	颅内手术，椎管手术

ERCP. 经内镜逆行胆胰管成像

目前，如果停用 1～2 种抗血小板药物，建议术前 5 天停用氯吡格雷和替格瑞洛；术前 7 天停用普拉格雷和阿司匹林。关于替格瑞洛，最近的 ESC/EACT 重点更新建议术前 3 天停用替格瑞洛，但这是基于心脏手术患者的外推，目前缺乏关于 NCS 的足够数据。有限的证据表明，如果在 DAPT 中断后发生缺血性或血栓性事件，它最常发生在术后 1～30 天，因为术后持续存在的血栓前状态。因此，必须尽快恢复 DAPT，最好是在最初的 24h 内。重新建立 P2Y12 抑制药需要一个负荷剂量，但阿司匹林可以以正常的维持剂量重新启动（表 3-12）。

（二）继续抗血小板治疗及出血风险

对于 NCS 患者而言，围术期 DAPT 使需要输血或再次手术的失血发生率增高了 50%。然而，已发表的报告给出了相矛盾的结果，表明大出血的风险可能是手术特异性的。例如，一项关于血管患者的大型注册研究发现，基于抗血小板方案的出血并发症没有差异，但在接受择期关节置换手术或莫式手术的患者中，大出血并发症发生率显著更高。总的来说，对于接受低出血风险手术的患者，DAPT 应该继续。然而，重要的

表 3-11　学术研究联盟出血定义

分　级	描　述
0	无出血
1	非活动性出血，患者无须因此寻求咨询、治疗或住院
2	有明显的出血迹象，需要非手术干预、住院治疗，或者加强监护
3a	明显出血伴血红蛋白降低 3~5g/dl，或者需要输血
3b	明显出血伴血红蛋白降低 > 5g/dl，或者需要手术干预或血管活性药物
3c	颅内出血，眼内出血损害视力
4	CABG 相关出血
5	致命出血

CABG. 冠状动脉旁路移植术

经许可转载，引自 Mehran R, Rao SV, Bhatt DL, et al. Standardized bleeding definitions for cardiovascular clinical trials. A consensus report from the Bleeding Academic Research Consortium. *Circulation*. 2011;123:2736–2747.

是要认识到，在 NCS 中，大多数已发表的证据是针对使用氯吡格雷的 DAPT 患者，而关于普拉格雷或替格瑞洛的信息很少。此外，只有一项研究探讨了沃拉帕沙作为围术期 DAPT 的一部分的影响。

阿司匹林单药治疗也与手术失血量增加有关，但比 DAPT 少。先前的研究包括一项对 5 万名患者的 Meta 分析显示，除经尿道前列腺切除术和颅内手术外，尽管使用阿司匹林的患者手术出血更多，但在预后上没有差异。最近针对 NCS 患者进行的一项大型随机试验表明，使用阿司匹林的患者在没有减少血栓或缺血性事件的情况下，出现了更多的大出血事件。但在本研究中，仅少数（<5%）患者有冠状动脉支架，因此结果可能并不能代表支架置入患者群体。目前的建议下，除非出血性风险远远超过血栓风险，否则支持继续使用。ASA 围术期 DAPT 的决策主要集中于 P2Y12 抑制药的管理。

一些管理算法已经发表，最全面的文件由意大利联合医学会支架后手术组提出。尽管这些主要是基于专家共识，但随后的验证研究正确地识别了血栓和出血并发症的高危人群，以及记录了从业者的高度合规。

此外，还要强调尽管抗血小板策略得到了不同协会的强烈支持，近期一项由美国退伍军人事务部综合了现有的所有证据进行的系统评价并未得出某一特定抗血小板策略和围术期 MACE 及出血之间的明确关联。最后，该事务部建议治疗应该以每名患者的缺血性和血栓风险的仔细的个体化评估为中心。

表 3-12　术前抗血小板治疗的中断和恢复

药物类型	药物名称	术前停用	术后恢复[a]	剂　量
口服药物	阿司匹林	7 天	术后 24h	80~160mg/d
	氯吡格雷	5 天	术后 24h	负荷量 300~600mg，维持量 75mg/d
	普拉格雷	7 天	术后 24h	负荷量 60mg，维持量 10mg/d
	替格瑞洛	3~5 天	术后 24h	负荷量 180mg，维持量 90mg，每日 2 次
静脉药物	替罗非班	4~8h	术后 4~6h	0.1~0.15μg/（kg·min）
	依替巴肽	4~6h	术后 4~6h	2.0μg/（kg·min）
	坎格雷洛	60~90min	术后 4~6h	2~4μg/（kg·min）

a. 无明显临床出血。静脉注射用药可在再次接受口服双重抗血小板治疗后停用。如果患者未恢复口服摄入，可通过鼻胃管给予口服药物

（三）桥接治疗

这种方法仅适用于接受高出血风险手术且血栓高风险的患者，在这些患者中必须暂停 DAPT 并且不能延迟手术。抗血小板药物是首选，因为治疗目的是预防富血小板血栓。虽然肝素被提倡作为一种桥接药，但它并不是最理想的，因为它针对血小板的有益作用很小，甚至可能诱导血栓前作用。

目前可用于桥接治疗的药物是短效 GP Ⅱb/Ⅲa 抑制药替罗非班和依替巴肽，以及 P2Y12 抑制药坎格瑞洛。这种疗法要求在手术前 5～7 天停止使用 P2Y12 抑制药。然后患者入院，并开始持续静脉输注（不使用负荷剂量）替罗非班或依替巴肽，直到计划手术前 4～6h（替罗非班）或 4～8h（依替巴肽）。术后重新开始输注，直到可以重新开始口服 DAPT。坎格瑞洛是一个值得考虑的替代选项，由于其半衰期很短，静脉输注 0.75μg/（kg·min）可持续到手术前不久。然而，坎格瑞洛作为一种有前景的桥接药物使用仅在接受心脏手术的患者中进行了试验，针对 NCS 患者的应用经验尚无相关文献发表。

虽然桥接治疗相对安全，但 ST 仍可发生，且出血风险增加。此外，它还与住院时间和费用的增加有关。

（四）门诊手术患者

置入了冠状动脉支架的患者在没有现场心导管室的场所行门诊手术存在一定安全问题。虽然资料较少，目前文献提示 MACE 的发生率很低，但 ST 的风险仍存在。

一些作者主张，所有的外科手术都应在能够立即进行 PCI 的场所中进行。但由于接受门诊手术的患者数量庞大，这样的建议并不切实际，而且会造成经济负担。目前，各专业协会还没有发布官方立场，大多数决策都是由当地和个人实践驱动的。没有 PCI 能力的小中心可能适合接受择期 PCI、没有 ST 危险因素、超过 DAPT 最短持续时间，以及接受不需要中断任何 APT 的手术（如高出血风险内镜手术）的患者。更重要的是，在发生 ACS 的情况下，医生必须建立 STEMI 治疗方案和快速转诊（＜90min）至 PCI 中心立即进行血供重建。

八、总结

当面对冠状动脉支架的 NCS 患者时，如何在血栓或缺血性风险和出血性风险之间寻求最佳的平衡是临床医生面临的潜在的复杂难题，也为之带来了许多挑战。由于介入心脏病学正在经历支架技术的快速发展和新型可用抗血小板药物的快速更新，使得这个问题更加复杂。这种爆炸式发展的创新经常被用于临床，大量的患者接受了大多数围术期医生相对不熟悉的新设备和药物。

相当大比例的支架患者将不可避免地需要外科手术或介入治疗，但已经发表的证据经常滞后于临床应用，这使得医生处于不利地位。目前的建议来自对以前指南的改进，但它们主要基于观察性研究得出，而观察性研究在本质上是有缺陷的，因为它们无法控制影响围术期风险的许多变量。此外，由于缺乏关于 BRS 或新型抗血小板药物等近期新技术的数据，迫使临床医生从非手术人群中进行推断。最后，在 NCS 中具有巨大应用前景的技术（如 PFT）仍有待探索。这样的复杂性突出了多学科和标准化方法的重要性，该方法被纳入了一个循证的综合框架，针对手术相关风险、PCI 和临床风险因素、各种抗血小板药物的药理学概况，以及手术场所等问题。只有这样，才能说对这些患者的管理得到了真正的优化。

心脏置入型电子器械在非心脏手术中的应用

Cardiovascular Implantable Electronic Device Management in Noncardiac Surgery

Brett Cronin　Timothy M. Maus　Swapnil Khoche　Marc A. Rozner　著

王　健　译

第 4 章

要点

1. 在心脏辅助设备放置过程中，固定导线移动可穿过一些组织及结构（如浅薄的右心房），表现为疼痛、纵隔气肿或积液。

2. 心脏置入型电子器械（cardiac implantable electrical device，CIED）中的主动速率调节可能导致术中心率变化，这与一些监测参数（如通气量）的变化有关。

3. 模式转换有助于房性快速心律失常识别和起搏器设置自动转换，这可能会引发术中血流动力学变化。

4. 最近应用的无线起搏器系统（如 Micra 经导管起搏器系统；Medtronic）缺少磁传感器，因此不会发生磁反应。

5. 心脏再同步化治疗（cardiac resynchronization therapy，CRT）与埋藏式自动复律除颤器（implantable automatic cardiovertor-defibrillator，AICD）（如 CRT-D）给围术期管理带来了一个独特的问题，因为磁铁只能使装置中的 AICD 失活。

6. 磁铁应用于 AICD 可使其失去治疗快速心律失常的功能；然而，对带有 AICD 并且 EMI 风险增加的起搏器依赖的患者，需要在围术期仔细对起搏器重新进行编程。

7. Biotronik、Boston Scientific 和 St. Jude 医用起搏器具有可编程的磁行为。

8. 在带有心室导线的起搏器中使用磁铁或编程为异步模式可能会导致 R-on-T 现象和恶性心律失常。

9. 目前，不推荐在常规牙科、胃肠道或泌尿生殖道手术前应用抗生素预防 CIED 感染。

关键词

置入式电子设备；起搏器；埋藏式自动复律除颤器；心脏再同步化治疗；围术期程序设计

在未来，麻醉科医师可能会被要求在心脏置入型电子器械（CIED）患者的围术期管理中发挥更积极的作用。因此，了解这些设备（即起搏器和除颤器）的基本知识，以及围术期的注意事项至关重要。本章提供了在非心脏手术期间有效地管理这些装置的基础知识。

一、起搏器基础知识

起搏器包括起搏导线在单腔、双腔或多腔（如双心室起搏）的装置，这些装置由北美起搏和电生理学会（North American Society of Pacing and Electrophysiology）、英国起搏和电生理学组（British Pacing and Electrophysiology Group）、通

用（Generic）（NBG）代码（表 4-1）表示。起搏和感应可发生在心房、心室或同时发生在两者中（图 4-1）中，具体取决于配置和起搏器程序。复杂的多腔起搏和传感方案［如双腔起搏或心脏再同步化治疗（CRT）］可能给麻醉科医师带来临床挑战，然而，它们可提供心房 - 心室起搏或心室同步性，并可增加心输出量。

考虑到 NBG 代码的第一位代表起搏腔，第五个位置可能显得多余。但是，它用于表示多个导线在同一心腔里，或者多个导线在多个心腔。多位点起搏包括有多个心房导线以抑制心房颤动或 CRT 的双心室起搏。CRT-D（具有除颤能力

的心脏再同步化治疗）可能对术中管理带来特殊挑战，本章稍后将对此进行讨论。速率调制也由 NBG 代码表示，但是诸如置入适应证、磁反应、电池寿命、起搏器依赖性、速率增强和模式切换等附加信息只能通过联系设备公司或设备咨询人员确定。

（一）起搏器适应证

永久性起搏的常见适应证包括窦房结或房室结疾病引起的有症状的心动过缓、长 QT 间期综合征、肥厚型梗阻性心肌病（hypertrophic obstructive cardiomyopathy，HOCM）和扩张型心肌病。

（二）起搏器导线

虽然关于置入导线的确切类型的知识对于 CIED 的使用安全和围术期处理来说并不十分必要，但是了解导线类型的基本知识有助于更容易地判读胸部 X 线片结果，并有助于判断电磁干扰（electromagnetic interference，EMI）的潜在影响。此外，了解导线的类型在拔除导线过程中非常重要。

起搏器导线可以是双极或单极，双极导线在美国更为常见。图 4-1 中的胸部 X 线片是在右心房（right atrium，RA）和右心室（RV）中带有双极导线的双腔起搏器的示例。双极导线在导线本身内同时包含正极和负极，但在单极系统中，导线包含正极，而脉冲发生器本身充当正极。双极系统中正极和负极之间的较短距离降低了对电磁干扰的敏感性，特别是在传感方面。这种较短的正极和负极之间的距离也会导致术中心电图（ECG）的幅度更小，甚至无法识别的起搏峰。相反，单极性系统中电流从导线或负极传输到脉冲发生器或正极的距离更长。这种配置要求发生器位于左胸区域，并对 EMI 的敏感性更高。

尽管双极导线不易受电磁干扰影响，但双极导线的直径既往比单极导线大，且耐久性较差。然而，近年来，两者耐久性已接近于同等水平。双极导线的额外优点包括胸肌刺激较少，因为它们不使用"热壳"（active can）结构，并且视临床需要，其可以转换为单极起搏。

导线也可以按其固定机制分类。固定机制很

表 4-1 北美起搏和电生理学会 / 英国起搏和电生理学小组修订（2002）通用起搏器代码（NBG 代码）

起搏室	感应室	回 应	速率调制	多点起搏
O = 无	O = 无	O = 无	O = 无	O = 无
A = 心房	A = 心房	I = 抑制	R = 速率调制	A = 心房
V = 心室	V = 心室	T = 触发		V = 心室
D = 双腔	D = 双腔	D = 双腔		D = 双腔

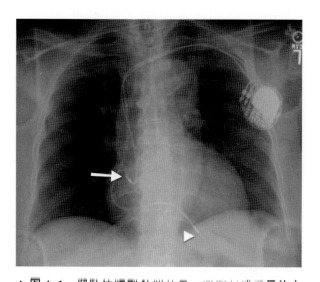

▲ 图 4-1 仰卧位胸部 X 线片显示双腔起搏器导线在右心房（箭）和右心室（箭头）中，发生器位于典型的左胸位置（注意本例所示起搏导线与图 4-6 中位于上腔静脉和右心室的埋藏式自动复律除颤器电击线圈之间的差异）

重要，因为在放置过程中，主动固定导线有穿透右心房等薄壁结构的风险（图 4-2）。穿孔可导致严重疼痛、纵隔气肿或积液。有时膈肌起搏与导线穿孔有关。其可通过直接刺激膈肌（左半膈肌）或通过右心房（右半膈肌）或冠状窦（左膈肌）导联刺激膈神经。膈肌起搏时，清醒患者可能感到十分不舒适，可能需要改变电压 / 脉冲宽度或重新放置导线。但是，这可能是导线穿孔的迹象，应该引起重视。

准备拔除导线时，置入时间的长短和固定机制至关重要。例如，镀锡引线是被动固定引线（图 4-3），由于其固定机制和形成瘢痕组织，很难复位或移除。幸运的是，它们已经不再受大多数电生理学家的青睐。另一种目前仍在使用的被动式固定导线将在 CRT 中进行讨论。

（三）速率调制

速率调制和速率适应，在 NBG 代码的第四位用 R 表示（表 4-1），是用来描述起搏器根据某些监测参数自动改变心率的能力。据估计，在美国置入的起搏器中有 85% 是速率响应型的，99% 有这种能力，麻醉科医师应该熟悉速率调节，以防术前找不到有经验的编程人员。

可引起心率变化的监测生理参数包括运动引起的加速度，患者运动，QT 间期，中心静脉温

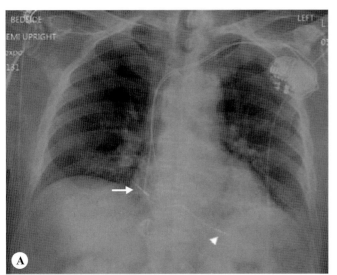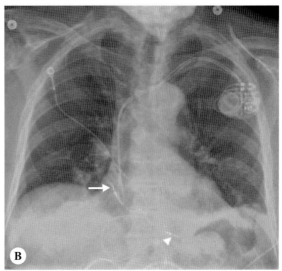

▲ 图 4-2　A. 胸部 X 线片显示双腔起搏器，右心房导联（箭）穿过右心房壁。这导致纵隔气肿和明显的疼痛。右心室导联（箭头）。B. 右心房导联（箭头）适当复位后的胸部 X 线片

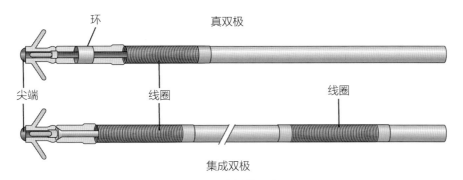

▲ 图 4-3　真双极（顶部）和集成双极（底部）被动固定导线。真双极导线感应区在远端尖端和近端环之间，专门用于起搏和传感。真双极导线只有一个线圈。相反，集成双极导线在尖端和远端线圈之间起搏和感应。远端线圈用于感应、起搏和除颤。集成双极导线还包含第二个近端线圈，增加了除颤用导线表面积

经许可转载，引自 Bonow RO, Mann DL, Zipes DP, Libby P, eds. *Braunwald's Heart Disease*. 9th ed. Philadelphia: Elsevier; 2012.

度、血氧饱和度或 pH，右心室压力，通过胸阻抗进行的每分钟通气量，生理阻抗，热量，或者加速和分钟通气的组合。当需要调节心率时，起搏器可以改变心率以使心输出量适应代谢需要。

具体地说，起搏器将呼吸频率和潮气量的增加与运动和心输出量增加的需求联系起来，这给麻醉科医师带来了挑战。起搏器的起搏频率可能受过度机械通气，监测的外部呼吸频率，甚至因电刀影响而不恰当地增加。这是由于起搏器所监测的呼吸频率和潮气量是由导线和发生器之间的胸阻抗决定的。在吸气相时，发生器和导线之间的距离会增加。此外，胸腔中吸入的气体会对导线发出的电信号产生更大的阻抗。然后，起搏器将此种由距离和吸入气体引起的胸阻抗增加，与呼吸频率或潮气量增加，以及需要更大的心输出量相关联。有趣的是，充血性心力衰竭加重的患者可能会因为相关的肺水肿而出现胸阻抗降低。

美国麻醉师学会（American Society of Anesthesiologists，ASA）和心律协会（Heart Rhythm Society，HRS）在 2011 年 ASA 临床建议中推荐，如果"临床有利"，术前应禁用速率适应性治疗，由于选择性地继续速率调制或缺乏 CIED 编程资源导致的围术期速率改变通常是良性的。然而，心率的增加可能对血流动力学有显著影响，对某些合并疾病（如冠状动脉性心脏病）不利或引起患者不适。因此，设备制造商建议在机械通气期间，应将分钟通气量驱动的速率自适应治疗程序设置为"关闭"。主动速率调节引起的心率变化可由琥珀酰胆碱引起的肌肉收缩、摇摆胸骨锯、肌阵挛抽搐、术后寒战、电休克疗法（electroconvulsive therapy，ECT），以及药物、pH 或电解质引起的 QT 间期改变等因素引发。然而，手术室（operating room，OR）中最常见的引起心率变化的刺激是电灼、外呼吸频率监测和过度机械通气。

如果主动的心率调节导致不耐受或不必要的心率增加，有许多治疗方法可供选择。可以去除诱发刺激因素（如过度通气或电灼），使用磁体将起搏器置于异步模式（见下文），或者通过 CIED 编程禁用速率调制。值得庆幸的是，分

钟通气率调节仅在波士顿科学和索林设备中常见（表 4-2）。这些波士顿科学和索林设备可能需要围术期编程，因为他们的速率调制监视器与磁体模式的频率分别为 100 次 / 分和 96 次 / 分。在这些装置中使用磁体作为处理速率调节的手段，可能会使冠状动脉性心脏病患者出现缺血风险。因此，通过编程禁用此功能可能更合适。考虑到通过监测参数进行的速率调节对手术室的患者没有任何好处，应充分考虑在围术期停用速率适应性治疗（框 4-1）。

表 4-2　分钟通气传感器的起搏器

制造商	产品名
波士顿科学 /Guidant	Pulsar, Insignia, Altrua
美敦力	Kappa
圣裘德（Telecotronics）	Meta, Tempo
索林（埃拉）	Brio, Chorus, Opus, Reply, Rhapsody, Symphony, Talent

经许可转载，引自 Kaplan JA, Reich DL, Savino JS. *Kaplan's Cardiac Anesthesia*. St. Louis: Elsevier; 2011:794.

框 4-1　禁用速率调制的方法
• 心脏置入式电子设备编程，以禁用速率调节（首选） • 使用磁体，将起搏器置于异步模式 • 去除诱发刺激（如过度通气或电灼）

（四）多点起搏

乍一看，NBG 代码的第 5 位（表 4-1）显得多余，因为第一个位置可能有"D"（双腔起搏）。此外，从关于设备的模式（如 DDDR）的注释中经常省略由第五位传送的信息。然而，NBG 代码的第 5 个位置向从业者传达了关于单个腔室中的多个导线或多个腔室中的导线的独特和有价值的信息。例如，在 CRT 中，右心室和左心室都有导线。第一个位置的"D"不会传达此信息，它只表示心房和心室的导线（即双腔起搏器）。

CRT 的两个目的包括：①维持房室连续收缩；②心脏左右心室收缩同步。双腔起搏器成功地维持了右心房和右心室之间的连续房室收缩，

然而，由于传导延迟，右心室起搏常常导致左心室下壁或下外侧壁的延迟去极化。CRT 通过在冠状窦内放置导线来试图解决某些患者群体中的这种现象。冠状窦导线从左心室的下外侧位置对左心室进行起搏，以达到同步心室收缩和增加心输出量的目的。有趣的是，冠状窦导线或 "CS 导线" 也属于被动固定导线，它通常拆除导管后即留置于目标位置，这样可以使导线在血管腔内呈弯曲形状。考虑到这根导线被放置在冠状窦内，它会导致心外膜起搏，而右心房或右心室导线是心内膜起搏的。冠状窦导联的位置已被扩展到后外侧或基底外侧，但事实上达到最优效果的位置是不同的（超出本文讨论范围）。然而，尽管将冠状窦导联放置在最佳位置，但 30% 的严重左心室收缩功能障碍患者对 CRT 无反应。确定哪些患者对 CRT 有反应是目前研究的热点。

CRT 也经常被描述为双心室起搏，其适应证近年来已扩展。2012 年，美国心脏病学会（ACC）/ 美国心脏协会（AHA）/HRS 更新将 I 级适应证扩展到左束支传导阻滞（left bundle-branch block，LBBB）和 QRS＞150ms 的纽约心脏协会（New York Heart Association，NYHA）II 级患者。对于 QRS 为 120～149ms 的 LBBB 患者，或者非 LBBB 但 QRS＞150ms 的患者，也符合 IIa 级适应证。因此，在手术室中，使用 CRT 设备的患者可能会越来越常见。有时 CRT-D 或 CRT-P 的记录会出现一些令人困惑的问题。虽然适应证基本一致（表 4-3），CRT-D 是指 CRT 起搏加上一个埋藏式自动复律除颤器（AICD），而 CRT-P 不包括 AICD 组件。因为大多数符合 CRT 条件的患者也符合 AICD 治疗的适应证，所以大多数 CRT 患者使用 CRT-D 设备。

CRT-D 设备给围术期的管理带来了一个独特的问题，因为磁体只能使设备的 ICD 功能失效。考虑到 CRT 的目标是同步心室收缩并相应的增加心输出量，这些患者可能被视为 "功能性" 起搏器依赖性患者。这点常有争议，因为 CRT 患者通常有 "足够" 的潜在心律。然而，考虑到围术期目标是促进起搏，EMI 引起的抑制可能导致心输出量减少。因此，需要将 CRT-D 设备重新编程为异步模式，以确保在围术期使用 EMI 时可以维持起搏功能（框 4-2）。

（五）模式转换

虽然在 NBG 码中不存在模式转换，但在设备检查记录中通常可以找到模式切换。模式转换允许设备识别房性快速心律失常并可自动转换起搏器设置。例如，在使用双腔起搏器的患者中，心房颤动会导致室性心动过速。如果没有模式转换功能，DDDR 起搏器将跟踪心房节律（如心房颤动），并对心室进行起搏，从而导致室性心动过速。可能会因为新出现的宽大波群而误诊为室性心动过速发作。在模式切换启用后，起搏器将自动从 DDDR 模式切换到 VVIR 模式，从而消除心房跟踪功能。

在某些情况下，术中模式转换会产生显著的血流动力学后果。例如，手术室中的 EMI（如电刀）可能被设备误认为是室上性快速型心律失常。在模式切换启用的情况下，起搏器可能会错误地切换到 VVIR 设置。随后房室同步性的丧失会导致心输出量显著降低和血流动力学恶化。模式转换在围术期对临床不会造成太多问题，且可能具有一定的临床优势。例如，房性快速心律失常负荷可以在术前根据检查记录中列出的模式转换次数来确定。

表 4-3　心脏再同步化治疗的适应证

设　　备	LVEF（%）	QRS 持续时间（ms）	NYHA 等级	心动过缓，起搏器依赖性
CRT-D	＜ 35	＞ 120	III、IV（I、II）	±
CRT-P	＜ 35（无 ICD 首选）	＞ 120	III、IV（I、II）	±

CRT. 心脏再同步化治疗；CRT-D. 带埋藏式自动复律除颤器的心脏再同步化治疗；CRT-P. 双心室起搏；ICD. 置入型心律转复除颤器；LVEF. 左心室射血分数；NYHA. 纽约心脏协会

框 4-2　除颤能力（CRT-D 设备）和磁场应用

- 由于 CRT-D 设备包含一个埋藏式自动复律除颤器，磁铁应用仅能使快速心律失常治疗功能失效，而不会导致非同步起搏
- 抑制双心室起搏可能导致心输出量减少和低血压

（六）起搏器故障

起搏器故障有 3 个原因：①捕获失败；②导线故障；③发生器故障。继发于心肌缺陷的捕获失败（例如，尽管发生器输出，但没有心肌去极化）是最难解决的问题。可导致捕获失败的心肌改变包括心肌缺血或梗死、酸碱失衡、电解质异常或抗心律失常药物水平异常。然而，交感神经药物倾向于降低起搏阈值，从而促进去极化。幸运的是，另外两种导致起搏器故障的原因目前仍然少见。

（七）无线经导管心内起搏器

考虑到经静脉起搏相关的潜在并发症，如导线和装置袋引起的问题，无导线起搏系统具有一定的潜在优势。

Micra 经导管起搏器系统（Medtronic）是一种单腔心室起搏器，具有基于加速计的速率调节功能。通过经皮股静脉穿刺技术将装置定位在 RV 内，然后在装置远端用 4 个合金齿固定（图 4-4）。虽然估计与其他起搏器寿命相当（如＞10 年），但无线装置的寿命尚不清楚。制造商称，在电池耗尽或接近耗尽的情况下，可选择使用"设备关闭"模式或在相邻位置放置第二个设备。其他选项包括经皮取出术，这是介入心脏病学脑卒中风险最高的手术之一，或者手术置入设备。尽管经皮穿刺取出设备已有文献记载，但根据以往经皮穿刺取出慢性被动固定经静脉导线的经验，取出长期使用的 Micra 装置的难度相当大。这一假设是基于慢性置入装置的纤维化特征，以及 Micra 装置与其类似的固定机制（4 个自膨胀的非电活性镍钛）。

目前公认的无线起搏装置适应证包括心动过速 - 心动过缓综合征、有症状的阵发性或永久性

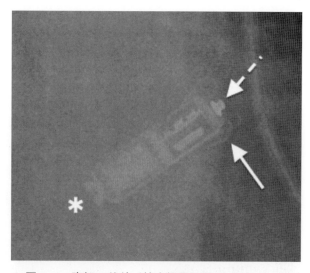

▲ 图 4-4　胸部 X 线片（放大视图）用 Medtronic Micra 装置原位拍摄。其中一个自膨胀镍钛尖齿清晰可见（实箭），以及负极（虚箭）和近端回收特征（*）

二度或三度房室传导阻滞、双侧束支传导阻滞、阵发性或短暂性窦房结功能障碍伴或不伴房室传导障碍。起搏装置置入的禁忌证包括，存在已置入的心脏装置、机械三尖瓣或下腔静脉滤器。其他禁忌证可能包括病态肥胖、静脉解剖不良或心脏解剖异常。

尽管 Micra 系统在美国的出现和使用令人兴奋，但它也给无线设备的术前影像识别和围术期管理提出了新的挑战。报告指出，目前还没有合适的识别软件，这需要与设备代表进行更多的协调，而且没有磁传感器。Medtronic 已经解决了设备识别问题；然而，鉴于缺乏磁响应，早期识别这些患者并进行适当的调试对于围术期管理至关重要。

Micra 设备有 4 种功能模式（VVIR、VVI、VOO、OVO）和"设备关闭"模式。在设备复位的情况下，默认值为 VVI 模式下 65 次 / 分。与经静脉起搏器类似，EMI 和无线系统之间的相互作用会导致过度感知、快速心律失常、组织损伤等。然而，与许多传统的经静脉起搏器不同，Medtronic 无线起搏器已获得"磁共振成像（magnetic resonance imaging，MRI）情况"的批准（有关 MRI 兼容性的更多信息，请参阅特殊情况）。

另外，St. Jude Nanostim（图 4-5）无线心脏起搏器，目前已被批准在美国以外的国家置入，它有一个磁传感器和响应器。假设电池寿命合适，St. Jude Nanostim 设备将对施加在心尖的磁体做出响应，以 100 次 / 分的速度起搏 8 次，然后以 90 次 / 分的速度进行非同步模式（65 次 / 分可选更换指示器）（框 4-3）。

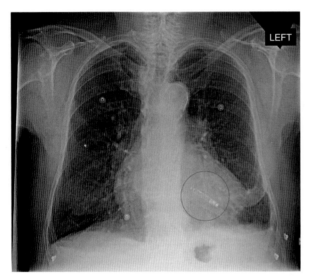

▲ 图 4-5　后前位胸部 X 线片示右心室内安装无线起搏器（**St. Jude Nanostim**）（圆圈），目前已批准在美国境外置入

经许可转载，图片由纽约西奈山伊坎医学院医学博士 Vivek Reddy 提供，引自 Rozner MA. Cardiac implantable cardiac devices. In Kaplan JA, ed. *Kaplan's Cardiac Anesthesia*. 7th ed. Philadelphia: Elsevier; 2017.

框 4-3　无线经导管心内起搏器和磁体

- 美敦力 Micra：无磁响应
- St. Jude Nanostim：应用于心脏顶部的磁体可诱导以 90 次 / 分的速度进行的异步起搏（如果是选择性的替换间隔，则为 65 次 / 分）

二、埋藏式自动复律除颤器基础知识

AICD 是一种 CIED，它能够通过 RV 或上腔静脉中的"电击线圈"检测和治疗心律失常，包括抗心动过速起搏器（anti-tachycardia pacemaker，ATP）或除颤器电击。超速起搏（如 ATP）或除颤治疗已确认的室性心律失常取决于室性心动过速或颤动的诊断。ATP 或超速起搏，通常发生在较低的心率（室性心动过速），使用较少的能量，从而减少电池消耗，并且疼痛较轻，因此清醒患者能更好地耐受。考虑到这些优点，大多数目前使用的 AICD 可以当电容器为准备电击充电时提供某种形式的 ATP。然而，电击后，不会再发生 ATP（框 4-4）。

室上线圈的使用（图 4-6）在区分室上性心动过速和室性心动过速方面具有优势，它通过北美起搏和电生理学会 / 英国起搏和电生理学组

框 4-4　埋藏式自动复律除颤器检查报告

- 确定置入的适应证、放置日期、剩余电池寿命和最后一次检查
- 回顾自上一次检查以来提供治疗的历史（患者需要抗心动过速起搏、复律或除颤的次数）和储存的心律（室性心动过速或心室颤动）
- 确定心动过缓起搏模式、频率和依赖性

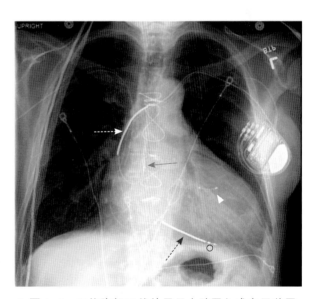

▲ 图 4-6　正位胸部 X 线片显示心脏置入式电子装置，右心室有室上 / 心室电击线圈（虚箭）和双极起搏导线（圆圈），右心房有心房导线（实箭），双心室起搏用冠状窦导线（箭头）。这是带有除颤功能设备的心脏再同步化治疗的一个例子

表 4-4　北美起搏和电生理学会 / 英国起搏和电生理组除颤器代码（NBD 代码）

电击腔	抗心动过速起搏室	心动过速检测	抗心动过缓起搏室
O = 无	O = 无	E = 心电图	O = 无
A = 心房	A = 心房	H = 血流动力学	A = 心房
V = 心室	V = 心室		V = 心室
D = 双腔	D = 双腔		D = 双腔

通用除颤器代码（NBD）表示（表 4-4）。这种鉴别是很重要的，因为心房颤动伴快速心室反应和室上性心动过速是不适当电击治疗的最常见原因，这种情况发生在 20%～40% 的 AICD 患者中。不适当的电击是否会伤害患者仍然是一个争论性的话题，但是大量接受不适当电击的患者在没有缺血的情况下表现出肌钙蛋白水平升高，已报道 1 名死亡患者。此外，任何 AICD 治疗（适当或不适当）都与死亡率增加有关。

（一）埋藏式自动复律除颤器适应证

最初，AICD 被用于治疗血流动力学显著变化的室性心动过速或纤颤。与猝死相关的新适应证包括长 QT 间期综合征、Brugada 综合征、致律失常性 RV 发育不良和浸润性心肌病。最近的研究还表明，AICD 可用于肥厚型心肌病、射血分数 <30% 的心肌梗死后患者或射血分数 <35% 的心肌病患者的猝死时一级预防。最后，对于扩张型心肌病和 QRS 间期延长的个体，AICD 可与 CRT（如 CRT-D）合并使用。虽然双心室起搏（又称 CRT）已被证明可以改善功能状态和生活质量，同时减少心力衰竭事件，但在一些研究中，增加

AICD（即 CRT-D）只能降低死亡率。

除了快速心律失常治疗外，所有的 AICD 都配备了起搏功能；因此，NBD 代码的第四个位置可以扩展为包含 NBG 代码传递的所有 5 个信息（表 4-5）。这种扩展形式通常被称为标签形式。虽然在除颤导致缓慢心律失常时起搏是有利的，但在涉及起搏器依赖性患者和 EMI 的情况下，也需进行围术期编程和规划。

（二）磁体应用

将磁体应用于 AICD 可使快速心律失常治疗功能失效（表 4-6）。然而，在一些设备中，典型的磁体响应可能会缺失（例如，一些 Boston Scientific 和 St. Jude Medical/ 起搏器设备）或无效。只有 Boston Scientific AICD（tone）和 Sorin AICD（起搏率而非起搏模式），如果是新电池则更改为 90 次 / 分，如果需更换电池则更改为 80 次 / 分，才能可靠地确认是否磁体放置适当并可暂停抗心律失常治疗功能。此外，应用磁体可能不是一个良性的，即刻可逆的过程，因为有病例报告磁体应用永久性地使快速心律失常治疗功能失效。术中的其他问题包括无法识别的磁体位移，以及它对设备起搏功能的影响不足。虽然适当的磁体应用通常会使快速心律失常治疗无效，但它不会将起搏功能改变为异步模式。因此，在可能出现 EMI 的情况下必须对置入 AICD 的起搏器依赖患者进行围术期编程（框 4-5）。

（三）皮下埋藏式心脏转复除颤器

皮下埋藏式心脏转复除颤器（subcutaneous implantable cardioverter defibrillator，S-ICD）（图 4-7）的发展使 AICD 的管理更加复杂，因为还没有发表关于这些设备的围术期管理的具体建议。

表 4-5　标签表：扩展北美起搏和电生理学会 / 英国起搏和电生理学组通用除颤器代码（NBD 代码）

电击腔	抗心动过速起搏室	心动过速探测	起搏腔	感应腔	回　应	速率调制	多点起搏
O = 无	O = 无	E = 心电图	O = 无	O = 无	O = 无	O = 无	O = 无
A = 心房	A = 心房	H = 血流动力学	A = 心房	A = 心房	I = 抑制	R = 速率调制	A = 心房
V = 心室	V = 心室	/	V = 心室	V = 心室	T = 触发	/	V = 心室
D = 双腔	D = 双腔	/	D = 双腔	D = 双腔	D = 双腔	/	D = 双腔

表 4-6　埋藏式自动复律除颤器对磁铁放置的响应 [a]

ICD 制造商	磁模式	磁模式指定	对心动过速治疗的影响	对心动过缓的影响（常规起搏）	磁模式确认
Biotronik			禁用	无影响	无
波士顿科学公司（Guidant Medical，CPI）	经静脉 BSC	开启（默认）	禁用	无影响	每秒短嘟嘟声或恒定音调 [b]
	所有 BOC（119203 除外）X 线标签	关	无影响	无影响	无
	经静脉 GDT	开启（默认）	禁用	无影响	每个 R 波发出短嘟嘟声或恒定音调 [b]
	皮下的 BOS 119		无影响	无影响	无
	BOS 203 X 射线标签	关	禁用	无影响。S-ICD 没有常规起搏。但是，电击后起搏（VVI，50 次/分，30s，不可编程）终止	在磁铁应用的前 60s，无论 ICD 治疗是否开启，每个 R 波都会发出短嘟嘟声。此后，没有确认
美敦力	AT-500 [c]		禁用	无影响	无
	所有其他 [d]		禁用	无影响	无
Pacesetter 和 St. Jude 医疗		标准（默认）	禁用	无影响	无
		忽略	无影响	无影响	无
Sorin（ELA Medical）			禁用	起搏频率发生变化，但无模式，更改为96次/分（新设备）下降到80次/分，表示选择性更换时间	根据提示更改起搏心率

a. 其显示了在 ICD 上适当放置磁铁的效果。一些制造商有多个响应，可由 X 线标识符确定。如果磁铁响应可编程，则第二列显示各种可用的磁铁模式。显示的第一个模式是默认模式。因电磁干扰而复位的设备可能会产生一些其他模式（如磁铁模式禁用）。第 3 列显示了第 2 列所示磁铁模式对抗心动过速治疗（除颤、心脏复律和抗心动过速起搏）的影响。只有 Sorin Medical 的 ICD 会在放置磁铁后改变其抗心动过缓起搏率，如果患者的固有心率小于磁铁频率，则该起搏率可用于预测剩余电池寿命。只有来自 Boston Scientific/Guidant/CPI 的 ICD 才能产生可靠的音频反馈，以确认磁铁的位置。对于 Pacesetter/St. Jude Medical 的设备，需要进行设备检查以确定磁铁模式

b. Any Boston Scientific/Guidant/CPI ICD 在使用磁铁时不会发出声音，应立即进行设备检查。可能需要听诊器；对于电子听诊器，只应使用"振膜"模式，因为"铃声"模式下的过滤可能不允许声音传输到听筒

对于 Boston Scientific/Guidant/CPI ICD，如果磁铁模式编程为 ON，适当的磁铁放置将禁用快速性检测和治疗，并且只要磁铁保持适当应用，快速性治疗将保持禁用状态。在这些设备中启用磁铁模式时，ICD 将发出恒定的音调或蜂鸣音，以确定适当的磁铁位置。如果设备发出恒定的音调，则无论是否存在磁铁，都会禁用快速疗法，即使移除磁铁，也不会出现快速疗法。如果这些 ICD 中的任何一个发出嘟嘟声（带有 GDT 或 CPI X 射线代码的 ICD 发出每一声嘟嘟声，带有任何节奏或感应到的 R 波；带有 BOS 或 BSC X 射线代码的 ICD 每秒发出一声嘟嘟声），则在移除磁铁后，将启用正常工作的 ICD 进行快速治疗

请注意，"使用磁铁改变速度模式"功能仅存在于剩余的极少数 GDT 和 CPI X 射线标记设备中。当编程设定为 ON 时，在连续磁铁应用 30s 后，转速模式将切换[即当磁铁被移除时，转速模式将从启用（磁铁正确应用时发出嘟嘟声）切换到永久禁用（磁铁正确应用时发出恒定音调），反之亦然]。对于大多数 BOS/GDT/CPI ICD 系列，这种模式已经被淘汰，自 2009 年 10 月以来，程序员中的软件旨在禁用和消除这种功能

c. 美敦力 AT-500 系列心房除颤器仅在心房内提供抗心动过速起搏，通常在房性快速心律失常发作后延迟超过 1min 后提供。它们在任何导线上都没有任何冲击线圈，很难与传统的双腔起搏器区分开来。它们没有明显的磁响应。这些设备上的 X 线标识符包括 Medtronic "M"，但第一个字符是"I"。所有其他 Medtronic 心脏发生器都有 Medtronic "M"和第一个字母标识符"P"

d. 某些 Medtronic ICD 在设备上放置磁铁时会发出 15～30s 的提示音。但是，这种音调与磁铁放置不连续，并且不会因磁铁立即移除而中断。因此，音调不能用于确认适当的磁铁放置

ICD. 置入型心律转复除颤器；S-ICD. 皮下埋藏式心脏转复除颤器

框 4-5　埋藏式自动复律除颤器和磁体应用

- 埋藏式自动复律除颤器的磁体应用不会对基础起搏功能产生影响
- 如果预期电磁干扰，起搏器依赖型患者需要重新编程为异步模式

此外，S-ICD 与传统的经静脉 AICD 有一些根本的区别。S-ICD 比经静脉 AICD 大，不能提供抗心动过速或持续抗心动过缓起搏（仅在电击治疗后才进行抗心动过缓起搏），且通常具有较高的除颤阈值。然而，S-ICD 对磁体应用的反应与传统的经静脉 AICD 相似，磁体应用于 Boston Scientific 设备可使快速心律失常治疗失效。由于这些装置没有常规起搏功能，应用磁体对起搏没有影响。相反，磁体应用仅禁用电击后起搏（VVI，50 次 / 分持续 30s，不可编程）。

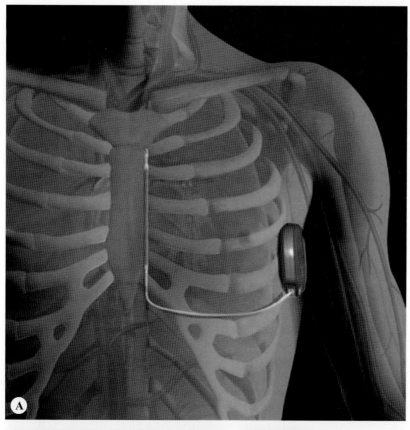

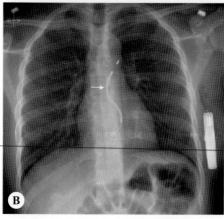

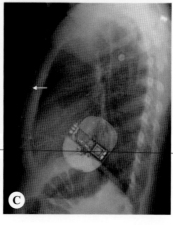

◀图 4-7　**A.** 波士顿科学皮下埋藏式心脏转复除颤器（S-ICD），发生器沿着侧胸壁置入，皮下导线经隧道进入心脏上方的位置；**B.** 仰卧位胸部 X 线片显示 S-ICD 发生器沿侧胸壁和隧道导联（箭）；**C.** 侧位胸部 X 线片再次显示 S-ICD 发生器和隧道导线（箭）

允许可转载，引自 Roaner MA. Cardiac implantable cardiac devices. In Kaplan JA, ed. *Kaplan'Cardiac Anesthesia*. 7th ed. Philadelphia: Elsevier; 2017.

三、心脏置入型电子设备患者的术前准备

除了详细的既往内外科病史，重要的术前信息还包括设备的适应证、当前设置、最后一次检查的日期、检查时的电池寿命和导线阈值，以及磁体响应。医生还必须确定起搏器依赖性。起搏依赖性的确定比较困难，因为没有严格的定义。然而，接受房室结消融术的患者，有潜在的明显的室性心动过缓，或者在检查时有较高的起搏率，这些患者通常被认为是起搏器依赖。在术前以 30 次 / 分的速度将起搏器重新编程为 VVI，也可以用来研究起搏器潜在的活动。

尽管从患者、病历或公司提供的信息卡中可以获得丰富的信息，但个人在进行手术时往往很少或根本没有关于其设备的信息。因此，必须使用其他调查手段来获得所需信息。有些方法（例如，假设设备可以正常工作的前提下，让来自所有 5 家设备公司的程序员确定制造商，或者给 5 家公司打电话）非常耗时，可能使临床工作人员失去信心（表 4-7）。还有一种方法是使用磁体，通过磁体模式速率缩小制造商的潜在范围（表 4-8）。

表 4-7　设备制造商联系电话

制造商	电话号码
美敦力	800-633-8766
St. Jude 医疗 / 雅培（Telecotronics）	800-722-3423
波士顿科学（Guidant, Intermedics）	800-227-3422
Sorin	800-352-6466
Biotronik	800-547-0394

该技术要求对这种方法需要根据机器编程的磁体响应与电池寿命进行估计（Biotronik、Boston Scientific 和 St. Jude 设备）和设备电池寿命进行估测。然而，它也可以被用来快速识别一个新置入的 Medtronic 或 Sorin 起搏器，因为其具有持续而独特的磁响应。

另外，胸部 X 线片也可用于确定设备类型（起搏器与 CRT-P、AICD 与 CRT-D）、置入导线的数量，以及设备公司。术前胸部 X 线片的普及，以及可对胸部 X 线片进行局部放大（如发生器）使得识别设备类型、导线数量和设备公司成为可能。首先要区分起搏器（图 4-1）和 AICD（图 4-8）。导线的数量可以帮助医生识别起搏方式，区分单腔（图 4-9）、双腔（图 4-1）或双心室（图 4-10）。凭此医生还可以确定 AICD 是否有一个除颤线圈（图 4-8），是否有两个线圈，或者是否具有 CRT 能力（图 4-6）。最后，影像学标记（如字母数字代码）、电池形状、发电机形状或箭头方向可用于识别设备公司（图 4-11）。在确定设备公司后，可以通过电话确认患者和设备，并根据需要请求行业代表或管理团队协助或咨询（胸部 X 线片算法请参阅本章末尾的建议阅读内容）。

设备制造商确定后，通过联系公司（技术支持或当地代表）可以得到丰富的信息。支持人员可以确认患者和设备、潜在的磁体响应，以及磁体移除的预期后果（框 4-6）。根据具体的设备，情况和手术程序，这些信息可保证后续程序继续进行。

一个常见的误解是设备公司有一个集中的记录系统来存储和访问以前的随访记录。虽然可以

表 4-8　起搏器磁体模式速率（按公司）[a]

	St. Jude	Medtronic	Biotronik	Boston Scientific	Sorin	Intermedics
速率（次 / 分）	100[b]	85	70～90	100	96	65（异步心跳时磁体会被忽略）
ERI（次 / 分）	86	65	80	85	80	/

a. Biotronik、Boston Scientific 和 St. Jude 医疗发电机都有可编程磁体行为

b. 较老的 St. Jude 模型的异步率为 98.6 次 / 分，St. Jude 起搏器的频率是特定于型号的，VARIO 模式是一个重复序列，Nanostim 速率为 100 次 / 分，持续 8 个周期，然后是 90 次 / 分［选择性替换间隔（ERI），65 次 / 分］

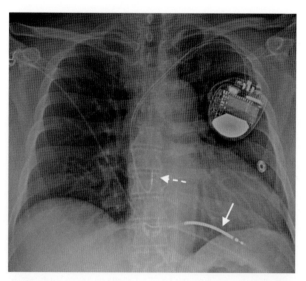

▲ 图 4-8　胸部 X 线片示埋藏式自动复律除颤器（AICD）。这是一个双腔装置，一根导线在右心房（虚箭），另一根导线在右心室（实箭）。由于存在除颤线圈，凭此判断为 AICD

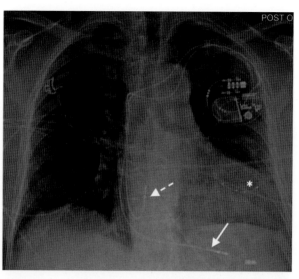

▲ 图 4-10　胸部 X 线片示心脏再同步化治疗起搏器，导线位于右心房（虚箭）、右心室（实箭）和冠状窦（*）

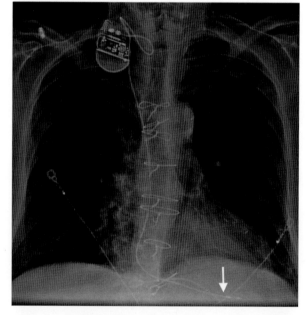

▲ 图 4-9　胸部 X 线片示右心室单导线（箭）起搏器。考虑到发生器的位置和静脉通路（右颈内静脉），这很可能是一个临时的经静脉起搏器

框 4-6　可编程磁体响应
• Biotronik、Boston Scientific 和 St. Jude 设备对磁体应用具有可编程响应 • 需要对检查报告进行最近的检查或确认，以保证异步响应

会建议在手术后 3 个月内"通过对装置的全面评估来评估 CIED 功能"。HRS 建议起搏器在 12 个月内检查，ICD 在 6 个月内检查，CRT 设备在手术后 3～6 个月检查。虽然电子医疗记录使查找最近的检查报告变得更容易，但在医疗记录中找到这些重要信息通常仍然很困难。

最后，制订围术期 CIED 管理计划，必须确定 EMI 的可能性。手术的位置和性质通常可以预测 EMI。

（一）电磁干扰

尽管目前有无数的 CIED 选项给麻醉科医师带来了挑战，但技术的进步也使这些设备更能抵抗电磁干扰。新的 CIED 使用噪声保护算法、滤波器（带通）和电路屏蔽来最大限度减小 EMI。EMI 降低的另一个原因是目前更多人使用双极导

提供远程检查记录，但患者和技术代表终究只能提供这么多信息，仍需要通过检查或最近的检查记录来确定起搏器依赖性、电流模式、电池和导线的状态、程序磁体模式等。美国麻醉科医师学

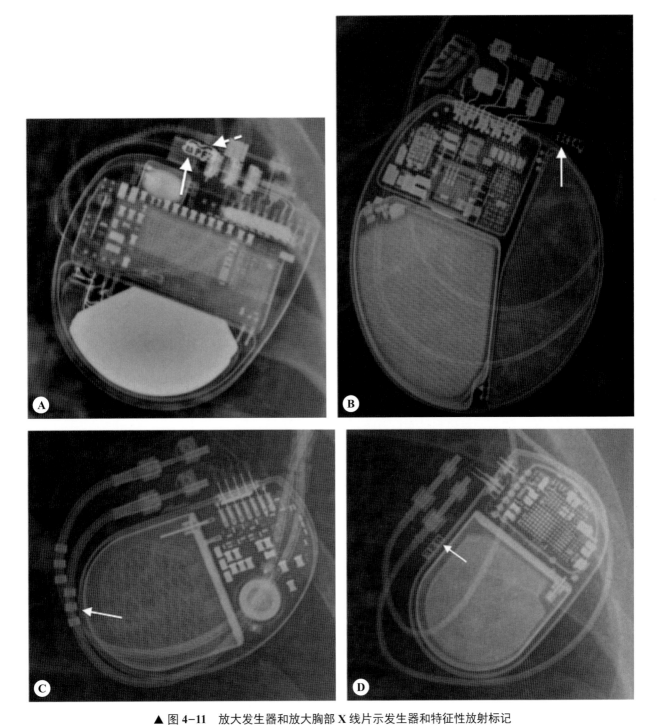

▲ 图 4-11 放大发生器和放大胸部 X 线片示发生器和特征性放射标记

A. 带有 Medtronic 符号（实箭）和磁共振条件标记（虚箭）的 Medtronic 设备；B. 波士顿科学设备，带有特征射线标记（箭）；C. St. Jude 双腔装置，MRI 条件引线由 3 个射线照相环表示（箭）；D. Biotronik 装置和标志（箭）

线而不是单极导线置入起搏器。如前所述，双极导线更能抵抗电磁干扰，因为正极和负极都包含在导线内部。相反，单极导线更容易受到电磁干扰，因为正极（脉冲发生器）和负极（导线尖端）之间的距离要更长。

尽管有这些改进，EMI 仍然可能发生，并且是任何围术期管理计划（图 4-12）的关键所在，它决定了遇到干扰的可能性。电磁干扰可由任何

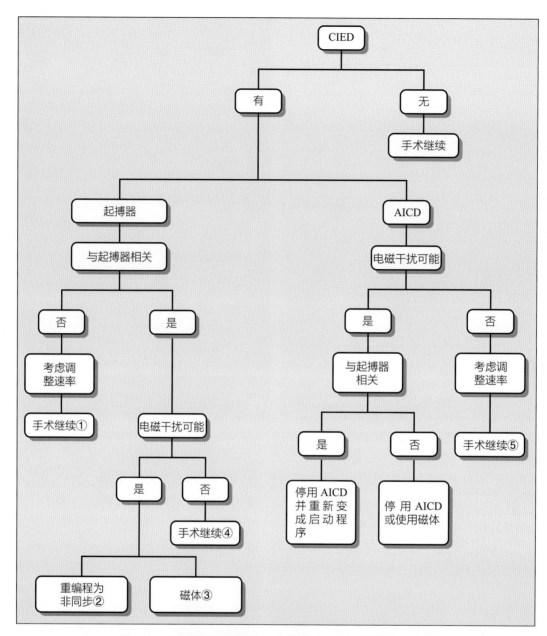

▲ 图 4-12　围术期心脏置入型电子器械（CIED）管理的一般方法

其他注意事项：①有磁体可用；②注意潜在的 R-on-T 现象（如适用）；③考虑磁体模式设置、患者并发症和潜在的 R-on-T 现象；④完成术前 CIED 评估，准备好磁体，并考虑速率调节；⑤有可用的磁体

AICD. 埋藏式自动复律除颤器；EMI. 电磁干扰

发射 0~10⁹Hz 射频（radio frequency，RF）波的设备引起。潜在 EMI 来源已扩展至，但不限于电刀、体外除颤、ECT 和消融过程中使用的射频波。此外，用于识别残留手术材料的射频扫描系统会干扰起搏，一些制造商建议此时应重新编程为异步起搏模式。

虽然有些情况下可能存在电磁干扰的潜在来源，但引起电磁干扰的可能性仍然不大。例如，当电刀电流到 CIED 发生器和导线的距离 >6 英寸（15.24cm），其相互作用的电位已被认为显著降低。目前有研究进一步定义了 EMI 风险增加的主要区域，包括从下颌骨到剑突的区域。此外，目前的看法是，对于脐部以下的手术，电刀不会干扰位于上胸部的发生器和导线。

除了绝对距离之外，还有其他技术可以降低电磁干扰的可能性或影响。例如，使用双极性而不是单极性电刀、使用电刀时缩短单次切割的时间与频率（＜4s，间隔≥2s）、较低的电刀功率设置、非混合切割电刀，使用超声波切割设备（谐波超声刀），并正确定位电刀负极板，以尽量减少与设备的回流交互作用。较为合适的电刀负极板的放置可以是头颈部手术时，将其放置于CIED装置对侧的肩部，也可以在行乳房或腋窝手术时将其放置在埋有导线的同侧手臂。虽然正确使用电刀和双极导线可显著降低电磁干扰，但很难预测其在手术中间发生EMI的影响，因为目前不需要在设备上市之前进行EMI和CIED测试。

（二）术前评估：总结

ASA/HRS目前的建议非常明确，适当的术前评估包括手术团队和一线CIED管理团队之间的沟通，以及初级CIED管理团队的指导。除了咨询管理团队和当前的检查（起搏器在12个月内，ICD在6个月内），ASA/HRS建议确定有关设备和操作的某些关键信息（框4-7）。

框4-7　心脏置入式电子设备术前评估的基本要素

- 程序：类型、解剖位置、患者体位、潜在电磁干扰源、预期心脏复律或除颤、手术地点和术后处置
- 设备：类型、制造商、型号、设备适应证、电池寿命、导线放置日期、模式和编程、起搏器依赖性和基本心律、最近的治疗方法、对磁铁应用的响应、最近的设备警报和起搏阈值

（三）当前建议

开发一种普遍适用的围术期CIED管理算法是一项具有挑战性的工作。因此，关于CIED围术期管理的建议因医疗组织的不同而有所不同，这是情理之中的。同样，ASA和HRS目前的建议侧重于个体化、多学科的方法，较少依赖行业雇佣的联合卫生专业人员的指导，并增加初级CIED管理团队的参与。考虑到ASA/HRS的建

议是目前麻醉科医师进行评判所依据的标准，因此目前应谨慎的遵守这些指南。尽管这些建议在优化患者安全性方面十分突出，但应注意的是，考虑到临床情况或可用的资源，严格遵守这些建议并非总是可行的。设备管理的替代方案，如起搏和心脏复律电子设备围术期协议（Pacing and Cardioversion Electronic Devices Perioperative Protocol，PACED-OP），提倡更具选择性的CIED重编程标准，以努力在有限的资源范围内操作，避免重编程错误。

为了应对高比值的重编程和检查，需要资源和人员，并可能造成手术前后的编程错误，PACED-OP协议试图开发一种简化的围术期管理算法。PACED-OP协议指出仅在预计在关键区（下颌骨和剑突之间的区域）内发生EMI，且患者依赖起搏器或有AICD时，才需要设备重新编程。起搏器依赖性也被简化为包括术前心电图显示起搏心律（图4-13）。如果EMI预计在临界区之外，用磁铁处理AICD。例外的是包含簧片开关的AICD，它可被重新编程。术后，如果ECG发现起搏器依赖患者在临界区外使用电刀后出现心动过缓，则建议进行额外的CIED检查（表4-9）。

尽管多个组织最近发布了建议，要求增加初级CIED管理团队的参与，以及围术期的检查或重新编程，有传言表明，目前仍是通过应用磁铁或避免EMI来管理这些设备。然而，必须指出的是，这些建议显然有更倾向于检查和重新编程，而不是应用磁铁。虽然在一些大型学术中心综合性的围术期CIED服务由麻醉科医师完成，但大多数完成所述围术期检查和编程的管理团队是属于心内科的一个部门。

四、心脏置入式电子装置患者的术中处理

虽然并不适用于所有的围术期处理，但通用的围术期CIED处理可见图4-12。围术期的管理很大程度上取决于确定患者的CIED依赖性和发生EMI的可能性。根据风险评估，CIED管理可能需要可供使用的磁铁、磁铁的应用或检查和重

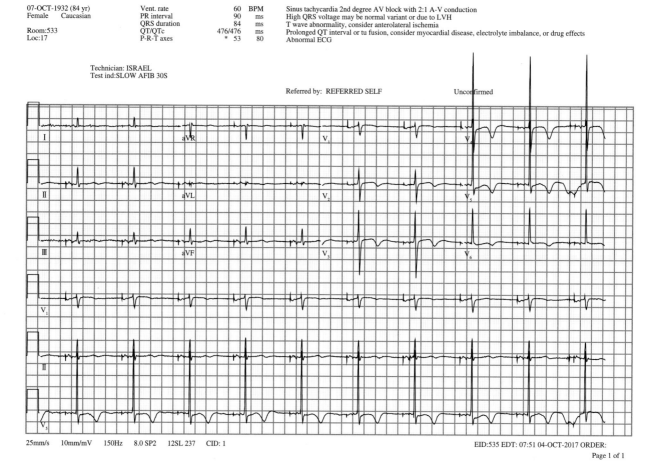

▲ 图 4-13　双腔起搏器患者的术前心电图显示心房起搏心律的下限（60 次 / 分）

表 4-9　PACED-OP 协议摘要

临床情况	管　理
起搏器依赖性或 AICD+EMI	术前重新编程，术后复查临界区
临界区外的 AICD+EMI	应用磁铁（带簧片开关的设备除外）
起搏器依赖性患者 + 术后检查临界区外 + 术后心动过缓	术后检查

AICD. 埋藏式自动复律除颤器；EMI. 电磁干扰；PACED-OP. 起搏和心脏复律电子设备围术期协议

新编程。如前所述，在重新编程时应考虑速率响应和其他速率增强因素（例如，磁滞现象、睡眠率和房室间期），因为这些因素可能会被误认为

起搏系统故障，而不是引起减少或抑制右心室起搏的机制。

　　经典 CIED 围术期管理的一个主要内容就是磁铁的应用。虽然使用磁铁不是一些指南的首选，也可能不是一项高端的技术，但它在某些情况下是适用的。然而，在决定使用磁铁前，了解起搏器的磁铁模式频率（表 4-8）和对 AICD 的设备响应（表 4-6）是至关重要的。请注意，表 4-8 过于简化。例如，某些起搏器磁铁模式是可编程的（如 Biotronik、Boston Scientific 和 St. Jude Medical）。这些设备可编程为对异步起搏后应用磁铁产生反应，如短暂的异步起搏后返回原设置（Biotronik）、无速率响应的同步起搏（Biotronik）、无响应（如 Boston Scientific and St. Jude Medical devices 的磁铁响应关闭），收集数据而起搏功能不发生改变（Boston Scientific 和 St. Jude Medical）、模式特定速率下的非同步起搏（如 Pacesetter、St. Jude Medical）或重复序列（如 Vario Mode、St. Jude Medical）。现在的 Boston Scientific 以 65 次搏动的非同步起搏响应磁铁应用。因此，使用磁铁可能不会导致持续的异步起搏（例如，Biotronik 设备可在进行 90 次 / 分的 10 个周期的异步模式后返回到已编程的模式和速率），或者仅可进行数据收集，或者起搏器可能因编程而对磁铁放置没有响应（例如，电子重启后的安全模式或磁铁模式编程关闭）。对于 St. Jude，Biotronik 或 Boston Scientific 生产的设备，如果需要持续的非同步起搏，而在应用磁铁后无法取得想要的效果，则可能需要咨询和编程。或者，如果有设备代表提供最近远程检查的数据，也可以确认是否有磁铁响应。有关详细的具体列表，请参阅 *KAPLAN'S CARDIAC ANESTHESIA, 7E* 第 5 章，或联系制造商获取更多信息。

关于磁铁应用有一些特殊之处值得特别注意。将起搏器置于异步模式可能并非总是有益的，因此不应轻视或不仔细考虑。在带有心室导线的起搏器中使用磁铁或编程为异步模式可能会导致 R-on-T 现象和严重的心律失常。此外，使用磁铁可能会导致房室不同步，每搏输出量减少，或者在某些并发症（如冠状动脉疾病）设置的速率不合适。

虽然对于有起搏器的患者不需要特殊的监测或麻醉技术，但对患者的监测应包括检测机械性收缩的能力，因为 EMI 和神经刺激器等设备可以干扰心电图上的 QRS 波群和起搏器峰值。机械性收缩最好通过脉搏血氧仪、容积描记术或动脉波形来评估。至于麻醉技术，没有研究显示哪种技术更优越。然而，有报道称，异氟烷或七氟醚可导致 QT 间期延长，而右美托咪定或大剂量阿片类药物可能抑制潜在的心电活动，使患者依赖起搏器。同样，没有任何麻醉技术被证明对 AICD 患者有优越性。这些患者的心脏收缩功能严重下降，心室扩张，患有严重的瓣膜病变。因此，麻醉技术主要取决于患者生理病理情况。

还需要注意的是，当起搏器快速心律失常治疗程序关闭时，胸外除颤器应随时可用，临床医生应熟悉其应用，直到可重新启用起搏器的治疗程序。建议在关闭设备前放置电极板。此外，调控血流动力学（如正性肌力药、血管加压素）、心率（如抗胆碱能药物、β 受体拮抗药、钙通道阻滞药）和心律（如抗心律失常药）的药物应随时可用。

如果使用磁铁而不是编程，当有指征时，可以移除磁铁以提供胸内电击。依赖磁铁来进行术中 AICD 的管理是非常有挑战的，因为：①磁铁的反应可以被编程关闭（表 4-6）；②磁铁应用此前曾致使快速心律失常治疗永久失效（例如，2009 年软件更新前的 Guidant AICD）；③有少数 AICD 缺乏磁铁响应；④磁铁必须可靠地固定在设备上且在术野之外。不能轻视这些问题，因为不适当的 ATP 或除颤会导致严重的电池耗尽或心肌损伤。通过适当的术前准备和依靠设备公司的技术支持（框 4-8），可以最好地解决这些情况。

框 4-8　围术期停用快速心律失常疗法

- 心脏置入式电子设备编程的变更应记录在医疗记录（检查报告）中
- 心脏复律或除颤的替代方法和紧急药物必须随时可用（例如，胸外电极板、除颤器和代码药物）
- 快速心律失常治疗应在手术结束时重新启用，并再次记录在病历中（检查报告）

五、特殊情况

（一）心脏置入式电子设备的影像学研究

CIED 患者常常需要进行计算机体层摄影（computerized tomography，CT）或 MRI。直接在发生器上进行 CT 很少会导致过度感知和起搏抑制。磁共振成像是另一种需要特别注意的成像方式。最近，大量的 CIED 患者接受了 MRI 检查，因为其对患者益处超过了理论上的风险。事实上，超过 3000 名 CIED 患者接受了 MRI 检查，除了偶尔的设备电子复位外，没有发生重大意外。在美国，Biotronik 和 Medtronic 生产的起搏器带有"可以耐受 MRI 检查"标签。尽管美国食品药品管理局认为无条件或"安全"标记 CIED 用于 MRI 是不可能的，但是有些设备（图 4-14）可以在某些条件下接受 MRI 检查。然而，起搏依赖性患者的风险仍在增加，大多数中心不会对起搏依赖性 ICD 患者进行 MRI 检查。

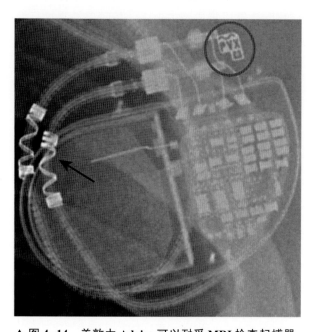

▲ 图 4-14 美敦力 Advisa 可以耐受 MRI 检查起搏器。请注意"PvX"上方徽标上的附加标记，Medtronic 用于识别其磁共振条件设备。这个特殊的发生器还有可以耐受 MRI 检查引线，也有特殊的 X 线标识符（箭）

经许可转载，引自 Rozner MA. Cardiac implantable cardiac devices. In Kaplan JA, ed. *Kaplan's Cardiac Anesthesia*. 7th ed. Philadelphia: Elsevier; 2017.

（二）碎石术

在碎石术中，应考虑将起搏功能调试为非心房起搏模式。一些碎石机被设计成在 R 波上发射，心房起搏刺激可能被误解为心室收缩。

六、抗生素预防

建议在放置 CIED 时进行预防性抗菌，通常在置入前使用对葡萄球菌有活性的抗生素（如头孢唑林或万古霉素）。但是，目前不建议在常规口腔科、胃肠道或泌尿生殖道手术前预防性使用抗生素，以预防 CIED 感染。本建议反对在无直接与设备操作相关而仅仅为了预防 CIED 感染，而在口腔科或其他侵入式操作常规预防性使用抗生素，这是基于预防性用药的风险（例如，产生耐药的病原体、过敏反应、花销）大于其尚未证实的收益。

七、潜在的不良后果

除了术前准备（关于模式种类、依赖性、磁模式、EMI 潜在风险的知识）和周密的围术期管理计划外，充分了解潜在并发症或不良后果对于成功地进行 CIED 患者的围术期管理至关重要。例如，中心静脉置管可导致冠状窦导线移位和双心室起搏功能丧失。麻醉科医师可以通过已发表的文献和已知的电磁干扰，早期识别和处理这类问题。

围绕 CIED 的潜在并发症和病例报告十分丰富。单极电刀或射频消融术产生的 EMI 可导致起搏器过度感知和抑制、AICD 不适当的快速心律失常治疗、设备重置、脉冲发生器损坏、导线损坏、不恰当的速率适应性心率改变、模式转换不当、阻抗改变，以及通过设备导线传导造成的组织损伤。最近的一项研究发现，起搏设备存在起搏阈值和感知阈值的改变趋势，需要术后重新编程。有一种解释是术中 EMI 引起的导线 – 组织相互作用的变化。然而，其他研究提出了相反的证据，并表明这些相互作用是不常见的。

胸外心脏复律或除颤也可能通过导线造成组织损伤或导致设备重置。因此，建议通过移除磁铁或重新编程来重新启用快速心律失常治疗。如果这不可行或无效，则必须遵循应急指南。为了尽量减少通过装置或导线的电流，电极板应尽可能远离发生器，并垂直于 CIED 的轴（如前后）。

最后，虽然对 CIED 患者的放射治疗并非禁忌，但应认识到电离辐射可能会损坏脉冲发生器或导线绝缘层。最近的证据表明，现代 AICD 可能比起搏器更容易受到辐射损坏。造成的损坏可能导致电子复位或 AICD 无法提供高压电击。因此，建议对设备进行屏蔽或重新放置，并在辐射治疗期间和完成时完成检查。

八、心脏置入式电子装置的术后处理

术后，医师面临着术后检查的困境。术前编程到异步模式或停用快速心律失常治疗要求术后进行检查。然而，对于那些在围术期内没有重新编程和功能正常的设备，目前没有明确建议。对于没有重新编程的起搏器，如果在围术期使用单极电刀，大多数制造商建议进行检查，以确保功能正常和确认剩余电池寿命。ASA 建议，如果在术前对设备进行了适当的评估，不需要进行围术期规划，没有遇到 EMI，没有输血，也没有遇到任何问题，则可能不需要进行术后检查。HRS/ASA 建议，对于血流动力学变化显著的患者或可能出现 EMI 的情况（例如，体外心脏复律、射频消融和心胸外科手术），应在出院前完成评估。相反，对于低风险手术（如低于脐部），当设备在围术期内正常工作时，可以在 30 天内到门诊完成评估。总的来说，最好和最安全的做法是由合格的医生进行彻底的检查，以确保 CIED 在术后期间正常工作。如前所述，任何围术期编程或 CIED 功能障碍都要求术后进行检查，以恢复原设置或排除设备故障。最后，当检查结束时，患者的病历中应包括适当的文件（报告）。

第5章

左心室辅助装置支持患者的非心脏手术
Left Ventricular Assist Device-Supported Patient Presenting for Noncardiac Surgery

Marc E. Stone　著

段　炼　译

要点

1. 不管拟行手术的复杂程度或创伤大小如何，左心室辅助装置（left ventricular assist device，LVAD）支持患者的围术期注意事项和麻醉方法都是相同的，因为不管患者因何手术接受心室辅助装置（ventricular assist device，VAD）支持，最初通过镇静或全身麻醉诱导来消除交感神经张力产生的生理效果是相同的。

2. 以团队为基础，制订术中处理和术后恢复地点的术前计划，是成功地围术期管理 VAD 支持的非心脏手术患者的关键。

3. 了解 VAD 支持状态的生理学是术中安全管理的关键。

4. 由于 VAD 的存在，没有特定的镇静药或麻醉药是禁忌证，但其所需的抗凝治疗往往妨碍了主要的局部麻醉技术的应用。

5. 大多数现代非搏动性左心室辅助装置（LVAD）患者确实表现出循环的搏动性，然而，由于麻醉诱导带来的相对低血容量和血管扩张，可能会失去这种搏动性，因此需要考虑适当的监测。

6. 血容量状态的优化将有助于维持 VAD 支持患者的循环搏动。

7. 没有麻醉时，已是最优化设置的 VAD 支持患者术中很少再需要（如果有的话）调整 VAD 基线设置。

关键词

心力衰竭；机械辅助循环支持机构间注册中心（INTERMACS）；左心室辅助装置（LVAD）；机械辅助循环；HeartMate Ⅱ；HeartMate 3

一、心室辅助装置在处理心力衰竭中的作用

据估计，全世界心力衰竭（HF）的患病率为 2600 万人。仅在美国，就有 570 万成人患有 HF，预计到 2030 年这一数字将增加到 800 万。用左心室辅助装置（LVAD）进行机械辅助循环（mechanical circulatory support，MCS）目前已成为慢性难治性心力衰竭患者的标准治疗。LVAD 支持的目标有两个：①减压衰竭的左心室，从而显著降低左心室（LV）心肌的需氧量（在一定程度上可促进衰竭心肌的恢复）；②维持足够的全身灌注以避免心源性休克。泵本身通过插管连接到心脏和大血管上，这样可以连续收集血液返回左心，并将血液射入主动脉。

根据机械辅助循环支持机构间注册中心（Interagency Registry for Mechanical Assisted Circulatory Support，INTERMACS）的最新数据，目前仅在美国就有 160 个中心每年进行 2000～3000 例 LVAD 置入。表 5-1 概述了当前长期 LVAD 支持的适应证，以及目前美国各适应证的频率和成功率。

直到 2009 年，移植桥接（bridge to transplantation，BTT）是置入耐用 LVAD 最常见的指征，但 2010 年 HeartMate Ⅱ 终点治疗（destination therapy，DT）的批准预示着 MCS 进入了一个新时代，因为在此之前，还不存在能够提供数年支持的耐用装置。自 2010 年以来，持续流量（continuous-flow，CF）设备（如 HeartMate Ⅱ）已被用于为 100% 的 DT 置入患者提供支持，以及 95% 以上的其他 LVAD 适应证。第一代搏动式置入式装置基本上不再使用。

置入 LVAD 最常见的指征是 DT（表 5-1），移植候选桥接（bridge to candidacy，BTC）是第二常见的指征，BTT（2010 年以前的传统指征）现在是第三常见的指征。总的来说，所有耐用 LVAD 的 1 年生存率接近 80%，4 年生存率现在接近 50%。随着生存率的提高，需要介入诊断和非心脏手术（NCS）的 LVAD 支持的患者数量也在增加。LVAD 支持非心脏手术患者的体量因机构和专业 / 专科而异，但目前的趋势表明，在这一人群中执行的 NCS 操作绝大多数是诊断和治疗性的内镜。尽管受 LVAD 支持的患者仍倾向于在大学教学医院心室辅助装置（VAD）中心接受治疗，但已经有一些扩展到私人诊所，甚至一些内镜中心。

二、机械辅助循环支持机构间注册中心

机械辅助循环支持机构间注册中心（INTERMACS）是一个北美注册数据库，由国家心肺血液研究所、美国食品药品管理局（FDA）、医疗保险和医疗补助服务中心（Centers for Medicare and Medicaid Services，CMS）提供赞助。INTERMACS 以阿拉巴马大学伯明翰分校为中心，于 2005 年成立，旨在为接受长期 MCS 治疗的患者提供可置入、耐用的装置，以治疗晚期心力衰竭。INTERMACS 基本上收集了自心室辅助装置（VAD）置入起患者的临床数据，以及置入后 1 周、1 个月、3 个月、6 个月及以后每 6 个月的随访资料。置入后的主要结果［如死亡、移植、外植（指取下的活体组织在培养基进行组织培养）、再住院和不良事件］，以及更为"复杂"的结局（例如，患者的功能水平和生活质量）由植入中心在这些事件发生时和在规定的随访时间点输入，这对评估当前的 MCS 治疗至关重要，在生存率和功能上的改善很有说服力。随着生存率的提高，这些指标变得越来越重要，除了简单存活率以外，新装置也将被用来比较各种结局。欧洲也有一个类似的基于欧洲的数据库 EuroMACS；还有一个儿科 MCS 数据库，叫

表 5-1　美国目前置入耐用 LVAD 的适应证及解释说明、使用频率和成功率

适应证	解释说明	美国目前频率（%）	美国目前成功情况
移植桥接（BTT）	LVAD 用于慢性进展性心力衰竭到移植的桥接，包括慢性心力衰竭急性加重的患者	26	• 86% 的 1 年存活率 • 31% 进行了移植 • 55% 仍在机械循环支持
移植候选桥接（BTC）	LVAD 用于维持全身足够的灌注水平，从而改善多系统器官衰竭，使患者成为可接受的移植候选者	37	• 84% 的 1 年存活率 • 20% 进行了移植 • 64% 仍在机械循环支持
终点治疗（DT）	LVAD 用于处理最终的永久的终末期难治性心力衰竭、不符合移植条件的患者	46	• > 75% 的 1 年存活率 • > 50% 的 3 年存活率

LVAD. 左心室辅助装置

作 PEDIMACS。国际心肺移植学会（International Society for Heart and Lung Transplantation, ISHLT）建立一个名为 IMACS 的国际数据库，国际经验报告很快将提供有关国际患者预后数据。

关于置入 LVAD 的适应证，在撰写本文时，INTERMACS 最新数据显示 DT 仍然是 LVAD 置入最普遍的适应证，2014 年增加到 45.7%（2006 年和 2007 年为 14.7%，2008—2011 年为 28.6%）。在第 6 份年度报告（2014 年）中，BTC 是 VAD 的第二个最常见的新型适应证。BTT 排在第 3 位，但在第 7 份年度报告（2015 年）中，30% 的患者在置入时已经被列为移植，另外 23% 的患者被列入 BTC。在最新报告中，使用短期 VAD 的"恢复期桥接"在该技术的使用中仍然只占很小的比例（2014 年为 0.2%）。INTERMACS 提供的其他数据包括置入时机和设备类型。

INTERMACS 分级（又称 INTERMACS 水平）描述了患者的临床状况，从 1～7 级，数字越低表示病情越重。7 级患者只是处于心力衰竭的进展期（如纽约心脏协会 III 级），随着 INTERMACS 数字的降低，患者的临床状况变得更糟。例如，4 级患者在休息时有症状；3 级患者依赖正性肌力药物才能基本维持血流动力学稳定；2 级患者尽管用了正性肌力药物，但仍在恶化；1 级患者虽然接受了最大限度地治疗，但基本上处于心源性休克状态。

经验是，如果一个耐用型 LVAD 过早置入（表现为 INTERMACS 高分级），不良事件的风险大于益处。相反，如果 VAD 在患者可能发展为多系统器官衰竭（如 1 级）之前不进行置入，最终抢救的可能性很低，存活率也很低。生存数据表明，当患者处于 3 级或 4 级时，置入耐用型 LVAD 将是平衡风险和收益的理想选择。目前使用新型设备（如 Momentum 3、Endurance）进行的大型多中心头对头试验（head-to-head trials）报告了与每种现代设备相关的风险和效益概况（见推荐阅读）。

三、当前使用的特定装置

在美国，两种最常见并经 FDA 认证的耐用

置入装置是 HeartMate II（雅培）和 HeartWare HVAD（美敦力）。HeartMate 3 是一种相对较新推出的可置入耐用装置，在某些适应证方面已经获得了 FDA 的批准，尽管在撰写本文时，其他适应证仍有待批准。

（一）HeartMate II

HeartMate II（简写为 HM II；图 5-1）是目前美国和世界上许多其他国家最常见的置入型和耐用型 LVAD。HM II 是小型化的第二代连续轴流泵，美国 FDA 于 2008 年批准用于移植桥接，2010 年批准用于终点治疗。据制造商说，超过 16 000 名患者都接受了 HM II，最长的支持时间超过 8 年。虽然叶轮是唯一的运动部件，但它的两端都由轴承稳定。目前的置入后方案要求华法林抗凝控制国际标准化比值（INR）为 2.5～3.5 并加用阿司匹林。目前报道的 HM II 移植桥接的成功率为 86%。图 5-2 显示并讨论了有关 HM II 临床控制屏幕上显示的参数。

（二）HeartWare HVAD

HeartWare HVAD（图 5-3）是一种小型持

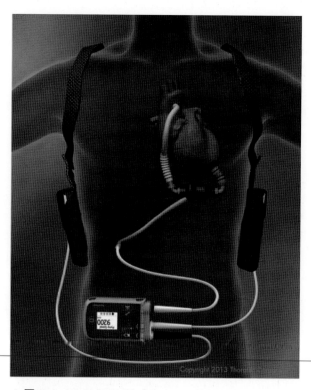

▲ 图 5-1　HeartMate II（Courtesy Abbott/Thoratec, Inc., Pleasanton, CA.）

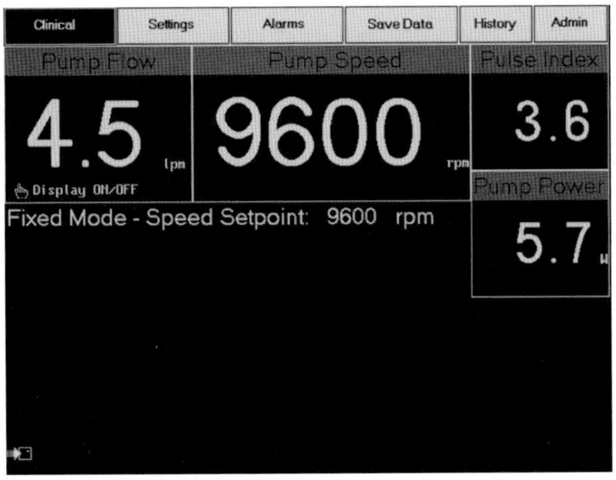

▲ 图 5-2　HeartMate Ⅱ临床控制屏幕

泵流量（pump flow）是对装置输出的连续估计（根据叶轮转速和达到该转速所需的功率得出）。临床上遇到的流量通常在 4~6L/min，但装置的流量最高可达 10L/min。如果输出流量低于报警设置的下限值，则此框中将显示 3 个破折号（－），而不是数字。这并不一定意味着没有输出流量，这只意味着流量低于报警设置的下限。如果没有流量输出，控制器会发出很大的尖叫报警，这非常罕见

泵转速（pump speed）是叶轮旋转的每分钟转数（rpm）。在大多数情况下，这是一个固定的设定值。临床上遇到的转速通常在 9000~10 000 转 / 分，但是有些中心在较低的转速下运行 VAD，以允许左心室（LV）做功更多。速度的增加将通过增加泵的流量来促进心室负荷减轻。如果流量超过心室中的可用容量，就会发生"抽吸"。降低速度可能会增加左心室容积，尽管增加左心室容积的初始步骤理想情况下需要容量灌注或支持右心室（RV）功能

搏动指数（pulse index，PI）是一个无单位的指数，它反映了由于心室收缩，设备感觉到多少搏动。最初，衰竭心室的作用很小（这就是为什么需要 VAD），但由于 VAD 作用，衰竭心室中过度的室壁张力降低，心室开始恢复，只要左心室容积得到优化，心室将再次开始收缩，产生小搏动通过 VAD 和主动脉瓣。PI 可以作为一种趋势来帮助容量状态的优化。当搏动很小时，VAD 正在做大部分甚至全部的功，此时典型的 PI 为 2~3。当部分减压的心室恢复时，典型的 PI 为 4~6。低血容量时 PI 降低，而心肌恢复时 PI 增加。因此，低（或下降）的 PI 可能表示需要增加容量状态或增加心肌收缩力。RV 功能不全可导致左心室充盈减少

泵功率（pump power）是以设定速度旋转叶轮所需的能量，部分由流量决定。增加速度或流量或流出阻力将需要增加功率。功率通常在 5~7W。功率需求突然增加可能意味着后负荷显著增加，但也可能表明转子旋转出现血栓或其他梗阻。这是极为罕见的事件。应持续监测无法通过泵速增加解释的功率突然增加。随着时间的推移，功率逐渐增加到高水平，说明泵内出现血栓

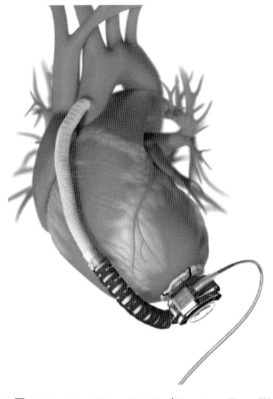

▲ 图 5-3　HeartWare HVAD（Courtesy HeartWare Inc., Framingham, MA.）

续流量离心泵，具有磁力驱动流体动力悬浮式叶轮（叶轮在血液中漂浮，无任何轴承）。该装置置入心包内，没有任何明显的介入"流入套管"；它直接邻接左心室心尖。这种设计为体表面积较小的患者提供了潜在的应用，表面上可以缩短手术置入时间。2012 年，HVAD 被批准为移植桥接。根据制造商的说法，全世界有超过 10 000 名患者接受了 HVAD，最长的支持时间＞7 年。目前的置入后方案要求华法林抗凝控制国际标准化比值（INR）为 2.5~3.5 并加用阿司匹林。制造商还建议对阿司匹林的耐药性进行测试，如果检测到的话，还可以辅助使用氯吡格雷、双嘧达莫或两者兼用。目前报道的 HVAD 的移植桥接成功率为 88%~90%。作为耐久试验和补充耐久试验的结果，HVAD 最近在美国被批准为终点治疗装置。HVAD 作为一种置入式右心室辅助装置（right ventricular assist device，RVAD）的经验正在积累。图 5-4 显示并讨论了有关于 HeartWare 临床控制屏幕上显示参数的详细信息。

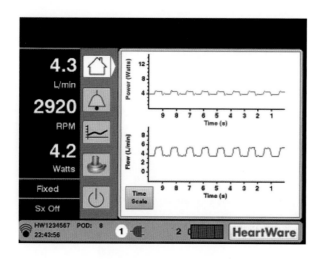

◀ 图 5-4　HVAD 临床控制屏幕

HVAD 控制屏幕的左侧显示了设备输出的连续估计值，单位为 L/min（左上角）、叶轮旋转的速度 RPM（每分钟转数，输出下面）、功耗读数 Watts 瓦特，泵转速下面）、操作模式（在这种情况下，"固定 Fixed"速度）和"吸入报警"状态。右边面板是功率 Power 和流量 Flow 波形。屏幕底部①是交流电源指示灯和②是电池状态表。根据出厂设置，左上角的流量预估（flow estimation）仅用作趋势工具。设备流量的读数来自叶轮的速度、达到该速度所需的功率，以及血液黏度。黏度是根据患者的血细胞比容计算得出的，因此，为了使用该设备获得最准确的流量预估值，必须将患者的血细胞比容输入监护仪，并在血细胞比容在任一方向变化 5% 或以上时进行更新。临床上遇到的流量通常在 4～6L/min，但该设备的流量可达 10L/min。离心泵能够产生的流量取决于与叶轮直径和几何形状、电机容量等有关的许多因素。然而，非常重要的是跨泵压差，在叶轮旋转时的流速 rpm 上可以看到。在大多数情况下，这是一个固定的设定值。临床上遇到的速度通常在 2400～3200 转 / 分，但设备的速度范围是 1800～4000 转 / 分。速度的增加将通过增加泵的流量来促进心室减压。如果流量超过心室中的可用容量，就会发生"抽吸"。注入容量或降低速度会增加左心室容积。功率（power）是以设定速度旋转叶轮所需的功率，部分由流量决定。增加速度、流量或输出阻力将需要增加功率。功率通常在 5～7W。功率需求突然增加可能意味着后负荷显著增加，但也可能表明转子旋转出现血栓或其他梗阻。这是极为罕见的事件。应持续监测无法通过泵速增加解释的功率突然增加。随着时间的推移，功率逐渐增加到高水平，说明泵内出现血栓。HVAD 不提供搏动的数值读数，但人们可以从屏幕右侧看到流量波形（flow waveform）上的搏动压力。收缩时的血流产生波峰和舒张时产生波谷，因此，这一差别实际上反映了患者在辅助期间的"脉压""搏动性"。当然，速度的差异来自左心室的收缩，迫使血液在收缩时以更高的速度通过泵。这种波形可以大大有助于液体的实时管理，因为就像没有 VAD 的患者一样，可以通过输注液体优化容量状态来增加脉压。维持脉压对于防止泵的逆流和抽吸也很重要。一般来说，舒张时血流应保持在 2L/min 以上，收缩和舒张血流之间至少应有 2L/min 的差异。尽管抽吸事件很少发生，但 HVAD 在这方面的一个很好的特性就是"抽吸"检测和报警。HVAD 控制器给出了一个舒张血流基线，如果舒张流量下降到低于已建立基线的 40% 并且超过 10s，则会发出抽吸检测警报。然而，最好是观察到舒张血流量正在减少，并从一开始就积极预防抽吸事件的发生。例如，如果低血容量或血管扩张被认为是问题所在，那么应当扩容。如果是右心室功能不全导致的左心室充盈不足，那么应该用正性肌力药物支持右心室功能，或者降低肺血管阻力，或者两者同时进行

（三）HeartMate 3

HeartMate 3（简写为 HM 3，Thoratec, Pleasanton, CA；图 5-5）是一种小型持续流量离心泵，带有磁力驱动、磁悬浮叶轮。它被置入心包，因此具有 HVAD 的一些潜在优势。设计特点为接触面改善了血液相容性，降低了血栓形成的风险。与 HM Ⅱ 和 HVAD 类似，据报道 HM 3 可产生 10L/min 的流量。在 MOMENTUM 3 试验中，HM 3 置入 6 个月后，无致残性脑卒中或因装置故障再次手术的存活率方面不劣于 HM Ⅱ。HM 3 于 2017 年获得美国 FDA 的"短期适应证"批准，其"长期适应证"（如终点治疗）评估正在进行中。

四、围术期处理

LVAD 支持患者的围术期管理可分为患者的术前评估和规划、术中管理，以及术后注意事项。

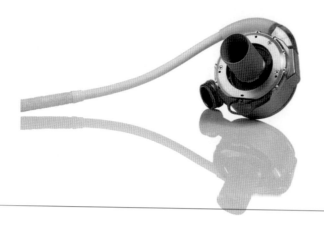

▲ 图 5-5　HeartMate 3（Courtesy Abbott/Thoratec, Inc., Pleasanton, CA.）

（一）术前评估概述

无论手术的地点、手术复杂程度或创伤大小如何，对 LVAD 支持患者的围术期麻醉方法的考虑都是相同的，因为无论何种手术计划，都要通过镇静或全身麻醉诱导来消除交感神经张力对 VAD 支持患者生理产生的初始影响。因此，对 VAD 支持的患者进行彻底、深思熟虑的评估是强制性的，即使对看起来最轻的患者也是如此，因为：①即使是一个门诊的、表面上自理的 VAD 支持患者，也可能存在某种程度的潜在肾、肝、肺或中枢神经系统功能不全；②麻醉前和麻醉中导致 VAD 支持状态的生理可能受到不利影响。还应认识到，围术期病情恶化可能会妨碍患者完全康复，或可能使患者丧失以后心脏移植的资格。

如果临床医生有疑问或担忧，那么尽可能提前与知识渊博的同事、管理 VAD 的医生、外科医生和专职 VAD 工作人员就关键问题进行沟通的重要性再怎么强调也不为过。幸运的是，经验表明 VAD 支持患者的麻醉管理与非 VAD 支持患者的麻醉管理没有太大区别，但需要额外的提前规划。除了麻醉前评估中常规麻醉问诊（如气道、牙齿、功能状态、过敏）外，表 5-2 概述了 VAD 支持患者麻醉前评估过程中需要重点关注和考虑的方方面面（见下文）。

（二）计划适当的围术期抗凝

由麻醉科医师、外科医生和管理 VAD 的心脏专家制订的术前计划必须确定如何在围术期进行抗凝治疗。HM Ⅱ 和 HVAD 的 INR 是正常值的 2～3 倍，以防止血栓形成和潜在的血栓栓塞。通常使用华法林和阿司匹林维持（有些患者加用其他抗血小板药物）。在出血风险很大的择期患者中，可以停用华法林或转为用肝素桥接手术，但在术前未与管理 VAD 的医生讨论的情况下，自行"在手术室（OR）停肝素"或建议患者停华法林是不明智的。一般来说，围术期的抗凝剂量可以安全地降低到厂商推荐剂量的下限（这可能允许短时间内无须任何抗凝），但大多数有创性操作（如内镜检查）和许多普通外科手术只要使用少量的抗凝血药都可以安全地进行（例外情况包括眼科、神经外科和脊柱手术）。必要时，可通过床旁（point-of-care，POC）试验（如部分凝血活酶时间、INR、血栓弹力图、旋转血栓弹力测定法）结果指导新鲜冰冻血浆（fresh frozen plasma，FFP）、冷沉淀或血小板输注来使抗凝达标。不推荐使用维生素 K 或因子浓缩物来逆转抗凝作用。

（三）心脏置入型电子设备的管理

起搏器和置入型心律转复除颤器（implantable

表 5-2　心室辅助装置支持患者麻醉前特殊的问诊和考量

关注点	原　理
终末器官功能不全	表面上自理的 VAD 支持患者可能存在不同程度的肾、肝、肺或中枢神经系统功能不全。在优化 VAD 支持的手术患者的规划时，必须考虑当前外科疾病的病理生理学和任何共存的疾病状态
存在 CIED	左心室辅助装置（LVAD）支持的患者通常需要安装 ICD 或心脏起搏器。置入起搏器和 ICD 患者的围术期处理与其他接受相同手术的患者是一样的
抗凝	术前必须与管理 VAD 支持患者的医生和外科讨论该患者的适当抗凝水平
LVAD 类型	必须知道 LVAD 的名字，特别是如果向知识渊博的同事寻求有关计划管理的建议
LVAD 基础值设置和功能参数	VAD 支持的患者在未麻醉和参数设置已优化后很少需要改变围术期 VAD 设置，因此在使用麻醉药改变交感神经张力或容量状态前，记录下稳定的基线设置和功能参数是很有帮助的，因为一些基线参数是潜在的优化目标。HM Ⅱ 和 HVAD 的临床控制屏幕如图 5-2 和图 5-4 所示
人员配备	基于患者状态、手术特性、医疗机构文化和资源、手术场所（在正文中进一步讨论）适当配置麻醉人员（例如，心脏和非心脏培训人员）

CIED. 心脏置入型电子器械；HM. HeartMate；ICD. 置入型心律转复除颤器；LVAD. 左心室辅助装置；VAD. 心室辅助装置

cardioverter defibrillator，ICD）的管理方式应与其他接受相同手术的患者相同。了解心脏置入型电子器械（CIED）是起搏器还是 ICD 是至关重要的。起搏器提供起搏，ICD 提供抗心动过速治疗（如电击和抗心动过速起搏）。然而，在除颤导致心动过缓或心搏骤停的情况下，ICD（最近推出的皮下 ICD 除外）具有潜在的备用起搏装置。ICD 也可以根据需要进行编程，以提供全时相起搏（例如，对于有 ICD 适应证的起搏器依赖型患者；见第 4 章）。

术前，为了最大限度确保患者安全，必须确定是什么设备、其编程设置、设备依赖程度，并确认设备是否按预期运行。复查胸部 X 线片可以很容易地确定导线的位置（如右心房、右心室、冠状窦），以及设备是否是起搏器或 ICD。12 导联心电图有助于建立起搏器依赖性，因为在每一个 P 波或 QRS 波群之前出现起搏器尖峰提示依赖性。然而，实际起搏的比例只能通过正式的设备解调来确定。应评估手术过程中的电磁干扰（EMI）风险，牢记 EMI（如来自外科电刀装置）很可能会抑制或以其他方式干扰起搏器的预期功能，或者触发 ICD 提供的抗心动过速治疗。电刀接地垫应始终放置在手术部位相对于 CIED 的远端，这样电流就不会穿过设备。

虽然对于潜在电磁干扰来源相对 CIED 距离足够远（如＞15cm）的患者仍有争议，但目前的建议仍然认为，对于起搏器依赖型患者，应禁用 ICD 治疗，并将起搏设置重新编程为非同步（无意义）模式。没有理由根据经验将非依赖性患者重新编程为非同步模式，事实上如果起搏脉冲与自发心律竞争（例如，R-on-T 现象导致心室颤动）可能会造成伤害。

围术期的 CIED 临时重新编程可以通过出厂商特定设置和（或）磁铁来完成。磁铁应用有效地禁用了 CIED 的主要传感功能；然而，具体禁用的功能取决于所使用的设备。应用于绝大多数起搏器的磁铁应使起搏器非同步起搏，这将保护患者免受电磁干扰。电池寿命足够长的起搏器将比剩余电池寿命很少的起搏器有更快地非同步起搏（如分别为 85～100 次 / 分和 65 次 / 分）。在

ICD 上应用磁铁会使抗心动过速疗法失效，但不会对任何起搏设置产生影响。因此，在起搏器依赖性患者的 ICD 上应用磁铁不会保护起搏设置不受干扰，在术前患者需要至少对起搏设置进行正式重新编程（术中可使用磁铁使 ICD 疗法失效）。

在可行的情况下，术中使用磁铁来控制 CIED 的行为可能更安全、更方便，因为移除磁铁将复原设备行为到术前的基线设置。当移除磁铁时，因应用磁铁而暂时禁用的 ICD 将再次"激活"，从而在术中需要时能够快速除颤。对磁铁的依赖也允许从受监护的还原设置（monitored recovery setting）放电，而不需要解调和重新编程。从起搏器移除磁铁将还原基线的"感应"模式（如 DDD、VVI）。虽然没有常规的保证，但在一些临床情况下，建议术后进行设备解调，包括以下内容。

- 术前对设备进行正式重新编程的患者。
- 接受"血流动力学挑战性"手术的患者，涉及大量液体转移或输血，可能导致导联 / 导线阻抗改变。
- 术中心搏骤停需要复苏、除颤等的患者。
- 接受心脏或胸外科手术的患者，在此期间导线可能移位或损坏，或者设备附近受到高水平电磁干扰的影响。

围术期的决策原则存在于同行评审出版的文献和实践建议中，但运用此类原则的关键在于了解正在使用的是何设备、装置的编程设置（包括磁响应，通常编程为"开"）、CIED 依赖性水平，以及它是否按预期运行。

（四）心室辅助装置功能的基线参数

图 5-2 和图 5-4 显示了 HMⅡ 和 HVAD 的临床控制面板，附图说明讨论了这些参数的各个方面。

（五）患者的适当人员配备

尽管在一些机构中，接受过心脏训练的人员仍然是 VAD 支持患者的所有非心脏病患者和手术的配备人员，但在经验丰富、患者量大的中心，非心脏专业的麻醉科医师可以经过一段时间的培训和经验积累，安全且自信地为 VAD 患者提供监护麻醉。当然，大多数委员会认证的非心

脏麻醉科医师可以安全地对基线稳定且不需要任何药物支持、也无其他严重并发症的 VAD 患者进行小的医疗干预（例如，内镜检查、计算机体层摄影、膀胱镜检查）。在认证的 VAD 中心促进这种文化变革的一个因素是医疗保险和医疗补助服务中心要求 VAD 团队参与，不仅是在转运和手术开始前，而是在整个手术期间必须有"VAD 认证人员"在场。理想情况下，这些患者应安排在白天，并能安全地在其通常的地点（如手术间）进行手术。从麻醉科医师的角度来看，如果在充分地麻醉前评估后存在问题或顾虑，应在手术前咨询心内科同事并与管理 VAD 的医生进行讨论。然而，如果患者的基本情况需要药物支持，有严重的并发症，该患者预计涉及大量液体转移或潜在的血流动力学剧变，或者为急诊或紧急手术，该患者最好由受过心脏训练的麻醉科医师来完成。即便如此，在医疗保险和医疗补助服务中心的要求下，其他任何患者无论麻醉团队是否具有丰富的应对 VAD 的经验，VAD 团队在围术期的参与必须得到保证。

五、术中麻醉管理

绝大多数情况下就像对任何患者一样，临床医生必须确保在麻醉期间持续优化常规血流动力学决定因素（前负荷、后负荷、心率和收缩力）。一般来说，维持适当的容量状态可能是维持血流动力学稳定的关键，尽管确保足够的右心室收缩力和避免肺血管阻力（pulmonary vascular resistance，PVR）增加也很重要。换言之，对 VAD 支持患者进行安全有效的围术期麻醉管理的基础是理解 VAD 支持状态与各个方面如何结合在一起工作的生理学。

（一）生理学要点

为了在围术期维持最佳的血流动力学，必须了解生理学的 3 个基本点和 3 种内在心肌机制。

- 心室相互依赖。
- 系列循环效应。
- 心室 – 动脉耦合。
- Frank-Starling 机制。
- Anrep 效应。

- Bowditch 效应。

（二）心室相互依赖

两个心室都被心包包围并存于心包内。因此，一个心室的几何变化（例如，由容量或压力超负荷引起）必然会影响另一个心室的几何形状，而心室的几何变化会降低其收缩力的有效性。右心室和左心室游离壁之间肌纤维的连续性，以及共用一个共同的室间隔（interventricular septum，IVS），导致心室之间的机械相互作用和它们各自收缩力的解剖学耦合。众所周知，室间隔左移（例如，由 LVAD 作用导致左心室过度减压或右心室过度充盈所致的）对右心室收缩力有有害影响；然而，当右心室输出量出现临床显著下降时还有肌肉纤维方向改变的原因，而不仅仅是室间隔位置的改变（左移）。事实上，早就有证据表明，只要室间隔功能不受损害，右心室游离壁在右心室整体压力上升和容量流出方面是可有可无的，因为实际上是室间隔的收缩将血液从右心室中"挤出"。

（三）系列循环效应

右心室的输出填充了 LVAD，LVAD 的输出随后成为右心室的前负荷。因此，最佳的 LVAD 功能至少需要足够的右心室"功能"（概念上包括足够的右心室前负荷、足够的右心室收缩力，或者允许血液从右侧向左移动的肺血管阻力）。

（四）心室 – 动脉耦合

无论心室的固有收缩功能有多低，心室作为泵的能力都可以通过减少其必须泵入的后负荷而得到改善，这就是心室 – 动脉耦合。因此，后负荷减少（如耐受）是现代左、右心室衰竭治疗的一个关键原则，在急性和慢性情况下都有应用。例如，急性右心室功能障碍对选择性肺血管扩张反应特别好，而慢性左心室功能不全通常用正性肌力扩血管药物治疗。另外，急性左心室功能障碍常伴有明显低血压，限制了全身性后负荷降低的应用。

（五）Frank-Starling 机制

Frank-Starling 定律认为，增加心肌细胞的拉伸（到一定程度）会增加它们的收缩力。随着心室充盈，心肌收缩的潜在能力增加，因为肌纤维的拉伸增加了肌钙蛋白 C 对钙的亲和力，导致肌纤维内形成大量肌动蛋白 – 肌球蛋白横桥。任何单个心肌纤维产生的力与肌节的初始长度（又称前负荷）成正比，单个肌纤维的拉伸与左心室和右心室舒张末期容积有关。

在人类心脏中，肌节的初始长度为 2.2μm，这一长度在正常心脏中很少超过。初始长度大于或小于此最佳值将降低肌肉所能达到的力。肌节较长，细肌丝和粗肌丝的重叠较少；肌节长度较短时，肌丝对钙的敏感性降低。

（六）Anrep 效应

Anrep 效应是一种固有的心肌反射或一种自我调节机制，即使在失神经的心脏中也能维持，在这种机制中，心肌收缩力随着后负荷的增加而增加。最初，主动脉对射血阻力的急剧增加导致每搏输出量减少（因此舒张末期容积增加），通过 Frank-Starling 机制增加收缩力。然而，已经证明，自突然拉伸后的 10～15min 开始是通过 Anrep 效应使收缩力持续增加的。如果没有 Anrep 效应，主动脉压的增加会导致每搏输出量的持续减少，这可能会损害心输出量。1912 年，俄罗斯生理学家 Gleb von Anrep 首次描述了这种效应，1950—1980 年进一步阐明了这种机制的细节，对这种机制的深入研究一直持续到现在。现代研究表明，Anrep 效应是一个非常复杂的机制，涉及血管紧张素 Ⅱ、内皮素、盐皮质激素受体、表皮生长因子受体、线粒体活性氧簇、氧化还原敏感激酶上游的心肌 Na^+/H^+ 交换体（NHE1）、NHE1 激活，细胞内 Na^+ 浓度增加，通过 Na^+/Ca^{2+} 交换体瞬时增加 Ca^{2+}。

（七）Bowditch 效应

心脏在代谢需求增加的情况下，达到增强收缩的主要方式是通过增加心率，这就是 Bowditch 效应。事实上，心率的增加会导致收缩力的增加和心输出量的增加。推测 Bowditch 效应的机制与地高辛的作用机制相似。心率的增加使钠钾 ATP 酶的效率增加，钙增加（心肌组织中正性肌力作用）。据报道，Bowditch 效应也起到了舒张效应，既增加心率也增加舒张，改善了舒张功能。

（八）术中具体操作

表 5-3 概述了 VAD 支持患者的具体术中操作、麻醉管理和监测。关键方面将在下一节更详细地讨论。

1. 插上电源 转运到手术室会要依靠电池供电。一对可穿戴的、可反复充电的现代 LVAD 电池可持续使用 4～8h（取决于充电状态、先前充电周期的次数，以及患者的血流动力学状况）。与手术室中所有其他关键、生命支持和救生设备类似，只要可行，设备应保持电源接通，备用电池充电。此外，完整的控制面板和用于指导优化的 VAD 功能报告参数只有在设备接通电源时能使用。

2. 适当的抗菌谱 大多数手术的术前抗生素覆盖范围通常包括广谱并同时考虑到当地的菌群。对于腹部手术而言，覆盖革兰阴性菌和厌氧菌是明智的。高风险患者应考虑抗真菌药物，可能包括最近使用抗生素疗程或多个留置导管进行治疗的患者。大多数与 VAD 相关的感染往往发生在经皮穿刺的动力系统的出口处，但必须认识到 VAD 是一个巨大的异物，当感染时可能得不到充分的治疗。不应以聚维酮碘溶液处理 VAD 的动力系统，因为这些溶液会导致塑料破裂。必要时，可以将动力传动系统挂在术野或用无菌单临时遮住。

3. 抗凝 如前所述，当需要时，可使用床旁监测和标准实验室测试来监测凝血止血参数，以达到术前确定的术中抗凝或进一步完善的目标。如果遇到严重的手术出血，有时可能需要输注新鲜冰冻血浆、冷沉淀或血小板，但不建议使用维生素 K 或浓缩因子来紧急完全逆转抗凝。鼓励根据需要咨询管理 VAD 的医生。

4. 麻醉药与麻醉技术 没有麻醉药因 VAD 存在而成为禁忌，选择药物和剂量应适合于手术，但是应该考虑到无支持的右心室可能潜在功能不全，以及任何其他现有的并发症。大多数 VAD 支持的患者由于需要抗凝而接受全身麻醉，但在某些情况下，超声引导下的浅表区域阻滞或局部静脉注射技术（如 Bier 阻滞）可能是合适的。深部阻滞麻醉 / 椎管内麻醉通常是禁忌的。插管

表 5–3　心室辅助装置支持患者具体的术中措施和注意事项

术中干预	理　由
插上电源	如果设备保持电源接通，就不会出现电池电量不足的情况。此外，只有当设备接通电源时，才能使用完整的控制面板（以及显示的帮助优化设备功能参数）
预防性抗生素	必须适当使用抗生素，因为心室辅助装置是一种大的身体异物，如果感染不能充分消毒
抗凝	应遵循事先确定的抗凝策略，但如果遇到严重的手术出血，则可能需要进一步的操作
麻醉药和麻醉技术	没有镇静药或麻醉药因 VAD 的存在而成为禁忌（但未支持的，潜在的右心室功能障碍应考虑在内），而其所需的抗凝通常排除了主要的局部麻醉技术
监测	应始终使用标准 ASA 监测仪。由于基线搏动可能会随着麻醉诱导而降低，无创血压监测和脉搏血氧饱和度监测可能变得不可靠，这表明需要使用有创血压监测导管和脑血氧饱和度，以处理涉及大量液体转移或搏动在基线时较低无法维持的情况。中心静脉通路的必要性应视具体情况而定
LVAD 功能显示参数	左心室辅助装置支持的患者在未麻醉时，显示已是最优设置的 LVAD 很少需要围术期再改变设置。正如文中所讨论的，术前基线参数（在术前评估中注明）可以作为术中优化的目标。优化通常需要在麻醉期间通过容量输注和操作后负荷进行补偿，而不是改变之前稳定的左心室辅助装置设置

ASA. 美国麻醉科医师协会；LVAD. 左心室辅助装置

和拔管标准与任何患者相同。事实上，早期（如果不是术后立即）拔管是可取的，因为长时间插管容易引起肺部感染，需要长时间的镇静。患者没有理由仅仅因为有 VAD 的支持而继续插管。同时，目前使用的小型化现代设备（事实上它们不再被置入腹膜前部位）不再使 LVAD 支持的患者处于像第一代大型搏动性设备一样的"饱腹"状态。

5. 监测　应始终使用标准美国麻醉科医师协会（ASA）监护仪，但潜在的搏动丧失预示着无创血压（non-invasive blood pressure，NIBP）监测和脉搏血氧饱和度监测的不可靠性。VAD 支持患者的循环搏动是指左心室收缩，迫使收缩期血液速度加快，要么通过 LVAD，要么从主动脉瓣流出，或者两者兼而有之。尽管大多数现代非搏动性 LVAD 患者在置入 VAD 后左心室部分恢复时确实表现出循环的搏动，但由于麻醉诱导后相对低血容量和血管扩张可失去这种搏动。此外，VAD 患者如果因失血或大量液体转移而出现明显的低血容量，则通常会失去搏动。只要通过优化左心室容积状态（或优化右心室功能和肺血管阻力）保持足够的搏动，NIBP 监测和脉搏血氧仪将工作正常。图 5-2 和图 5-4 展示并讨论了

HM Ⅱ 和 HVAD 的从临床控制面板中获得信息，以帮助优化和维持搏动。动脉端的导管通常用于预期的大量液体转移的情况下，也可用于评估氧合情况。当脉搏血氧仪变得不可靠时，脑氧饱和度仪的使用越来越普遍。经胸超声心动图（TTE）或经食管超声心动图（TEE）一般不需要，除非临床处理问题增多。VAD 控制面板已经描述了心输出量和左心室容量状态（图 5-2 和图 5-4），因此，对于特定的患者，尤其是对于小手术或预计不会导致大量液体转移的患者，应仔细评估中心静脉通路或肺动脉（pulmonary artery，PA）导管的实际效用。必须根据潜在效应权衡中心静脉置管引起的导管相关败血症、心律失常和气胸的风险与其潜在的实际效用，包括跟踪心输出量的趋势和衍生的血流动力学指标来帮助指导液体管理和正性肌力药物支持，测量静脉氧饱和度的能力，评估干预措施降低肺动脉压有效性的能力，以及提供起搏的能力。如果出现管理困境，超声心动图（尤其是 TEE），可能是最有帮助的监护仪。

六、综合：术中优化

VAD 支持状态的生理学考虑、前面章节中概

述的原理，以及临床控制屏幕上显示的 VAD 功能参数，为 VAD 支持的非心脏手术患者提供了明确的管理策略。

LVAD 患者的容量状态必须保持和优化，其原因与其他接受麻醉的患者相同，并且通常是维持循环搏动的关键（通过优化 Starling 力和 Anrep 效应来优化收缩力）。如前所述，HM Ⅱ 的搏动指数和 HVAD 临床屏幕上显示的信息（如舒张压基线和显示的脉压）有助于优化和维持容积状态。围术期液体管理的目标是维持正常容量状态，如果不行就维持轻微的高容量状态（假设无支持和潜在功能不全的右心室能够处理容量负荷）。必须考虑手术体位或牵开器的影响，因为它们可能影响右心室的前负荷，应避免胸内高压（如潮气量过大），因为这会阻碍静脉回流到心脏。"空"的左心室也会使室间隔左移，这将通过心室相互依赖原理和由于室间隔位置的改变而导致的间隔结构缺陷（降低室间隔的收缩性）而降低室间隔收缩功能。如果右心室由于任何原因无法使血液通过肺循环，左心室可能出现相对低血容量状态，有时需要降低肺血管阻力（心室 - 动脉耦合原理）或支持右心室收缩性。除了诱导有时需小剂量的血管收缩药外，只要容积状态保持最佳，很少需要对血管舒缩张力的麻醉效应进行显著补偿。适当提升心率也有助于辅助收缩力（Bowditch 效应）。

如果考虑到所有这些因素，以纠正由于麻醉诱导或失血后血管扩张和交感神经张力丧失导致的血流动力学不稳定来改变先前稳定的 VAD 设置是最不可能的初始操作。相反，全身性血管扩张应通过明智地处理血管阻力和纠正低血容量来纠正。如果通过持续 VAD 作用从左心室排出的血量超过了现有的血量，就会发生"抽吸"现象。HM Ⅱ 搏动指数的降低或 HVAD 舒张血流基线的降低（以及 HVAD 的抽吸警报）可能预示着即将发生的抽吸事件。假设容量状态足够，抽吸事件将很少发生，但通常情况下，此类事件的初始处理将需要容量输入。如果怀疑右心室功能障碍，则应使用正性肌力支持药物、选择性肺血管扩张药或两者兼而有之。此外，TEE 或 TTE 有助于确定问题的病因。理论上，暂时降低 VAD 速度可能有助于阻止抽吸事件，但在这方面建议谨慎，除非由经验丰富的 VAD 操作人员执行。

七、术后注意事项

表 5-4 概述了 VAD 支持的非心脏手术患者的麻醉后注意事项。

表 5-4　心脏辅助装置支持患者的麻醉后特殊注意事项

关注点	原理
合适康复地点	可事先讨论患者康复的地点(如 PACU、ICU 和 VAD 康复楼层)，以确保值班接诊人员能够照顾 LVAD 患者。护理人员或其他接诊人员的过度焦虑不符合患者的最佳利益，但随着时间的推移，经过培训和积累经验通常可以好转
插上电源	患者将通过电池供电从手术室运送至康复地点，在到达时应谨慎地将 VAD 重新连接至交流电源和系统基础装置。备用电池应放在充电器中
持续优化	所有血流动力学参数的持续优化必须持续到术后阶段。容量必须维持，避免所有可能导致肺血管阻力升高的因素（如高碳酸血症、缺氧、低温、酸中毒、疼痛）。有效的疼痛管理不仅对患者的舒适度非常重要，而且能避免肺血管阻力增加（这可能会加重无支持的右心室潜在的功能不全）
CIED	起搏器基线或 ICD 设置应在此前停止监控前得到恢复。如果术中使用磁铁使 ICD 处于非活动状态，移除磁铁将重新激活 ICD。同样，从起搏器中取出磁铁将恢复基线编程。任何用制造商专用编程设备正式重新编程的 CIED 设置都需要类似地恢复。除文中讨论的情况外，通常不需要设备解调

（续表）

关注点	原　理
基线 LVAD 设置和功能参数	VAD 支持的患者未麻醉时若已对这些设置参数进行了优化，很少再需要改变围术期 VAD 设置。因此，在使用麻醉药改变交感神经系统张力和容量状态之前，注意 VAD 稳定的基线设置和功能参数是有帮助的，因为一些基线参数可能作为优化的目标。HM Ⅱ 和 HVAD 的临床控制屏幕如图 5-2 和图 5-4 所示
与经验丰富的 VAD 人员协调合作	将接受 VAD 支持的患者从一个地点转运到另一个地点，应与经验丰富的人员协调，这些人员可以确保 VAD 电池正确连接，并且系统在转运前后都能正常工作

CIED. 心脏置入型电子装置；HM. HeartMate；ICD. 置入型心律转复除颤器；ICU. 重症监护病房；LVAD. 左心室辅助装置；PACU. 麻醉后监护室；VAD. 心室辅助装置

第6章 心脏移植术后患者的非心脏手术麻醉

Anesthesia for Noncardiac Surgery After Heart Transplant

Swapnil Khoche　Brett Cronin　著

许芳婷　译

要点

1. 心脏移植是晚期心力衰竭的最终治疗方式，已被证明可改善患者预后和长期生存。

2. 移植心脏在移植后无法接受神经调节信号，依赖于充盈和体液儿茶酚胺。

3. 即使移植心脏功能良好，轻度生理功能限制也是正常的，甚至在最佳的情况下，运动能力峰值也会下降。

4. 移植后发生排斥反应的风险随着时间的推移而降低，并且这与免疫抑制和监测的减少有关。排斥反应通过活检诊断，以增强免疫抑制为中心进行疾病管理。

5. 心脏移植物血管病变是弥漫性冠状动脉闭塞的一种晚期形式，可导致移植心脏功能障碍，传统方法很难治疗。

6. 贫血、感染、肾功能不全和高血压是免疫抑制的常见不良反应。麻醉药物与免疫抑制药之间存在多种相互作用。

7. 只要能维持前负荷、窦性心律和后负荷，任何麻醉技术都没有禁忌。

8. 在这种患者群体中，使用区域麻醉技术有较高的感染和出血并发症风险。

关键词

心脏移植；心脏移植物血管病变；排斥反应；免疫抑制；心力衰竭

对那些药物治疗失败的终末期心脏病患者来说，心脏移植（heart transplantation，HT）意味着他们的生命有了新的意义。自50多年前Christiaan Barnard博士引入HT以来，HT已迅速成为晚期心力衰竭（HF）的一种可行、可靠的治疗选择。到目前为止，心脏移植手术已完成了10万多例，每年进行的手术超过4000例。5年生存举超过70%，中位生存时间10年以上，证明了患者选择、外科技术和免疫抑制等方面的巨大进步（图6-1）。心脏移植术后患者中，有15%~47%的患者需要进行非心脏手术，且急诊手术的死亡风险更高。因此，随着越来越多的患者在HT后存活并且较长时间保持功能，仅靠专门的团队和中心对移植受者进行非心脏手术则不再具有可行性。此外，这些手术中有很大一部分是急诊，因此长时间的评估、优化或转院到专业的学术中心往往是不可能的。

在这种情况下，麻醉科医师必须全面了解移植心脏的生理学、免疫抑制治疗的药理学意义、免疫抑制治疗的并发症，以及该人群的麻醉选择。由于HT受体的管理在不断发展，HT人群面临着许多挑战。例如，标准的风险评估工具，

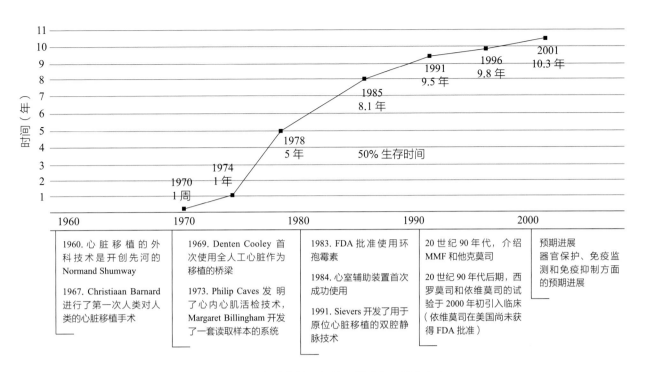

▲ 图 6-1　心脏移植发展的里程碑和预期生存率

FDA. 美国食品药品管理局；MMF. 霉酚酸酯

经许可转载，引自 Hunt SA, Haddad F. The changing face of heart transplantation. *J Am Coll Cardiol*. 2008;52:587–598.

如修订后的心脏风险指数或美国心脏协会的指南等，并没有针对这一特定亚组的风险分级，也没有明确的术前检测指南。因此，本章的目标是提供以下内容的简要概述。

- 移植心脏的生理特点。
- 免疫抑制药物及其围术期处理。
- 术前评估与优化。
- 围术期的监测与管理。

一、移植心脏的生理特点

（一）移植心脏和心血管系统

在移植前，晚期心力衰竭患者表现出不同程度的收缩或舒张功能障碍（或两者兼有）。前者导致射血分数和心输出量的降低，而后者导致较高的充盈压力。心输出量的减少导致末端器官血液、氧气和营养供应的减少，而部分静脉充血则加剧了这一现象。HT 后心输出量改善，末端器官灌注基本恢复。然而，移植不能使患者完全恢复到非病理状态。

（二）解剖学关联

尽管在心力衰竭的管理、免疫抑制和术后护理方面取得了进展，但手术技术仍然与 20 世纪 60 年代描述的技术基本没有变化。供体心脏主要以两种方式中的一种与体内循环吻合。双心房吻合术，包括缝合自体心房和供体心房，是最初的标准方法。这种方法在技术上更简单，因为它保留了移植心与受体心房的连接。但双房术式引起窦房结损伤的风险更高，心房的形状、大小和流量的改变引起血流动力学问题的可能性也更高。值得注意的是，在双房术式中，由于自体心房组织的激活，在心电图上可能可以看到双 P 波，有时可以类似心房扑动。此外，外科缝合口可视为心房的脊状结构，容易与血栓或心内膜炎相混淆。因此，掌握外科技术往往有助于避免误诊。双房术式已在很大程度上被双腔静脉原位心脏移植术所取代。双腔静脉原位心脏移植术包括在大血管、上下腔静脉和环绕肺血管的左心房组织水平的吻合术。这项技术可减少窦房结功能障碍、三尖瓣反流、心房颤动和移植后心房扩张。与双房术式入路相比，双腔静脉术式具有较小但显著的生存优势（框 6-1）。

框 6-1　双腔静脉原位心脏移植术

- 优点：减少移植后窦房结功能障碍、三尖瓣反流、心房颤动和心房扩张，具有微小显著的生存率优势
- 缺点：技术更加复杂

（三）神经再生

正常心脏受自主神经系统的交感神经纤维和副交感神经纤维支配。心脏的交感神经主要来自颈神经节和上胸段（$T_1 \sim T_4$）交感神经链，迷走神经的分支提供副交感神经输入。心脏神经丛，包含节后交感神经纤维和节前副交感神经纤维，位于心脏的基底部。自主神经系统也是内脏感觉纤维供应到心包的通路。在移植过程中，支配心脏的神经节后轴突被切断。几天内，心脏储备的去甲肾上腺素耗尽，心脏的自主神经影响停止。经过 6～12 个月的可变期后，移植心脏出现部分神经再生（见下文）。然而，在移植后的许多年内，它仍然是不完整且可变的。因此，在术后早期，移植心脏只能通过体液儿茶酚胺进行调控。

由于传出神经去神经支配，交感神经刺激和对运动、压力和低血容量的变时反应是消失的。这也包括了压力感受器反应迟钝（如喉镜和插管反应）。另外，传入神经去神经化抑制了肾素-血管紧张素轴引起的血管调节反应，心肌缺血引起的疼痛（心绞痛）感觉丧失。移植心脏表现出高静息心率（90～100 次 / 分），无太多变异性。最终，神经萌芽发生，神经再生按时间顺序沿着左心室进入窦房结，然后到达冠状动脉。副交感神经再生往往滞后于交感神经再生；理论上，可能存在一种状态，即移植的心脏可能有交感神经支配的"不平衡"的自主神经输入。随着时间推移，静息心率减慢，心率变异性重新出现（表 6-1）。移植心脏的神经输入的切断和逐步恢复的临床意义有很多，稍后将在正文中讨论（框 6-2）。

框 6-2　心脏移植与自主神经系统

- 在移植过程中切断支配心脏的节后神经轴突
- 新移植的心脏只能通过体液儿茶酚胺进行调控
- 移植后 6～12 个月可发生神经再支配

（四）充盈模式

移植后即刻的心脏充盈压力明显升高。充盈压升高可能与缺血性心肌损伤、排斥反应、容量超载或先前存在的肺血管异常相关。随着时间推移，在静息状态，Frank-Starling 曲线呈轻微的右移改变。然而，即使血流动力学参数正常，循环脑钠肽（BNP）水平依然升高，提示心房牵拉。在移植后立即出现的充盈压力显著增高，通常不会完全恢复正常，这表明存在轻度生理功能限制。供体受体大小不匹配、高血压形式的后负荷增加和排斥反应等都被认为是可能机制。

通常情况下，应对容量冲击的最终结果是左心室充盈压力的突然升高，这会使这些患者易发生肺血管和全身静脉充血。轻微的排斥反应不会对功能产生显著影响，但是当排斥反应达到严重程度时，收缩和舒张功能都会受到负面影响。总的来说，在低血压时需要谨慎使用容量冲击，在麻醉状态下应当警惕容量状态变化。

（五）运动反应

与移植前的自身状态相比，心脏移植受体的运动能力有所改善，但是与健康对照组相比仍有所下降。在健康人体内，运动开始时，迷走神经张力的解除会导致初始心率增加，心输出量增加。在心脏移植受体内，心率增加更缓慢，且所能达到的最高心率较低（表 6-1）。在运动中，初始心输出量的增加是由于每搏输出量和前负荷的增加，但是在之后的运动中，心肌收缩力和心率的改善主要是来自循环中儿茶酚胺的作用。这种神经体液反应在心脏移植受体体内被放大，这可能是去神经支配的代偿作用。此外，肺血管阻力的升高和骨骼肌功能受损也导致了心脏移植受体的最大运动能力下降。移植前的心力衰竭期间，慢性缺氧和类固醇的使用通常会导致这类患者的

表 6-1　心脏移植后正常的生理参数

生理类型	正　常	移植后早期	移植后晚期
心率：静息（次 / 分）	60～80	100～120	80～100
心率：运动	早期升高	缓慢升高	心率适中
心率：峰值	+++	+	++
心率变化	++	降低	可变的
收缩压（mmHg）	100～120	无变化	升高
每搏输出量（ml）	正常	轻度减低	降低
心输出量（L/min）	4～5	无变化	无变化
射血分数：静息（%）	60～70	无变化	无变化
射血分数：运动（%）	+++	+	++
外周血管阻力（dynes·s/cm^5）	700～1600	+	++

肌肉纤维萎缩。然而，移植后的运动训练可使肌肉的质量、强度和耐力恢复。在各种各样的临床情况中，运动耐量已经被成功用于预测患者耐受麻醉和手术的能力。移植受体进行非心脏手术也同样适用。

（六）受体和药物反应

移植后，β 肾上腺素受体的数量和敏感性增加，导致移植心脏对直接作用的 β 肾上腺素受体拮抗药的反应增强。静息时，由于交感神经张力缺失，冠状动脉的血流增加。然而，5- 羟色胺过敏反应（可能与内皮损伤有关）导致移植心脏的血流储备减少。对内皮源性血管扩张药（如 P 物质和乙酰胆碱）的反应出现异常，但对非内皮源性血管扩张药（如腺苷和双嘧达莫）的反应仍被保留。如前所述，冠状动脉供需不匹配不会导致移植患者出现缺血性疼痛或心绞痛。因此，即使没有症状，也需要对冠状动脉血管病变进行监测，因为它会导致心肌缺血。

（七）移植后并发症

尽管排斥反应、感染和癌症都是移植后常见的并发症，但其可能出现的并发症非常多。事实上，在心脏移植后 10 年仍存活的受体患有高血压（97%）、严重肾功能不全（14%）、高脂血症（93%）、糖尿病（39%）和血管造影冠状动脉移植物血管病变（coronary allograph vasculopathy，CAV）（52%）。其中许多因素对围术期的结局和麻醉药物的分布具有深远的影响。

1. 排斥反应　早期心脏移植的成功受到排斥反应的限制，该手术的进展主要集中在抵消和管理排斥反应的方法上。同种异体移植排斥反应的风险在移植后 3～6 个月达到最高，在 1 年后显著下降。排斥反应的症状可能是隐匿且非特异性的，移植后定期进行活检监测对于确诊通常是必不可少的。排斥反应的组织学特征是一种针对移植器官的炎症反应，最可怕的排斥反应类型是超急性排斥反应，它在移植心脏循环恢复后不久就可表现出来，与人类白细胞抗原（hman leukocyte antigen，HLA）的抗体有关。由于前瞻性细胞毒性交叉配型的发展，这种现象已被消除。目前较为新颖的交叉配型方式是"模拟交叉配型"，在这种配型中，产生了针对抗原的受体细胞毒性抗体。当器官可用时，这种模拟交叉配型可以避免需要受者的血液与供者的抗原进行配型。

细胞介导的免疫被认为是排斥反应的主要原因，而抗体介导的排斥反应也越来越被认为起到了同样重要的作用。细胞介导的排斥反应一般发生在移植后的 3～6 个月，通常导致心肌细胞坏死。通过心内膜心肌活检可诊断，然后将严重程度分为 1~3 级，后者最为严重。抗体介导排斥反应（antibody mediated rejection，AMR）通常由预先形成的循环抗体所导致。以前认为，AMR 对移植后数月发生的排斥反应没有显著影响。但目前已普遍认为，此时期会发生体液免疫应答，也确实会导致后期的排斥反应。AMR 通常伴有早期的移植器官功能障碍、同种异体移植物血管病变和血流动力学损伤。

一般当患者有心力衰竭或心功能不全临床表现时开始进行 AMR 治疗，而不考虑细胞浸润的组织学证据。AMR 的症状可能是非特异性的，包括疲劳、不明原因体重增加、水肿或心房颤动。因此需要主治医生保持高度的怀疑。通过颈内静脉或股静脉进行心内膜活检是诊断的金标准。根据国际心肺移植学会（ISHLT）的指南，移植后心内膜活检的频率逐步降低（例如，第1个月每周1次，第2个月2次，剩下的4个月每月1次）。活检结果可帮助区分是细胞介导的还是抗体介导的排斥反应。然而，由于其有创性的缺点，有时需要进行全身麻醉。此外，随机活检取样可能会遗漏斑片状炎症浸润，组织学诊断可能表明明显的心肌损伤已经发生。使用超声心动图探查舒张功能不全和组织多普勒成像，在未发现异常时显示出较高的阴性预测价值。然而，这些超声心动图的显像形态是非特异性的，在早期排斥反应检测中效用有限。心脏磁共振成像作为一种无创性的检测手段，通过心肌对比度的增强可以较早地检测出排斥反应。血清标志物如肌钙蛋白和脑钠肽在低阳性范围内是非特异性的，直到疾病晚期才会升高。美国食品药品管理局（FDA）批准的唯一一项用于常规临床实践的非有创性检测，涉及遗传图谱的创建和识别提示易受排斥反应的遗传标志物。在最近的试验中，这项技术在监测排斥反应方面可与心内膜心肌活检相媲美。

排斥反应的治疗是根据组织活检中所见的排斥反应的严重程度和性质来指导的。对于有细胞排斥反应的无症状患者，提高治疗级别可能就足够了。对于合并心功能不全的患者可使用脉冲类固醇进行治疗，服用环孢素的患者改用他克莫司。重要的是要记住，无症状的体液排斥反应患者，发生移植器官血管病变的风险更高。有症状的 AMR 患者更积极地进行脉冲类固醇治疗管理，并且偶尔静脉应用 γ 球蛋白。对该疗法的详细描述超出了本文的范围，但其原则在表 6-2 中进行了总结。心源性休克患者可能需要强心药物、主动脉内球囊反搏或体外膜氧合（extracorporeal membrane oxygenation，ECMO）进行支持。

当移植受体患者进行非心脏手术时，回顾他们的移植和随访记录很重要，以注意排斥反应的发生率、时间、性质和管理情况。移植物功能障碍是一个不好的特征，应与主要治疗小组进行讨论。如前所述，体液排斥反应患者发生移植器官血管病变的风险较高（稍后讨论）。长期或多疗程使用类固醇可导致肾上腺抑制。如果该患者群体存在围术期血流动力学不稳定，则应考虑此等情况。最后，任何循环支持设备（如 ECMO）的管理和相关抗凝治疗必须考虑在内。

2. 心脏移植物血管病变 冠状动脉移植物血管病变（CAV）已成为 HT 患者长期生存的主要

表 6-2　心脏移植排斥反应的治疗

免疫反应	无症状	射血分数降低	心力衰竭或休克
细胞免疫	增加钙调神经蛋白抑制药；口服大剂量类固醇并逐渐减量	口服大剂量类固醇并逐渐减量或静脉注射类固醇脉冲治疗	静脉注射类固醇脉冲式治疗；细胞溶解治疗；血浆分离；静脉注射 γ 球蛋白；强心药物支持；IABP 或 ECMO；再移植
体液免疫	无治疗（？）	口服大剂量类固醇并逐渐减量或静脉注射类固醇脉冲治疗 ± 静脉注射 γ 球蛋白	

IABP. 主动脉内球囊反搏

经许可转载，引自 Patel JK, Kittleson M, Kobashigawa JA. Cardiac allograft rejection. *Surgeon*. 2011;9:160–167.

障碍，有 1/3 的 HT 患者在 5 年后发生 CAV。在预防方面没有新进展，CAV 的发病率在过去 20 年里也没有显著下降。它仍然是移植后主要的远期（移植后 1 年以上）死亡原因之一。CAV 开始于免疫因素和非免疫因素之间复杂的相互作用，最终导致内皮细胞损伤，随后出现纤维过度增殖反应。CAV 的特点是影响整个冠状动脉网的弥漫性、同心形的增生性病变。这与自然形成的冠状动脉粥样硬化形成对比。在冠状动脉粥样硬化中，病变呈偏心形，且在近心外膜的血管中呈斑片状分布。

这一复杂过程最终共同走向血管内皮损伤，并导致以细胞增殖、纤维化和管腔狭窄为特征的组织过度修复反应。上述非免疫因素不仅包括一般的心脏危险因素，如肥胖、高血压、吸烟和糖尿病等，同样也包括一些 HT 特有的因素，如再灌注损伤及器官保护。越来越多的证据表明，HLA 相容性、排斥反应和巨细胞病毒（cytomegalovirus，CMV）感染等因素在发病机制中也有作用。在自然病程中很常见的影像学钙化，在 CAV 中却并不常见。由于移植时去神经支配导致心绞痛并不常见，CAV 表现为更为严重的形式，如充血性心力衰竭、心律失常或心源性猝死。由于即使怀疑 CAV 时也很难进行诊断，这使得常规监测对诊断至关重要。尽管心肌灌注成像和负荷超声心动图能有效判断预后，但其诊断准确性有限。目前的诊断标准是由冠状动脉造影结合血管内超声进行。移植后一年内，内膜厚度增加≥0.5mm，是预测全因死亡率、心肌梗死和血管造影异常的强力预测因子（框 6-3）。

CAV 的管理依赖于初级预防和早期治疗。血

框 6-3　移植心脏血管病变

- 在 5 年后影响 1/3 的心脏移植受者
- 表现为弥漫性、同心性、增生性病变，影响整个冠状动脉网
- 危险因素包括一般心脏危险因素（如肥胖、高血压、吸烟、糖尿病），以及再灌注损伤、器官保存、人类白细胞抗原相容性、排斥反应和巨细胞病毒感染

压控制，特别是应用血管扩张药物已被证明可以延迟 CAV。例如，钙通道阻滞药和血管紧张素转换酶抑制药。适当的免疫抑制和排斥反应治疗在 CAV 治疗中的作用再怎么强调都不为过。西罗莫斯和依维莫司有助于抑制血管平滑肌和成纤维细胞增殖，但是它们的滥用与不耐受、感染和伤口不愈有关。由于这种疾病的弥漫性和增生性，通过血管造影介入治疗缓解狭窄既不容易也难以成功。再次移植仍是这种复杂和严重情况下的明确疗法，但它面临重大的技术和伦理挑战。一般来说，在移植后一年接受非心脏手术的心脏移植患者，应被考虑具有一定程度的 CAV。在这个特殊人群中，无症状不意味着没有疾病，所有的诊断性资料都必须仔细检查。如果这些检查不能在手术前进行，那就应该在假设存在一定冠状动脉狭窄的情况下进行管理和决策。

3. 感染　不幸的是，免疫抑制是一把双刃剑，会带来恶性肿瘤和感染的风险。随着时间的推移，感染的风险逐渐降低，这可能反映了免疫抑制的变化。在术后即刻，医院感染或医源性感染占主导地位。术后 1～6 个月，可能发生机会性感染，激活潜伏感染。6 个月之后，社区获得性感染最为常见。改进的细菌和病毒预防措施使得肺孢子菌、巨细胞病毒（CMV）、李斯特菌、诺卡菌和弓形虫的感染减少。预防性措施通常包括用于卡氏肺孢菌的磺胺甲噁唑和甲氧苄啶，用于 CMV 的更昔洛韦，用于单纯疱疹病毒的阿昔洛韦，用于弓形虫病的乙胺嘧啶和用于念珠菌的制霉菌素。尽管出现了耐药念珠菌和曲霉菌菌株，但抗真菌预防和治疗仍得到了改进，提高了患者存活率。在围术期应继续进行这些治疗，这要求临床医生应了解药物间可能的相互作用。此外，严格无菌对这些患者的围术期护理至关重要，尤其是有创血流动力学监测的放置、导尿和其他有创操作。额外的抗生素预防应根据特定的患者、程序和细菌谱进行个体化管理。值得注意的是，移植受体的感染通常不伴有发热和白细胞增多，因此必须保持警惕，避免进展成为灾难性的败血症。

二、免疫抑制药物及其围术期管理

（一）免疫抑制

免疫抑制的进展是心脏移植作为一种成功手术方式背后的巨大推进力。技术上来说，它包括诱导（高强度初始治疗）、维持和适当的逆转排异。免疫抑制药物的作用是在最低限度地影响正常生理的同时，预防或改善排斥反应。免疫抑制药物有 3 个主要效果，包括治疗（抑制排斥反应）、不良后果（如感染和癌症）和非免疫细胞毒性。大多数此类药物的作用方式是耗竭淋巴细胞、改变淋巴细胞的去路，或者在淋巴细胞被激活时阻断其反应途径。一般来说，由于体液免疫抑制没有细胞因子被释放，不良反应较少，其耐受性要优于细胞免疫抑制。

固有 T 淋巴细胞和记忆 T 淋巴细胞共同参与同种异体免疫过程，尤其是对 HLA 敏感的 T 淋巴细胞。这被认为是由于既往感染了与 HLA 结构域交叉反应的病毒。在移植器官周围的淋巴组织被激活和转化后，效应 T 细胞出现并协调炎症反应。B 淋巴细胞介导了一种体液抗体反应，共同参与这一过程。这一过程具有补体 C4a 沉积的特异性组织病理学表现。如前所述，抗体介导的排异与更严重的血流动力学损害和更差的预后有关，其损害的部位主要是毛细血管内皮细胞。排异过程可能需要几天才能到达高峰，可能出现在患者完成初始手术出院之后。

（二）诱导治疗

诱导治疗的效果是有争议的，目前只推荐给特定的患者。诱导治疗的好处包括减少类固醇的使用，延迟钙调磷酸酶抑制药的启动。然而，有关其对感染和恶性肿瘤远期不良反应的数据相对缺乏。

诱导治疗通常使用以下两种药物进行（表 6-3）。
- 消耗蛋白类药物（如 OKT3 或鼠源 CD3 单克隆抗体，即抗胸腺细胞球蛋白）：这些药物通过破坏 T 细胞和 B 细胞起作用，使用时会导致细胞因子释放，可能会对全身产生影响。这些药物也与淋巴增生性疾病的发病率增加相关。
- 非消耗性蛋白药物（如单克隆抗体和融合蛋白）：这些药物抑制免疫系统而不破坏淋巴细胞。通常而言，它们的疗效有限，但不良反应较小。

（三）维持治疗

维持疗法试图在减少上述并发症的同时，达到受体适应的效果。为此，维持疗法通常由皮质类固醇、钙调磷酸酶抑制药（如环孢素或他克莫司）和抗增殖药（如霉酚酸盐）构成。类固醇的使用时间是有限的，以保持其持续时间在 1~5 年。他克莫司仍是首选的钙调磷酸酶抑制药，尤其是在有更高概率出现排斥反应的患者，以及有高血压、高脂血症的患者。环孢素更常用于糖尿病患者。西罗莫司是一种哺乳动物雷帕霉素靶蛋白（mammalian target of rapamycin，mTOR）受体抑制药，在降低肾毒性、CAV 和心血管发病率方面显示出良好前景。

（四）排斥反应

急性排斥反应，当它是细胞性的并伴有明显的血流动力学损害时，可使用大剂量类固醇或抗

表 6-3 免疫抑制诱导药及常见不良反应

	药 物	靶 点	效 果	主要不良反应
消耗蛋白类药物	抗胸腺细胞球蛋白：兔、马	结合抗原，包括 CD45	快速耗竭 T 细胞和 B 细胞	白细胞减少，血小板减少，细胞因子释放综合征，血清病
	抗 CD3 抗体（莫罗单抗 CD3）	结合 CD3	快速耗竭 T 细胞	细胞因子释放综合征，血清病
非消耗蛋白类药物	IL-2 受体拮抗药（巴利昔单抗）	抑制 IL-2 受体	防止 T 细胞的增殖和分化	无明显不良反应
	抗 CD52 抗体（阿伦单抗）	结合 CD52	快速耗竭 T 细胞和 B 细胞	持续的白细胞减少

IL. 白细胞介素

胸腺细胞球蛋白进行治疗。严重的体液排斥反应可引起血流动力学损害，通常用大剂量的皮质类固醇和血浆置换进行治疗，然后静脉注射免疫球蛋白或利妥昔单抗（美罗华，一种 B 细胞耗尽的单克隆抗 CD20 抗体）。

（五）免疫抑制药物与麻醉药物的相互作用

免疫抑制药物的世界正在飞速发展，与麻醉药物之间有着巨大且复杂的相互作用。然而通用概念保持不变且不应忽视，如血药浓度。重要的是要记住，大量的液体转移会导致血清水平药物浓度的转变。对于环孢素和他克莫司等药物来说，这一点尤为重要。因为他们效力的降低可能会导致或加重器官排斥反应。此外，由于胃排空减少，在诱导前口服药物水平可能未达到治疗剂量。另外，常见的药物如钙通道阻滞药可增加免疫抑制药物的水平。因此，监测药物水平是必要的，因为在围术期可能需要调整剂量以维持治疗水平。

在与麻醉药物的相互作用方面，环孢素可能是研究得最多的药物。接受环孢素治疗的患者可能仅需要较低初始剂量的非去极化肌肉松弛药，其药物效果可能会延长。环孢素也可降低癫痫发作的阈值。因此，在麻醉状态下尽量避免过度通气是明智的。他克莫司也是如此。环孢素和他克莫司也会引起肾血流量和肾小球滤过率的降低。围术期常用的其他肾毒性药物则可能加重这些影响，如非甾体抗炎药（NSAID）、雷尼替丁、复方新诺明和庆大霉素。因此，在可能的情况下，围术期应尽量避免使用额外的肾毒性药物。

许多药物，包括常用的免疫抑制药和抗真菌药物，都通过细胞色素 P_{450}（CYP_{450}）酶系统代谢，并由多重耐药转运蛋白（P- 糖蛋白）从细胞中转运出来。咪达唑仑、维拉帕米、红霉素等药物都是 P- 糖蛋白系统的抑制药，可增强作为其底物的免疫抑制药的作用和毒性。此外，CYP_{450} 和 P- 糖蛋白都表现出基因多态性，导致药物代谢产物存在显著差异。术中低温等因素也可能通过对代谢途径的影响对重要药物浓度产生直接影响。例如，手术中或手术后体温过低会导致 P_{450} 系统代谢药物（如免疫抑制药）的清除减少和水平升高。还有一个涉及代谢减少和消除的例子，

丙泊酚和霉酚酸盐共同的肝外葡萄糖醛酸化途径，如果共同使用，则可能会导致消除减少。最后，麻醉药物已被证明可以影响细胞介导的免疫，协助肿瘤生长，并影响神经退行性蛋白的积累。短时间内，这些特性对临床麻醉的影响可能不显著，但如果在短时间内重复发生，则可能会逐渐累积（框 6-4）。

想要了解更多有关影响免疫抑制药水平的药物、可能影响围术期治疗的免疫抑制药，以及免疫抑制药联合使用可能导致肾功能障碍的药物的其他信息，见表 6-4、表 6-5 和框 6-5。

框 6-4　麻醉和免疫抑制药物

- 液体转移可能会改变血清药物水平
- 钙通道阻滞药可提高血清药物水平
- 环孢素和他克莫司可延长非去极化类肌松药的治疗效果
- 体温过低可导致通过 P_{450} 系统代谢的药物（如免疫抑制药）的清除减少和药物水平升高

表 6-4　影响免疫抑制药物水平的药物

提升血药水平的药物	降低血药浓度的药物
• 溴隐亭	
• 氯喹	
• 西咪替丁	
• 克拉霉素	• 卡马西平
• 复方磺胺甲噁唑	• 奥曲肽
• 达那唑	• 苯巴比妥
• 地尔硫草	• 苯妥英钠
• 红霉素	• 利福平
• 氟康唑、伊曲康唑	• 噻氯匹定
• 胃复安（甲氧氯普胺）	
• 尼卡地平	
• 维拉帕米	

经许可转载，引自 Kostopanagiotou G, Smyrniotis V, Arkadopoulos N, et al. Anesthetic and perioperative management of adult transplant recipients in nontransplant surgery. *Anesth Analg*. 1999;89:613–622.

三、术前评估与优化

（一）术前评估与检测

移植受体的围术期管理从阐明移植过程的细

表 6-5 影响麻醉管理的免疫抑制药不良反应

不良反应	环孢霉素	他克莫司	咪唑硫嘌呤	类固醇	霉酚酸酯	抗胸腺细胞球蛋白	抗 CD3 抗原的单克隆抗体
贫血	–	–	+	–	+	–	–
白细胞减少症	–	–	+	–	+	+	+
血小板减少症	–	–	+	–	+	–	–
高血压	++	+	–	+	–	–	–
糖尿病	+	++	–	++	–	–	–
神经毒性	+	+	–	+	–	–	–
肾功能不全	+	++	–	–	–	–	–
速发型过敏反应	–	–	–	–	–	+	+
发热	–	–	–	–	–	+	+

经许可转载，引自 Kostopanagiotou G, Smyrniotis V, et al. Anesthetic and perioperative management of adult transplant recipients in nontransplant surgery. *Anesth Analg.* 1999;89:613–622.

框 6-5 与环孢素或他克莫司联合使用时损害肾功能的药物

- 两性霉素
- 西咪替丁
- 雷尼替丁
- 左旋美法仑
- 非甾体抗炎药
- 复方磺胺甲噁唑
- 万古霉素
- 妥布霉素
- 庆大霉素

经许可转载，引自 Kostopanagiotou G, Smyrniotis V, Arkadopoulos N et al, Anesthetic and perioperative management of adult transplant recipients in nontransplant surgery.*Anesth Analg.*1999;89:613–622.

节开始，如适应证、日期、成功与否，以及术后病程。与主要移植团队沟通可能提供这些信息，也可能产生新的诊断信息和实验室研究，这些最终与围术期的管理相关。术前评估的重点是评估移植器官功能（超声心动图）、排斥反应状态（心内膜心肌活检）、冠状动脉疾病（血管内超声或血管造影）、器官功能状态，以及末梢器官受累情况。为此，基于症状和临床表现的评估必须回顾既往的实验室资料，如果不是最近的检查结果就需要完成新的检查。之前详述的潜在并发症和相互作用，应仔细检查并排除。与血库沟通患者的 CMV 状况非常重要，因为 CMV 血清阴性的受体们要使用 CMV 阴性献血者的血制品。如果需要输注血制品，使用少白细胞的、受辐照的血制品可减少移植物抗宿主反应。与移植微生物学家进行围术期会诊有助于筛查感染，并根据患者的感染情况、计划的手术和移植后持续时间，制订个体化的抗菌预防计划。在没有明显分流或心内假体材料的情况下，非心脏手术通常不需要预防感染性心内膜炎。最后，医护人员还必须意识到，尽管这些患者的身体状况和指标有所改善，但他们可能患有轻微的心理和精神疾病，如抑郁症。

术前评估必须考虑到移植后的时间长短，因为患者的生理、并发症和风险在手术后 1 年进行转变过渡。第一阶段发生排斥反应的风险较高，因此免疫抑制也更强烈。这导致了较高的并发症发生率，如霉酚酸引起的贫血或白细胞减少，类固醇引起的糖尿病或高血压，钙调磷脂酶抑制药引起的肾功能不全等。在 1 年以内，移植器官功能障碍、容量状态改变和器官功能失调也都很常见。由于这些原因，择期手术应该推迟到第一年末，而急诊手术则最好咨询相关专家（如心胸专科麻醉科医师）。1 年后，排斥反应的风险降低，免疫抑制强度可以减少。然而，随着 CAV 的风险增加，根据个体和机构的不同监测方案，患者需要每 1～2 年进行血管内超声造影检查。因此，大多数手术可以在没有专科医师帮助的情况下进行，但是随着移植后时间的推移，医护人员应对 CAV 的发生保持高度的警惕（框 6-6）。

框 6-6　移植后的时间和并发症

- ＜ 1 年：排斥反应，移植物功能障碍，容量负荷过多，贫血或白细胞减少，糖尿病，肾功能不全和去适应作用
- ＞ 1 年：冠状动脉疾病（如移植心脏血管病）

心脏检查中，术前心电图可能显示双 P 波，或者来自心脏置入型电子器械（CIED）的起搏峰值。一度房室传导阻滞、右束支传导阻滞和心房扑动也常可见。为了获取关于 CIED 依赖性和近期心律失常的信息，所有 CIED 都应在术前进行检查。根据任何预先电子干预的类型和临近程度，可能需要将起搏器依赖患者的模式转位非同步模式，并停止抗心动过速和除颤治疗。如果心动过速治疗无效，则需要持续监测，并易于进行体外起搏和除颤，在手术结束时进行审查和程序调整。在 CIED 检查或术前评估中发现新的心律失常，可能提示移植器官功能障碍或 CAV，应进行彻底检查。像超声心动图这样的影像学检查可以提供收缩功能、舒张功能和瓣膜功能相关的有价值的信息。舒张功能障碍的存在可能是发生排斥反应的信号，收缩功能障碍可能是 CAV 的标志。最后，相关的术前实验室检查包括血液学、生化、凝血和肝酶检验等，这些检查可以鉴别是低灌注还是免疫抑制药毒性引起的末梢器官功能障碍。

（二）围术期免疫抑制药管理

在与移植服务机构协商后，免疫抑制药应在围术期继续使用。中断口服摄入，可能需要使用静脉制药替代。考虑到需要将口服制剂转换为静脉制剂，以及不同剂型之间存在潜在的差异（例如，等剂量时，钙调磷酸酶抑制药的静脉制剂比口服制剂的肾毒性更大），谨慎的做法是请教经验丰富的药剂师。值得注意的是，mTOR 抑制药也可影响伤口愈合，可适当地减少或中断用药剂量。另外，术前使用类固醇的患者，在围术期是否使用类固醇是一个更有争议的话题。已经有人提出，接受免疫抑制药量类固醇的患者，在围术期不需要额外剂量类固醇，麻醉下的低血压更多的是与低血容量相关，而不是肾上腺功能不全。此外，过度使用类固醇与胃糜烂、高血糖、感染风险和心理障碍风险有关。如果患者在手术当天接受了每日剂量的类固醇，不需要再常规给予类固醇激素。如果遇到难治性低血压（对液体和血管加压素没有反应），则可静脉注射氢化可的松 25mg。在近期停止使用类固醇治疗，同时存在感染，或者当手术是重大和有创性的情况下，则应该存在较低的类固醇给药阈值。

四、围术期监测与处理

（一）监测

患者意识到他们作为移植受体，所面临的手术风险增加，所以正确的术前用药可以帮助缓解焦虑和改善他们的体验。围术期使用麻醉药物引起心率和房室结传导的变化可能引起心肌缺血，因此心电监测对心肌缺血的检测至关重要。对无心血管反应的浅麻醉患者需要提高警惕，以确保麻醉深度，适当时应使用麻醉深度监测器（处理过的脑电图）。应根据患者的情况、拟行手术、手术的性质（如急诊）、出血量和预期的液体转移进行专门的监测。如果预计有大量的液体转移，尤其是如果之前存在心功能不全，那么肺动脉导管是有用的。经食管超声心动图是一种有用且微创的监测仪，可用于指导液体治疗、监测整体心功能和滴定血管活性药和正性肌力药物。如前所述，在这一类特别易感的人群中安置有创性监测设施时，无论如何强调严格的无菌措施和感染预防都是不过分的。

（二）麻醉技术

麻醉技术的选择需要个体化。任何麻醉技术均无明显禁忌证。镇静、局部和全身麻醉均已成功应用。麻醉的目标应该包括维持前负荷、保持窦性心律、避免后负荷的突然变化，并仔细监测术中并发症。在可以实时监测和迅速处理前后负荷的突然波动（如充气和排气时发生的波动）的前提下，腹腔镜手术可以安全地进行。

尽管在具有良好的解剖结构和无明显禁忌的情况下，喉罩通气是一种可接受的替代气管插管的方法，但经口气管插管更为可取，相比经鼻气管插管，也可减少感染风险。环孢霉素可能出现相关的牙龈增生，且气道解剖结构可因淋巴细胞增生性疾病而改变。如果存在气道压迫，会使通气困难，并且使气道管理变得复杂。既往长期插管所致声带功能障碍，或者既往气管切开后继发的气管狭窄，都可导致气道管理困难。在呼吸暂停时，HT 患者通常会出现氧储备不足，发生氧饱和度下降的时间缩短。这可能与肺不张、胸腔积液或血管外肺水增加有关。以上所有因素，使得必须拥有专业知识和设备，以迅速确保患者气道安全。

区域麻醉的实施可能由于血小板减少而成为禁忌，此外由于患者易受感染，因此应在严格无菌下实施阻滞时，且尽快拔除导管。在这一类患者中，与蛛网膜下腔麻醉相比，硬膜外阻滞更平缓、更可控的起效可能更有利，因为在急性后负荷减少时，他们的心脏变时反应可能是有缺陷的。由于血流动力学反应可能是无法预测且严重的，所以在阻滞期间必须保持警惕。

HT 患者妊娠是可行的，且确实有报道。妊娠伴随着血容量和心输出量的增加，这对于一个功能良好的移植心脏来说是没有问题的。免疫抑制药不一定是致畸的，也不需要在妊娠期停止使用。然而，感染、慢性高血压、妊娠高血压、早产和排斥反应的风险均增加。这些患者可能更需要剖宫产。椎管内麻醉对于分娩镇痛和剖宫产都是可以接受的选择，前提是没有凝血功能障碍，且在血管舒张时要注意维持前负荷。

（三）术中管理

血流动力学管理原则应考虑移植心脏的生理变化。交感神经系统药物疗效不佳，具有直接或间接作用的药物（如麻黄碱）仅表现为直接作用（表 6-6）。肾上腺素、去甲肾上腺素、胰高血糖素、异丙肾上腺素和间羟胺能正常发挥作用。左西孟旦是一种钙增敏药，已被证明可以改善移植物的心功能，并可以减少对强心药物的需求。改变血管张力的药物如去甲肾上腺素、硝酸甘油和血管加压素将正常发挥作用。然而，调整心率的代偿反应不会在移植后早期出现。如果有的话，将导致了它们的临床效果轻微增强。对腺苷的反应可能也被放大，这一类人群最好避免使用这种药物。

由于去神经支配，像胆碱能这样的拮抗药物对心率的影响可能是很小的。然而众所周知，尽管确切的机制尚不清楚，但新斯的明用于拮抗神

表 6-6 药物对正常和移植心脏的心血管影响

药　物	作用类型	心　率		血　压	
		正常心脏	移植心脏	正常心脏	移植心脏
阿托品	间接	增加	无变化	无变化	无变化
麻黄素	直接和间接	增加	少量增加	增加	少量增加
肾上腺素	直接	增加	增加	增加	增加
去氧肾上腺素	直接	降低	无变化	增加	增加

经许可转载，引自 Ashary N, Kaye AD, Hegazi AR, Frost EAM. Anesthetic considerations in the patient with a heart transplant. *Heart Dis*. 2002; 4:191-198.

经肌肉阻滞时可引起心动过缓甚至心搏骤停。当给这些患者使用新斯的明时，预先给予格隆溴铵，和准备好随时可用的直接变时药物是非常必要的。舒更葡糖是替代新斯的明的一个很好的选择，因为它没有明显的心脏作用。

免疫抑制患者的肾损伤风险增加，应避免使用肾毒性药物，如非甾体抗炎药或氨基糖苷类抗生素。事实上，任何对肾灌注有负面影响的操作或手术（如腹腔镜）都可能导致或加重肾功能不全。在没有末梢器官功能障碍的情况下，阿片类药物或肌肉松弛药的选择是基于手术和苏醒预期。因为瘀斑和骨质疏松症经常伴随着类固醇治疗，因此特别需要注意患者的体位和填充物。

（四）术后管理

术后护理与其他患者相似，注意充分镇痛、体温正常和容量补充。然而，HT 受体发生心律失常的风险增加，应降低监测阈值，术后通过遥测技术进行监测。如果免疫抑制中断，只要口服或静脉制剂允许，则应尽快恢复免疫抑制治疗。需要提高对术后感染和伤口愈合的认识，由于这些原因，应尽快拔除血管内导管和引流管。最后，由于该患者群体深静脉血栓形成的风险高于正常水平，应尽早开始进行血栓预防。

五、总结

心脏移植可以继续改善终末期心力衰竭患者的寿命和生活质量。免疫抑制方案和器官保护的进展，以及更特殊的免疫监测工具的使用，可能会使心脏移植更接近其最初的目标，即使受者的生理接近正常。根据目前对生理差异的了解，医生可以安全地照顾接受非心脏手术的心脏移植受者。器官移植通常被描述为一种疾病状态与另一种疾病状态的交换，尽管在现代医学中，这种交换正迅速成为一种更为有利的交换。

第7章

非心脏手术患者的肺高压
Pulmonary Hypertension in Noncardiac Surgical Patients

Dean Bowker　Dalia Banks　著

张俊杰　译

要点

1. 肺高压（pulmonary hypertension，PH）在接受非心脏手术的患者中是一种少见的疾病，其并发症发生率和死亡率较高。

2. PH 虽然有几种分类方案，但大体上可分为肺静脉压增高（通常来自左心疾病）和正常肺静脉压（通常来自肺、栓塞或原发性疾病）。

3. PH 的发病率和死亡率取决于后负荷对右心室影响的严重性，正常情况下右心室与低阻力的肺循环相连。右心室功能不全导致低心输出量（cardiac output，CO）和静脉充血。

4. PH 患者的最初症状是由于右心室在后负荷增加的情况下不能提供足够的 CO 而导致运动时呼吸困难。RV 衰竭的标志性体征和症状，如颈静脉扩张、肝大、腹水和外周水肿，往往是晚期表现，并预示预后不良。

5. PH 患者血流动力学管理的核心包括通过全身血管升压药维持冠状动脉灌注压，通过选择性肺血管舒张药降低肺动脉压，并通过正性肌力 – 血管扩张药维持 RV 收缩功能。

6. 在麻醉期间，通过避免缺氧，高碳酸血症和酸中毒，防止肺血管阻力（PVR）增加是必要的。

7. 诸如椎管内麻醉和外周区域麻醉技术可用作主要麻醉或作为全身麻醉的辅助。在区域阻滞期间或麻醉监测期间，必须小心镇静。术后局部麻醉可能有助于预防术后疼痛导致的 PVR 增加，同时可减少使用静脉麻醉镇痛药引起的通气不足。

8. 患者在术前使用的旨在降低肺动脉压的几种新药物。例如，磷酸二酯酶抑制药和前列腺素，应在围术期继续使用，因为突然停药可能导致致命的 PH 反弹。

9. 超声心动图和右心导管检查是术前检查的关键组成部分。这两种方式都可以深入了解右心对后负荷增加的反应，以及围术期肺血管扩张药的潜在应用价值。

10. 提示围术期失代偿的因素包括右心房压力 > 12mmHg，RV 舒张末期压力 > 15mmHg，平均肺动脉压 > 55mmHg，PVR > 1000dynes·s/cm^5，心脏指数 < 2L/（min·m^2），对血管扩张药无反应。

11. 有失代偿因素的患者择期手术应该推迟，直到患者血流动力学优化。

12. 术后，严重 PH 患者需要在重症监护病房进行充分监测，以继续进行适当的血流动力学管理，并避免缺氧、高碳酸血症、酸中毒和疼痛。

关键词

肺高压；右心室衰竭；正性肌力 – 血管扩张药；吸入性肺血管扩张药；肺血管阻力

肺动脉高压（pulmonary arterial hypertension，PAH）是一种由于血管重构和增殖而导致流向肺循环的血流受限，肺血管阻力（PVR）增加，并以右心衰竭和死亡结束的疾病。肺动脉高压是一种罕见的疾病，估计患病率为全球人口的 1%，在美国发病率为 1～2/100 万。

PH，无论是 PAH 还是其他原因引起的，都是围术期并发症的一个已知危险因素，常伴随着围术期发病率和死亡率的增加。

麻醉技术的选择、患者及手术特点是围术期管理的关键因素。围术期管理的主要原则是避免全身性低血压和肺动脉压的急性升高，因为这两种情况都会导致右心室缺血和右心衰竭。本章重点讨论肺高压患者接受非心脏手术的围术期管理。

一、肺高压的分类

根据定义，PH 是指平均肺动脉压（mean pulmonary artery pressure，mPAP）>25mmHg，PVR>300dynes·s/cm⁵。严重 PH 是指 mPAP>50mmHg，PVR>600dynes·s/cm⁵。

肺高压的分类始于 1973 年的世界卫生组织（World Health Organization，WHO）会议，此后随着对该病的认识和 PH 治疗的发展，已经经历了多次变化。2008 年在加州达纳角举行了第四届 PH 世界研讨会，该国际会议不仅首次关注了 PAH，还关注了由左心疾病、慢性肺疾病、慢性静脉血栓栓塞症和其他相关疾病引起的 PH。在最近举行的第五届 PH 世界研讨会上，一致认为 PH 应分为 5 个具有不同特征的患者亚组（框 7-1）。

另一种分类是由右心导管术（RHC）评估的 PH 分类，可分为毛细血管前 PH 和毛细血管后 PH。毛细血管前 PH（第五届世界研讨会分类的 I、III、IV 和 V 组）的特点是 mPAP>25mmHg，肺毛细血管楔压（pulmonary capillary wedge pressure，PCWP，即<15mmHg，PVR>300dynes·s/cm⁵）正常。毛细血管后 PH（II 组）是最常见的 PH 形式，是由左心疾病引起的，其特征是 mPAP>25mmHg，PCWP>15mmHg，PVR 正常。鉴于左心疾病的高患病率，在 II 组中区分 PAH 和肺静脉高压（pulmonary venous hypertension，PVH）非常重要（表 7-1）。

框 7-1 修订后的世界卫生组织肺高压分类

- I 组：IPAH、遗传性 PAH、HIV 感染和其他亚型 PAH
- II 组：左心疾病，心肌病和 LV 衰竭、主动脉瓣和二尖瓣病变
- III 组：呼吸系统疾病和低氧血症、COPD、睡眠障碍和 ILD
- IV 组：CTEPH
- V 组：其他原因

COPD. 慢性阻塞性肺疾病；CTEPH. 慢性血栓栓塞性肺动脉高压；HIV. 人类免疫缺陷病毒；ILD. 间质性肺疾病；IPAH. 特发性肺动脉高压；LV. 左心室；PAH. 肺动脉高压

表 7-1 肺动脉高压与肺静脉高压的比较

	肺动脉高压	肺静脉高压
RA 内径	扩大的	可以扩大的
LA 内径	小	大
房间隔	右向左突出	左向右突出
RVOT 缺口	常见	罕见
主动脉压	正常或低	正常或高
PCWP（mmHg）	< 15	> 15
PADP-PCWP（mmHg）	> 7	< 5

LA. 左心房；PADP. 肺动脉舒张压；PCWP. 肺毛细血管楔压；RA. 右心房；RVOT. 右心室流出道

二、特发性肺动脉高压

特发性肺动脉高压（idiopathic pulmonary arterial hypertension，IPAH）是一种罕见的、影响肺血管系统的疾病，可引起 PH，从而导致右心衰竭和死亡。IPAH 与血栓素前体、内皮细胞过度增殖和血管腔内抗凋亡细胞有关，在排除导致 PH 的其他原因的情况下就可以诊断为特发性肺动脉高压。内皮细胞表现为血管收缩与血管舒张失衡。

"致丛性肺动脉病"是原发性肺高压的病理特征，它反映了表型改变的内皮生长失调。

IPAH 是一种血管病变，主要累及中小动脉

血管，其病变范围广泛，包括内膜增生、中层肥大、外膜增生和丛性扩张动脉病。

三、发病机制

肺血管是一种血管舒张和收缩平衡的低压、高流量回路，具有血管舒张倾向。内皮通过产生各种血管舒张因子［前列环素和一氧化氮（NO）］和血管收缩因子（血栓素 A2 和内皮素）来调节血管平滑肌细胞活性。肺的内皮与全身脉管系统的内皮明显不同。虽然触发原发性 PAH 的刺激可能不同，但内皮会发生不明原因的损伤，导致凝血、增殖和血管收缩增加，从而促进 PAH 的发展。介质失衡导致肺血管收缩，内皮细胞增殖紊乱，合并内膜细胞增殖，形成特征性丛状病灶。

然而，没有特定的组织病理学病变定义原发性 PAH。在肺动脉和小动脉中发现了由肌成纤维细胞组成的增殖性和闭塞性内膜病变的证据，原因是内皮介质产生增加。此外，动脉平滑肌增厚（孤立性内侧肥大），血管壁破坏和纤维化，以及原位血栓形成导致动脉硬化和更剧烈的血管收缩。最终，维持低压力、高流量肺循环（NO，内皮衍生的超极化因子、利尿钠肽、肾上腺髓质素和 α_2 受体激动药）的内皮介质丢失，肺动脉压力在休息和运动时增加。无论 PAH 的主要病理生理途径如何，终点都是类似的。

血小板活性增加、血清素、纤溶酶原激活因子抑制药和纤维蛋白肽 A 水平的升高以及血栓调节蛋白水平降低共同导致了血液的高凝状态。内皮素（endothelin，ET）-1，强效血管收缩因子，在 IPAH 患者中发现动脉血浆中含量比静脉血浆高，表明 ET-1 可能导致这些患者的 PVR 升高。

特发性肺动脉高压与 ET-1 在肺血管内皮细胞中局部表达增加有关，参与 PAH 的发病。此外，电压门控（Kv）通道的抑制提高了膜电位，激活电压门控 L 型钙通道，从而增加钙水平，导致血管收缩并可能引发细胞增殖。

四、临床表现

由于与已知的潜在肺疾病或心脏疾病存在相似的非特异性症状，这可能导致 PH 的诊断显著延迟。逐渐出现的呼吸急促是 PH 最早和最常见的症状，反映出心输出量无法与活动量成比例增加。尽管冠状动脉正常，但右侧胸痛在 PH 患者中很常见。其他症状包括晕厥、疲劳和外周水肿恶化。由于肺血管扩张破裂可能会发生咯血。而肺动脉增大可压迫喉返神经，导致声音嘶哑。

体格检查侧重于 PH、右心室肥大（right ventricular hypertrophy，RVH）和右心衰竭的体征（表 7-2）。第二心音的肺成分加重可能是体格检查中唯一的发现，很容易被忽视。肝脏肿大和

表 7-2 与肺动脉高压评价相关的体征

	病　征	提　示
反映 PH 严重程度的体征	S_2 的肺部成分加重（在心尖可听到 > 90%）	高肺压增加肺动脉瓣关闭力
	早期收缩期喀喇音	肺动脉瓣向高压动脉开放突然中断
	收缩中期喷射性杂音	湍流跨瓣经肺动脉流出
	胸骨左缘抬举性搏动	出现右心室高压和肥大
	RV S_4（38%）	出现右心室高压和肥大
	颈静脉 a 波增高	RV 顺应性差
反映中度至重度 PH 的体征	随吸气而增加的全收缩期杂音	三尖瓣反流
	颈静脉 V 波增加	
	肝脏搏动	

（续表）

病　征	提　示
反映中度至重度 PH 的体征	
舒张期杂音	肺动脉瓣反流
肝颈静脉反流	高中心静脉压
晚期 PH 与 RV 衰竭	
RV S₃（23%）	右心室功能不全
颈静脉扩张	右心室功能障碍，三尖瓣关闭不全或两者兼而有之
肝大	右心室功能障碍，三尖瓣关闭不全或两者兼而有之
外周性水肿（32%）	
腹水	
低血压，脉压降低，四肢凉	CO 下降，外周血管收缩
提示 PH 可能的潜在原因或关联的体征	
中枢性发绀	异常 V/Q，肺内分流，低氧血症，体 – 肺动脉分流术
杵状指	先天性心脏病，肺静脉病变
心脏听诊表现，包括收缩期杂音，舒张期杂音，开瓣音和奔马律	先天性或后天性心脏或瓣膜疾病
啰音，浊音或呼吸音减弱	肺充血或积液或两者兼而有之
细啰音，哮鸣音，费力呼吸，呼气时间延长，咳嗽有痰	肺实质疾病
肥胖，脊柱后凸畸形，扁桃体肿大	通气障碍的可能因素
硬化症，关节炎，毛细血管扩张症	结缔组织病
雷诺现象，皮疹	
周围静脉功能不全或阻塞	可能的静脉血栓形成
静脉淤滞性溃疡	可能的镰状细胞病
肺血管杂音	慢性血栓栓塞性 PH
脾肿大，蜘蛛痣，肝掌，黄疸，水母头征，腹水	门静脉高压

CO. 心输出量；PH. 肺高压；RV. 右心室；V/Q. 通气 / 血流比值

外周水肿虽然在体格检查中不那么明显，但通常意味着伴有右心衰竭的晚期 PH。

　　诊断 PH 的第一步是鉴别有上述体征和症状的患者或有左心肌病和肺部疾病等风险的患者。胸部放射线和心电图（ECG）可分别显示提示 PH 的标志，如肺动脉增大或右轴偏离，但特异性非常低。如果从病史和体格检查中高度怀疑，超声心动图是下一步最合适的检查手段。超声心动图对于 PH 对右心的影响比较敏感，并且在有三尖瓣反流时可以估计肺动脉（PA）压力。下文包括了 PH 患者超声心动图检查的其他细节。计算机体层摄影（CT）和磁共振成像（MRI）是可用于进一步诊断的新技术。右心导管检查可以评估 PVR 和右心房（RA）和心室压力，以及左心压力，以此确认肺动脉高压的诊断并可以更精确定义血流动力学曲线。图 7-1 概述了评估 PAH 的算法。

与肺静脉高压，慢性肺病合并低氧血症和血栓栓塞性肺病相关的 PH 患者人数远远超过 IPAH

患者人数。术语"继发性"PAH 的使用较少，因为无论病因如何，PAH 都有许多治疗方法，而且基础疾病常常掩盖了 PAH 的临床表现。在确定 PAH 的病因后，应立即开始治疗，目的是预防右心衰竭的发生。不幸的是，就诊时 PAH 患者经

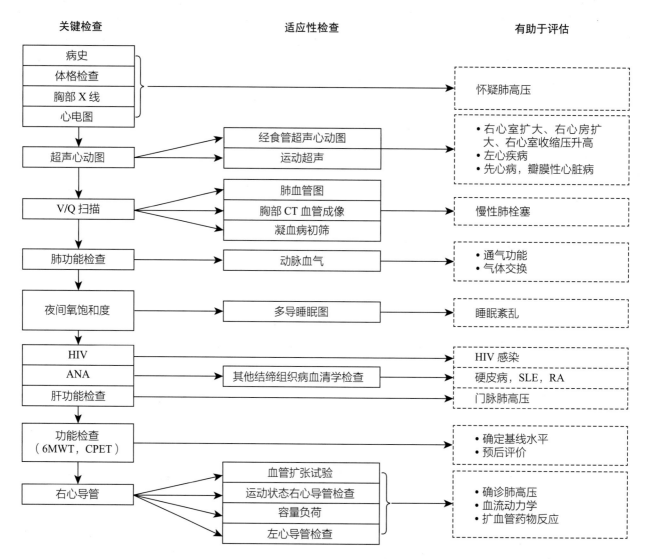

▲ 图 7-1　肺动脉高压（PAH）的诊断方法。特发性肺动脉高压（IPAH）的诊断是排除所有其他可能性之后的排除性诊断。关键检查是通过确定相关疾病的标准或排除 IPAH 以外的诊断来确定任何类型 PAH 诊断所必需的检查。所有关键检查都需有明确的诊断和基线表征。一项评估的异常（例如，肺功能检查中的阻塞性肺病）并不排除另一种异常（例如，通气 / 血流比值灌注扫描和肺血管造影上的慢性血栓栓塞性疾病）正在起作用或占主导地位。建议增加检查以明确关键检查的结果，并且仅需要在适当的临床环境中进行。关键和适当检查的组合有助于评估右侧栏中的鉴别诊断。应该认识到，明确的诊断可能需要额外的具体评估，而不一定包括在本一般指南中

ANA. 抗核抗体；CPET. 心肺运动试验；CT. 计算机体层摄影；HIV. 人类免疫缺陷病毒；RA. 类风湿关节炎；6MWT. 6min步行测试；SLE. 系统性红斑狼疮

经许可转载，引自 McLaughlin VV、Archer SL、Badesch DB, et al. ACCF/AHA 2009 expert consensus document on pulmonary hypertension: a report of the american College of Cardiology Foundation Task Force on Expert Consensus Documents. *J Am Coll Cardiol*.2009;53:1573.

常进展到了很严重的程度，任何治疗的价值仅限于缓解症状的程度。关于是否在某个机构治疗和具体治疗方案的选择是根据具体情况决定的，最好在具有管理 PH 经验的中心进行。评估患者的一个因素包括 RV 功能的评估，通常通过超声心动图和右心导管检查，因为 RV 功能障碍的存在在预后中起了主要的作用。

五、右心室病理生理学：肺高压对右心室的影响

右心室是一种独特的、不对称的新月形结构，以适应整个机体的静脉回流，同时保持低右心房压力并给肺部提供持续的低压灌注。通常，由于主动脉和右心室之间持续的冠状动脉灌注压力梯度，RV 在整个心动周期（收缩期和舒张期）都接受冠状动脉血液供应。治疗严重 PH 患者的体循环高血压时必须谨慎，因为这可能会降低 RV 灌注压，导致已经受损的心室缺血。

与产生高压以优化器官灌注的左心室不同，右心室通过肺血管床的低压、低阻力、高顺应性回路将血液喷射到肺部。在功能和解剖学上，右心室适合产生持续的低压灌注。右心室分为以下几部分，一是分隔流入道的环形肌肉带；二是在收缩期间产生压力的窦部；三是调节压力的流出道部分即右心室圆锥。RV 收缩分 3 个阶段发生：①乳头肌收缩；②然后 RV 游离壁朝向室间隔（IVS）呈波纹状蠕动；③左心室收缩导致 IVS 的挤压式运动进一步排空 RV。净效应是从心尖开始产生压力向顺应性良好的圆锥移动，这样能够降低 RV 和 PA 峰值压力，从而延长射血时间。

右心室可以耐受静脉回流的微小变化，同时不改变舒张末期压力或体积；然而，当有大量静脉回流则不然。右心室压力 - 容积环是三角形，与左心室压力容积的矩形不同，意思是右心室具有更长射血期和更短的等容收缩和舒张期。右心室延长的低压射血对肺动脉压力的变化非常敏感（如肺高压）。因此，右心室压力 - 容积环匹配适应左心室的矩形压力 - 容积环时，等容收缩时间延长，射血时间缩短，心肌氧耗量增加。当发生急性或慢性右心室功能障碍时，薄壁新月形允许

右心室适应前负荷大量增加而保持右心室舒张末期压力变化最小。因此，右心室功能障碍最初的主要代偿机制是右心室耐受良好的扩张。与左心室相比，右心室壁厚只有左心室的 1/2（5mm）且只需要做左心室 1/4 的功。室间隔负责一半的右心室心输出量；事实上，在右心室梗死期间，右心室游离壁停止工作，室间隔继续产生右心室收缩压。

值得注意的是，后负荷对右心室收缩功能的影响通常比对左心室性能的影响更显著。增加右心室后负荷不仅使得右心室射血分数呈线性下降；还导致右心室壁张力和右心室需氧量增加，从而增加对缺血的易感性。右心室后负荷增加并发生心室扩张后，右心室氧供减少会损害右心室收缩力。通常，室间隔向右心室游离壁移动，有助于右心室射血。然而，当右心室压力增加时，室间隔反常地向左心室移动，破坏其对心脏射血的作用。右心室心输出量减少和室间隔偏向左心室导致左心室充盈减少，左心室心输出量降低和体循环低血压，进一步降低右心室灌注和氧供。增加体循环血管阻力有助于增加左心室压力，对抗室间隔移位，从而恢复室间隔对右心室射血的作用。因此，除了增加冠状动脉灌注压之外，全身血管收缩药还可用于增加右心室射血。

六、诊断评估

急性或慢性右心衰竭的发展是肺高压的破坏性终末期并发症，与显著的发病率和死亡率相关。有明显右心室功能障碍表现时应重新评估择期手术的必要性，并且如果决定继续进行择期手术，将显著影响麻醉管理。因此，评估肺高压的关键是评估右心室对后负荷升高的代偿能力。有几种诊断右心室衰竭的方法。除了前面详述的非特异性的临床体征和症状外，还有一些诊断方式，如心脏生物标志物，心脏 MRI，超声心动图和右心导管，这些方式更明确，可能会揭示导致肺高压的原因（框 7-2）。心脏 MRI 可准确评估右心室大小和功能，右心室每搏输出量减低，右心室扩张；左心室充盈受损可独立预测死亡率。

依前列醇治疗第一年后的生存预测因子包

框 7-2　右心室衰竭的原因

RV 压力过负荷
- 肺动脉栓塞
- PH
- 肺部狭窄
- 心包疾病
- 左心瓣膜病
- 左心心肌病
- 右心室流出道梗阻
- 心脏移植与肺移植术后随访

RV 容量超载
- 三尖瓣关闭不全
- 肺动脉瓣反流
- 心内分流

RV. 右心室；PH. 肺高压

框 7-3　评估右心室功能障碍

心电图
- $V_1 \sim V_4$ 导联或 Ⅲ 和 aVF 导联 T 波倒置
- 窦性心动过速
- 新出现的右束支传导阻滞
- S1Q3T3 图形

超声心动图（+TEE）
- 右心室扩张（无二尖瓣瓣膜病变和左心室疾病）
- 右心室游离壁运动减弱，右心室心尖部收缩功能良好（McConnell 征）
- 右心室后负荷增加
- 右心室壁增厚
- PH 导致的三尖瓣反流流速 > 2.8m/s
- 室间隔矛盾运动
- 60/60 征
- 下腔静脉吸气时未塌陷
- 肺动脉扩张和右心房扩大

右心导管术
- 肺动脉梗阻的证据（毛细血管前压力 > 20mmHg，PCWP < 19mmHg）
- 左心室舒张期充盈受损

生物标志物水平升高
- cTnT > 0.07μg/L
- proBNP ≥ 600ng/L

cTnT. 心肌肌钙蛋白 T；PCWP. 肺毛细血管楔压；proBNP. B 型脑钠肽前体；TEE. 经食管超声心动图；PH. 肺高压

括功能分级和运动耐量、心脏指数和平均 PA 压力的改善。研究发现 6min 步行试验（six-minute walking test，6MWT）是生存的独立预测因子，许多前瞻性研究使用 6MWT 作为的主要研究终点。氨基末端 B 型脑钠肽前体（N-terminal probrain natriuretic peptide，NT-proBNP）水平是生存的独立预测因子，与右心室增大和功能障碍密切相关。心肌肌钙蛋白 T 的存在可能提示右心室缺血，因此预后不良（框 7-3）。

超声心动图是一种简易的床旁技术，用于诊断和随访怀疑患有 PH 患者。超声心动图对右心房和右心室扩大、右心室功能降低、室间隔移位和三尖瓣关闭不全的评估很容易。此外，超声心动图发现心包积液已被证明是死亡的一致预测因子。

有两个简单的可视化方法评估右心室大小：①在食管中段四腔心切面观察右心室腔面积相对于左心室腔的面积；②右心室心尖相对左心室心尖的位置。当右心室面积大于左心室面积时，右心室严重扩张和右心室心尖位移超出左心室心尖。超声心动图测量室壁厚度也可用于评估压力超负荷导致代偿性右心室肥厚情况下的整体右心室功能。当舒张末期右心室游离壁厚 > 5mm 时，可以诊断右心室肥厚。导致右心室压力超负

荷继发右心室肥厚的常见病因包括肺动脉狭窄和二尖瓣狭窄，肺动脉栓塞，慢性血栓栓塞性肺动脉高压（pulmonary hypertension due to chronic thrombotic and/or embolic disease，CTEPH）或其他原因。当右心室功能障碍时，代偿性右心室扩张导致正常的右心室几何形状从三角形、月牙形变为椭圆形、圆形、D 形。这种变化仅代表右心室功能障碍，不能区分功能障碍是与容量超负荷有关，还是压力超负荷有关，或者与两者均相关。超声心动图评估室间隔的形状和运动可能有助于区分右心室容量超负荷与右心室压力超负荷导致的病理变化。

（一）右心室容量超负荷

通常，在整个心动周期中，由于心脏运动主要由质量更大和处于中央位置的左心室心肌控制，因此室间隔是凸向右心室腔面的。随着右心

室逐渐扩张和肥大，右心室质量逐渐增加到等于左心室，凸状室间隔开始变得平坦。此外，当右心室体积和质量超过左心室，室间隔出现矛盾运动即室间隔异常凸向左心室。在右心室容量超负荷的情况下，这种异常在舒张末期最为明显，因为此时有最大右心室容量（图 7-2）。

右心室容量超负荷的其他征象包括右心房扩大，三尖瓣环或肝静脉或大静脉扩张，以及房间隔向左偏移。右心室容量超负荷的这些发现表明严重的三尖瓣关闭不全（tricuspid incompetence，TR）、心内分流或 PH（由左心疾病或肺部病变引起）。

（二）右心室压力超负荷

虽然肺动脉狭窄或 PH 可能仅导致右心室压力超负荷，但在成人心脏中单纯右心室压力超负荷并不常见，因为右心室高血压通常与三尖瓣反流和右心室扩张有关。最初，右心室压力超负荷减低了室间隔向右心室的正常运动和曲率，并导致整个心动周期出现异常的室间隔变平。随着右心室压力超负荷发展为更严重的右心室肥厚，心脏的重心向右心室偏移。这导致当右心室收缩后负荷达到峰值时出现特征性室间隔矛盾运动即室间隔向左心室凸出（右心室压力最高的时间，图 7-3），在收缩末期最明显。当鉴别右心室压力超

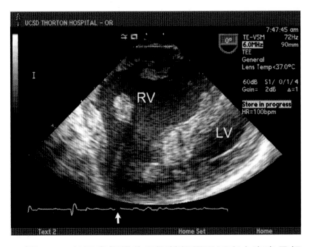

▲ 图 7-2　经胃中部乳头肌短轴视图显示右心室容量超负荷。注意舒张末期室间隔扁平化。白箭表示舒张末期的相关心电图

LV. 左心室；RV. 右心室

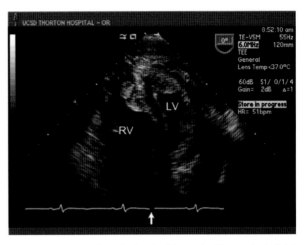

▲ 图 7-3　经胃中段乳头肌短轴平面视图显示右心室压力超负荷。注意室间隔扁平化在收缩期产生 D 形左心室。白箭表示收缩末期的相关心电图

LV. 左心室；RV. 右心室

负荷与右心室容量超负荷导致的室间隔矛盾运动时，要记住的关键点是室间隔凸向左心室最明显的时候发生在右心室压力超负荷收缩末期还是右心室容量超负荷的舒张末期。

三尖瓣环收缩期位移（tricuspid annular plane systolic excursion，TAPSE）是另一种评估右心室整体收缩功能的方法。TAPSE 指的是长轴、心尖到心底部方向三尖瓣环侧向收缩期位移。由于三尖瓣环相对固定的隔膜附着，它的位移是不对称的，TAPSE 呈现铰链状运动。正常 TAPSE 是朝向心尖方向≥17mm，TAPSE 降低提示右心室收缩功能障碍。

右心导管检查仍然是评估 PH 患者血流动力学的金标准，也是确诊 PH 的方法。右心导管检查应在初步筛查后怀疑 PH 的患者中进行。该检查侧重于测量肺动脉压力，肺血管阻力，以及观察血管扩张药治疗对肺循环的影响。血管扩张试验作为诊断步骤之一，基本原则是识别对血管扩张药治疗有反应的患者，因为这些患者更有可能从口服钙通道阻滞药等药物治疗中受益。吸入 NO 最常用于急性血管舒张试验，但静脉注射依前列醇和腺苷同样可替代 NO。血管扩张试验的阳性结果定义为 mPAP 至少降低 10mmHg 使 mPAP 绝对值<40mmHg，而 CO 没降低。

七、肺高压的治疗选择

PH 患者接受手术时可能使用多种肺血管扩张药或其他药物（表 7-3）。不恰当的围术期管理可能会产生严重的甚至致命的后果，因此熟悉这些药物及其管理势在必行。PAH 患者的治疗旨在改善症状和生活质量。另一个重要目标是在右心

表 7-3　用于降低肺动脉压的药物

药物：通用名称（品牌名称）		作用机制	给药途径	典型剂量	注意事项
钙通道阻滞药	硝苯地平（阿达拉特，心痛定）	钙通道阻滞药	口服	30～240mg	当用于证实血管活性反应性时用作门诊治疗
前列环素途径激动药	依前列醇（Flolan，Veletri）	前列环素（PGI$_2$）	持续静脉滴注	2～25ng/（kg·min）	抑制血小板聚集突然停止可能导致反弹性肺动脉高压
	贝前列素	前列环素类似物	口服	60～180μg/d	
	曲前列环素（Tyvaso，Remodulin，Orenitram）	前列环素类似物	皮下	1.25ng/（kg·min）；每周增加 1.25～2.5ng/(kg·min)	也可以通过吸入传递
	伊洛前列素（Ventavis）	前列环素类似物	间歇性吸入	2.5～5μg，每天 6～9 次	血流动力学效应持续 90min
血栓素抑制	特博格雷	血栓素 A$_2$ 受体拮抗药	口服		仍在调查中
内皮素受体拮抗药	波生坦（Tracleer）	内皮素 –1 受体拮抗药	口服	62.5～125mg，BID	潜在的肝毒性；需要 LFTS
	西他生坦（Thelin）	内皮素受体拮抗药	口服		由于肝毒性而从市场上移除
	安立生坦（Letairis）	A 型内皮素受体拮抗药	口服	每天 5～10mg	在现有的肝功能损害中未显示；需要 LFT
循环 GMP 介质	一氧化氮（INOmax）	cGMP 介导的平滑肌松弛	连续吸入	10～40ppm	可以通过面罩，鼻插管或气管导管输送；使用市售的输送系统监测 NO 和 NO$_2$，突然停止可能导致肺动脉高压反弹
	西地那非（Revatio）	PDE-5 抑制药	口服	5～20mg，TID	也可以提供静脉注射
	他达拉非（Adcirca）	PDE-5 抑制药	口服	每天 40mg	
	Riociguat（Adempas）	刺激可溶性鸟苷酸环化酶产生增加的 cGMP	口服	1～2.5mg，TID	适用于手术后持续或复发的 CTEPH 或无法手术的 CTEPH
血管扩张药	多巴酚丁胺（Dobutrex）	β 肾上腺素刺激	静脉滴注	5～20μg/（kg·min）	注意全身血管舒张；考虑联合使用血管升压药
	米力农（Primacor）	PDE-3 抑制药	静脉滴注	0.25～0.75μg/（kg·min）	注意全身血管舒张；考虑联合使用血管升压药

BID. 每日 2 次；cGMP. 环磷酸鸟苷；CTEPH. 慢性血栓栓塞性肺动脉高压；LFT. 肝功能测试；NO. 一氧化氮；NO$_2$. 二氧化氮；PDE. 磷酸二酯酶；PGI$_2$. 前列环素；TID. 每日 3 次

衰竭发生之前尽可能早地降低肺动脉压力并使心输出量正常化。

颈静脉压升高，下肢水肿和腹水提示利尿药可适用于右心衰竭患者。这些患者经常需要吸入氧气来维持 90% 以上的氧饱和度以防止进一步的缺氧引起的血管收缩。

血管扩张试验结果阳性的患者可以用钙通道阻滞药（如硝苯地平）治疗。如果患者在目前的治疗中功能没有改善到 I 级或 II 级，应该采取替代或其他额外的治疗方法。

前列环素途径激动药是一类重要的用于治疗肺高压的血管扩张药。除了直接的血管舒张作用外，它们通过腺苷酸环化酶活化抑制血小板聚集，并导致血小板内环磷酸腺苷（cAMP）的增加。前列环素治疗还有一定的抗炎价值，针对造成肺动脉高压的各种病理机制发挥作用。研究发现连续使用依前列醇［前列环素（prostacyclin, PGI_2）］输注疗法（Flolan）可改善血流动力学和运动耐量并延长生存期。几项开放标签随机试验显示可显著改善主要终点，即 6MWT。依前列醇静脉使用应根据症状缓解或不良反应程度进行滴定，但大多数专家推荐成年患者在单药治疗时剂量不要超过 25～40ng/（kg·min）。常见的不良反应包括头痛、下颌疼痛、潮红、恶心、腹泻、皮疹和肌肉骨骼疼痛。突然停药可导致 PH 反弹，严重的全身性低血压和心血管系统衰竭，因此，整个围术期继续使用这些药物至关重要。依前列醇应该限制在有相关管理经验及对患者有系统随访的治疗中心使用。

由于依前列醇治疗需要持续静脉给药才能有效，已出现其他替代形式，如口服（贝前列素）、皮下（曲前列素）和吸入（伊洛前列素）。曲前列环素是一种稳定的前列腺素类药物，其消除半衰期为 4.5h，已被证明可适度改善 6MWT，并被批准用于 II、III 和 IV 级的患者。伊洛前列素是另一种通过吸入方法给药的前列腺素类。伊洛前列素显示可以改善 III 级和 IV 级 IPAH 患者或由结缔组织组织疾病引起的 PAH 患者或具有 CTEPH 疾病的不可手术患者的功能状态。常见的不良反应包括咳嗽、头痛、潮红和下颌疼痛。伊洛前列素

被批准用于 III 和 IV 级的 PAH 患者。

已开发靶向血栓素抑制（特博格雷）和内皮素受体拮抗作用（波生坦，西他生坦和安立生坦）的新药。波生坦，一种有前途的内皮素（ET）受体拮抗药，通过阻断 ET-1 对肺循环血管的收缩起作用。已发现 PAH 患者循环中表达高水平的 ET-1，与 IPAH 患者的严重程度和预后相关。已发现波生坦可改善活动能力和心输出量指数，同时降低肺血管阻力。美国食品药品管理局要求患者每月检查肝功能，每 3 个月检查 1 次血细胞比容，以确保这些患者的安全。

磷酸二酯酶（PDE）抑制药在肺高压的治疗中也起着重要作用。NO 通过增加和维持血管平滑肌环磷酸鸟苷（cGMP）含量来发挥其血管舒张作用，而 cGMP 的短暂效应是由于 PDE 的快速分解。因此，肺组织和心肌中内皮细胞 NO 水平降低，PDE-5 表达和活性升高，导致了肺动脉高压的发生。PDE-5 抑制药，如西地那非和他达拉非等，通过阻断使第二信使（cGMP）失活的 PDE 酶起作用，cGMP 是肺组织中的血管舒张信号（表 7-3）。西地那非单药治疗可显著改善 mPAP、运动能力和 WHO 功能分级。

他达拉非是一种长效 PDE 抑制药，耐受性好，可改善生活质量和缩短临床恶化时间。西地那非和他达拉非均适用于轻中度症状的患者（WHO II 级或 III 级），对于有严重（IV 级）症状的患者，静脉注射依前列醇或曲前列素是首选。

考虑到可用的多种不同类型药物具有不同作用机制，联合治疗是一个有吸引力的选择。联合治疗的目标应该是最大限度地提高疗效，同时减少不良反应。

尽管 PAH 的药物治疗取得了相当大的进展，但对于药物治疗效果不佳的患者，右心衰竭恶化可导致生活质量下降，有创治疗仍然是一种有效治疗的选择。对于这些患者，应考虑选择介入和手术治疗（包括房间隔造口术和肺移植或联合心肺移植）。对于 CTEPH 患者，肺血栓内膜切除术是首选治疗。随着心脏手术的发展，心室辅助装置已被证明对右心衰竭是有效的，并且可能是严重难治性右心衰竭患者的另一种可行选择（图 7-4）。

原发性 PH 与促血栓形成状态相关，随着组织型纤溶酶原激活物抑制药 –1 水平的增加，并减少组织因子途径抑制药。因此，推荐抗凝治疗，前瞻性和回顾性研究证明用华法林治疗 PAH 患者存活率增加。

PH 患者的诊疗措施相当复杂且处于不断发展完善之中。如前所述，治疗药物包括氧气、利尿药、血管扩张药和抗凝血药，除此之外，还可用于治疗并发症。利尿药使用的目标是维持正常容量状态，因为右心室只能耐受很窄范围的容量

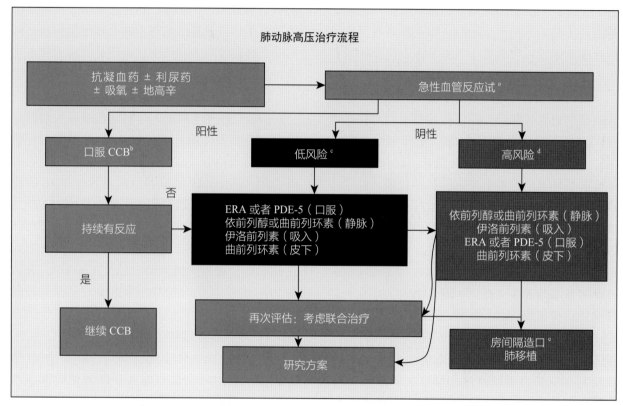

▲ 图 7-4 肺动脉高压（PAH）的治疗流程。背景疗法包括华法林抗凝，建议所有无禁忌证的特发性肺动脉高压（IPAH）患者使用。利尿药用于治疗右心衰竭。建议吸入氧气维持氧饱和度 > 90%

a. 对于所有可能接受钙通道阻滞药（CCB）长期治疗的 IPAH 患者，都应进行急性血管扩张药试验

b. 由 IPAH 以外的疾病引起的 PAH 患者对口服 CCB 的长期反应率非常低，并且这些患者的急性血管扩张药试验的价值需要个体化的评估。不考虑 CCB 治疗的 IPAH 患者，如有心衰竭或血流动力学不稳定的患者，不应进行急性血管扩张药试验。CCB 仅适用于急性血管扩张反应阳性的患者，为了安全和有效，需要密切关注这些患者

c. 对于急性血管扩张药试验没有阳性反应且根据临床评估被认为风险较低的患者，内皮素受体拮抗药（ERA）或磷酸二酯酶 5 型（PDE-5）抑制药的口服治疗将是推荐的一线治疗。如果口服方案不合适，则需要根据患者的情况和每种治疗的不良反应，以及风险考虑其他治疗

d. 对于根据临床评估被认为具有高风险的患者，持续静脉注射前列环素（依前列醇或曲前列环素）将是推荐的一线治疗。如果患者不是连续治疗的候选者，则必须根据患者的概况、不良反应，以及风险考虑其他治疗。依前列醇可改善 IPAH 的运动能力，血流动力学和生存率，是大多数重症患者的首选治疗。尽管依前列醇昂贵且难以给药，但它是唯一被证明可以延长 PAH 生存期的治疗方法。曲前列环素可以通过连续静脉或皮下输注。伊洛前列素是一种前列环素类似物，由自适应雾化装置给药，每日 6 次。内皮素受体拮抗药是改善 PAH 运动能力的口服疗法，必须每月定期监测肝功能。PDE 抑制药也能提高运动能力。当患者对初始单药治疗没有充分反应时，应考虑联合治疗

e. 肺移植和（或）房间隔造口术的时机仍具有争议，仅适用于进行了最佳药物治疗但病情仍有进展的患者

经许可转载，引自 McLaughlin VV、Archer SL、Badesch DB, et al. ACCF/AHA 2009 expert consensus document on pulmonary hypertension: a report of the american College of Cardiology Foundation Task Force on Expert Consensus Documents. *J Am Coll Cardiol.*2009;53:1573.

负荷变化。通常，患者在整个围术期应维持术前使用的血管扩张药物，因为突然停药可导致 PH 反弹并可能伴有循环衰竭。出于这个原因，患者持续输注期间出现的低血压应该用血管升压药和正性肌力药治疗，而不是减少其血管扩张药物剂量。抗凝血药通常在术前保留，以尽量减少术中出血风险。

八、麻醉管理

（一）麻醉前对病情的评估

PH 患者接受非心脏手术的发病率（42%）和死亡率（7%）风险显著增加。因此，这些患者在术前进行彻底的评估至关重要，如前所述，其中应包括评估患者的功能状态和疾病严重程度。其他重要的考虑因素包括患者的并发症和手术类型。总的来说，这将决定患者需要进行哪些术前检查项目，但常规的术前初步检查通常包括全血细胞计数、全代谢组、凝血功能、心电图、超声心动图、胸部 X 线和右心导管检查。血气分析和肺功能检查可能对有肺部疾病的患者有所帮助。这些检查有助于确保患者术前的功能状态得到优化。

全血细胞计数可以帮助识别多个潜在的可优化项目。白细胞增多可能提示潜在的感染风险。识别这些是很重要的，因为这些患者对脓毒症导致的低 SVR 和高 CO 状态的耐受性非常差。此外，长期接受血管扩张药物或正性肌力药物输注的患者可能会增加血液感染的风险。贫血会降低携氧能力，这些含氧低的血液输送到已经过度负荷的右心室，导致需氧量显著增加。继发于肝瘀血的血小板减少症可能导致手术失血增加，患者可能难以耐受失血相关的血容量不足，因为右心室依赖于足够的前负荷来克服高 PVR。

全代谢组检查可以识别电解质异常，后者可能会导致心律失常，从而导致 PH 患者严重不稳定，代谢性酸中毒会增加 PVR，并表明组织可能灌注不足。慢性肾脏病（chronic kidney disease, CKD）是围术期发病率和死亡率增加的预测指标。右心衰竭和充血性肝病患者的肝功能检查和凝血研究结果可能异常，这些患者出血的风险可

能会增加。

PH 患者进行超声心动图评估是必不可少的（见上文），应该重点关注以下异常情况，包括右心房大小增加、严重三尖瓣反流、严重扩张的右心室、右心室肥厚、APSE 降低或其他右心室功能指标，与容积或压力超负荷一致的室间隔的矛盾运动，以及心包积液。也应该进行 ECG 检查，评估是否存在右轴偏移，基线节律或传导障碍，或者合并冠状动脉疾病的证据。

术前右心导管检查用于量化肺高压严重程度，评估右心室功能，并确定对血管扩张药的反应性。总的来说，这些信息对风险分层和术中管理很有价值。右心导管检查表明有明显的右心室功能障碍和围术期风险和死亡率增高的风险，包括 RA 压力 $>12mmHg$，$RVEDP>15mmHg$，$mPAP>55mmHg$，$PVR>1000dynes \cdot s/cm^5$，$CI<2L/(min \cdot m^2)$，缺乏血管扩张反应。

在合并有肺部疾病或左心充血性心力衰竭的患者中，动脉血气检测可能有助于筛查缺氧或基线期呼吸性酸中毒的迹象。胸部 X 线和肺功能检查也有助于识别和优化共存的肺部病变。

PH 患者发病率和死亡率的其他预测因素包括 PE 的病史、CKD、功能状态差、中、高风险外科手术、急诊手术、右心室收缩压大于体循环收缩压的 66%，以及术中使用血管升压药。鉴于病情及其管理的复杂性，确保患者在择期手术前在肺病专家和心脏病专家的帮助下进行术前准备和优化可能会有所帮助。出现任何心力衰竭症状加重、严重缺氧或代谢性酸中毒的患者都应考虑取消或延期手术。

（二）麻醉技术的选择

如何选择合适的麻醉技术在很大程度上取决于外科手术的类型。然而，考虑到 PH 患者全身麻醉相关的发病率和死亡率，尽可能采用区域阻滞或椎管内麻醉是合理的。这些方法可能避免正压通气对 PVR 和 RV 功能的潜在有害影响，以及术后呼吸机难以脱机的可能性。此外，区域阻滞或椎管内技术可以在手术过程中和术后阻止疼痛引起的 PVR 增加，同时尽量减少阿片类药物的使用。因此，可以提供数天镇痛作用的导管留置

技术可能是优选的，特别是如果预期有显著术后疼痛的患者。

如果选择椎管内麻醉，麻醉科医师必须谨慎行事，因为 PH 患者对相关的交感神经阻滞耐受性差。虽然单次蛛网膜下腔注射可导致突然发作的严重低血压，但硬膜外导管允许逐渐滴定药物，这可能有助于避免 SVR 急剧下降。因此，建议在使用单次脊髓麻醉时放置硬膜外导管。

虽然区域麻醉技术可以避免气管插管和正压通气，但经常在手术室使用镇静药对于患有 PH 的患者可能是有问题的。在这一人群中，必须采取尽可能多的措施来避免呼吸抑制或气道梗阻。患者不能平躺或只需少量镇静药物通常意味着容易发生气道阻塞，可能不适合大范围区域阻滞技术。

（三）术中监测

应特别考虑 PAH 患者的监测策略。除了标准的 ASA 监测外，这些患者通常需要有创监测以优化其血流动力学的管理。

在麻醉诱导前插入动脉导管对于中重度肺高压患者是标准做法，因为它允许在麻醉风险最大的阶段实时监测血压。此外，可以通过波形分析或脉压变化以获得关于患者当前心输出量和容量反应性的线索。最后，动脉通路可以频繁进行动脉血气分析，这有助于避免缺氧和高碳酸血症。

放置中心静脉导管可用于迅速输送和滴定血管活性药物。此外，监测中心静脉压（central venous pressure，CVP）可以提供有关右心负荷状况和液体管理优化的有用信息，尽管监测 CVP 作为容量反应性的价值受到质疑。中心静脉血气也可以提供关于心输出量充足性的信息。

肺动脉导管置入的必要性目前有人提出质疑，因为一些研究发现其未显示出益处，并且不良事件发生的风险增加。然而，实时监测肺动脉压力及其对各种干预措施的反应可能会有所帮助。此外，热稀释技术的使用使得心输出量的快速评估变得容易，混合静脉血氧饱和度可以提供关于终末器官灌注充分性的信息。因此，对于严重 PH 患者或正在进行中度至高风险外科手术的

患者，通常建议放置肺动脉导管。

术中经食管超声心动图（TEE）可以持续实时地监测右心室功能、三尖瓣反流和容量状态。此外，TEE 可以用于肺动脉压力和心输出量的估计和随访。虽然当前没有指南推荐在肺高压患者术中管理中使用 TEE，但在经验丰富的人手中，这可以成为快速诊断血流动力学不稳定原因并对治疗干预的反应进行评估的有用工具。

（四）血流动力学目标

对 PH 和右心室衰竭病理生理学的全面详细了解，将为围术期的血流动力学管理提供策略。因为 PH 患者的右心室储备功能有限，管理的中心目标是最大限度地减少心肌氧耗量和最大限度地供氧，同时保持足够的心输出量来保护右心室。这是一个由几个相互关联因素相互作用的复杂过程，有一种方法是单独考虑心肌的下列决定因素，其中包括前负荷、后负荷、收缩性、心率和节律。

右心室舒张末期的前负荷或室壁应力是其每搏输出量和心输出量的主要决定因素之一。虽然不太严格准确，在临床中，前负荷这个术语通常用于表示舒张末期容积。在 PH 患者中，右心室可能仅在很窄的前负荷范围内（如血容量不足）才能充分发挥作用。一方面，如果由于血容量不足或静脉回流减少（如开始正压通气）而导致前负荷太低，则右心室将不能产生足够的压力来克服肺血管系统的高后负荷。另一方面，右心室可能已经最大限度地扩张，无法代偿前负荷的进一步增加，导致泵效率降低、壁应力增加、心肌氧耗量增加、冠状动脉灌注减少、缺血和心输出量减少。

鉴于目前缺乏用于前负荷评估的临床监测仪器，这种平衡可能特别难以维持。CVP 通常作为评估或至少作为右心室负荷状态的替代指标，但其不能准确预测容量状态或容量反应性是公认的。虽然有基于脉冲轮廓分析旨在评估容量反应性的设备，但这些尚未在 PH 患者中得到验证。TEE 可以轻松显示右心室容量并提供有关右心室顺应性的一些信息，但重要的是要注意，这些患者通常具有广泛的心室重塑，即使在代偿状态下

也可能发生右心室急剧扩张。因此，单个切面的图像做出的结论可能存在不足。因此，整合所有可用的信息持续不断地评估容量状态和心输出量之间的关系非常重要。

另一个影响每搏输出量和心输出量的重要因素是后负荷，被定义为心室在射血过程中的室壁应力，这对 PH 患者尤为重要。虽然右心室肥厚使右心室能够克服更高的后负荷，但这些患者可能处于代偿的极限。患者可能不能耐受右心室后负荷的任何一点增加，后负荷的增加导致右心室心输出量减少、左心室输出量减少、冠状动脉灌注减少、右心室缺血和右心室输出量进一步下降的恶性循环。

肺血管阻力是无肺动脉瓣狭窄或右心室流出道梗阻患者右心室后负荷的主要决定因素。以下几个因素可能增加围术期的肺血管阻力，包括疼痛、体温过低、缺氧、高碳酸血症、代谢性酸中毒、血管升压药、一氧化二氮、潮气量过高或过低的机械通气。因此，在肺高压患者的围术期管理中记住这些要点是很重要的（框 7-4）。

虽然在严重焦虑的患者中可能需要预先给镇静药物，但由于可能出现过度镇静、呼吸抑制、导致缺氧或高碳酸血症增加，应谨慎使用抗焦虑药。理想情况下，在给予任何镇静药物之前应给氧并密切监测。在充分预充氧后进行麻醉诱导，麻醉科医师应快速为患者接管通气，尽量缩短呼吸暂停的时间，并且必须减轻和抑制喉镜和手术刺激引起的交感神经反应以避免肺血管阻力的升

框 7-4　肺动脉高压患者麻醉期间应避免的因素
• 缺氧
• 高碳酸血症
• 代谢性酸中毒
• 疼痛和浅麻醉
• 一氧化二氮
• 全身血管舒张
• 容量过度
• 血容量不足
• 过高潮气量
• 过低潮气量

高。在呼吸机上施用更高的吸入氧浓度可以提供防止缺氧的安全范围。之后，在气管导管拔出前应确认自主呼吸恢复良好，因此，如果计划在手术结束时拔管，应避免过度使用阿片类药物。根据疾病的严重程度和手术类型，留置气管导管可能是合适的，以便在重症监护病房（ICU）中完成呼吸机的脱机。此外，充分的术后镇痛将有助于避免疼痛相关的肺血管阻力升高。多模式镇痛药和神经阻滞技术的使用可能有助于实现这一目标。

机械通气可以通过多种方式导致右心室后负荷增加。显然，应避免低通气，因此，应设定呼吸频率以保持正常的 $PaCO_2$（动脉二氧化碳分压），同时避免空气滞留和相关的肺过度膨胀。肺过度扩张会拉伸肺泡血管，增加阻力，而小体积和肺不张通过减少径向牵引增加了肺泡外血管内的阻力。因为总肺血管阻力依赖于肺泡和肺泡外血管，在功能余气量下，肺血管阻力往往最低。呼气末正压通气（positive end expiratory pressure，PEEP）过高也可以通过直接压迫肺血管系统增加肺血管阻力。因此，推荐肺高压患者通气时采用低至中度潮气量，低水平 PEEP 以避免肺不张。肺复张是有助于治疗肺不张并改善通气 – 灌注匹配的策略。

使用静脉和吸入性血管扩张药是患者围术期肺血管阻力和右心室后负荷管理的关键组成部分。肺血管扩张药在 PH 患者门诊治疗中的应用已经进行了综述，一般来说，患者应继续接受基线治疗。本章后面将详细介绍围术期血管扩张药的使用。

一个重要的区别是，在由肺静脉压升高（继发于左心衰竭）引起的 PH 患者中，使用全身血管扩张药减少左心室后负荷可导致肺动脉压力降低和右心室功能改善。这必须与维持足够的冠状动脉灌注压的需要相平衡。

收缩性是心输出量的另一个主要决定因素，它被定义为心肌缩短或挤压的内在能力。这通常被认为是给定一个前负荷和后负荷所产生的每搏输出量。有几个因素会对接受非心脏手术的 PH 患者的右心室收缩性产生负面影响。

麻醉药可通过其直接的负性肌力特性或通过降低体循环阻力来减少冠状动脉灌注来损害右心室收缩性。如前所述，PH 患者常见的右心室压力升高既是冠状动脉灌注的障碍，也是心肌氧耗量增加的原因。因此，必须保持体循环血压以确保足够的冠状动脉灌注梯度。这应该首先通过给予血管升压药来完成，同时调查和治疗潜在的低血压原因。除了麻醉不良反应之外，可能包括血容量不足、败血症或右心衰竭。

在考虑右心室收缩性时要理解的另一个重要原则是心室相互依赖。据报道，室间隔收缩占右心室每搏输出量的 40%，但对于右心室扩张衰竭的患者，室间隔向左心室移位，导致右心室收缩性受损，以及左心室收缩和舒张功能障碍。这解释了为什么处于代偿极限的右心室收迅速发展为螺旋式的右心室收缩性降低、左心室功能降低、全身性低血压和右心室缺血，以及收缩力进一步下降。使用血管升压药可以通过增加冠状动脉灌注和增加左心室收缩压来帮助中断这个过程，这可能有助于将室间隔推回右心室面。正性肌力药通过增加右心室每搏输出量，可减少右心室扩张和室间隔偏移，并增加冠状动脉灌注，在治疗和预防右心室衰竭方面也很重要。下文将讨论在围术期血管升压药和正性肌力药的使用。

心率可对心输出量，心肌氧耗量和冠状动脉灌注产生显著影响。了解这些关系对于肺高压患者的术中管理非常重要。因为心输出量等于每搏输出量乘以心率，很明显，心率的大幅增加或减少会对整体心输出量产生深远的影响。此外，心动过缓可导致右心室过度充盈扩张、室壁张力增加、氧耗量增加和心肌做功效率降低。然而，必须注意心率过高时舒张期充盈时间缩短，导致每搏输出量和心输出量不足。随着右心室压力升高，通常在整个心动周期内接受灌注的右心室，可能只在舒张期接受血流。在这种情况下，心动过速不仅增加心肌氧耗量，而且减少冠状动脉灌注，减少舒张期时间。鉴于在过高和过低的心率下均不利于心肌灌注和心输出量，建议这些患者的心率保持在 60～90 次 / 分。

心肌功能的另一个决定因素是节律。一般来说窦性心律几乎总能维持较好的血流动力学，对于 PH 和右心室功能处于临界状态的患者尤其重要。窦性心律提供的房室同步性对于优化右心室舒张期充盈至关重要，如果没有它，一些患者可能会经历快速的血流动力学恶化。此外，因为许多 PH 患者心房扩张，他们发生心房颤动等房性心律失常的风险可能会增加。在这些患者的围术期管理期间，麻醉科医师应做好准备，在心律失常耐受性差的情况下，快速进行同步心脏复律以恢复窦性心律。根据患者的稳定性，可以首先尝试使用药物进行心率或节律控制（或两者联合），但应注意避免使用具有负性肌力作用的药物。

（五）术中药物管理

麻醉科医师用于 PH 患者术中血流动力学管理的主要药物类别包括血管扩张药、正性肌力血管扩张药、正性肌力药和血管升压药（表 7-3）。

PH 患者使用血管扩张药物的目的是降低肺血管阻力，从而降低右心室后负荷。然而，这些药物大多数也会导致全身性低血压和冠状动脉灌注减少，所以应该谨慎使用。如前所述，几类肺血管扩张药用于 PH 患者的门诊治疗。一般来说，这些药物应该在手术当天继续使用。

在手术室，吸入性肺血管扩张药如 NO 的使用已被证明在减少肺血管阻力和改善通气 / 血流比值（ventilation/perfusion ratio，V/Q）比是有用的。这些药物代谢迅速，因此，它们对全身血管的舒张作用很轻微，同时显著降低肺动脉压力。由于它们是通过吸入给药的，可导致通气良好区域的肺动脉血管选择性舒张，从而改善 V/Q，促进肺内更有效的气体交换，可显著增强氧合和通气的潜力。

吸入 NO 迅速从肺泡扩散到肺血管平滑肌，通过刺激产生 cGMP 介导其血管舒张特性，导致细胞内钙减少和平滑肌张力降低。当 NO 到达血液时它在几秒钟内代谢，其效果持续时间仅为几分钟。这有利于肺血管系统内相对选择性的血管舒张，则不伴有全身性低血压。使用的典型剂量是 20 百万分率（parts per million，ppm）；较高剂量可能会导致毒性代谢产物二氧化氮引起高铁血红蛋白血症或肺损伤。＞40ppm 的剂量仅能提供最小的额外临床益处。该药物的其他潜在缺点包括成本高昂，潜在抑制血小板聚集，以及突然停药时可能发生显著的 PH 反弹。因此，在手术室开始吸入 NO 后应该在术后继续进行，并根据治疗方案逐步减量至停药（框 7-5）。

前列环素依前列醇也可以通过吸入给药。前列环素已在本章前面详细介绍，但值得注意的是吸入制剂被认为与较少的全身性低血压有关。然而，对血小板聚集功能受损的担忧依然存在。吸入的依前列醇通过连接到呼吸回路的吸气喷射式雾化器递送。氧气流量 $2\sim3L/min$、雾化浓度 $20\,000ng/ml$ 可为 70kg 患者提供 8ml/h 或 $38ng/（kg \cdot min）$ 的剂量。$50ng/（kg \cdot min）$ 以上的剂量不能提供额外的临床益处，并可能导致全身性低血压，不推荐使用。与吸入 NO 类似，突然停用该药物可导致危及生命的肺血管阻力反弹性升高。因此，在术后通常以每 $2\sim4$ 小时降低 50% 的浓度来逐渐停药。

正性肌力血管扩张药组成了另一类药物，对肺血管阻力过高而无法产生足够心输出量的肺高压患者的围术期治疗非常有用。这些药物因其正性肌力和血管舒张特性而得名，能够通过增加收缩力和减少后负荷来增加心输出量。虽然降低肺血管阻力是非常可取的，但同时扩张全身血管系统可导致低血压，使冠状动脉灌注受损。

多巴酚丁胺是一种以 β_1 肾上腺素受体激活为主、β_2 受体活性稍低、α_1 受体激动作用最小的血管扩张药。β_1 受体刺激导致 cAMP 介导的正性肌力和变时性作用。$5\mu g/（kg \cdot min）$ 的高剂量主要导致心肌收缩力增加，$>10\mu g/（kg \cdot min）$ 的剂量可能导致心动过速，心肌氧耗量增加。因为 β_2 血管舒张效应抵消了最小的 α_1 活性，这种药物与 SVR 和 PVR 的降低有关，只要避免全身性低血压，它就非常适合 PH 患者的右心室功能支持。

米力农，另一种正性肌力扩张药，通过抑制 PDE-3、增加 cAMP 生成发挥作用。通过降低血管平滑肌张力导致心肌收缩力增加、PVR 和 SVR 降低。剂量为 $0.1\sim0.75\mu g/（kg \cdot min）$，应根据需要进行滴定。虽然米力农比高剂量多巴酚丁胺导致的心动过速更少，但可能发生显著的低血压。避免使用负荷剂量并从较低剂量开始可以降低这种风险。肾功能受损患者的低血压可能持续时间更久；在这些患者中，应减少剂量或完全避免使用米力农。因为米力农和多巴酚丁胺通过不同的机制增加 cAMP，同时使用可能有协同作用，并且可能需要用血管升压药以维持全身血压和冠状动脉灌注。

钙增敏药左西孟旦是具有正性肌力和血管舒张特性的附加药物。正性肌力作用是通过增强心肌对钙的收缩反应来介导的，通过打开血管平滑肌中的钾通道来实现血管舒张。虽然理论上这应该导致心输出量的改善而不增加心肌氧耗量，但是在需要正性肌力药支持的急性心力衰竭患者中，研究显示与多巴酚丁胺相比，并不能显著降低死亡率。这种药物在美国仍在研究阶段，但它在欧洲和南美洲已被批准使用。

虽然多巴酚丁胺等药物因具有血管舒张和正性肌力联合作用的药物已成为肺高压患者右心室衰竭治疗的最佳选择，应该注意的是患有 CTEPH 的患者是一个例外。这些患者通常对血管扩张药反应不佳，因为导致其 PVR 升高的病变相对固定。由于药物心室支持的目标更侧重于增加收缩力和维持冠状动脉灌注，在该患者群体中优选使用正性肌力药物如多巴胺或肾上腺素。

多巴胺是具有多巴胺能和肾上腺素受体活性的正性肌力药物，在不同剂量范围内发生不同的血流动力学效应。目前认为 $<5\mu g/（kg \cdot min）$

框 7-5　在手术室吸入一氧化氮的设置

- 将 iNO 吸入装置带到 OR 中（联系负责部门，呼吸技术人员，药房交付）
- 安装 iNO 吸入装置适配器连接至呼吸机回路
- 确保 iNO 吸入装置的输出管路连接到适配器
- 近端放置采样线适配器（更接近患者）
- 恢复和确保足够的通气和流量
- 打开 iNO 吸入装置挥发罐使 NO 流入至适配器
- 将吸入装置设置为所需的百万分率（ppm）
- 观察监测 NO 和 NO_2 处于合适水平

iNO. 吸入一氧化氮；NO. 一氧化氮；NO_2. 二氧化氮；OR. 手术室

的剂量主要引起多巴胺受体激动，伴随肾和肠系膜血流量的增加。然而，低剂量多巴胺尚未被证明有助于预防或治疗急性肾损伤。在 $5\sim10\mu g/（kg\cdot min）$，多巴胺的 β_1 受体活性导致心率增加，心肌收缩力增强和 CO 增加。在这些剂量下，多巴胺可增加 CO 而不增加 PVR；然而，当剂量 $>10\mu g/（kg\cdot min）$ 时，α_1 受体效应开始占主导地位，血管收缩增加，导致体循环和肺动脉压力升高。应该指出的是，不同范围之间有很大的重叠，并且患者的血流动力学反应可能存在很大差异。

肾上腺素是另一种具有正性肌力和血管收缩特性的药物。它通过刺激 α、β_1 和 β_2 肾上腺素受体起作用，以提高心率、心肌收缩力和血管平滑肌张力。尽管在低剂量时 β_2 受体激活可能在某些血管床内产生血管舒张，但 α_1 受体活性通常会导致程度相似的 SVR 和 PVR 的增加。在右心室功能迅速恶化的情况下，可能需要大量稀释的肾上腺素来恢复右心室功能并避免心搏骤停。

血管升压药是 PH 患者术中管理不可缺少的最后一类药物。如前所述，重要的是避免 PVR 的增加，这可能会进一步加重已经处于濒临衰竭的右心室，但通过避免全身血压的急剧下降以维持冠状动脉灌注也是至关重要的。鉴于大多数静脉注射或挥发性麻醉药会在一定程度上降低 SVR，因此使用血管升压药来对抗这种影响是明智的。尽管 α_1 受体激动药去氧肾上腺素通常用于此目的，它均增加 SVR 和 PVR。去甲肾上腺素，一种混合的 α_1/β_1 受体激动药，也会增加 SVR，但它可能比去氧肾上腺素增加 PVR 的程度更小。有证据表明加压素导致 SVR 选择性增加而不影响 PVR，并可能导致适度的肺血管舒张，因此，$0.01\sim0.04U/min$ 的加压素输注可能是治疗 PH 患者 SVR 降低的最佳选择。

（六）术后考虑

由于 PH 患者术后面临多种风险，他们在术后几天内仍然处于发病率和死亡率增加的风险中。因此，对这些患者制订完善的术后管理计划非常重要。这样的计划应该涉及监测、疼痛控制、呼吸机脱机、容量状态和血流动力学的管理。术中血流动力学目标仍然是重中之重，应注意避免体温过低、缺氧、高碳酸血症、酸中毒、疼痛和容量超负荷。

鉴于一些 PH 患者生理条件耐受范围相当窄，在整个术后过程中对其进行适当监测非常重要。所需的术后监测程度决定了患者在手术后立即接受护理所处的地方。一些患者可能需要入住 ICU，其他患者可能需要在麻醉后监护室康复。这将取决于疾病的严重程度、手术的创伤程度、麻醉类型、患者病情的稳定性，以及是否需要持续呼吸机或血管活性药物支持。

这些患者的疼痛控制具有挑战性，因此，术前应仔细制订疼痛管理计划。虽然阿片类药物是许多术后疼痛管理方案的核心，但其相关的镇静和呼吸抑制作用可导致缺氧或高碳酸血症，这将伴随 PVR 的增加，而 PH 患者对此耐受性差。因此，应适时尝试通过多模式和区域镇痛策略来尽量减少阿片类药物的使用。这可能包括围术期使用对乙酰氨基酚、加巴喷丁、酮咯酸和局部或神经轴神经阻滞（单次注射或通过导管连续输注）。

虽然必须避免过度镇静和呼吸抑制，充分控制疼痛同样重要，因为疼痛引起的儿茶酚胺激增可能导致肺血管阻力增加和心动过速增加，这会加重右心室应激。如果术后疼痛预计在只使用最少量的阿片类药物很难控制时，建议在术前咨询急性疼痛管理服务。需要这类咨询的患者包括术后疼痛非常严重的手术患者、阿片类药物耐受的患者，以及不合适采用区域或椎管内镇痛技术的患者。在一些情况下，患者可能需要保持机械通气，直到手术疼痛减轻，以减少麻醉给药。

虽然许多患者在手术结束时可以成功拔管，但对于 PH 患者，临床医生倾向于术后持续机械通气。在移除气管导管之前，自主呼吸及呼吸肌力应完全恢复，神经肌肉阻滞完全逆转，手术疼痛得到充分控制，并且术后呼吸功能不全的风险最小。在患有睡眠呼吸暂停或经历了长时间手术的患者中，由于过度镇静或气道梗阻导致缺氧或高碳酸血症风险增加时可能需要术后继续机械通气。对于疼痛控制不佳、并存肺部疾病、手术过程中氧合或通气困难、持续的代谢性酸中毒或潜在出现大量液体转移的患者，继续术后机械通气可能也是必要的。

在任何接受手术的患者中，在术后最初几天可能出现剧烈的液体转移，这可能是围术期发病率和死亡率增加的重要原因。如前一节所述，肺高压患者的右心室只能在相当窄的前后负荷条件下保持足够的心输出量。因此，可能需要密切监测肺高压患者容量状态，为了维持血容量适宜，可能需要利尿药或静脉输液。

最后，对于需要术中给予血管扩张药或正性肌力药的患者，必须注意安全稳妥地对这些药物进行减量。这通常需要入住 ICU，仔细监测 PVR 反弹或右心室心力衰竭症状，同时患者停用这些药物或过渡到其门诊治疗方案。

九、总结

虽然 PH 在非心脏手术患者中相对罕见，但它与围术期发病率和死亡率增加密切相关。因此，负责监护管理这些患者的临床医生必须彻底了解 PH 和右心衰竭的病理生理学和医疗管理措施。这些患者围术期管理的核心原则是避免肺血管阻力增加和全身性血压降低，因为两者均可导致右心室缺血和右心衰竭。为了妥善监护这些患者，应该在外科、麻醉和内科专家的参与下制订全面精细的围术期管理计划。

第 8 章

成人先天性心脏病患者的非心脏手术
Adult Congenital Heart Disease in Noncardiac Surgery

Victor C. Baum　Duncan G. De Souza　Brett Cronin　Timothy M. Maus　著

潘韫丹　译

要点

1. 由于先天性心脏病变的成功矫治，目前先天性心脏病（congenital heart disease，CHD）成人患者的数量已达到甚至超过了儿童患者。
2. 非心脏专科麻醉科医师会遇到各种因疾病和损伤而需要手术治疗的成人 CHD 患者。
3. 中度以上复杂病变的成人 CHD 患者应尽量在成人 CHD 中心进行非心脏手术，并咨询具有成人 CHD 经验的麻醉科医师。
4. 专派一名麻醉科医师联络心脏病专科，对成人 CHD 患者进行术前评估和会诊是有帮助的。
5. 应提前查看心脏相关的所有检查和评估。
6. 通常画出血液流动的通路和解剖图能使非常复杂的病变简化，这种简单的方法有助于对病情的理解。

关键词

先天性心脏病；艾森门格综合征；Fontan 生理；分流；主动脉缩窄

由于儿童的先天性心脏病（CHD）围术期治疗在过去几十年中不断发展，越来越多的患儿在进行心脏病变的修复或矫正术后长大成人。1973年第一篇关于成人 CHD 的论文被发表，引起了医学界日益增加的兴趣。该领域现已发展壮大，有一些文章专门进行介绍，并且在 20 世纪 90 年代成立了一个专门的专业协会，即国际成人先天性心脏病协会（http://www.isachd.org）。美国每年有 3.2 万名新发 CHD 患者，全世界有 150 万例。预计将有超过 85% 的 CHD 婴儿长大至成年。据估计，美国有 100 多万成人 CHD 患者，欧洲有120 万，这一人口正以每年 5% 的速度增长；其中 55% 的成人合并中高风险病变，在美国有超过11.5 万人合并复杂病变。复杂病变患儿生存率的

增加改变了成人 CHD 的患者组成。曾经有人认为成人的疾病严重程度较轻，但现在这种情况正在改变。成人 CHD 患者年住院人数的增长速度明显快于儿童，目前成人占 CHD 患者入院人数的 37%。患有严重的先天心脏缺陷的成人和儿童患者人数已相等。由于这一患者群体预期寿命得到了延长，目前美国非发绀 CHD 成人患者的首位死因是冠状动脉性心脏病（心律失常仍是发绀患者的主要死因，1990 年以前曾是非发绀患者的主要死因）。不足为奇的是，CHD 成人的死亡率随着病变严重程度增加而升高，其中 77% 死于心血管疾病。CHD 成人患者常因老年病和外伤需要手术治疗而就诊。此外，育龄期的 CHD 女性可能必须承受妊娠期更高的生理负荷，需要分娩镇

痛和剖宫产麻醉。

尽管CHD会带来终身的医疗问题，相当数量的甚至是病变严重的患者，除了普通医疗外没有进行心脏病的持续随访。这些患者合并了解剖和生理上的复杂病变，而治疗成人疾病的医生对此可能并不了解。同时，与衰老或妊娠有关的一些医学问题，对于治疗儿童疾病的医生来说可能也并不熟悉。更复杂的情况是，因为这些患者中有很多人不知道自己的心脏病诊断而带病生活了多年，他们会自限运动量或认为自己无症状，但事实并非如此。由此而促成了成人CHD（adult congenital heart disease，ACHD）亚专业的建立。在创建专门的ACHD中心后，成人CHD患者的死亡率下降，死于心血管疾病的患者不到50%。因此，对于中度或复杂CHD的成人患者，建议在ACHD的专科中心进行治疗。团队的关键成员包括一位具备相关知识的麻醉科医师，可以对这些患者进行最佳的处理。尽管如此，大多数成年CHD患者的急诊手术并没有在ACHD中心进行。

一、成人先天性心脏病患者的非心脏手术

正如所料，有心脏手术史的年轻人（18—39岁）在非心脏手术后发生一系列严重疾病和死亡的风险增加。高危患者包括但不限于合并Fontan生理改变、发绀性疾病、严重的肺动脉高压、心力衰竭、瓣膜病或需要抗凝治疗，或者可能发生恶性心律失常等复杂疾病。

成人CHD患者占住院人数的0.1%，并且从2002年的0.07%上升到至2009年的0.18%。在这期间，成人CHD患者住院进行非心脏手术比值也增加了，大多数患者在非教学医院接受治疗。无论是儿童还是成人CHD患者入院进行非心脏手术，其死亡风险都会因合并CHD而增加，病变越复杂患者死亡率越高。非心脏手术的危险因素包括心力衰竭、肺动脉高压和发绀。

二、常见的慢性先天性心脏病变导致的非心脏问题

长期的CHD病变可对多种器官系统产生影响（框8-1和框8-2）。由于CHD可能是多种器官遗传或畸形综合征中的一种表现，需要对所有患者各系统进行全面的评估和检查。

（一）肺

任何导致肺血流量增加或肺静脉阻塞的病变都可能导致肺间质液体增加、肺顺应性降低和呼吸做功增加。发绀型心脏病患者对高碳酸血症通气反应正常，通过增加分钟通气量维持正常的呼气末二氧化碳。但是，这些患者对低氧血症的反应迟钝，经手术矫正且血氧饱和度恢复正常后其低氧调节反应可恢复正常。这些发绀患者的肺血流量减少、正常或者甚至增加，其动脉$PaCO_2$值高于呼气末CO_2。

扩大的高压肺动脉或左心房可能压迫患儿的

框8-1　先天性心脏病可能出现的非心脏器官病变

可能出现的呼吸系统并发症
- 肺顺应性降低（肺血流量增加或肺静脉回流障碍）
- 肺动脉扩张合并肺高压使气道受压
- 细支气管受压
- 脊柱侧弯
- 咯血（伴有终末期艾森门格综合征）
- 膈神经损伤（既往胸外科手术）
- 喉返神经损伤（既往胸外科手术，由心脏结构侵犯神经所致罕见）
- 低氧血症的通气反应迟钝（伴有发绀）
- 呼气末二氧化碳分压测定会低估发绀患者的$PaCO_2$

可能出现的血液系统并发症
- 出现高黏血症症状
- 出血倾向
- 血友病因子异常
- 全血凝血酶原或部分凝血活酶时间假性升高
- 全血血小板假性减少
- 胆结石

可能出现的肾并发症
- 高尿酸血症和关节痛（伴有发绀）

可能出现的神经系统并发症
- 反常栓塞
- 脑脓肿（右向左分流）
- 癫痫发作（脑脓肿旧病灶）
- 胸内神经损伤（医源性膈神经、喉返神经或交感神经干损伤）

框 8-2	长期先天性心脏病可能累及的非心脏器官系统

- 肺
- 血液
- 肾
- 神经
- 血管
- 泌尿生殖（妊娠）
- 社会心理

支气管，但成人患者很少出现这种情况。晚期艾森门格综合征可引发咯血，有艾森门格生理改变和红细胞增多症的患者可发生上叶肺动脉栓塞。既往的胸外科手术可能损伤膈神经，导致膈肌麻痹或瘫痪。

可能会形成一些源于主动脉的大侧支血管来增加肺血流量。在开胸手术前，为了防止术中失血过多，有时会在导管室栓塞侧支血管。

（二）血液

慢性 CHD 病变的血液学改变主要是长期发绀的结果，包括凝血功能和红细胞调节的异常。长期低氧血症导致肾脏促红细胞生成素增加，从而导致红细胞质量增加。红细胞生成因此受到影响，这些患者正确地应称为红细胞异常而不是红细胞增多症。然而，血氧饱和度、红细胞质量和 2,3- 二磷酸甘油酸之间的没有相关性。氧 - 血红蛋白离解曲线正常或轻微右移。大多数患者能建立一个平衡状态，维持血细胞比容稳定和铁元素充足。然而，有些患者会出现血细胞比容过高和缺铁，导致血液高黏滞状态。缺铁导致红细胞变形能力差，在相同的血细胞比容下血黏度增加，这是一个较强的艾森门格综合征患者血栓形成的独立预测因子。铁元素充足时，患者的血细胞比容 >65% 才会出现高黏血症的症状。缺铁还会使氧血红蛋白离解曲线向右移动，降低肺组织中的氧亲和力。通过反复放血来降低血细胞比容的错误治疗也可致患者缺铁。

有症状的高黏血症患者需要通过治疗来及时缓解症状。其他无症状的血细胞比容升高（通常血红蛋白 >20g/dl，血细胞比容 >65%）无须治疗。非脱水所致的血细胞比容增加可采用部分等容换血进行治疗。部分等容换血后，症状通常在 24h 内消退。交换的血液量一般 <1 个单位。有需要的话，放出的血液可以术前储存，用于围术期的自体血回输。术前等容换血降低了择期手术出血并发症的发生。高黏血症和红细胞增多会使儿童脑静脉产生血栓，但成人尽管也有高的血细胞比容却不会产生血栓。红细胞增多症患者术前禁食时间不宜过长，以防血细胞比容迅速升高。

据报道，20% 的患者会出现凝血障碍。发绀型 CHD 可出现各种凝血异常，表现也不同。血细胞比容 >65% 的患者多有凝血障碍，然而血细胞比容较低的患者也会发生术中大出血。一般来说，血细胞比容越高出血风险越大。据报道，各种内源性和外源性凝血因子均可出现异常。纤溶系统功能可保持正常。

全血中血浆体积减小会导致凝血酶原和部分凝血活酶时间的测量值假性升高，这是由于全血中红细胞体积增大而血浆较少，因此采集管内按正常的血浆体积标本配备的抗凝剂量会偏多。如果事先将患者的血细胞比容告知了临床实验室，就可以提供适合的血样管。

血小板计数通常正常或有时下降，但血小板低不是导致出血的原因。测得的是每毫升血液的血小板，而不是每毫升血浆中的量。如果按减少的血浆量进行校正，血浆中血小板总数基本正常。即便如此，有一些报道认为血小板功能和寿命会出现异常。建立了低压血流（Fontan 通路）或人工血管吻合通路的患者常常会使用抗血小板药物。

发绀型红细胞增多症患者血红蛋白代谢更快，成人胆囊胆红素钙结石的发病率会增加。发绀心脏病的患者在矫治手术做完几年之后多会发胆绞痛。

各种机械因素也会导致发绀型 CHD 患者术中大出血。这些因素包括组织毛细血管密度增加、体静脉压升高、为增加肺血流量而形成的主动脉与肺动脉侧支和经胸膜的侧支循环，以及既往的胸外科手术史。抑肽酶和 ε- 氨基己酸可改善发绀型 CHD 患者术后凝血功能。氨甲环酸对凝血功能的改善作用不确定。

（三）肾

成人 CHD 患者常有不同程度的肾功能不全，其严重程度是患者的死亡预测因子。6 年随访发现，中度或重度肾功能不全［估计肾小球滤过率（glomerular filtration rate，GFR）＜60ml/（min·m²）］患者的死亡风险比 GFR 正常的患者增加了 5 倍，比 GFR 轻度升高的患者增加了 3 倍。发绀和心功能差的患者常合并肾功能不全。成年发绀型 CHD 患者的肾组织可出现异常，表现为肾小球细胞增多和基底膜增厚、局灶性间质纤维化、肾小管萎缩，以及传入和传出小动脉透明样变。由于尿酸排泄分数过低，发绀型 CHD 患者常合并高尿酸血症。由于肾低灌注和高滤过率，尿酸盐重吸收减少。尽管患者血尿酸升高，很少出现尿酸结石和高尿酸血症肾病。虽然患者常合并关节痛，但相对于血尿酸升高的程度来说，痛风性关节炎的发生率比预期的低。

（四）神经

存在持续或潜在心内分流的成人仍有发生反常栓塞的风险。反常栓塞甚至可以发生在左向右为主的分流中，因为在心动周期中，可能会出现很短暂的逆向分流。有人认为，发绀型 CHD 成人患者血细胞比容高，但不会发生脑血栓，而儿童可发生脑血栓。然而，有人质疑这一说法，认为脑卒中的发生与缺铁和反复放血治疗有关，而与红细胞质量无关，而成人患者仍然有脑脓肿的风险。儿童脑脓肿愈合后的病灶可引发癫痫发作并且会持续终身。

既往的胸科手术可导致永久性周围神经损伤，特别是肺尖的手术，神经损伤风险大。这些手术包括 Blalock-Taussig 分流术、动脉导管未闭（patent ductus arteriosus，PDA）结扎术、肺动脉环束术和主动脉缩窄修补术。易受损伤的神经包括喉返神经、膈神经和交感神经链。成人患者 CHD 组偏头痛的发生率较获得性心脏病组更高（45% vs. 11%），其中左向右、右向左和无分流组的偏头痛发生率均增加。

（五）血管

先天性或医源性的血管异常，可影响麻醉科医师选择合适的血管进行置管或准确的血压测量。这些血管异常的情况见表 8-1。

（六）妊娠

妊娠、临产和分娩的生理性变化过程中，合并 CHD 女性的生理状态会发生很大改变，其死亡率和发病率增加。一些文章对 CHD 孕妇的问题进行了更详细地探讨。下面的讨论中包括了几种心脏病患者妊娠和分娩期的处理方法和临床预后。

虽然先天性缺陷可能引发心脏并发症、自然流产、早产、血栓性并发症、围产期心内膜炎和胎儿发育不良，但大多数的患者仍可足月妊娠并成功经阴道分娩。母亲和胎儿的高危因素包括肺动脉高压、心室功能低下、主动脉根部扩张的马方综合征、发绀、严重左心梗阻性病变和压力（相对于容量）性病变。艾森门格生理是一个特殊的危险因素。高达 47% 的发绀女性在妊娠期出现心功能恶化。血细胞比容＞44% 与胎儿出生体重小于第 50 百分位相关，而血红蛋白＞18g/dl 或血氧饱和度＜85% 的胎儿死亡率≥90%，大多数胎儿死亡发生在妊娠早期。妊娠期每搏输出量

表 8-1　可能出现的血管问题

血　管	可能出现的问题
股静脉	经股静脉切开插入心脏导管后，静脉可能会被结扎。婴儿股静脉置入大号治疗导管容易形成静脉血栓
下腔静脉	某些疾病患者的下腔静脉不连续，特别是合并有异位（多脾）症时；腹股沟处置管无法到达右心房
左锁骨下动脉和足背动脉	锁骨下皮瓣修复术后（锁骨下动脉）或主动脉缩窄的远端血压低，术后血管再狭窄使远端血压变化不定；脉搏消失或扪及的血压异常
锁骨下动脉	同侧动脉血压在经典 Blalock-Taussig 分流术后降低，在改良 Blalock-Taussig 分流术后变化不定
右锁骨下动脉	主动脉瓣上狭窄使血压假性升高（Conda 效应）
上腔静脉	Glenn 术存在导管相关栓塞的风险

和心输出量的增加会使已经压力超负荷的心室难以承受。妊娠期全身血管阻力降低使合并反流性病变女性的耐受性增加，可以减轻妊娠高血容量的循环负荷。然而，全身血管阻力的降低增加了右向左分流。心室功能差的患者无法耐受高血容量，母亲发绀与早产和宫内发育迟缓发生率的增加有关，重度发绀与高自然流产率有关。目前建议阴道分娩不预防性治疗心内膜炎。如果较大的孩子中有一个患有（任何缺陷）CHD，此次出生的新生儿合并任何先天性心脏缺陷的风险为2.3%，如果较大的孩子中有 2 个患病，此次新生儿患病风险为 7.3%，如果母亲有先天性心脏缺陷，新生儿患病风险为 6.7%，但如果父亲有先天性心脏缺陷，新生儿患病风险则只有 2.1%。发病风险很明显可能与母亲的病变种类和潜在的遗传基础有关。如果可能的话，CHD 母亲的妊娠期医疗应在高危产科中心进行并由有 ACHD 经验的心脏医师处理，同时进行产科麻醉早期咨询。长期服用抗凝血药的女性可能需要在围产期进行药物调整，产后血栓栓塞是一个重要的潜在问题。麻醉科医师通常遇到的是妊娠晚期的患者。大多患者已经经历了妊娠晚期之前的主要妊娠生理变化，如果此时仍保持良好的功能状态则已证明自身处于相对低风险。妊娠是一种负荷试验，如果她们已经成功到达妊娠中晚期，则成功耐受分娩的可能性很大。此外，会建议许多高危女性避孕。没有先验的依据支持器械或剖宫产优于阴道分娩。这将由产科医师而不是心脏医师决定。即便如此，人们普遍认为，ACHD 女性不能耐受分娩特别是第二产程的"负荷"。然而，良好的硬膜外腔镇痛使子宫收缩可以忍受。此外，只要产程能够持续进展可避免在第二产程推压，可结合低出口胎头吸引或产钳进行助产。第三产程可能出现胎盘血自体回输、子宫收缩乏力或出血导致的低血容量。如果需要使用催产素，必须注意其对血流动力学的影响。催产素可降低全身血管阻力，增加心率和肺血管阻力（PVR）。甲基麦角新碱会增加全身血管阻力。心输出量固定的母亲难以耐受这些心脏负荷的快速变化，可能发生肺水肿或心力衰竭。

有些母亲服用了包括抗心律失常药在内的心脏病药。这些药物对婴儿一般是安全的。例外的药物包括 β 受体拮抗药，可以干扰胎儿生长和分娩压迫的胎儿反应，以及胺碘酮，可以影响胎儿甲状腺功能。由于子宫电场强度低，所有阶段母亲的心脏复律对胎儿都是安全的。然而，整个操作过程中都应该监测胎儿情况。置入了体内除颤器的女性已经能够成功足月妊娠，如果在妊娠期需要体外循环（cardiopulmonary bypass, CPB），它会增加胎儿的风险，特别是在低温的情况下。

（七）社会心理

患有 CHD 的青少年与其他青少年并无区别，而对心脏病情的否认、永生感和冒险性行为却会影响对这些青少年实施最佳的医疗救治。身体上留有既往手术的瘢痕的和体力上的受限使这些青少年会产生复杂的身体意识。尽管大多数 CHD 青少年和成人有正常的身体功能，但 CHD 成人不太可能结婚或同居，更多是与父母生活在一起。有一些关于青少年和成人患者的心理社会报告结果，但是没有很好的对照研究。有人认为他们常患有抑郁症并使心脏病的临床预后更差。

青少年 CHD 患者的医疗保健费用高于普通人群，并且在父母的保单不再承保后，他们可能很难再获得人寿和健康保险。与以往相比，人寿保险对成年 CHD 患者的准入性有所放宽；然而，不同的保险公司政策差别很大。

青少年和年轻人大多否认或不了解自己的心脏病的情况。在孩童时期，他们依靠其父母进行定期的心脏随诊和超声心动图的监护检查。

不幸的是，由于他们终身带病生存，患有 CHD 的年轻人往往无法感受到他们生理上的受限。许多人往往不了解其心脏的基本情况。可悲的是，这可能导致 CHD 患者不去随访，而他们直到紧急情况需要手术时，才会出现在当地急诊科。

三、心脏问题

由于病程长短不同、慢性发绀、肺部疾病或衰老等多种合并因素导致了心脏解剖异常引起的基本血流动力学效应也各不相同。虽然整个病患群体的治疗目标是手术矫治，但其中真正能够完全矫治而没有残留病变、后遗症或并发症的患者并不多见的。无肺高压的 PDA 或房间隔缺损（atrial septal defect，ASD）的患儿进行缝闭手术后有可能完全矫治。尽管已经出现一系列关于成人 CHD 手术的报道，但既往手术后的病变和后遗症各不相同，很难一概而论。心肌功能差与 CHD 病变、发绀病程长或术中心肌保护不足等手术损伤等多种因素相关。特别是几十年前进行心脏修复术的成人患者，因为当时没有很好的心肌保护，而且做修复术时的患者年龄较大。心律失常是常见的术后并发症，特别是心房切口较长的手术，房性心律失常的发生会随着时间的延长而增加，也是一个原发后遗症或心功能减退的指标。由于可能有心房血栓而不能立即复律，窦房结或传导组织的手术损伤，或者心脏缺损病变可以导致缓慢型心律失常。

由于心脏病变和亚型，以及现行和过时的姑息性和矫正性手术方式过多，无法对所有 CHD 进行完整讨论。读者可参考当前有关小儿心脏麻醉的文献，获得这些疾病更详细的资料、目前的外科修复术以及麻醉在原发性修复期间的作用。框 8-3 提供了这些患者的围术期处理指南。这一章讨论成人 CHD 患者中特别常见和具有重要生理意义的一些病变。

（一）主动脉瓣狭窄

主动脉瓣狭窄是最常见的先天性心脏缺陷，但常常不易被发现，因为患者直到成年之后才会导致身体的问题。大多数成人主动脉瓣狭窄是由先天性二瓣畸形引起的，虽然患者终生都有发生心内膜炎的风险，但只有到中年后期或更晚时瓣膜畸形才会引发问题。然而，除去在婴儿期就出现严重瓣膜病变的情况外，在一些情况下，先天性主动脉瓣狭窄会加重，因此矫正手术必须在青春期或年轻时就完成。当出现症状（心绞痛、晕厥、类似晕厥、心力衰竭）时，生存时间明显缩短。中位生存期为心绞痛发生后 5 年，晕厥后 3 年，心力衰竭后 2 年。先天或后天的主动脉瓣狭窄的麻醉管理是一样的。

框 8-3　先天性心脏病患者的麻醉处理常规

总则

- 成人先天性心脏病（CHD）患者的心脏和非心脏手术最好在一个具有多学科团队的中心实施，他们有处理成人 CHD 的经验，不仅对 CHD 的解剖和生理而且对成人 CHD 的特殊表现和注意事项都有充分的认识

术前

- 回顾最新的实验室结果、导管置入术、超声心动图和其他影像资料。心脏专家最后一次的诊治意见通常很有帮助。提前获取并将资料审查一遍
- 绘制一张标有血氧饱和度、压力和血流方向的心脏图，通常可以使复杂和不熟悉的解剖生理弄明白
- 如果患者有红细胞增多，避免禁食时间过长，以免血液浓缩
- 术前镇静一般没有禁忌证

术中

- 再次开胸术和发绀患者采用大口径静脉通道。
- 所有静脉导管中应避免出现气泡。即使在左向右为主的分流病变中，也可能出现短暂的右向左分流（可使用过滤器，但这会严重影响患者的扩容和输血）
- 心脏功能差的患者贴好体外除颤片
- 适当地预防性治疗心内膜炎（切皮前口服或静脉注射）
- 可考虑使用抗纤溶治疗，尤其是再次开胸术的患者
- 大手术中进行经食管超声心动图监测
- 使用适当的药物和通气调控肺血管和全身血管阻力

术后

- 适度的镇痛（发绀患者对高二氧化碳血症和麻醉药的通气反应正常）。根据其动脉氧饱和度值，维持适当的血细胞比容
- 根据心室舒张期顺应性的改变或现存的有益心房水平分流，维持适当的静脉压
- 有右向左分流时，补充氧气可能不会明显增加 PaO_2。同样，停止供氧也不会明显减少 PaO_2（肺组织没有病理改变时）

大多数患有主动脉瓣狭窄的母亲都能成功足月妊娠，并进行阴道分娩。重度狭窄（瓣膜面积<1.0cm²）可导致临床症状恶化和母婴死亡。分娩期间应进行血流动力学监测，保持足够的前负荷和避免低血压是至关重要的。

（二）主肺分流

根据他们的年龄，成人患者在儿童时期可能通过建立一个或多个主肺分流血管吻合以减轻发绀（图 8-1）。虽然这些分流可以挽救生命，但从长远来看，这些分流有很大的弊端。

本质上所有吻合血管都会降低循环效率，因为含氧血通过肺静脉回流到左心房和左心室，分流后重回肺循环，增加心室容积负荷。更早期的分流通道大小很难确定，如 Waterston 分流（并行的升主动脉至右肺动脉）和 Potts 分流（并行的降主动脉至左肺动脉）。如果通道太小，患者会出现过度发绀；如果通道太大，则会出现肺循环超负荷，并有引发肺血管病变的风险。事实上，Waterston 分流有时会使肺血流分布不均匀，导致同侧（右）肺动脉灌注过多，对侧（左）肺动脉灌注不足。完成修复手术后，也会出现一些手术的问题。如果要切除 Waterston 分流血管，

常需要进行肺动脉成形术来矫正肺动脉吻合口处的血管畸形，正中开胸无法切除位置靠后的 Potts 吻合口。患者行经典 Blalock-Taussig 分流术后，手术同侧的上肢脉搏很难扪及，手臂长度和力量都会受到轻微影响。即使可以扪及脉搏（肩胛周围的侧支循环），测得的手臂血压值也会假性偏低。改良 Blalock-Taussig 分流术（使用 Gore-Tex 管代替了锁骨下动脉和肺动脉的端侧吻合）后，两臂血压可能存在差异。为确保有效测量，术前应测量双臂血压。

（三）房间隔缺损及部分肺静脉异位引流

ASD 有几种解剖学类型（图 8-2）。除了没有明确定义的类型，最常见的类型是继发孔型，其缺损位于房间隔中部。原发孔型房间隔缺损位于房间隔下端，是心内膜垫缺损的一部分，也是最早期的房室（AV）共同通道（见下文）。静脉窦型房间隔缺损位于上腔静脉入口附近的房中隔高处位置，常合并有部分肺静脉异位引流。最常见右上肺静脉引流至下方的上腔静脉。有一种罕见的房间隔型缺损，左心房的血可通过无顶冠状窦流向右心房。所有缺陷的自然进程相似（框 8-4），本部分仅包括了继发孔型房间隔缺损

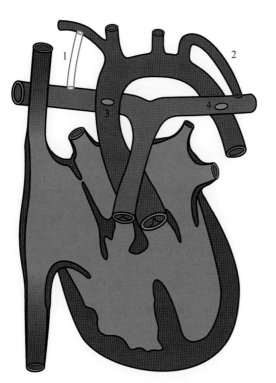

▲ 图 8-1　各种主肺动脉吻合术

上图显示的是法洛四联症的心脏解剖。1. 改良的 Blalock-Taussig、2. 经典 Blalock-Taussig、3. Waterston（Waterston Cooley）手术的吻合口、4. Potts 手术的吻合口

经许可转载，引自 Baum VC. The adult with congenital heart disease. *J Cardiothorac Vasc Anesth.* 1996;10:261.

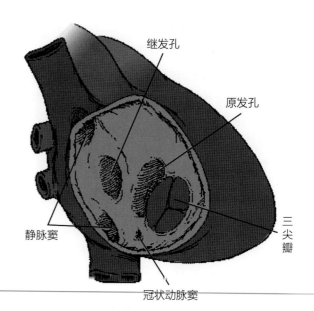

继发孔

原发孔

静脉窦

冠状动脉窦

三尖瓣

▲ 图 8-2　房间隔缺损的类型

摘自 Nichols Dg, Cameron De, Greeley Wg, et al, eds. *Critical Heart Disease in Infants and Children.* St. Louis: Mosby; 1995.

框8-4　成人房间隔缺损并发症

- 反常栓塞
- 劳力性呼吸困难
- 房性快速心律失常
- 妊娠期右心衰竭
- 肺动脉高压
- 随着年龄增长，右心室衰竭加重合并左心室顺应性降低
- 二尖瓣反流

的内容。

ASD与相关生理学改变的部分静脉异位引流的自然病史和手术预后相似。由于ASD的症状和临床表现非常轻微，而且患者通常在成年前都无症状，因此ASD占成人CHD的1/3。尽管患者常常无症状存活到成年，但随着时间的推移，明显的分流（Qp/Qs>1.5∶1）可能会引发症状，并且分流较小的房间隔缺损会发生反常的栓塞。手术修复5mm或更小的限制性缺损并不改变疾病自然病程。因此，如果没有发生矛盾性栓塞，不需要手术缝闭小房间隔缺损。30%的劳力性呼吸困难发生30岁之前，10%的心房扑动或颤动发生在40岁之前。无症状患儿实施外科修复术的理论依据是避免成年后发生并发症。如果ASD未矫正，40岁以上患者的死亡率为每年6%，60岁以上患者基本上都会出现症状。大房间隔缺损如果未矫治，患者30—40岁时，会因房性心律失常或右心室衰竭而死亡。如果左心室舒张期顺应性降低同时合并了老年常见病，如高血压病或冠状动脉性心脏病，左向右分流将随年龄的增加而增大。与室性或导管水平的分流不同，肺血管病变在40岁以后才会加重。15%成人患者有二尖瓣反流，并且终生都有矛盾栓塞的风险。

5岁后缺损的晚期闭合与右心室扩张的不完全消退有关。据报道，一些成年后有闭合缺陷的患者如果出现左心室功能障碍，尤其是在中年，闭合可能无法避免房性快速心律失常或脑卒中的发生。据报道，无肺血管病变的房间隔缺损患者在24岁之前实施手术，存活率最高；25—41岁

做手术，存活率中等；如果在41岁之后做手术，则存活率最低。然而，最近有更多研究表明，即使在40岁以后做修复手术，手术与药物治疗相比仍能提高总体生存率并且无并发症，尽管因为太晚做手术会导致肺高压可能在术后加重。这些患者的手术并发症主要是心房颤动、心房扑动或交界性心律失常。目前的做法是在解剖学可行的情况下，在心导管室通过经血管装置来关闭缺损。例如，缺损周围的房间隔边缘足够多，装置可以附着在这些组织。如果房间隔缺损合并肺静脉异位引流，则不适合器械闭合。经血管装置闭合的适应证与外科闭合相同。可用胸腔镜手术行ASD封闭。

与大多数先天性心脏缺陷不同，简单的继发孔ASD不会增加心内膜炎的风险。可能是因为血液分流虽然大，但压力低，产生的湍流不会引起心内膜的喷射损伤。虽然对静脉或吸入诱导药的起效时间有过一些讨论，但与现在临床上使用的低溶解度挥发药并无差别。热稀释法心输出量反映的是肺血流量，肺血流量大于全身血流量，因此不建议常规使用肺动脉导管。一般患者都能耐受任何适合的麻醉药；但是，肺动脉高压或右心衰竭的患者应特别小心。

绝大多数患有ASD的女性都能很好地耐受妊娠。然而，妊娠的高血容量可导致大房间隔缺损女性心力衰竭。分娩时的低血容量可导致右向左分流，并存在发生肺血栓栓塞或反常栓塞的风险。

（四）主动脉缩窄

如果主动脉缩窄未行修复术，成人患者的发病率和死亡率会显著增加。20岁时死亡率为25%，30岁时为50%，50岁时为75%，60岁时为90%。左心室壁瘤、脑动脉瘤破裂、缩窄后动脉瘤的夹层都导致患者死亡率过高。患者40岁以后未修复病变可发生左心室衰竭。如果不进行早期修复，早期发生冠状动脉粥样硬化的风险增加。即使做了手术，冠状动脉疾病仍然是术后11～25年的主要死亡原因。大多数主动脉缩窄的患者都合并了主动脉瓣二叶畸形，虽然这种瓣膜畸形的患者终生都有发生的心内膜炎的风险，但

往往只有在中年以后或更晚才会出现狭窄。主动脉瓣缩窄也可能合并有二尖瓣异常（框 8-5）。

手术数年后，缩窄修复部位可发生动脉瘤，青少年或成人也可发生再狭窄。缩窄修复术后高血压病常会持续存在，高血压风险的延续时间与未行缩窄修复的患者相同，成人高血压患者需要持续定期随访，血压变化≥20mmHg（如果有广泛的侧支循环，压力改变较小）则需要进行治疗。发生再狭窄可以手术治疗，也可以通过球囊血管成形并支架置入治疗。

未行修复手术的女性，妊娠可使原有的高血压加重，增加主动脉夹层或破裂、心力衰竭、心绞痛和 Willis 环动脉瘤破裂的风险。妊娠期适当控制血压对这些女性来说非常重要。妊娠期主动脉破裂大多发生在临产和分娩期间。据推测，硬膜外镇痛可缓解分娩时的高血压。

（五）先天性矫正大血管转位（L- 转位，心室反转）

本文中血管"转位"指的是主动脉转位到肺动脉前方，而主动脉或肺动脉内的血液来源和这些血管连接的心室位置正常。在左 – 大血管转位（L-TGV）中，由于胚胎心脏管向左（levo）而不是向右旋转，血液通过正常的腔静脉流向右心房，通过二尖瓣流向右侧的解剖左心室，流入肺动脉经过肺循环，至左心房经三尖瓣至左侧的解剖右心室，再至主动脉（图 8-3）。L 是指主动脉起始位置在肺动脉的左前方。虽然解剖上改变了，但保持了血液的正确生理流向，并且没有相关分流。L-TGV 常合并其他心脏病变，最常见的是室间隔缺损（VSD）、肺动脉瓣下狭窄、心脏传导阻滞或体循环房室瓣（三尖瓣）反流。如果

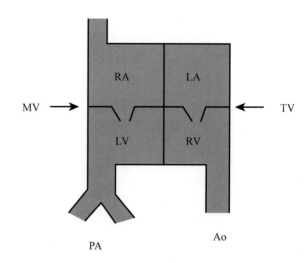

▲ 图 8-3　大动脉左转位解剖示意图

注意房室瓣与"正常的"心室相连

Ao. 主动脉；LA. 左心房；LV. 左心室；MV. 二尖瓣；PA. 肺动脉；RA. 右心房；RV. 右心室；TV. 三尖瓣

没有合并这些心脏病变，L-TGV 在婴儿期和儿童期通常无症状。如果只有 L- 转位，大多数患者在成年早期之前都能维持正常的双心室功能，并可以达到正常的寿命。然而，相对壁薄的解剖右心室要克服体循环压力进行射血，右心室并不能很好适应。在一生中，患者会因右心室功能不全而心力衰竭。

患者可能要到晚年才会出现体循环房室瓣（三尖瓣）关闭不全，以致 60% 的患者在成年后才能被诊断。随着年龄的增长，右心室（体循环）功能障碍逐渐加重，无症状的老年患者很少。到 45 岁时，67% 有并发症的患者和 25% 无并发症的患者会出现心力衰竭。冠状动脉窦解剖变异可导致心静脉引流明显异常，并且这些患者有先天性心脏传导阻滞，其严重程度还会加重，因此，严重心功能不全的患者很难进行再同步化治疗。二度或三度心脏传导阻滞每年的发生率为 2%。尽管内在起搏点仍位于 His 束上方而且 QRS 波群不增宽，>75% 的患者会出现一定程度的心脏传导阻滞。长期存在的肺动脉瓣下（左）心室起搏可能导致体循环（右）心室功能恶化。L-TGV 可能合并体循环房室瓣（三尖瓣）的 Ebstein 样畸形，与异常瓣膜相关的 Kent 束可导致预激综合征（又称 WPW 综合征）。体循环心室大多出现了三尖

框 8-5　成人主动脉缩窄的并发症
• 左心室衰竭
• 过早出现冠状动脉粥样硬化
• 脑动脉瘤破裂
• 缩窄修复部位的动脉瘤
• 二叶主动脉瓣相关并发症
• 妊娠期高血压加重

瓣关闭不全，而合并 Ebstein 样瓣膜畸形的患者更多见。麻醉管理取决于患者是否合并了任何其他相关病变和保存有足够的右（体循环）心室功能。

尽管女性患者一般都能很好地耐受妊娠，但妊娠和分娩的生理负荷会导致心室或瓣膜功能不全，尤其是有基础心功能不全或体循环房室瓣膜关闭不全的患者。然而，即使出现了这些情况，患者也可以顺利地渡过妊娠过程。妊娠和椎管内镇痛可以降低全身血管阻力，这可能对三尖瓣（体循环）瓣膜功能不全的女性有利。分娩中的急性自体输血过程可能会对体循环心室功能减退的女性造成潜在危险。妊娠可导致右（体循环）心室功能持续恶化。

（六）三尖瓣 Ebstein 畸形

这种缺陷病变是胚胎期三尖瓣与右心室心肌分离失败或分离不完全而导致瓣膜组织移向心尖，是先天性三尖瓣关闭不全最常见的原因。隔叶往往是发育最差的，一般前叶很大而过长。病变并卵圆孔未闭或继发孔 ASD 和部分右心室"心房化"。由于三尖瓣向右心室心尖移位，导致一部分在三尖瓣上方的右心室成了功能右心房的一部分。三尖瓣向心尖位移导致瓣膜上方的部分心房具有心室心电图（心室心肌），但承受心房压力（位于三尖瓣上方）。右心房会明显增大，右心室因流入部分缺失（现已成为右心房的一部分）而比正常右心室小，同时伴有不同程度的肺动脉狭窄。L-TGV 患者可合并左心 Ebstein 样畸形的三尖瓣。这种异常有时也合并左心室致密化不全。

症状会根据瓣膜移位和右心室较正常缩小程度的不同而不同。心房水平右向左分流导致的发绀可能出现在新生儿时期，出生后因 PVR 正常降低而症状消失，而在青春期或成年期后发绀才会复发。如果畸形病变非常轻微，可以无症状生存到成年。一半的患者出现心律失常，通常是室性心律失常。当出现症状后，心功能会迅速恶化。

Ebstein 瓣膜常合并右侧传导旁路，可导致WPW 综合征。这一点应引起关注，因为 25% 到30% 的患者会出现室性心律失常。扩张的右心房也很容易引发心房颤动。除了导致心脏功能下降外，心房颤动对 WPW 患者也有潜在的危险，因为快速心房率可以通过旁路传到心室。Ebstein 畸形患者的麻醉处理需要关注的问题包括心输出量减少、房水平的右向左分流伴发绀，以及容易发生快速房性心律失常。这些患者的右心房非常敏感，导管或引导导丝进入右心房或术中操作容易诱发心律失常。术后心律失常也是一个值得关注的问题。室性心律失常应积极治疗。如果合并明显低血压，心律失常则需要电复律。如果发绀不明显，患者一般都能很好地耐受妊娠和分娩。然而，早产和胎儿死亡的发生率增加。发绀母亲产下的婴儿体重更低，后代 CHD 的发病率也会增加。

（七）艾森门格综合征

艾森门格综合征的临床特点是大量左向右分流导致了肺动脉高压。虽然早期肺血管系统对治疗药物仍有反应性，但随着持续的损伤，肺动脉高压固定，肺血管扩张药治疗失效。最终，PVR升高以致出现右向左的逆向分流。临床上，即使患者的 PVR 可能还没有真正固定，如果右向左心内分流导致了发绀，则被认为是艾森门格生理，因为疾病发展必然导致 PVR 的真正固定。也就是说，在未处理时表现为右向左分流，但在使用血管扩张药（如氧气或一氧化氮）时，仍可表现出部分肺血管反应性。在心导管室，测量吸入室内空气、纯氧和含一氧化氮的氧气时的肺血流大小，以此来确定血管反应性。肺血管疾病的进展取决于剪切速率。高剪切速率的病变，如大VSD 或大 PDA，可导致在儿童早期就出现肺动脉高压。合并肺动脉血流增多但压力低的病变，如 ASD，直到中年晚期才会出现肺血管疾病。居住在高海拔地区的患者，肺血管疾病的进展也会加快。

最常见的症状是劳力性呼吸困难，其他症状包括心悸、水肿、咯血、晕厥、呼吸深快，当然还有发绀加重。由于中心静脉压升高，肝脏的合成功能可发生改变。发绀合并红细胞增多使得血液黏滞度增高，可以引起中枢神经系统症状，右心室可能发生缺血。患者可能正在接受诸如静脉注射前列环素、口服磷酸二酯酶 5 抑制药如西地那非（如 Revatio）、口服内皮素受体拮抗药如波生坦（如 Traceler）、前列腺素或可溶性鸟苷酸环化酶刺激药如利奥西呱（Adempas）等慢性治疗。由于存在肺动脉栓塞的风险，患者可能会长期服用抗凝血药。

艾森门格的生理情况决定了其成人生存率。然而，报道的确诊后存活率各不相同，可能是由于有相对较长的预期寿命以及明确诊断的时间各不相同。报道的中位生存期为 53 年，但差异很大；诊断后 10 年生存率为 80%，25 年为 42%。最近的数据显示长期存活率更差。晕厥、中心静脉压升高、动脉饱和度＜85% 都与短期预后不良相关。其他与死亡相关的因素包括晕厥、发病年龄、功能状态、室性心律失常、右心房压升高、肾功能不全、严重右心室功能障碍和唐氏综合征。大多数患者死于心源性猝死。其他死亡原因包括心力衰竭、咯血、脑脓肿、血栓栓塞、妊娠和非心脏手术的各种并发症。这些患者面临可能发生的围术期风险。框 8-6 总结了艾森门格综合征的各种临床表现。

肺血管高压恒定的患者行心脏缺损矫治术的死亡率非常高，可以选择进行肺或心肺移植手术。尽管几个外科团队报道了特发性肺动脉高压患者行心 – 肺、单或双肺移植术后的存活率，但尚不清楚的是，队列中患者的生理改变是否与艾森门格患者相似。

当必须要进行非心脏手术且时间允许的条件下，术前心导管检查可能有助于确定肺血管对氧气或一氧化氮的舒张反应性。PVR 固定不变的患者很难快速适应围术期血流动力学的变化。体循环血管阻力的变化可以反映心内分流的改变。体循环血管阻力降低一般伴有右向左分流增加和体循环血氧饱和度降低。此外，体循环血管阻力的快速下降可使右心室向左膨出，左心室充盈减少。应谨慎使用区域麻醉，以及体循环血管扩张药，进行血管内容量的密切评估很重要。硬膜外镇痛已成功应用于艾森门格生理的患者，但局部麻醉药的注入必须缓慢且逐渐递增，同时密切观察血压和血氧饱和度变化。术后体位性低血压也可增加右向左分流，因此这些患者改变体位应缓慢。所有静脉管路都必须避免气泡。

由于各种原因，这些患者不能放置肺动脉导管，他们放置肺动脉导管的效用远比预期要低。肺动脉高压是肺动脉导管放置导致动脉破裂的危险因素。尤其令人担忧的是这些发绀患者发生肺动脉破裂，因为红细胞增多可能会出现凝血功能障碍。由于有心内解剖异常和右向左分流，如果没有透视引导，导管难以顺利进入肺动脉。用脉搏血氧饱和度很容易测出全身血氧饱和度，以此可以计算出肺循环和体循环血管床的相对阻力，因此不需要测量肺动脉压。而且，存在右向左分流的情况下，热稀释法心输出量不能准确反映体循环心输出量。因此，肺动脉导管在这些患者中的应用价值很小。除一种情况下可以放置外，患者一般是禁忌放置肺动脉导管，即 ASD 患者进行右心室压力监测，如果右心室压力升高超过了体循环血压，则有发生右心衰竭的风险。

固定 PVR 的定义是其对药物或生理调控无反应，但如前所述，真正终末期疾病患者的 PVR 才会固定。因此，临床医生仍然必须避免已知导致 PVR 增加的因素，包括低温、高碳酸血症、酸中毒、缺氧和 α 肾上腺素受体激动药。其中最

框 8-6　艾森门格综合征的临床表现

- 体格检查：肺动脉瓣区第二心音亢进，第二心音不分裂或窄分裂，肺动脉瓣关闭不全 Graham-Steell 杂音，肺动脉瓣射血音（"咔嗒"声）
- 胸部 X 线片检查：中央肺动脉段扩大，周边的肺野血管纹理减少（"残根"样变）
- 心电图：右心室肥大
- 运动耐力下降
- 劳累性呼吸困难
- 心悸（通常由心房颤动或心房扑动引起）
- 红细胞增多症或高黏血症引起的并发症
- 肺梗死咯血、肺血管破裂或主动脉与肺动脉侧支血管破裂
- 反常栓塞引发的并发症
- 心输出量不足或心律失常导致的晕厥
- 心力衰竭（通常为终末期）

后一项虽然常被列为避免使用的药物，但是在心内分流引起的肺血管疾病中，体循环血管收缩药治疗效果明显，可增加体循环血氧饱和度。

适当的神经阻滞可能提供一种有吸引力的全身麻醉替代方案，尽管神经阻滞患者的死亡率低于全身麻醉患者（5% vs. 15%），但仍不能确定麻醉药种类和手术方式（复杂性）之间的相对危险度差异。

如果患者做了全身麻醉，应考虑在重症监护病房或普通监护室进行术后观察。由于围术期风险增加，尤其是近期没有做过手术或麻醉的患者，应进行整夜观察，因为很难知道他们会出现何种情况。对于拟在镇静或神经阻滞下进行简单小手术的患者，可以进行门诊手术。

以往估计的围术期死亡风险高达30%，但最新的成人非心脏手术后死亡率评估系列研究发现，非心脏手术或麻醉药的死亡风险较之前的报道下降。一些小型单中心研究发现，死亡率从7%下降到3.8%。在一组患者中，26%的患者出现明显的体循环低血压，17%的患者出现术中氧饱和度降低。体循环低血压之后会出现低氧血症，这并不奇怪。应用丙泊酚和吸入诱导的低血压发生率更高，作者发现在诱导期间使用血管升压药是有益的。作者报道说，在他们的几组患者中仅有两例死亡发生在监护麻醉之后，第1名患者在经食管超声心动图（TEE）和心脏复律术后2h出现缺氧性呼吸衰竭；第2名患者在TEE、心脏复律和上下消化道内镜检查后第6天死亡。

妊娠后有很高的死亡和早产风险，20%~30%的孕妇会自然流产，50%孕妇会早产。有50%以上的新生儿发生宫内生长发育迟缓。有30%~45%的孕妇在分娩时或产后第一周内死亡，第一次妊娠顺利的产妇仍可能死于下一次妊娠的过程中。妊娠和分娩的血流动力学改变增加了产妇的死亡风险。甚至在分娩几天之后，肺微栓栓塞和大栓塞仍可以导致围产期产妇死亡。影响死亡率的因素包括血栓栓塞（44%）、低血容量（26%）和子痫前期（18%）。剖宫产与阴道分娩的死亡率相似，两者的死亡率都显著高于自然流产。区域麻醉的分娩女性的死亡率为24%。这些女性大多在分娩数小时后死亡。这些女性应避免怀孕。妊娠女性应该在分娩期间进行动脉置管来密切监测。硬膜外镇痛注药宜缓慢且逐渐递增，可以减少患者分娩活跃期的许多不良血流动力学变化。在分娩过程中，放置肺动脉导管基本没有作用，而至关重要的是及时处理失血和低血压。产后应在重症监护病房进行观察。

（八）心内膜垫缺损（房室通道缺损）

心内膜垫是构成心脏十字交叉结构的胚胎心脏组织，包括房间隔原发隔（下段）、室间隔后基底部、三尖瓣隔叶和二尖瓣前叶。因此，心内膜垫缺损包括一个或多个原发孔ASD、流入道VSD、三尖瓣隔叶裂或二尖瓣前叶裂。心内膜垫最早的形式是整个房室通道。这种缺陷病变表现为，一个由二尖瓣和三尖瓣组成的大房室瓣、大ASD和VSD。这个房室瓣常是"平衡"的。更复杂、不平衡的缺陷病变表现为，不位于室间隔中间的、由二尖瓣或三尖瓣成分形成的大房室瓣，并导致其中一个心室充盈不足。三维超声心动图在描绘这些病变的具体解剖结构方面特别有用。这些缺陷可以单发，也可以是更复杂的心脏缺陷病变的一个组成部分，如法洛四联症或单心室。50%的唐氏综合征患儿合并CHD，其中50%有心内膜垫缺损。这些心脏病变心电图（ECG）的典型特征是一度房室传导阻滞和QRS环逆钟向转位并且电轴向上。虽然未修复的成人完全型房室通道缺损可能会发展成肺动脉高压而丧失手术机会，但有时部分型房室管道缺损直到成人阶段才被首次诊断出来，并且可以进行外科手术修复。

（九）方坦生理学

1968年，Fontan及其同事进行了现在以他名字命名的手术，证明了无须心室泵即可使全身整个静脉血流回流到肺循环。Fontan手术是CHD的一个里程碑式的发展，因为它在单心室患者中建立了一个"正常"顺序的循环。改成顺序循环的代价是肺血流的被动流入这一独特生理要求。最初的手术出现了从未想到的一些并发症，这就要求对手术技术进行重大改进。最初的Fontan手术（图8-4）很快被改成了心房与肺的连接术

（图 8-5）。虽然原先严格的手术指征已被放宽，但患者符合的手术适应标准越多，其远期生存预后会越好。到 20 世纪 80 年代中期，已经成功建

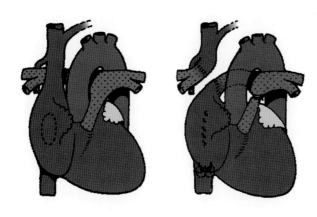

▲ 图 8-4　最早的 Fontan 手术

注意经典的 Glenn 分流术是将上腔静脉和右肺动脉吻合、下腔静脉 – 右心房连接处缝一同种生物瓣膜、右心房和左肺动脉吻合

经许可转载，引自 Fontan F, Baudet E. Surgical repair of tricuspid atresia. *Thorax*. 1971; 26:240.

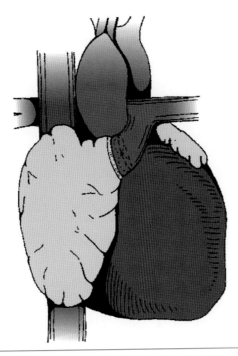

▲ 图 8-5　Fontan 手术的改良心房肺血管吻合

经许可转载，引自 Kreutzer G, Galindez E, Bono H, et al. An operation for the correction of tricuspid atresia. *J Thorac Cardiovasc Surg*. 1973; 66:613.

立 Fontan 循环所需要的基本条件，其中包括体循环静脉到肺动脉通畅的血流通路、无解剖扭曲的肺血管网（如既往 Blalock-Taussig 分流术），低 PVR 和良好的心室功能，而且没有明显的房室瓣反流。将心房连接入 Fontan 通路的效果并不好，因为心房已失去了收缩功能，不能促进肺动脉血液流动而引起严重并发症。了解这些并发症，以及 Fontan 手术的演变过程，是治疗这些富有挑战性的复杂 CHD，已得到缓解而非治愈的患者的关键，而且这些只是姑息术而非根治术。

1. **并发症**（框 8-7）　扩张、不收缩的心房成为一个血液的储蓄池，很容易形成血栓。肺动脉栓塞导致 Fontan 循环成功建立所需的被动血流减少。由于残存右向左分流，心房血栓可发生反常栓塞。患者轻度高凝状态也使动脉血栓形成的风险增加。由于可能发生血栓栓塞症，所有 Fontan 患者应服用阿司匹林。如果患者合并更多可能导致血栓生成的因素，如低心输出量状态、房性心律失常伴心房明显扩大、显著升高的静脉压，使用华法林（Coumadin）可能对患者有益。

Fontan 患者房性快速心律失常的发生率持续增加，20 岁时发生率＞50%。改进外科技术的部分原因是为了降低房性心律失常的发生率。虽然短期的预后结果充满希望，不幸的是，长期的随访结果显示患者没有获益。Fontan 患者很难耐受心动过速，急性发作时通常需要立刻通过药物来控制心室率或采取心脏复律。迟发性房性快速心律失常通常发生在 Fontan 术后 6～10 年。最常见的心律失常是右心房折返性心动过速。随着时间的推移，阵发性心动过速会发作得越来越频繁。心房颤动会经常发生，房室同步性的丧失会导致劳动耐力下降。由于发生了房性快速心律失常，

框 8-7　Fontan 手术并发症
• 心房血栓
• 房性心律失常（快速心律失常或缓慢心律失常）
• 心室功能障碍
• 乳糜胸
• 蛋白丢失性肠病

需要对 Fontan 循环通路进行评估，重点是减少任何明显的血流梗阻。由于肺血液流动生理以被动回流为基础，即使是很小的压力梯度也会对血流动力学产生重要影响。慢性房性心律失常的治疗包括药物治疗、导管消融术和手术治疗。由于患者复杂的心脏解剖结构、心房扩大和既往手术缝合处的心房瘢痕，许多房性心律失常难以通过常规治疗缓解并不奇怪。导管消融术通常具有较高的早期成功率，但疗效无法维持。

由窦房结缺血引起的缓慢性心律失常很常见。一项关于心房肺吻合术患者的大队列研究发现，需安装起搏器的缓慢性心律失常发生率为13%。既往手术切口可引起的窦房结周围进行性增生的纤维组织和瘢痕，最终导致缺血和临床的窦房结功能障碍。如果伴有房性期前收缩，窦性或交界性心动过缓可诱发窦房折返性心动过速。因此，窦房结功能障碍也是房性快速心律失常发生的危险因素。临床上显著的缓慢性心律失常需要起搏治疗。心脏起搏器对 Fontan 患者来说有一个特殊的问题，因为解剖结构发生了改变，不能经静脉进行放置。因此，Fontan 患者需要再次胸骨切开将起搏器导线放置在心外膜，同时也将再次承受开胸手术的所有风险。尽管起搏治疗可以实现房室同步，但仍不能像固有的窦性心律那样令人满意。与心房肺血管吻合术相比，腔静脉肺血管吻合术的窦房结功能障碍的发生率更低。

Fontan 生理的最后一个主要并发症是蛋白丢失性肠病（protein-losing enteropathy，PLE），这是一种既复杂又严重的疾病。据报道，发病率高达15%，但一项大型国际多中心研究结果的发病率为3.7%。临床上，有水肿症状，伴有腹水和胸腔-心包积液。血清白蛋白低，通过发现肠道蛋白的丢失伴粪便 α_1 抗胰蛋白酶升高而确诊。最不好的是，尽管接受了治疗，在确诊 PLE 后5年内患者的死亡率是50%。有人认为，高中心静脉压使门静脉压力升高，并直接表现为 PLE。门静脉压力升高会导致血管充血、淋巴回流受阻，以及肠蛋白质经肠道丢失。不幸的是，中心静脉压和 PLE 之间没有很好的相关性。这促使得人们对 PLE 的产生原因进行更广泛的研究，认为 PLE 的

临床表现是由肠系膜灌注减少、慢性炎症和肠细胞功能障碍等多种因素造成的。已被证实，改善心输出量是治疗 PLE 的有效方法，因此对 PLE 患者进行完整的血流动力学评估至关重要。应该对任何 Fontan 通路的阻塞进行处理，通过药物治疗、开窗或起搏治疗来改善心输出量。如果进行了手术治疗或心脏移植，梗阻不能被纠正而发生 PLE 则提示预后不良。

2. 现代 Fontan 手术　心房肺血管吻合术被证实是一种低效的肺血流方法。来自上下腔静脉的血流相碰撞导致了能量的损失和心房内湍流的形成。血液会在扩张的心房中缓慢地旋转，因此消耗了推动血液向前进入肺血管的能量。现代 Fontan 手术是一种全腔静脉肺吻合（图 8-6）。侧边隧道 Fontan 术改善了肺血流，由于只有心房侧壁承受了中心静脉高压，因此，心房不会扩张而产生血栓。然而，心房的许多缝线仍然是心律失常的危险因素。心外 Fontan 术是全腔静脉肺动脉吻合术的进一步改进。心外 Fontan 大大减少了心房切口，有望改善房性心律失常的远期转归。现代 Fontan 术的循环建立可减少心律失常，提高总的生存率。心外 Fontan 术的研究结果优于侧隧道 Fontan 术，但由于目前随访的时间尚短，还无法确定是真的降低了远期并发症的发生率抑或是只推迟了发生时间。

3. 术前评估　很多有 Fontan 生理改变的患者都会进行包括产科在内的所有非心脏手术。术前评估从矫治手术病史开始，重点关注功能状态和存在的主要并发症。对于进行了心房肺吻合术和右心室是体循环心室的患者，需要特别关注。Fontan 循环的患者的心输出量低。尽管患者的心室功能良好、房室瓣膜反流很小而且 PVR 低，心输出量依然低。一项队列研究发现，对于年龄较大时进行了心房肺吻合 Fontan 术的患者，休息和运动时的无氧阈（＜ 50% 的对照值）、最大 VO_2（＜ 33% 的对照值）和体循环射血分数显著降低。更糟糕的是，患者自身感受比他们的真实运动耐力要好很多，当一个 Fontan 患者觉得自身的功能状态"良好"时，麻醉科医师很难对患者的情况进行准确判断。笔者认为，除了做非常小

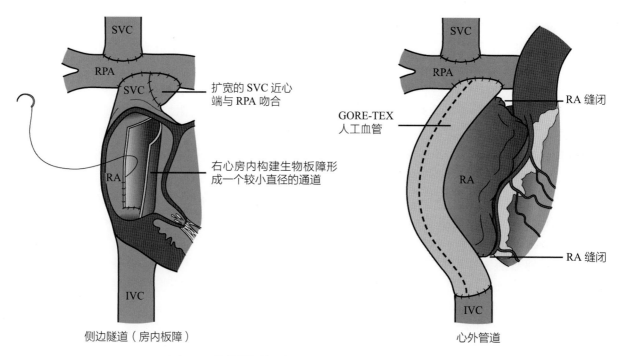

▲ 图 8-6　两种不同的现代 Fontan 手术：侧边隧道术和心外手术

IVC. 下腔静脉；RA. 右心房；RPA. 右肺动脉；SVC. 上腔静脉

经许可转载，引自 D'Udekem Y, Iyengar AJ, Cochrane AD, et al. The Fontan procedure: contemporary techniques have improved long-term outcomes. *Circulation*. 2007;116[11 suppl]:l157.

的手术外，患者术前都应先进行经胸超声心动图检查，并且此项检查必须强制执行。根据超声心动图检查结果，咨询有经验的成人 CHD 心脏病专家后进行下一步的检查。如果超声心动图心室功能正常，必须结合 Fontan 循环生理状态进行分析后才能将其定为低风险。

麻醉科医师会很容易注意到一个术语，即 Fontan 矫治失败。失败的具体原因可能各不相同，但这些患者的共同点是明显受限的功能状态。他们表现为合并各种的顽固性心律失常、PLE、肝功能不全、低氧血症或充血性心力衰竭。虽然 PLE 常常意味着 Fontan 矫治失败，但没有发生 PLE 并不代表 Fontan 矫治成功。也就是说，患者虽然没有发生 PLE，但却可能有严重的功能受限伴有中心静脉压升高，甚至肝活检显示肝硬化。对于"Fontan 矫治失败"的患者，需要处理一些病变来改善患者情况。第一，应该处理任何梗死的 Fontan 血管通路，最好采用经皮扩张和支架置入技术。第二，非窦性心律的患者应进行起搏治疗。如果非窦性心律的患者伴有严重的快速

心律失常，应行 Fontan 转换手术。第三，有些患者的侧支血管已生成。主动脉与肺动脉的侧支循环导致单心室容积负荷增加；静脉血管与体循环心房或心室的侧支循环可导致低氧血症。如果出现了这两种情况，应该在导管介入室用线圈堵塞大的侧支血管。另外可以选择开窗术，它可以提高心输出量和降低中心静脉压，但同时产生了右向左分流。不幸的是，并不是每一位患者都能运用所有这些治疗方法或取得好的疗效。如果心功能不能得到进一步改善，就只能进行心脏移植手术。

根据 Fontan 患者的心功能状态的不同，通常可分为两组。第一组也是人数最多的一组，包括纽约心脏协会（NYHA）心功能 Ⅰ～Ⅱ 级的患者。研究证明，他们与相同年龄的双心室对照组人群相比，其心肺储备功能要低得多，这些患者可以进行并耐受大多数低风险的外科手术。第二组患者人数较少，患者均有"Fontan 矫治失败"的临床表现，这些患者的手术风险明显增大，必须请有 ACHD 经验的医生进行仔细的术前咨询。患

者需要采用的麻醉技术和处理原则与获得性冠状动脉疾病患者的类似，也就是说，这些患者没有合适的药物，也没有一种"最好的"麻醉技术。重要的是，清晰而全面的了解患者的病理生理改变，关键不是用什么药，而是怎么用。Fontan生理患者的关键处理原则见框8-8。

4. **通气管理** 为了降低PVR，应使用低呼气末正压通气（PEEP）或持续气道正压通气（continuous positive airway pressure，CPAP）来维持功能余气量，同时避免肺容积过高。PEEP或CPAP < 6cmH$_2$O不会对心输出量产生很大的影响。这些患者最理想的呼吸模式是自主呼吸，可以最大限度地降低胸膜腔内压，促使血液回流入肺循环，但缺乏确凿的证据验证这些观点。优化心输出量的通气策略，其中包括限制平均气道（胸腔内）压、降低最大吸气压、限制吸气时间和降低呼吸频率，当需要较大的潮气量维持正常

框8-8 Fontan生理患者管理原则

- 注意维持前负荷的稳定。如果没有进行静脉补液，NPO（禁食）时间不应过长
- 可以选择区域麻醉和椎管内麻醉，应密切关注患者的容量状态。不推荐进行高位神经节段的椎管内麻醉。硬膜外麻醉最好用快速起效的麻醉药并缓慢注射
- 通气管理应避免高碳酸血症和肺血管阻力升高
- 在刺激性操作（如放置喉镜）之前，必须维持足够的麻醉深度。儿茶酚胺升高可能导致心动过速而危及患者生命
- 自主呼吸可以增加肺血流量，虽然这种通气模式很适合但不应强求。深麻醉下的自主呼吸会引起严重的高碳酸血症，高碳酸血症升高肺血管阻力而抵消了自主呼吸的优点
- 必须列出快速心律失常的治疗计划
- 装了起搏器，特别是依靠起搏器维持生命的患者，必须在手术前进行设备查询，拟定计划以应对电刀可能产生的干扰
- 如果预估血容量变化较大，建议进行中心静脉置管、有创监测并进行经食管超声心动图检测
- 制订适当的术后镇痛计划。许多Fontan患者需要抗凝治疗，因而不能使用硬膜外镇痛
- 安排1名有经验的先天性心脏病专家参与患者的围术期管理

的二氧化碳时可以使用适当的PEEP。目前认为，术后早期（在手术室内）拔除气管导管对这些患者特别有利。

5. **妊娠** 随着一些女性Fontan患者达到生育年龄，妊娠是不可避免的。1989年病例被首次报道。然而，20年来这一重要课题的知识体系主要是增加了一些病例报告，而没有大型的注册研究结果。众所周知的，这些患者处理起来很棘手，即使Fontan患者的心功能状态良好，他们的心脏储备功能也已下降。因为妊娠是一个"负荷测试"，一个特定的Fontan患者将会出现不同的反应，而文献缺乏统一的结论。一些研究表明，女性对妊娠、临产和分娩的耐受性良好，但自然流产的风险增加。最近的一系列研究发现，妊娠患者合并了NYHA分级恶化、房性心律失常、胎儿早产和宫内生长发育迟缓。通常只有功能状态较好的患者才能耐受妊娠，因而排除了一些风险最高的患者。毫无疑问，大多数成人先天性心脏病专家都会建议任何Fontan循环衰竭的患者都要避孕。功能状态良好的患者尽管流产和早产的风险会增加，但可能顺利妊娠到足月。推荐患者第一产程用硬膜外镇痛，具有良好的耐受性。患者剖宫产率接近50%，采用椎管内麻醉行剖宫产术，除了通常的优点外，由于可以保留自主呼吸，对Fontan患者非常有利。然而，目前发现全身麻醉不会增加患者的风险，患者围术期并发症发生率低，很少出现围产期心脏失代偿。

（十）动脉导管未闭

过了新生儿期之后，动脉导管未闭（PDA）通常不能自主闭合。如果中到大型PDA长期存在，可以导致左心容量负荷加重和肺血管病变形成。与同等分流量的左向右分流的其他类型CHD患者相比，肺血管病变进展更快。肺血管疾病的发展依赖于右向左分流的容积和压力。PDA血液分流对肺血管施加高剪切力（如动脉压），并且分流在整个心脏周期都持续出现。随着时间的推移，动脉导管可能发生钙化或动脉瘤样扩张，并有破裂的危险。动脉导管钙化或动脉瘤改变使手术的风险增加，而这类手术一般不需要CPB。不做修复术患者的自然病程是，1/3的患者在40岁

前死于心力衰竭、肺动脉高压或心内膜炎；2/3的患者在60岁前死亡。虽然小PDA对血流动力学没有影响，但心内膜炎发生风险较高。因此，所有动脉导管未闭成人均应进行外科闭合术。如果没有合并解剖异常，目前可以通过几种装置进行经血管PDA封堵来治疗。不能放置封堵器的患者可以从主动脉或肺动脉内部进行补片闭合PDA。

虽然，小PDA的患者妊娠期的血流动力学风险不会增加，但患者体循环血管阻力在妊娠期会降低，动脉导管未闭（PDA）可能出现右向左分流。

（十一）肺动脉瓣狭窄

除了严重肺动脉狭窄的新生儿，患者大多无症状并可长期生存，诊断后20年生存率为94%，成人患者一般不需要手术治疗。然而，随着年龄的增长，通常在第4个10年，右心室纤维化和衰竭会日益加重，是最常见的死亡原因。通过矫治手术或经皮腔内球囊瓣膜成形术缓解狭窄后，所有的患者右心室功能都能恢复正常，尽管很多患者可能需要远期的再次手术。另外，还可以在导管实验室进行经皮肺动脉瓣膜植入术。然而，如果患者到病程晚期才做矫正手术，心室功能异常可能无法恢复。尽管妊娠期患者的容量负荷增加，但仅仅患有肺动脉瓣狭窄，即使狭窄严重，也常常可以耐受妊娠期的生理改变。

右心室压显著升高的患者，由于体循环血压降低致使冠状动脉灌注减少而发生右心室缺血。增加冠状动脉灌注压（如使用去氧肾上腺素），可以缓解冠状动脉缺血。

（十二）法洛四联症

法洛四联症的经典表现包括：①一个非限制性大室间隔缺损；②主动脉骑跨；③肺动脉圆锥狭窄；④右心室肥厚，这是由于胚胎期室间隔流出道向前上移位引起的。然而，有很多的患者合并的心脏缺损可能更严重，包括肺动脉瓣狭窄、肺动脉瓣环狭窄和肺动脉狭窄和发育不全。法洛五联症患者多一个ASD病变。随着遗传学的发展，发现1/3以上甚至更多的法洛四联症是由于某种遗传基因异常导致，包括21号染色体、

22q11微缺失、nkx2-5、JAG1和GATA4基因的异常。法洛四联症是最常见的成人发绀性疾病。未经矫治手术或未进行姑息治疗的患者有25%可以存活至青春期，此后每年的死亡率为6.6%，只有3%的患者能活到40岁。与儿童不同的是，青少年和成人四联症患者不出现"阵发性缺氧发作"。患者经过修复手术后可以长期生存并能维持良好的生活质量。据报道，术后32～36年的生存率为85%～86%。然而，首次修复手术完成20年以后，10%～15%的患者会出现各种症状，主要是心律失常和运动耐力下降。以往，大多数四联症患儿都是先做主肺动脉分流，如Blalock-Taussig分流术，进行初步姑息手术治疗，然后再进行根治性矫正手术。基本上，所有患者的病变最终都能够彻底修复。目前，大多数儿童在婴儿期就可以进行矫正术，而不必先做姑息手术。

未进行矫正术的青少年或成人法洛四联症患者现在已经很少。然而，移民患者或者因某种解剖变异不能在孩童时期手术的一些患者可能还没有进行法洛四联症矫正手术。法洛四联症由于肺动脉狭窄，右心室产生梗阻，PVR通常正常或降低。右心室流出道梗阻导致了右向左的分流，所以PVR变化不影响分流。然而，由于室间隔缺损是非限制性的，用药增加体循环血管阻力可以减少分流量。所以对于未行矫正术的成年患者，其体循环血压升高可同时增加左右心室的负荷。体循环血管阻力的增加使右向左分流减少而减轻发绀，但可导致右心室或左右心室衰竭。心脏收缩增强可加重右心室漏斗部的动力性梗阻，增加右向左分流。β受体拮抗药常被用来减轻心肌收缩。以往四联症患儿首选的麻醉药是氟烷，因为它可抑制心肌并能维持体循环血管阻力；现在多选用七氟醚麻醉，可以避免体循环血管阻力降低所导致的不良事件。所有药物都可用于成人患者的麻醉诱导，麻醉应遵循的原则包括维持体循环血压、避免低血容量和防止心肌收缩增加。

30岁以上的手术后患者中（通常是术后数年），发生猝死或出现需要进行处理的室性心动过速的比例高达5.5%。触发心律失常的病灶常位于右心室流出道的手术区域，可以在心导管室进

行消融治疗。矫正术实施时的年龄较大、严重左心室功能不全、术后流出道残存梗阻或反复梗阻引起的右心室压升高、肺动脉瓣开放不全，以及 QRS 延长（＞180ms）都是猝死的预测因素。但不少患者都会出现室性期前收缩甚至非持续性室性心动过速，似乎与猝死无关，因此难以决定是否要进行相应的处理。而 QRS 延长＞180ms，虽然有很高的敏感性，但阳性预测值较低。

矫正手术预后良好且无残余缺损的女性应能很好地耐受妊娠和分娩，其预后类似一般人群，然而，生出 CHD 婴儿的概率显著升高。未行矫正术的法洛四联症女性，尤其是明显发绀的女性，流产的发生率很高（血细胞比容＞65% 患者的流产率是 80%）。妊娠和分娩时体循环血管阻力的下降会加重发绀，同时妊娠生理的容量负荷加剧左右心室衰竭。

（十三）大动脉转位（D- 转位）

大动脉 D- 转位时，心室与大动脉出现异常连接。主动脉（分出两个冠状动脉）发自右心室，肺动脉发自左心室。因此，这两个循环是各自独立的。出生后，通常两个循环之间通过未闭的卵圆孔、PDA 或 VSD 发生血液混合，以维持患儿存活。患儿 1 岁的死亡率接近 100%，因此，所有 D- 转位成人患者都应该经历过某种的外科手术治疗。而较年长的成人会进行心房水平矫治术（Mustard 或 Senning 手术），而 20 世纪 80 年代中期以后出生的孩子会采用动脉调转术（Jatene 手术）进行矫治。有一些合并了中等至较大室间隔缺损的 D- 转位患者，也会进行 Rastelli 手术。

心房水平矫治是将全身静脉血重新引流到左心室（然后再流入肺动脉）并将肺静脉血引流到右心室（再流入主动脉）。Mustard 术使用自身心包组织做心房内导管（图 8-7），而 Senning 手术是用自身心房组织来做导管。Jatene 手术将主动脉和肺动脉横断并进行调转，使它们分别与正确的心室上部相连。这项手术还需要将冠状动脉从主动脉转移到肺动脉根部，术后此处将成为主动脉根部。Rastelli 术修补 VSD 使左心室的血流入主动脉，再通过带瓣血管管道将右心室与肺动脉相连。

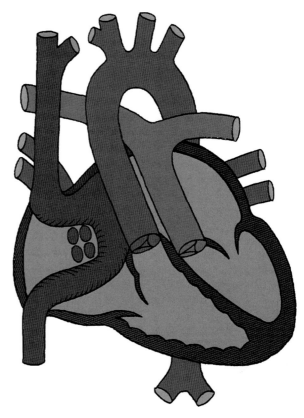

▲ 图 8-7　Mustard 手术

心房内心包片隔板将腔静脉血通过切除的房间隔引导至二尖瓣，肺静脉血引导至三尖瓣。右心室仍为体循环心室，左心室仍为肺循环心室

经许可转载，引自 *Congenital Heart Disease: A Diagrammatic Atlas.* New York: Wiley-Liss; 1988.

心房水平矫治术使右心室连在体循环之中，这些患者一直存在右心室功能不全并可以进行性加重，右心室射血分数可降至 40%。这些患者常会出现轻度三尖瓣关闭不全，而严重的三尖瓣关闭不全提示严重的右心室功能不全。患者术后 10 年生存率为 85%～90%，但 20 年存活率＜80%。术后生存＞25 年的患者，1/2 会出现中度右心室功能不全，1/3 会出现严重的三尖瓣关闭不全。尽管实施手术矫正术后心功能不能恢复正常，仍建议宜早手术以最大限度地减少右心室功能不全。由于心房水平矫正术会发生右心室功能不全，在一些患者中，大动脉调转术已替代了这种手术。大动脉调转术的患者先要进行肺动脉带缩窄手术，使左心室为承受体循环动脉压力做好准备。

心房矫正术会导致晚期电生理后遗症的发生，包括窦房结功能障碍（心动过缓）、交界性逸搏节律、房室传导阻滞和室性心律失常。20岁时，20%的患者会发生心房扑动，其中1/2的患者会出现逐渐加重的窦房结功能障碍。这些快速心律失常有时可能导致猝死，可能是由于节律1∶1下传到心室引发了心室颤动。右心室（体循环心室）功能不全合并非窦性心律也可能导致晚期猝死。如果心房水平矫正术后还合并室间隔缺损，患者的晚期死亡发生率会升高3倍。然而，手术10年之后，快速性心律失常的发生率确实有所下降。

动脉转位术后10年生存率为90%。动脉转位术的超远期预后尚不清楚。术后5年死亡率基本上为0%，晚期手术再干预的主要原因是肺动脉瓣上狭窄。新发的主动脉根部扩张认为是一个远期并发症，出现较少但也必须再次手术治疗。许多患儿存在异常静息心肌灌注，达9%的儿童可出现运动诱发的心肌缺血。对成年期早发冠状动脉疾病的影响尚不清楚，而且尚有一些关于新主动脉瓣最终功能的担忧，有时Rastelli术后的患者需要再次手术来更换人工血管瓣膜。

在心房矫正或Rastelli术后，患者通常能良好耐受妊娠和分娩。然而，患者也可能发生右心室衰竭和功能减退，尤其是心房矫正术后的女性，并发症（例如，早产和足月小样儿）的发生率增加。

（十四）室间隔缺损

在儿童期，由于室间隔缺损的周边隔膜组织可以逐渐向内生长，75%以上的中小型室间隔缺损可以自发闭合。自发闭合都发生在10岁以前。

另外，三尖瓣组织、脱垂的主动脉瓣瓣叶和心内膜炎也可导致室间隔缺损自然封闭。一些VSD成人患者的主动脉瓣瓣叶脱垂入室间隔缺损，可导致主动脉瓣反流。小室间隔缺损成人患者虽然有可能发生心内膜炎但不增加血流动力学的风险。如果大室间隔缺损患者不进行手术修复，肺血管病变可能会进展恶化。

尽管一些研究报道外科修复术后数年内患者可能会出现心功能不全，但这些都是很早以前的患者，按目前的标准来看，这些患者进行手术的时间较迟。如果5岁之前，甚至10—12岁进行了手术矫正，长期容量负荷增大导致的心室功能异常仍可以成功重塑。医源性心脏传导阻滞是一种可能发生的外科并发症，但这种情况更多见于早期的心脏手术。如果出现了明显的肺动脉高压，有时可采用允许单向瓣膜补片进行缺损关闭。有一些特定的VSD可以使用的经皮封堵器关闭缺损。

如果没有出现心脏衰竭或肺动脉高压，患者可以较好地耐受妊娠。如果没有其他的心脏问题，对于室间隔缺损自然或手术闭合的患者，妊娠期的风险不会增加。

四、总结

ACHD患者的非心脏手术将对麻醉科医师提出独特挑战。正确处理此类患者至关重要的是了解患者具体的CHD病理改变、既往姑息性或矫正性手术的病史，以及目前的功能状态。中等至复杂CHD病变的成人患者的非心脏手术应咨询有经验的成人CHD麻醉科医师，并尽可能地在成人先天性心脏病中心进行。

第二篇

非心脏手术麻醉
Anesthesia for Noncardiac Surgery

第9章

心血管监测在非心脏手术中的应用
Cardiovascular Monitoring in Noncardiac Surgery

Gerard R. Manecke Jr.　　Timothy M. Maus　著

胡　婕　译

要点

1. 对于心血管疾病患者，尤其是接受高风险非心脏手术的患者来说，优化心脏和血流动力学管理是取得良好预后的关键。

2. 许多心血管信息可以从美国麻醉科医师学会推荐的标准监护中获得，通常包括与呼吸功能评估相关的信息，如脉搏血氧饱和度、二氧化碳波形，评估外周循环充盈性的脉搏血氧饱和度；反映肺血流量和心输出量的呼气末二氧化碳监测等。

3. 围术期常用的五电极心电图系统可以快速诊断各种心脏异常，包括心律失常、传导异常、心肌缺血、心肌梗死、电解质异常等。

4. 虽然有创性的中心静脉压（CVP）作为血管内容量监测不甚可靠，但其在心脏病患者的监测中是有用的，它可提供液体输注时心脏的收缩期和舒张期的反应信息，并且可借助异常波形进行诊断，如三尖瓣反流和交界性心律失常。

5. 肺动脉导管是一个非常强大的监测工具，可以提供一系列数据，包括右心压力、心脏功能和代替左心房压力（肺毛细血管楔压）。虽然它在非心脏手术中的应用已经减少，但在特定的患者中仍然非常有用，如肺动脉高压或右心室衰竭的患者。当无法进行经食管超声心动图检查时，它有助于监测左心室功能和解决血流动力学问题。

6. 微创和无创的方式连续监测动脉血压、心输出量和血流动力学参数（如每搏输出量的变化）目前已被临床广泛使用。这些对接受高危手术的心脏病患者特别有用，有助于围术期目标导向治疗（perioperative goal-directed therapy，PGDT），促进术后恢复，并快速诊断血流动力学问题。

7. 评估组织氧合、pH 和灌注的无创监测仪有可能被进一步开发和应用。因为血循环的目的是组织灌注，所以量化组织灌注和氧合是符合逻辑的，正如躯体近红外光谱目前据此应用的 PGDT 算法。

关键词

血流动力学监测；心电图；中心静脉压；心输出量；目标指导治疗

围术期监测包括有效的心脏、血流动力学和液体管理。对于接受重大非心脏手术的患者和已有心血管疾病的患者，出色的心血管管理尤为重要。只有通过有意义的、准确的监测，才能提供

适当的心脏、血流动力学和液体治疗。本章重点介绍了监测心脏和血流动力学状态的各种手段，从无创到高有创性技术。本章还讨论了心血管功能的其他指标，如尿量。超声心动图不在此讨论，将在第 10 章中介绍。

一、美国麻醉科医师学会标准监护

美国麻醉科医师学会（ASA）的标准监护提供了大多数有关心血管系统的信息（框 9-1）。心电图（ECG）、动脉血压、心率和动脉内的压力波形图显然是有用的，但那些用于监测呼吸功能的，如呼气末二氧化碳（end-tidal carbon dioxide，$ETCO_2$）和脉搏血氧饱和度及其变化趋势，也可以提供有价值的心血管信息。表 9-1 列出了标准的 ASA 监护项目。

（一）心电图

心电图是监测心脏状态的主要手段。连续监测心脏电活动，提供心率和节律数据，以及评估心脏传导（PR 间期、QRS 持续时间）和复极化（ST 段、T 波形态和 QT 间期）。心电图信号的正常形态和心电图间期如图 9-1 所示。

三导联系统使用 3~4 个电极（右上肢、左上肢、左下肢、接地），可以监测肢体 I 、II 或 III 导联，主要提供节律和传导数据。这对于心脏无异常的患者来说已经足够了，五电极系统（右上肢、左上肢、左下肢、心前区、接地）通常用于围术期和重症监护病房。该系统可以同时监测

表 9-1　美国麻醉科医师学会标准监测

种 类	监 测		频 率
循环	心电图[a]		连续
	动脉血压[a]		每 5 分钟（最少）
	心率[a]		每 5 分钟（最少）
	循环功能[a]	心音听诊[a]	
		动脉内的压力波形[a]	连续
		外周脉搏超声[a]	
		脉搏波形或血氧[a]	
通气	呼气末二氧化碳[a]		连续
	吸入气体		连续
氧合	脉搏血氧饱和度[a]		连续
	患者颜色[a]		
温度	体温探头		当预计到体温变化时即插即用

a. 对心血管监测有用的参数
经许可转载，引自 American Society of Anesthesiologists Standards for Basic Monitoring（http://www.asahq.org）

肢体导联（通常是 II 导联）和胸导联 "V"，增强对心肌缺血的检测能力。据报道，联合使用 II 导联和 V_5 时，检测心肌缺血的灵敏度为 80%。V 导联可根据感兴趣的特定区域放置，范围从前壁（V_1）到侧壁（V_6）（图 9-2），V_3~V_5 通常对前外侧心肌缺血最敏感（ II 导联用于下壁缺血）。

心肌缺血最常表现为 ST 段压低，但 ST 段升高、T 波形态改变、新的传导缺陷或频繁的室性期前收缩也可能是心肌缺血的征兆。心电图监测系统具有自动数字信号处理功能，可连续显示心率、QT 间期和 ST 段压低或抬高，以及这些参数的报警。

异常心律，如窦性心动过缓和心动过速、交界性心律失常、心房颤动、左右束支传导阻滞和心脏传导阻滞等，在心脏病患者中并不少见。所有这些异常都可以用五电极系统来检测（表 9-2 和表 9-3）。肢体导联如 II 导联是检测传导和节律

框 9-1　围术期心血管功能的基本监测

- 心电图
- 心率
- 无创血压
- 脉搏血氧容积图分析
  - 灌注指数
  - 容积波变化指数
- 呼气末二氧化碳
  - 肺部血流
- 心音听诊
  - 变力状态下 S_1 的振幅和频率
  - 体循环血压下 S_2 的振幅和频率

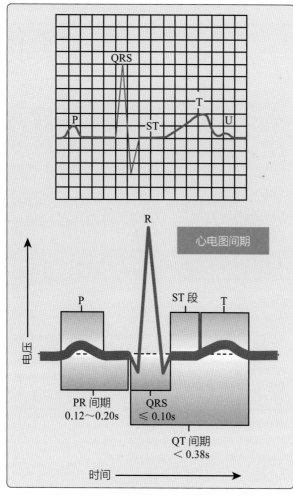

▲ 图 9-1 一个心动周期和间隔期的心电图形态

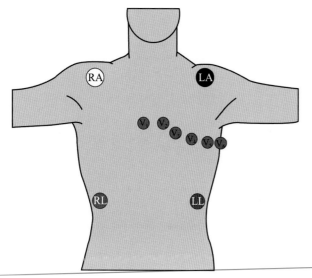

▲ 图 9-2 手术室和重症监护病房常用的五电极系统的放置。胸导联（V）可根据感兴趣的区域放置，一般来说 $V_3 \sim V_5$ 位置对心肌缺血最为敏感

的首选，而胸导联则是诊断心肌缺血、心肌梗死和束支阻滞的首选。

心脏病患者常伴有心脏置入型电子器械（CIED）。肢体导联（如Ⅱ导联）可以最好地检测到起搏节律（起搏尖峰），根据其时间和数量通常可以识别起搏的类型。

电解质异常可引起心脏的各种传导和复极变化。例如，低钾血症时出现高尖 T 波，低钾血症时出现 U 波。Ⅱ导联和胸导联足以发现这些异常。

与一般患者相比，心电图异常更可能代表患者的心脏病理状态，因此了解和密切监测心电图波形对心脏病患者尤为重要。

（二）动脉血压监测

间歇性无创动脉血压（noninvasive arterial blood pressure，NBP）监测通常使用自动袖带，利用震荡法检测动脉脉搏。心脏病患者通常需要密切监测血压，测量频率可调整为每分钟一次。但应小心谨慎使用，因为长期、频繁的 NBP 测量可能导致压力性损伤。一种新兴的实用替代方法是连续无创血压监测，如 Edwards Clearsight 和 LiDCO Rapid 设备。这些系统包括一个带轻度充气的指套（"容积钳法"）和一个高分辨率的气囊和传感器系统，以检测脉动的压力。由于它们提供连续的测量，因此在与血压快速变化有关的手术（如颈动脉内膜切除术、气道手术）中特别有用。这些系统的一大优势是它们还能提供心输出量和动态参数信息（见下文）。由于袖带位于远端，在严重的外周血管疾病或血管收缩的情况下，袖带可能不准确。在这些情况下，应考虑进行有创动脉内压力监测。另一种获得连续无创血压测量的可能方法是张力测定。这项技术已用于手腕处（Tensys TLine）。

有前景的实验技术体系包括使用脉搏波速度和脉搏波通过时间，在不久的将来，提供无创连续血压监测的技术肯定会被广泛采用，在许多情况下取代有创血压监测。

动脉内压力监测适用于高危患者和手术，特别是需要定期采集动脉血样时。高保真度的动脉波，需要具有适当的阻尼、反应频率和形

表 9-2 常见的围术期心电异常及其首选检测导联

心脏异常	首选导联	共同特征
窦性心动过缓	Ⅱ	HR < 60 次 / 分，P 波正常，QRS 狭窄
窦性心动过速	Ⅱ	HR > 100 次 / 分，P 波正常，QRS 狭窄
室上性心动过速	Ⅱ	HR > 100 次 / 分，QRS 狭窄
室性心动过速	Ⅱ	HR > 100 次 / 分，QRS 宽大
交界性（房室结）节律	Ⅱ	P 波缺失；CVP 显示"卡农"波；可能较慢
一度房室传导阻滞	Ⅱ	PR 间期 > 200ms
二度 Ⅰ 型房室传导阻滞（文氏型）	Ⅱ	PR 间期逐渐延长，直至 P 波不能下传
二度 Ⅱ 型房室传导阻滞（莫氏型）	Ⅱ	偶发的 P 波不能下传
完全性房室传导阻滞	Ⅱ	P 波与 ORS 波群无关联
室性期前收缩	Ⅱ	QRS 宽大，提早伴代偿间歇
房性期前收缩	Ⅱ	QRS 狭窄，无代偿间歇
右束支传导阻滞	心前区	V_1 和 V_2 导联 P 波后出现宽 QRS 波；可能是正常变异
左束支传导阻滞	心前区	V_5 和 V_6 导联 P 波后出现宽 QRS 波；如果是既往有的，可能是陈旧性的传导系统损伤；如果是新发的，则可能是心肌缺血
心肌缺血	心前区	ST 段压低
心肌梗死	心前区	ST 段抬高

CVP. 中心静脉压；HR. 心率

表 9-3 心脏病患者围术期常见异常心电图形态

心电图诊断	例 图	注 释
心房颤动		QRS 狭窄，不规则 无规律
心房扑动		规则的，颤动的锯齿波，QRS 狭窄
完全性传导阻滞		无传导通过房室结；P 波与 QRS 波无关联
房室分离		规则，心房与心室无关，QRS 持续时间取决于心室来源，心室率比心房率快
左束支传导阻滞		V_1、V_2、V_3 导联 QRS > 0.12s，规则；ST 段和 T 偏移方向与 QRS 相反；频率 < 100 次 / 分；表示有明显的冠状动脉性心脏病
下壁心肌梗死		下壁导联 ST 段抬高（Ⅱ、Ⅲ、aVF）

（续表）

心电图诊断	例　图	注　释
前壁心肌梗死		胸前区导联 ST 段抬高
心肌缺血		ST 段压低
高钾血症		T 波高尖
室性期前收缩		畸形 QRS 波，代偿间歇
室性心动过速		频率 100～250 次 / 分，QRS 宽大
心室颤动		无频率和节律
尖端扭转型室性心动过速		频率 150～250 次 / 分，QRS 周期性变化；相关 QT 间期延长
心室起搏		单个起搏尖峰后伴 QRS 波
双腔起搏		每个 QRS 有 2 个起搏尖峰

态，这是准确监测的必要条件。波形由心脏产生的正弦波状压力波和血管树的叠加反射产生（图 9-3）。

　　动脉置管通常选择桡动脉、肱动脉或股动脉处。也可使用足背动脉、尺动脉和腋动脉。桡动脉一般是首选，因为容易穿刺和并发症发生率低。当桡动脉尝试不成功时，通常可以进行肱动脉置管，同样并发症发生率低。据报道，尺动脉置管是安全的，但可能也是不明智的，因为在大多数情况下，它提供了手部的大部分血流。如果先前曾在同侧桡动脉置管失败，或者有 Allen 试验禁止使用桡动脉的情况则不应选择。如果需要中央动脉压力，如中央至外周动脉压力梯度较大

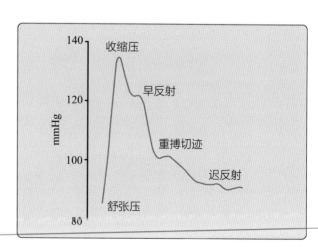

▲ 图 9-3　桡动脉压力波的正常形态是心脏收缩产生的正弦波和血管树分支点反射相加的结果。重搏切迹是主动脉瓣关闭所致

的情况下，可使用股动脉。股动脉置管的并发症包括增加感染和腹膜后血肿的风险。股动脉置管应在严格的无菌条件下进行。进行股动脉置管时，建议采用体表超声，以避免邻近神经损伤和深部损伤导致腹膜后血肿。

（三）脉搏血氧仪

脉搏血氧仪不仅能提供动脉血氧饱和度，还能提供心率、外周灌注指数和动态参数［容积波变化指数（pleth variability index，PVI）］。这些都有助于评估循环状态和对输液的潜在反应。与其他动态参数如脉压变异率（pulse pressure variation，PPV）、每搏输出量变化（stroke volume variation，SVV）和收缩压变异度（systolic pressure variation，SPV）一样，PVI 是由与呼吸周期相关的左心室充盈的周期性变化引起的。变化大表示容量输注可能会增加心输出量。在潮气量为 8ml/kg 或更大的正压通气期间，在没有频繁心律失常的情况下使用 PVI 等动态参数，比任何其他临床可用的指标如中心静脉压（CVP）和肺动脉压，对潜在的容量反应性更敏感。心输出量

动态波动的主要机制如图 9-4 所示。

（四）呼气末二氧化碳

呼气末二氧化碳监测已经彻底改变了气道管理，是确认充分通气的一个非常有价值的工具。除了用作呼吸监测外，它还可以作为评估循环的重要辅助手段。从肺部呼出二氧化碳需要通过肺循环将二氧化碳输送到肺部。因此，肺部血流量的减少会导致 $ETCO_2$ 的降低（表 9-4）。事实上，心输出量监测中已经使用呼出二氧化碳和 Fick 方程的修正，呼气末二氧化碳现在被用作高级心脏生命支持的一个监测指标，以确认充分的胸外按压和复苏。

二、尿量、pH、碱缺乏和乳酸

尿量可作为心血管稳定的指标，但在围术期，它既不敏感也不特异。少尿和多尿可以是多因素的，都有很多潜在的原因。低血容量、氮质血症、心力衰竭、围术期应激激素释放、患者体位（如 Trendelenburg）、机械性梗阻和手术中断尿路等都可能导致少尿。使用渗透性利尿药、高

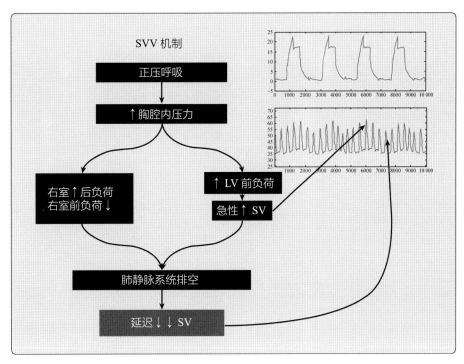

▲ 图 9-4　正压通气引起左心室（LV）每搏输出量（SV）动态变化的主要机制。正压通气最初通过压迫肺静脉增加左心室静脉回流，但这种胸腔内压力降低了右心静脉回流，导致左心室每搏输出量延迟下降
SVV. 每搏输出量变化

表 9-4 导致肺血流量减少引起呼气末二氧化碳降低的常见心血管疾病

循环系统状况 导致 ETCO₂↓	常见机制
肺动脉栓塞	血栓、脂肪或空气引起的肺血流机械性梗阻
右心室衰竭	肺动脉高压、气胸、心脏压塞、三尖瓣反流、心肌缺血和心肌梗死可导致右心室心力衰竭并肺血流量减少
左心输出量↓	低血容量、心脏压塞、左心室衰竭可降低总 CO 和右心输出量，导致肺血流量减少

ETCO₂. 呼气末二氧化碳；CO. 心输出量

血糖和尿崩症可导致多尿。因此，尿量必须根据围术期发生的所有其他事件来解释，而不是作为心血管功能或容量状态的主要指标。同样，血液 pH、碱缺乏和血清乳酸也需要用其他临床参数来解释。酸中毒、碱高度缺失和乳酸累积有许多潜在原因，存在这些原因时应进一步的分析研究，不应假定为是低血容量的原因。和尿量一样，它们应作为了解患者循环状况的辅助手段。

三、有创监测

（一）中心静脉置管

长期以来，中心静脉压（CVP）一直被用作血管内容量的代用指标（表 9-5）。常通过在颈内静脉、锁骨下静脉、颈外静脉或股静脉处置管获得。放置导管应在严格的无菌条件下，通过超声引导进行，以提高首次穿刺成功率，减少并发症。

在个别患者中，CVP 可用于预测右心对容量的反应，但它作为液体管理的指导可能不可靠。

它的不可靠源于其成因的多因素性。虽然液体输注可能会增加 CVP，低血容量会降低 CVP，但其他因素，如右心舒张和收缩功能、右心房顺应性、中心静脉顺应性、患者体位、手术对下腔静脉的压力，以及换能器高度的微小变化等，都会混淆其意义。此外，紧急情况，如张力性气胸、血胸和瓣膜性心脏病，使得 CVP 在容量复苏中的作用不大（尽管高 CVP 可能有助于这些疾病的诊断）。在没有这些混杂因素的情况下，CVP 可以用于趋势分析，作为心脏如何处理容量输注的指标，而不是作为容量状态本身的指标。

有些 CVP 波形特征有助于诊断。例如，大的 C-V 波可能表示三尖瓣反流，"卡农波"可能证实为交界性心律失常。CVP 结合平均动脉压，可用于确定脑和其他器官的灌注，这些参数可以根据患者的获益进行调整。例如，可以通过使用血管舒张药（如硝酸甘油）或改变患者体位降低 CVP，或者同时也可使用动脉收缩药维持、升高平均动脉压来增加脑灌注压（公式 9-1）。

表 9-5 心血管监测的种类

心 脏	血流动力学	组织灌注
心电图 **心输出量** • 热稀释 • 动脉搏动 • 食管多普勒 • 生物电阻抗 **心肌变力** • 多普勒峰值速度 • 多普勒最大加速度	**动脉血压** • 无创间歇 • 无创连续 • 有创连续 **心输出量** **中心压力** • CVP • PAP	**NIRS** 混合静脉氧饱和度 中心静脉氧饱和度，U/O、pH、碱缺乏、乳酸

CVP. 中心静脉压；NIRS. 近红外光谱法；PAP. 肺动脉压；U/O. 尿量

$$脑灌注压 = 平均动脉压 - CVP \quad （公式 9-1）$$

中心静脉导管可以带来额外的益处，安全的中心静脉通道可用于药物和液体的输注，并作为血液采样的端口。可以测定中心静脉氧分压和氧饱和度，帮助评估心输出量是否充足。带有连续氧饱和度测定的中心静脉导管可用于监测中心静脉氧饱和度，有助于危重患者的管理，以及围术期目标导向治疗（PGDT）（见第 19 章）。

（二）肺动脉置管

肺动脉导管是一个非常强大的装置，能够提供大量的血流动力学信息（表 9-6）。近年来由于没有大规模随机试验显示其益处，它在非心脏手术中的应用已经减少。然而，对于某些患者，尤其是肺动脉高压或右心室衰竭的患者，肺动脉导管仍然非常有用。肺血管阻力在追踪肺血管扩张药（如吸入一氧化氮）的反应时非常有用，而 CVP 或右心房压的测量可以提供对右心功能有价值的参考。

表 9-6　肺动脉导管的功能

肺动脉导管提供的生理数据	流通、方法和利用
肺动脉压，肺血管阻力	$PVR = （mPAP-PCWP/CO）\times 80$
外周血管阻力	$SVR = [（MAP-CVP）/CO] \times 80$
肺毛细血管楔压	可作为左心房压力和血管内容量状态的替代指标，波形可指示心肌缺血或二尖瓣反流（C-V 波）
中心静脉压	右心室功能，可作为血管内容量状态的替代指标
右心输出量	热稀释法
混合静脉氧合	远端的 PO_2 或氧饱和度；组织灌注充盈的指标；可用于计算心输出量和分流
中心静脉氧合	PO_2 或中心静脉端的氧饱和度；组织灌注充盈的指标
室间隔缺损合并左向右分流的诊断与处理	血气：右心房和右心室之间氧合的"阶梯"变化

CO. 心输出量；MAP. 平均动脉压；mPAP. 平均肺动脉压；PCWP. 肺毛细血管楔压；PVR. 肺血管阻力；SVR. 外周血管阻力

对于非常高危的非心脏手术患者，尤其是右侧心血管病变的患者，应强烈考虑肺动脉置管。例如，肺动脉置管在肝移植中仍被普遍使用，因为手术中会有大量的液体转移和失血，而且肝衰竭患者常证实合并肺动脉高压。肺动脉置管有利于解决复杂的血流动力学问题，特别是在无法进行经食管超声心动图检查时。

中心静脉和肺动脉置管相关的潜在严重并发症，包括气胸、血胸、肺动脉破裂、胸导管损伤、栓塞和败血症（框 9-2）。因此，它们只能由有经验的人员使用，且只能用于可能获益的患者。

四、微创和无创血流动力学监测

术中精细的液体管理和血流动力学优化的重要性现在已被广泛重视。因此，促进 PGDT 的工具变得很热门。利用动脉压力波和食管多普勒（ED）评估心输出量和动态参数的微创方法已历经了多代发展，目前在大多数情况下都很准确。审慎地使用这些监测，并进行相关的适当治疗，可以减少高风险手术患者的住院时间、并发症发生率和死亡率。精细的液体和血流动力学管理是加速康复外科（enhanced recovery after surgery，ERAS）流程的组成部分。心输出量监测不仅可允许医护人员优化心脏功能和外周灌注，而且当发生不良血流动力学事件时，还有助于快速解决问题。例如，在动脉低血压的情况下，快速了解患者的心输出量和 SVV 可以让临床医生确定问

框 9-2　中心监测的并发症
• 中心静脉通路
➢ 气胸
➢ 血胸
➢ 穿刺到动脉导致脑卒中、血肿、出血
➢ 胸导管损伤（左颈内入路）
➢ 栓塞
➢ 败血症
• PA 导管置入
➢ PA 破裂
➢ PA 闭塞，血栓形成

PA. 肺动脉

题是前负荷、后负荷还是收缩力下降。如果只有标准的监测，如心率和血压，进行这种即时、明确的判断是不可能的。第 19 章讨论了 ERAS 流程的血流动力学监测、PGDT，以及使用四象限方法解决血流动力学问题。

（一）动脉脉搏波

人们早已知道，在血管张力没有变化的情况下，每搏输出量和由此产生的脉搏波是成比例的。它们之间通过比例常数 K 相互关联（公式 9-2）。

$$每搏输出量 = 搏动性 \times K \qquad （公式 9-2）$$

搏动性可以用脉压、脉搏曲线下的面积或其他专有的脉搏指数来表示。传统上，K（校准常数）使用不同的、单独的心输出量测定来确定，如热稀释法（校准到另一种方法）。现在，利用动脉波的特性（如 Edwards-FloTrac）可以使用自校准的方法。这让使用非常方便，只需要一根动脉导管。LiDCO Rapid 系统可以进行自校准，也可以根据另一种方法进行校准。这两种系统现在都可以采用指套"容量钳"的方法无创使用（不需要动脉导管）。动脉脉搏波心输出量，以及提供的动态参数，如 PPV 和 SVV，已经成功地应用于 PGDT 算法中，有助于改善预后。

（二）食管多普勒

食管多普勒（ED）是目前研究最多、最理想的 PGDT 微创监测方法。其原理是将一个小型的一次性超声探头放置在食管内，调整后使超声束朝向降主动脉（图 9-5）。多普勒方程（公式 9-3）是根据超声信号的频率变化来计算降主动脉的血流速度。多普勒方程根据超声波的频率变化来计算血流速度，V 为血流速度，C 为声速，Ft 为传输频率，Fs 为传感频率，θ 为多普勒波束对流动血液的入射角。计算出速度波下的面积［时间积分功能（velocity time integral，VTI），行程距离］。然后将该值乘以根据患者身体特征估计的降主动脉面积，得出每搏输出量（公式 9-4）。

$$V = \frac{C\,(F_s - F_t)}{2F_t\,(\cos\theta)} \qquad （公式 9-3）$$

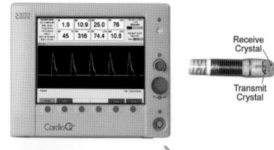

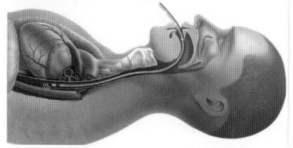

▲ 图 9-5　食管多普勒系统的配置

$$每搏输出量 = 速度时间积分 \times 面积$$
$$（公式 9-4）$$

各种 ED 参数可用于血流动力学评估（表 9-7）。

ED 的放置和使用需要大量的学习，但由此增加的对心血管生理和患者状态的了解是非常值得的。随着经验的积累，可以快速定位探头，实时获取非常有价值的血流动力学参数和速度波形。

（三）生物阻抗和心输出量测定

电信号采集和处理方面的进展促进了生物阻抗技术和相关心排测量的改进。高灵敏的电极记

表 9-7　食管多普勒参数在心血管评估中的应用

参　数	意　义	目　标
心输出量指数	心功能	> 35ml/m²
心脏指数	心功能	> 2.5L/（min·m²）
流程时间（校正后）	前负荷	> 350ms
峰值速度	心肌收缩力	> 50cm/s
平均加速度	心肌收缩力	> 10cm/s²

录了与心搏量有关的胸腔阻抗变化。心排测量是一种使用生物阻抗的增强技术，它利用了心脏射血过程中血细胞方向发生变化，导致胸腔阻抗发生变化的事实原理。虽然验证性研究的结果令人鼓舞，但由于腹部和胸腔手术对胸腔阻抗的影响，生物阻抗在此类手术患者中的应用受到了限制。

（四）近红外光谱仪

循环的存在提供了组织灌注。近红外光谱法（near infrared spectrometry，NIRS）可替代组织灌注，现在被用作 PGDT 算法的"目标"。NIRS 旨在测量搏动和非搏动（静脉）血液的氧饱和度，从而提供总体组织氧合的估计值。近红外光束被传送到监测位置的组织中，返回的光束经过光谱学测定血红蛋白的氧饱和度。NIRS 主要用于心脏手术和重症监护患者的脑氧评估，但也可通过在腹部（躯体 NIRS）和鱼际隆起处放置传感器来评估外周灌注。血流动力学监测最终包括直接的组织灌注指数和光谱、局部生物标志物或成像。

五、总结

精细的血流动力学和液体管理在心脏病患者的监护中至关重要，特别是对接受高风险非心脏手术的患者。许多工具可以用来评估循环，从标准的 ASA 监测到评估心输出量和动态参数的监测。监测的选择应根据个体情况，以保持心脏功能和提供良好的组织灌注为目标。

第10章

非心脏手术术中超声心动图应用
Echocardiography in Noncardiac Surgery

Byron Fergerson　Joshua Zimmerman　Timothy M. Maus　著

张　重　译

要点

1. 急性血流动力学不稳定时，经食管超声心动图（TEE）以其便携性、有效性、快速诊断能力强等特点成为一种首选的诊断方法。

2. 在紧急情况下，使用 TEE 核心切面并进行定性分析可以实现快速诊断，提高诊疗效率。

3. 抢救性超声心动图是一个诊断流程，而非仅仅只是一项检查，因此在治疗血流动力学不稳定时需要反复地检查评估。

4. 急性瓣膜功能障碍与慢性瓣膜功能障碍的评估方法是一致的，重点关注新发反流或慢性反流的显著变化。

5. TEE 发现漂浮的主动脉内膜片是诊断是否存在主动脉夹层的最佳方法。

6. 心脏压塞的 TEE 表现为心脏周围的低回声液体，右心房在收缩期塌陷，右心室或左心室流入流出道血流的呼吸变异度增加。

7. 右心室具有复杂的几何形状，因此很难对其功能进行定量评估。而一些定性评估如右心室游离壁的增厚、三尖瓣瓣环的扩张、室间隔形态的改变有助于其功能的评估。

8. 虽然在肺动脉栓塞（pulmonary embolism，PE）中，超声心动图并不是首选的诊断方法，但其仍能指导治疗。PE 最主要的超声心动图表现是继发于右心衰竭的各种超声表现。

9. 左心室功能障碍除了缺血还有很多可能的原因，在左心室短轴切面对左心室进行定性评估是一种很有效的诊断方法。

10. 左心室流出道的多普勒超声上出现"匕首样"改变时，可以诊断左心室收缩过度引起的动力性的左心室流出道梗阻。

11. 左心室短轴切面上左心室舒张末面积和收缩末面积的变化能区分血流动力学不稳定的原因是低血容量或是低后负荷。

12. 通过描记左心室流出道血流的脉冲多普勒可计算出每搏输出量（SV）。

13. TEE 检查能提供多种心脏参数包括心肌收缩力、瓣膜情况、负荷情况等，因此其在全身血流动力学监测和目标指导治疗中非常有价值。

14. 超声和多普勒技术测量每搏输出量、心肌收缩力和左心房压，可以综合评估干预措施是否有效。

15. 经胸超声心动图在患者行非心脏手术时的围术期管理非常有效，在很多情况下能够代替 TEE。

关键词

经胸超声心动图；经食管超声心动图；抢救超声心动图流程；左心室流出道梗阻；心脏压塞

本章重点介绍超声心动图在非心脏外科手术中的应用。抢救超声心动图流程，是一种在紧急情况下进行的超声心动图检查（见下文）。另外，也将讨论超声心动图在全身血流动力学监测和目标导向液体治疗中的应用。最后，将介绍经胸超声心动图（TTE）在围术期的应用，以及如何进行基本 TTE 的检查。

一、抢救超声心动图流程

常规超声心动图及核心经食管超声心动图（TEE）极其适合用于急性血流动力学不稳定的快速诊断。美国超声心动图学会（American Society of Echocardiography，ASE）推荐在急性持续性不明原因低血压时使用 TEE。不能解释的低血压有多种可能的病因，可能需要使用多种诊断方法。超声心动图能显示心肌收缩力、瓣膜功能、容量、心内和心外压力等多种病变，因此是一种快速诊断模式。超声心动图不仅能提供详细的定量分析，而且能通过快速视觉评估进行定性监测。超声心动图提供的便捷和快速的诊断，使之成为急危重症患者的绝佳的诊断手段，而且其教学也相对容易。

急诊围术期超声心动图应用的前瞻性研究非常少。一些研究发现无论是 TEE 还是 TTE 都能在血流动力学不稳定时发挥作用，而且超声心动图不仅仅有助于寻找病因，还利于指导血流动力学支持，以及改变手术方案。

在血流动力学不稳定时需要紧急评估原因。血流动力学不稳定的病因必须迅速诊断和处理。为了提高效率，抢救超声心动图最好是对重点切面进行定性分析。美国超声医师协会和心血管麻醉科医师协会认为对血流动力学参数进行重点视觉评估比详细的定量分析更有价值，并且他们制订了基础 TEE 认证的培训途径。已有大量超声心动图文献表明，对从业人员进行有限的培训，主要采用定性分析的方法也可准确地进行超声检查和评估。详细的 TEE 检查有效但是耗时，而对核心切面进行的重点检查则能显著提高效率。ASE 和 SCA 改良并推荐了 11 个重点切面检查（框 10-1）应用于基础 TEE 检查，能覆盖临床最常见病理情况。当这种重点切面筛查出心脏的异常后可以使用其他适当的切面来进行进一步分析补充。ASE、SCA 和我们都建议先要完整的检查和存储 11 个核心切面后，再重点观察某些感兴趣的特定区域。

抢救超声心动图是一个诊断流程，而不仅仅只是一项检查。心血管系统是复杂和动态变化的，常因前后负荷不同而改变。当时看来是非常合理的干预，也许 1min 以后就发生变化了。有 14% 的血流动力学不稳定的患者在超声下可能并无特殊发现，在这些情况下很难准确判断心血管系统异常的确切原因，尤其是后负荷降低、容量低、右心室（RV）和左心室（left ventricular，

框 10-1　推荐的经食管超声心动图核心切面

- 经食管中段主动脉瓣短轴切面
- 经食管中段主动脉瓣长轴切面
  - ➤ 测量左心室流出道直径
- 经食管中段双房腔静脉切面
- 经食管中段右心室流入 - 流出切面
- 经食管中段四腔心切面
  - ➤ 三尖瓣和二尖瓣的彩色多普勒
  - ➤ 跨二尖瓣血流的脉冲频谱多普勒
- 经食管中段两腔心切面
  - ➤ 左上肺静脉的脉冲频谱多普勒
- 经食管中段左心室长轴切面
- 经食管上段升主动脉短轴切面
- 经胃左心室短轴切面
- 经胃深部切面
  - ➤ 左心室流出道的频谱多普勒
  - ➤ 每搏输出量计算
- 降主动脉短轴切面

LV）功能障碍的情况。此外，还可能存在多种异常。当超声无法准确判断时，对这种血流动力学异常的最佳策略是予干预措施后及时再评估，当参数改善时，可以继续使用这些干预措施，当参数没有改善甚至还变得更糟时，可考虑要调整之前诊断。

血流动力学不稳定最常见的原因是急性瓣膜功能损害、主动脉疾病、心脏压塞、右心室功能障碍、肺动脉栓塞（PE）、左心室收缩力减弱或增强。

（一）急性瓣膜功能障碍

虽然在鉴别诊断时必须考虑，但急性瓣膜功能障碍不太可能是造成血流动力学不稳定的原因。如果这种情况发生，则更可能发生在左侧瓣膜结构上。急性主动脉瓣（aortic valve，AV）和二尖瓣（mitral valve，MV）的潜在病因见表10-1。超声心动图对急性或慢性瓣膜功能障碍的评估都是相似的。抢救性超声心动图评价瓣膜反流仅限于快速、定性的评估。定量方法如有效反流口面积、反流量可能在急性反流中并不准确。而用彩色多普勒（color flow Doppler，CFD）聚焦于反流束的视觉评估可能是更合适的方法。要引起明显的血流动力学改变，一般来说反流量至少要达到中度或重度。围术期观察到新发的重度二尖瓣反流则提示心肌缺血（室壁功能障碍）的评估。因为乳头肌附着于室壁的下缘，因此室壁运动异常可引起乳头肌功能的障碍，导致瓣膜小叶栓系和二尖瓣反流（图10-1）。而这种异常可以累及1~2个瓣叶，因此判断这种反流是否是中央性的并不能诊断或排除心肌缺血。

因为慢性反流导致心肌重构和心室扩大，在心室大小正常的情况下，中度到重度反流应引起

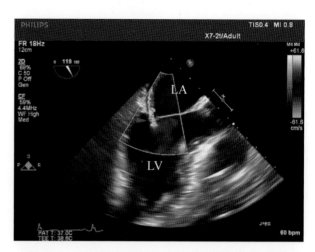

▲ 图 10-1　活动性缺血和二尖瓣后叶受限患者的食管中段四腔视图（箭）（此图彩色版本见书末）
注意二尖瓣反流射流的后向抱壁（Coanda 效应）
LA. 左心房；LV. 左心室

临床医生的高度警惕，新发瓣膜功能障碍的可能性很高。要注意判断新发的反流或慢性反流发生变化比判断反流分级的严重程度更重要。血流动力学不稳定的情况下的急性或亚急性反流既可以是心室功能改变引起，也可以是其他心脏病变导致负荷变化引起。纠正这些异常，可能会改善反流。

术中的血流动力学不稳定由新发的急性瓣膜病变引起的可能性小，由已经存在却一直未被发现的瓣膜病变引起的可能性更大。例如，当漏诊的主动脉瓣狭窄患者麻醉诱导时引起的低血压会导致心肌缺血。及时的诊断和治疗是维持充足的冠状动脉灌注压和防止血流动力学恶化的关键。再次强调，在非心脏手术室中来检测评估主动脉瓣狭窄要多使用定性方法而不是定量方法。计算压差非常耗时且其在并存左心室收缩功能障碍时会被低估。可在经食管中段（mid esophageal，ME）主动脉瓣长轴观（long-axis view，LAX）半定量测量瓣叶开放后间隔距离。瓣叶间隔＞15mm 表示主动脉瓣没有狭窄，但瓣叶间隔＜8mm 则意味着对于重度主动脉瓣狭窄有 97% 的阳性预测率（图 10-2）。另外，经食管中段主动脉瓣短轴切面可以显示明显的瓣叶钙化、瓣叶活动受限，以及可以通过直接描记主动脉瓣的开口面积来估测主动脉瓣瓣口面积。

表 10-1　急性瓣膜功能障碍的原因

主动脉瓣反流	二尖瓣反流
• 感染性心内膜炎	• 感染性心内膜炎
• 主动脉夹层	• 腱索断裂
• 胸部创伤	• 乳头肌断裂
• 医源性因素	• 缺血性心肌病
	• 医源性因素

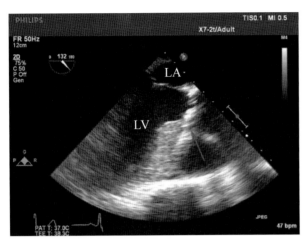

▲ 图 10-2　一例严重主动脉瓣狭窄患者的食管中段长轴切面（箭）

注意主动脉瓣的瓣叶开放受限对重度主动脉瓣狭窄患者有很高的阳性预测价值

LA. 左心房；LV. 左心室

（二）急性的主动脉疾病

急性胸主动脉夹层的死亡率很高，并且其诊断越晚，死亡率越高。螺旋 CT、磁共振成像（MRI）和 TEE 对于诊断或排除诊断是同样可靠的，但是 TEE 的优点是便携性。在经食管上段升主动脉、主动脉弓和食管中段降主动脉切面中可以观察到胸主动脉。因为气管位于食管和主动脉之间，会导致 TEE 在远端升主动脉和近端主动脉弓产生视觉盲点，注意到这一点有助于防止漏诊。

主动脉夹层的诊断主要靠观察剥脱的内膜，将主动脉腔分为真腔和假腔。表 10-2 总结了真腔和假腔的鉴别。一般来说，真腔更小并且在收缩期呈圆形，且在彩色多普勒下收缩期会扩张。假腔往往更大，呈不规则形或半月形，收缩期会

表 10-2　主动脉夹层时，真腔和假腔的鉴别诊断

真　腔	假　腔
• 更小 • 圆形 • 收缩期扩张 • 早期层流	• 更大 • 不规则形或月牙形 • 收缩期压缩 • 晚期湍流或滞流 • ± 自发性显影 • ± 血栓

变窄，以及形成湍流（图 10-3）。假腔偶尔也可出现超声自显影或血流减慢引起的血栓，TEE 在诊断夹层内膜破口、壁间血肿和穿透性溃疡时同样有价值。而诊断主动脉夹层的并发症，如急性主动脉瓣反流、心包积液是否引起心脏压塞，与诊断主动脉夹层同样重要。

（三）心脏压塞

正确识别心脏压塞至关重要，因为其可能导致灾难性的血流动力学紊乱，而且其治疗方法很特殊，需维持心肌收缩力和前负荷，并进行心包积液的引流。心包由两层组成，脏层和壁层。脏层心包紧贴心外膜而壁层心包是在外面包绕着的一层纤维囊。正常情况下，心包液有 5～10ml。病理性心包积液的可能原因见框 10-2。心包的大小和扩张性有限，因此限制了 4 个心腔，并减轻了胸腔内压力变化的影响。急性积液最可能是外伤（包括医源性或手术操作导致）或心肌梗死引起的。而慢性心包积液时，心包组织的扩张性更好，因此患者血流动力学会更稳定。心包积液可以自由流动，也可以聚集于局部而影响部分心脏。游离液体易聚集于重力依赖区。心包脂肪常见于前间隙，其不应与心包积液相混淆。心包脂肪往往有颗粒状外观，而不是纯粹的低回声，且不会引起室腔塌陷。

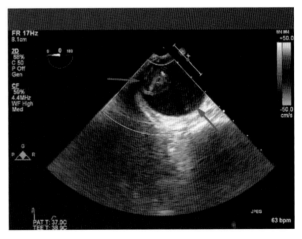

▲ 图 10-3　主动脉夹层患者的下降胸主动脉短轴视图真管腔（红箭）为圆形，彩色血流多普勒显示为层流，假管腔（绿箭）为新月形，自发回声对比表明血流缓慢（此图彩色版本见书末）

框 10-2 　心包压塞的原因
• 外伤
• 炎症
• 感染
• 恶性疾病
• 肾或肝衰竭
• 心梗后状态

表 10-3　心脏压塞左心室和右心室的呼吸变异

分　类	机械通气		自主呼吸	
	吸　气	呼　气	吸　气	呼　气
右心室流入流出道	↓	↑	↑	↓
左心室流入流出道	↑	↓	↓	↑

↑. 增高；↓. 降低

心包积液时，心包和心腔之间的压力变化遵循一个固定的模式。最初，心包腔积液压迫右心室，使充盈压力上升，但对右心室、左心室的每搏输出量都不会产生明显的影响；随着心包压力的升高，右心室开始塌陷，但室壁更厚的左心室则不受影响。最终，因为心包腔压力决定了被动回流的血流量，因此无论是右心室还是左心室的每搏输出量都会明显降低。心包腔外的压力增高也会使右心室和左心室的每搏输出量的呼吸变异率加剧。在机械通气的患者，胸膜腔内压升高压迫上腔静脉（SVC）和下腔静脉，因此降低右心室前负荷和每搏输出量。同时，膨肺可以增加血液回流，从而使左心室前负荷和左心室每搏输出量增加；呼气时，胸腔压、心包压降低，右心室回心血量增加会将室间隔推向左心室，导致舒张充盈压增高，因此左心室每搏输出量下降。在生理正常的患者中，这些血流动力学变化是最小的。框 10-3 列出了正常的左心室和右心室呼吸变化率的数值，表 10-3 总结了与心脏压塞引起每搏输出量的变化情况。

TEE 核心切面的检查必须完整，因为有时一些对血流动力学有明显影响的心包积液难以察觉。心包积液在超声上表现为在心脏和脏层胸膜之间的低回声区，目前对心包积液的定量尚无国

框 10-3　正常呼吸变异
• 右心室流入 < 25%
• 左心室流入 < 15%
• 右心室流出 < 10%
• 左心室流出 < 10%

际标准，一般认为积液量的直径 < 1cm 为少量，1～2cm 为中量，> 2cm 为大量（图 10-4）；在心包区域出现高回声，则提醒检查者这种心包积液可能是炎性或血性液体；在血流动力学极度不稳定的情况下，无论后续观察的结果如何，心包积液都应被认为是引起心脏压塞的原因。

经右心室流入道或者流出道的脉冲多普勒会显示呼吸变异增加。这些变化是心脏压塞生理改变的最早期征象，接下来左心室流入道和流出道的呼吸变异也会增加。由于右心室特殊的位置和解剖结构的可变性，采用多普勒评估右心室流入和流出可能会很困难，特别是抢救超声心动图操作时间非常有限。左心室流入道的最佳测量是在经食管四腔心切面，将脉冲多普勒的取样线放在二尖瓣瓣尖位置上（表 10-4）。而左心室流出道的最佳测量位置是在深部经胃切面将脉

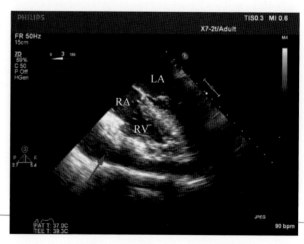

▲ 图 10-4　大量心包积液患者的食管中段四腔心切面，红箭所指为心包积液的液性暗区（箭）

表 10-4　心室流入流出道多普勒测量的推荐切面

分　类	切　面	脉冲多普勒取样线的位置
右心室流入道	改良的双房腔静脉切面	三尖瓣瓣尖
右心室流出道	经胃右心室流入流出切面	右心室流出道
左心室流入道	经食管中段四腔心切面	二尖瓣瓣尖
左心室流出道	深部经胃切面	左心室流出道

冲多普勒的取样线放在左心室流出道的位置上（图 10-5）；扫描速度在 25～50mm/s 能够更清楚的显示呼吸变异。

当液体聚集，心包腔压力逐渐超过右心房压，会引起心房收缩过度（心室舒张）并一直延伸到心房舒张（心室收缩）。这种心室的萎陷最好是在经食管中段右心室流入流出或四腔心切面来观察和评估。右心室流出道是最容易萎陷的位置，因此观察的最佳切面是右心室流入流出道切面（框 10-4）。而类似的塌陷出现在更厚的左心室则提示心包腔压力很高。而超声除了能诊断心包积液，在心包穿刺时也能很好地引导穿刺针的置入。

（四）右心室功能障碍

右心室衰竭的定义是在中心静脉压力正常或者增高的时候，右心室不能提供足够的血流进入左心室，无论是心脏和非心脏手术，一旦出现右心室衰竭，则意味着高死亡率。右心室衰竭的潜在原因可能很多（包括右心室收缩功能障碍），见于缺血、容量超负荷、感染、非缺血性心肌病，以及急性肺动脉压的升高，见于缺氧、急性呼吸窘迫综合征、左心室功能障碍和肺动脉栓塞。右心室功能障碍→心输出量减少→冠状动脉灌注减少→右心室功能进一步恶化，在这样的一个恶性循环里，右心室功能的收缩储备减少，可以导致右心室功能突然的严重的衰竭。

因为右心室的解剖和功能很复杂，对其进行几何建模和定量分析都很困难。因此，超声在紧急情况下 RV 功能的评估应是定性的，而且这种方法在评估右心室功能障碍方面和磁共振成像一样好。框 10-5 总结了右心室功能障碍的超声心动图表现。首先开始视觉评估右心室腔的大小以观察右心室和右心房是否有扩张。房间隔左偏（最佳显示切面为经食管中段四腔心）和 D 型室间隔（最佳显示切面为经胃左心室短轴切面）提示右侧压力升高（图 10-6）。右心室收缩力可以通过面积变化分数（fractional area change，FAC）的改变或测量三尖瓣环收缩期位移（TAPSE）来评估。右心室的面积变化分数是通过在经食管中段四腔心切面描记右心室舒张末面积（RVEDA）和收缩末面积（RVESA），再使用下列算式计算而来：（RVEDA-RVESA）/RVEDA。右心室面积变化分数降低对预测心肌缺血与肺梗死的预后有重要价值。

TAPSE 的最佳测量是在改良双房上下腔或经胃右心室流入流出道切面将 M 型取样线放在三尖瓣瓣环上，测量瓣环在收缩期和舒张期的距离

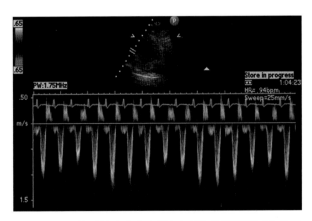

▲ 图 10-5　心脏压塞患者在深部经胃切面采用脉冲多普勒测量左心室流出道以显示呼吸变异（此图彩色版本见书末）
HR. 心率

框 10-5　右心室衰竭的超声参数

右心室扩张
- 右心室舒张末直径（基底部）> 4.2cm
- 右心室舒张末直径（中部）> 3.5cm
- 右心室流出道 舒张末直径> 2.7cm

右心房扩张
- 右心房面积> 18cm²
- 右心房上下径> 5.3cm
- 右心房左右径> 4.4cm
- 房间隔左偏

右心室收缩力下降
- 三尖瓣瓣环收缩期位移< 16mm
- 右心室面积变化分数< 35%

肺动脉压力增高
- 肺动脉直径> 21mm
- 室间隔呈 D 字征

三尖瓣反流加重
- 重度三尖瓣反流（反流颈> 0.7cm）

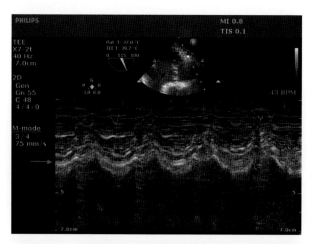

▲ 图 10-7　示例使用 M 型超声测量三尖瓣瓣环位移。箭指向的三尖瓣瓣环。视觉评估瓣环的运动提示右心室功能正常

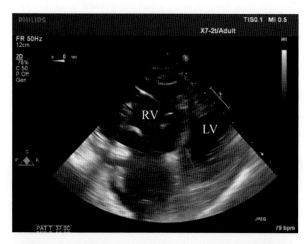

▲ 图 10-6　一例巨大和高压的右心室的患者的经胃中段乳头肌短轴切面（箭）

注意室间隔左偏导致正常的左心室的"O"型变成了"D"型

RV. 右心室

（图 10-7）。距离<17mm 时，考虑异常。在用于抢救超声心动图流程时，在经食管中段四腔心切面和右心室流入流出道切面来定性评估 TAPSE 和右心室游离壁更好。

（五）肺动脉栓塞

手术相关的制动和高凝状态使围术期肺动脉栓塞的风险增加了 5 倍。而预防性措施只能部分

降低这种风险。早期诊断和治疗能把总体死亡率降低 10 倍。而检查者对血流动力学不稳定的患者又合并以下情况时应高度怀疑肺动脉栓塞，如恶性肿瘤、制动时间长、肥胖、吸烟、使用口服避孕药、激素替代治疗或使用抗精神病药物。肺动脉栓塞风险最高的外科手术是与髋部骨折、急性脊髓损伤和全身创伤相关的手术。肺动脉栓塞最早的病理生理改变是肺动脉压力的急剧升高。而低氧和血管收缩会加重肺血管阻力。右心室室壁张力和氧耗增加导致心内膜下缺血，右心室扩张和局部室壁功能运动异常（regional wall motion abnormalities，RWMA）。室间隔向左偏，会降低左心室舒张充盈和每搏输出量。总之，肺动脉栓塞的心脏病理生理改变是复杂的，包括室壁张力、缺血、结构损伤和炎症之间的相互作用。

虽然 TEE 可以帮助指导肺动脉栓塞诊断和治疗，但其仍不是金标准。超声心动图灵敏度高（90%），特异性低（56%）。事实上，呼气末二氧化碳是一个非常好的诊断工具。虽然在右心系统的腔静脉至肺动脉发现血块是肺动脉栓塞特征性的表现，并可见于>80% 的患者，但是该血栓的存在并不预示死亡。寻找血栓的最佳切面包括双房上下腔、右心室流入流出道和升主动脉短轴切面。将置入食管的探头逐渐后退至升主动脉

的横截面时，可以找到主肺动脉和右肺动脉。左肺动脉常被气管支气管所遮挡。肺动脉栓塞时，临床上使用超声最有用的发现就是急性右心房和右心室衰竭。室间隔左偏提示右心压力高，尤其在合并卵圆孔未闭的患者危害更大。肺动脉栓塞患者若合并卵圆孔未闭，其死亡率会翻倍，比缺血性脑卒中风险高 5 倍，因此需要更积极的溶栓治疗。肺动脉栓塞患者最常见的超声心动图表现是室壁运动异常。右心室功能障碍程度与血栓大小有关，当肺血流灌注缺损＞20%～25%时，可引起右心室功能障碍和扩张。TAPSE 降低与死亡率相关，其不仅可估测血栓大小，也可在右心室扩张得到控制后估测残余的灌注缺损大小。

右心室功能障碍在肺动脉栓塞患者中能预测死亡率，即便其有正常血压。"McConnell 征"是右心室局部功能运动异常的一种特征性征象（特异性 94%，敏感性 77%），能预测肺动脉栓塞。这种征象包括右心室游离壁运动减弱而心尖运动正常或增强。随后研究发现，McConnell 征诊断肺动脉栓塞的敏感性和特异性并没有那么高，因此另一些人建议用反"McConnell"征来提示肺动脉栓塞。因此，仅仅只是右心室局部室壁运动障碍并不能准确的预测肺动脉栓塞。然而，右心室压力增大，会将室间隔变平，从而降低左心室的充盈和心输出量。随之而来的冠状动脉灌注不足导致的心肌结构性和炎症性改变又将引起左心室功能障碍。射血分数降低是一项独立的死亡预测指标。超声心动图不仅有助于肺动脉栓塞的诊断，也可有助于评估治疗的有效性。如果在检查时看到血栓，则在溶栓过程中要持续观察血栓，可发现血栓的溶解，以及右心室功能恢复正常。在右心室漫长的恢复正常的过程中，超声心动图也是很有用的。

（六）左心室收缩功能下降

尽管引起左心室功能下降的原因各异，但是其超声表现都是类似的。美国心血管麻醉科医师协会推荐在一些可能需要强心治疗的患者中采用定性方法来评估左心室射血分数。用目测的视觉评估的方法已经通过了辛普森双平面法、三维超声，以及血管造影等方法验证是可靠的。另外，在一些非心脏科医生，以及培训有限的医生中也能做到使用视觉评估方法准确评价左心室功能。左心室收缩性视觉评价最主要的方法是在经胃左心室中部乳头肌短轴切面观察左心室的面积变化分数（FAC）。左心室面积变化分数是在经胃左心室短轴切面测量左心室收缩末面积（LVESA）和左心室舒张末面积（LVEDA），并通过以下公式：（LVEDA-LVESA）/LVEDA 计算而来。左心室舒张功能。FAC 的正常值与 EF 的正常值相似。最初，在评估左心室收缩功能时都要通过这样的描记面积并计算得出 FAC 的具体数值，随着临床应用增多（≥20 项研究），发现直接的视觉评估也是可靠的。然而患者有左心室局部功能障碍时，仅仅靠经胃左心室中段乳头肌切面来评估可能遗漏某些病理改变。这种情况下，通过对经食管中段四腔心、两腔心、左心室长轴切面对左心室进行简单的定性检查来寻找收缩功能下降的室壁以帮助诊断。尤其要注意检查心尖段的运动，因为其是左心室整体收缩功能重要的组成部分。

当左心室功能障碍时，明确心肌缺血的机制是很重要的，因为早期血供重建能改善预后。患者即使在麻醉状态下，其心肌缺血的超声心动图表现更早，且比心电图（ECG）更敏感。节段性室壁增厚＜30% 则提示缺血，在缺血后几秒钟就能表现出来。区分新发的局部室壁功能障碍和慢性缺血引起的收缩功能下降是很困难的。在术中进行多巴酚丁胺负荷试验理论上非常好，但在紧急情况下，实际操作往往难以实现。因此，急性缺血的诊断主要是看在两个或多个节段，RWMA 从基线水平改变了两个等级（例如，从正常到严重的运动减退）。已梗死心肌往往比周围组织更薄、回声更强，因此很容易与急性心肌缺血的心肌区分。缺血并发症，如急性舒张功能障碍、二尖瓣反流和乳头肌断裂也有助于诊断。

除左心室缺血外，应激、炎症、急性疾病相关的儿茶酚胺过量可降低左心室收缩力。许多非心脏病的危重症患者可出现潜在可逆继发的心肌病。例如，半数以上的患者可能会发生脓毒性心肌病，因为脓毒症本身就是炎症介质，细菌内毒素，儿茶酚胺，以及微循环障碍的产物。这些患者就会发生左心室和右心室功能不全、整体和局部的室壁运动障碍，以及舒张功能指标的恶化。感染性休克、某些药物，或者应激会导致循环中儿茶酚胺过多，引起心肌毒性而导致左心室功能障碍。应激性心肌病（又称 Takotsubo 心肌病），是指一种由身体或情绪应激诱导的儿茶酚胺介导的心室功能障碍表现。应激性心肌病最常见的表现是基底部的心室运动正常或增强，而心尖部的心室运动明显减弱，而其原因可能是继发于心尖β肾上腺素受体密度的增加。左心室心尖呈"球囊状"突出，这是这种疾病在超声表现上最显著的特征。

（七）左心室收缩增强和左心室流出道梗阻

继发于后负荷降低、低血容量，以及使用正性肌力药物的左心室收缩增强往往会引起一种容易忽视的后果——动力性左心室流出道梗阻（left sided outflow tract obstructive，LVOTO）。虽然 LVOTO 主要与肥厚型心肌病有关，但其在高血压、1 型糖尿病、心肌缺血、嗜铬细胞瘤、Takotsubo 心肌病、瓣膜成形术后，以及给予儿茶酚胺时也有报道。LVOTO 的机制不清，且病因不同而各异。最主要的机制可能是左心室基底段肥厚和低血容量引起的左心室流出道变窄，在射血的时候产生局部的血流速增快。这种血流速度增快导致二尖瓣前叶和腱索因文丘里效应和流体动力学拖曳效应，在收缩期向室间隔运动。而这个过程可以使二尖瓣对合扭曲，并且引起二尖瓣收缩期中晚期反流。引起左心室流出道进一步狭窄的潜在因素包括低血容量、脓毒症、正性肌力药物、利尿药。有左心室流出道狭窄危险因素的患者的血流动力学不稳定，且这种不稳定在正性肌力药物支持下进一步恶化时，一定要考虑 LVOTO 的可能。

在超声心动图的检查中，左心室可能会表现为允盈不足，以及收缩过度。左心室肥厚的程度不一，也可能出现其相应的形态学特征。在经食管中段左心室长轴切面可以观察到二尖瓣的前叶向室间隔上部移动（图 10-8）。彩色多普勒显示

了二尖瓣前叶被前向牵拉吸引以后形成收缩中晚期的反流，以及左心室流出道的湍流（图 10-9），这些是左心室流出道梗阻改变射血动力的早期指征。LVOTO 的特点是左心室流出道多普勒的"匕首状"改变和主动脉瓣在收缩中期闭合。收缩早期的射血是正常的，因为血流速的增快也需要时间。梗阻往往发生在心室收缩的晚期，导致前向血流短暂中断，而引起主动脉瓣在收缩中期部分关闭。在左心室长轴切面上的主动脉瓣 M 型超声

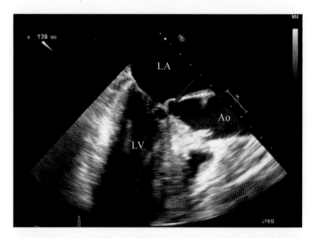

▲ 图 10-8　肥厚型心肌病的患者在经食管中段左心室长轴切面显示：左心室流出道狭窄，以及二尖瓣收缩期前向运动（箭）
Ao. 升主动脉；LA. 左心房；LV. 左心室

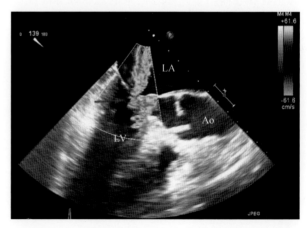

▲ 图 10-9　肥厚型心肌病患者的食管中段长轴彩色血流多普勒图显示收缩前运动和二尖瓣反流（红箭）（此图彩色版本见书末）
注意左心室流出道的混叠表明流速较高。Ao. 升主动脉；LA. 左心房；LV. 左心室

显示有缺口，提示主动脉瓣在收缩中期部分关闭后又继续开放。另外，这种梗阻的动力学特点使得压差在收缩中晚期逐渐增加，因此在连续多普勒频谱表现为在收缩晚期达到峰值，即形成匕首样形状（图 10-10）。这个连续多普勒的峰值很高，压差也高，这种压差可以通过描记波形来进行测量。

（八）低血容量和后负荷降低

心脏压塞、肺动脉栓塞、严重的左心室和右心室功能障碍是引起血流动力学不稳定的相对常见的原因。而前后负荷降低则是更常见的原因。可使用经胃左心室短轴切面的左心室舒张末面积和左心室收缩末面积来评估容量，也可以用多普勒来测量每搏输出量。左心室舒张末面积反映了左心室的容量。当患者容量正常时，其左心室舒张末面积也正常。当这名患者体循环阻力下降时，因为该患者前负荷没有改变，所以其左心

室舒张末面积是正常的。相反，当患者血容量下降时，其左心室舒张末面积往往是降低的。而左心室收缩末面积则主要反映的是左心室射血的终点。低血容量患者起初是左心室舒张末容量降低（左心室舒张末面积降低），最终其每搏输出量也会降低（左心室收缩末面积也降低）。而对于左心室舒张末容量正常的患者（左心室舒张末面积正常），当其后负荷降低引起射血分数增加时，会引起收缩末容量（左心室收缩末面积降低）下降。表 10-5 举例说明了患者在不同的左心室舒张末容量、射血分数、体循环血管阻力时的变化情况。左心室舒张末面积的正常值为 $8\sim14cm^2$，这个正常值与多种因素有关，其中包括年龄、性别、面积变化分数，甚至是麻醉状态。用 TEE 来评估左心室短轴切面已经被证实是一种评估左心室容量的可靠方法，而且比肺动脉楔压更准确。另外，左心室容量和左心室舒张末面积之间的相对应关系在动物、先天性心血管病术后小儿，以及麻醉后心脏病患者都得到证实。在心脏病患者中，其血容量每降低 1%，左心室舒张末内径将减少 0.3cm。左心室收缩末面积降低与低血容量的关系也得到证实。而左心室收缩末面积降低与后负荷降低的直接关系尚未有文献证实。左心室舒张末面积和左心室收缩末面积的定性评估，可提示低血容量，低后负荷，或者两者兼而有之，但也需要通过估计每搏输出量来进一步确认诊断。

1. 每搏输出量的评估　左心室舒张末面积降低提示低血容量或者后负荷降低。而低血容量会引起每搏输出量降低、后负荷降低会引起心输出量增加。每搏输出量则可以通过左心室流出道面积和每搏距离来计算。左心室流出道直径通常是

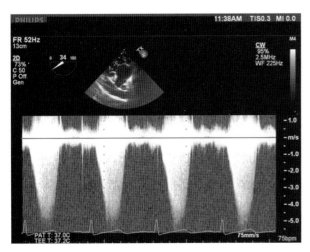

▲ 图 10-10　动力性左心室流出道梗阻患者的连续多普勒超声显示匕首样频谱

CW. 连续多普勒；FR. 频率

表 10-5　举例说明低血容量和后负荷降低对舒张末和收缩末容量的影响 [a]

患　者	舒张末容量（ml）	体循环阻力	射血分数（%）	收缩末容量（ml）
患者 A	100	正常	50	50
患者 B（低血容量）	50	正常	50	25
患者 C（后负荷降低）	100	降低	75	25

a. 左心室短轴切面测量的舒张末和收缩末面积反映了容量的变化

在经食管中段左心室长轴切面测量（图 10-11）。在这个切面可以用脉冲多普勒的取样线放在主动脉瓣近端 5mm，从心内膜面量到心内膜面来测量左心室流出道直径。因为每搏输出量的计算公式需要将测量出来的半径进行平方，所以这个直径测量稍有不准确会导致整个计算值有很严重的误差，因此在用连续方程来计算每搏输出量时，主动脉瓣环的基线值的测量特别重要。而每搏距离则是红细胞在收缩期射血的平均距离，可以用脉冲多普勒在左心室流出道来测量红细胞运动的时间速率积分来计算。而这个参数最佳的测量切面是经胃左心室长轴切面或经胃深部左心室长轴切面，因为在这两个切面取样线和血流运动方向平行，角度最小。脉冲多普勒的取样容积应该放在主动脉瓣瓣环根部的近端，此时可获得红细胞经过左心室流出道时间速率（速度和方向）（图10-12），当描记一个脉冲多普勒频谱的外缘，机器会自动计算出时间积分功能（VTI）。这个速度时间积分就是每搏距离。为了更好地理解这个概念，可以想象一下，一辆车以每小时 70 英里（约 112.65km）的速度开了 2h。图 10-13 显示的 X 轴为时间，Y 轴为速度，而根据测量的结果得到的矩形则为距离（即 $70 \times 2 = 140$ 英里）。而速度时间积分与此计算类似，是红细胞速度随时间变化曲线下的面积，在这种情况下，速度用 cm/s

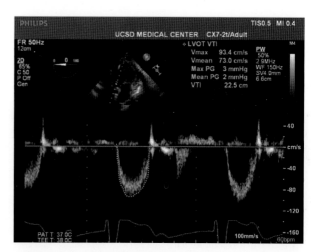

▲ 图 10-12　经胃深部左心室长轴切面下左心室流出道的脉冲多普勒频谱

FR. 频率；PG. 压差；PW. 脉冲多普勒；V_{max}. 最大速度；V_{mean}. 平均速度；VTI. 时间积分功能

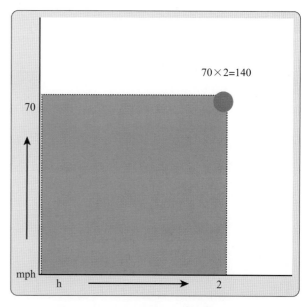

▲ 图 10-13　图示速度 – 时间曲线下的面积

如果一辆汽车以每小时 70 英里的速度行驶 2h，则可以通过计算阴影区面积来计算行驶距离（即 140 英里）。同样的原理也适用于通过频谱多普勒超声心动图获得的速度 – 时间图。在左心室流出道用脉冲多普勒测量计算得到的曲线下的面积，即为收缩距离（cm）。这就是速度 – 时间积分；mph. 英里 / 小时

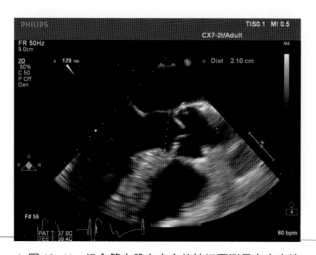

▲ 图 10-11　经食管中段左心室长轴切面测量左心室流出道直径

FR. 频率

表示，时间用 s 表示，VTI 用 cm 表示。

　　每搏输出量的计算是假设左心室流出道是一个圆柱体，其体积为圆柱的底面积和长度的乘积。圆形的底面积为 π × 半径 ^{2}，或者直径 ^{2}（D^2）×

0.785。长度则为速度时间积分。每搏输出量用 ml 表示，并且用以下等式计算（公式 10-1）。

$$SV = D^2 \times 0.785 \times VTI \qquad （公式 10-1）$$

心输出量则是每搏输出量和心率的乘积。这种每搏输出量计算方法得到了经典的热稀释法的验证，是美国超声医师协会推荐的心输出量的测定方法。

2. 低血容量的动态指标　虽然在补充容量的时候，左心室舒张末面积和左心室收缩末面积都会发生变化，但并不能预测这种补充容量是否改善每搏输出量（容量反应性）。相反，动态指数则能评估前负荷变化对每搏输出量或每搏输出量的替代指标的影响。正压通气增加胸膜和跨肺压，则分别降低了右心室前负荷，增加了右心室的后负荷。这个过程降低了右心室整体的每搏输出量。同时，吸气时血液从肺进入心室，因此增加了左心室每搏输出量。几次心搏之后，右心室的每搏输出量降低引起左心室前负荷下降而导致其每搏输出量下降，这在呼气末常见。而这些变化，在心室处于 Frank-Starling 曲线的上升支时表现更为明显。这些变化的幅度可以预测容量反应性。当血容量足够时，心室处于 Frank-Starling 曲线的平坦部分，其呼吸变异性会受限。左心室流出道的脉冲多普勒频谱可以准确地评估每搏输出量的这些变化，从而预测容量反应性（图 10-14）。与其他测心输出量法的每搏输出量变异度类似，以下方程同样适用于超声心动图，其中 V_{min} 代表左心室流出道的最小流速，V_{max} 代表最大流速，Δ 代表其变化（公式 10-2）。

$$\Delta V_{peak} (\%)=100 \times (V_{max}-V_{min})[(V_{max}-V_{min})/2] \qquad （公式 10-2）$$

ΔV 峰值≥12% 提示容量反应性好的敏感性为 100%，而特异性为 89%（心脏指数≥15%）。给予液体治疗以后，ΔV 峰值会降低。此外，ΔV 峰值的阴性预测值为 100% 时，这些数据表明 ΔV 峰值<12% 的患者对液体治疗没有反应。

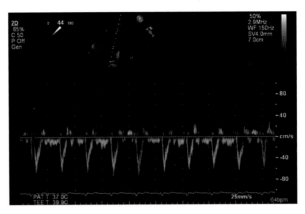

▲ 图 10-14　经胃深部切面左心室流出道的脉冲多普勒峰值速度的呼吸变异度反映液体反应性

二、TEE 作为一种监测手段应用在非心脏外科手术中

（一）TEE 作为一种监测手段应用于非心脏外科手术中的争议

围术期的患者遭遇急性血流动力学不稳定时，并非一定使用 TEE 监测才有效。虽然前面已经讨论过两种不同的实例如肺动脉栓塞和心脏压塞，正是这些过程对前负荷、后负荷、收缩力的影响，因此对每搏输出量的诊断和治疗是最重要的。而众所周知，全身麻醉对这些参数也有影响，因此 TEE 非常适合于评估患者在外科手术和全身麻醉下血流动力学的较大程度的波动。尽管目前尚无证据支持围术期 TEE 作为常规监测手段能改善预后，但是已经有证据表明，其能改变围术期的发病率。此外，不少研究发现围术期超声检查所获取的信息能够改变手术室和重症监护病房的治疗方案，获益很明显，并发症降低，总发病率为 0.2%，死亡率为 0%。美国超声医师协会和心血管麻醉科医师协会共同推荐将核心切面检查应用于围术期监测，并认为 TEE 的监测极大地影响了患者围术期的管理。

也有数据支持 TEE 应用于某些特殊情况的非心脏外科手术中的监护。此外，对于高危血管外科患者，TEE 不仅可用来监测缺血和容量，也可在主动脉阻断时评估心室的变化，以及引导血管内支架的置入和监测并发症。事实上，TEE 在检测渗漏和血栓时，其敏感性和特异性比血管造影更好，并经常能改变手术方式。超声心动图在识别创伤性心脏和大血管损伤（包括心脏挫伤、瓣膜破裂、创伤性主动脉损伤）时也非常有用。超声心动图检查所得信息可将心脏穿透性损伤患者的死亡率降低＞40%。TEE 在肝脏切除和移植过程中对术中处理有很大帮助，尤其是评估肺动脉栓塞和右心室功能不全，左心室功能改变。关于骨科手术，髋部骨折人群中有＞1/3 的患者存在主动脉瓣狭窄。超声心动图不仅可以帮助诊断骨科患者中主动脉瓣狭窄，更能对主动脉瓣狭窄和一些其他类似的并存的心脏疾病进行管理，还能帮助诊断和治疗全髋置换时使用骨水泥相关的栓塞。

目前使用超声作为常规监测的最主要反对意见是指其缺乏改善临床结局的数据。但是很重要的一点是，传统的监测手段同样存在这个问题。采用肺动脉导管和中心静脉压监测同样缺乏改善临床结局的数据。不少系统回顾证实肺动脉导管的监测对几种不同患者的预后都无改善，包括高危外科、脓毒症、心胸外科和血管外科患者。而且，无论是中心静脉压还是肺动脉楔压都与心室前负荷无关。同样，动脉置管和脉搏氧饱和度的监测也缺乏改善预后的证据。这一观察结果并不意味着对传统术中监护指标的质疑，也不意味着寻求术中超声心动图作为监护手段是否改善预后数据是多余的。这只是建议，在非心脏手术中使用术中超声心动图监测不应因为其缺乏改善预后的证据而被忽视。

（二）经食管超声心动图的目标指导治疗

经食管超声心动图在多种围术期情况中显然是一种安全和有价值的监测手段。TEE 作为一种监测手段的广泛应用，不仅能准确地监测单纯的心血管事件，也能在心血管事件发生时反映心脏整体的功能和生理改变，这使得超声心动图成为目标指导治疗（goal-directed therapy，GDT）的理想监测手段。GDT 是血流动力学目标的优化，通过容量治疗和（或）正性肌力药物或血管活性药物等支持以期改善器官灌注和氧供。优化包括评估干预前后的血流动力学参数，再根据评估结果再进一步干预。麻醉科医师对这种理念并

不陌生，因为通常他们都是以正常的血压和心率作为标准的血流动力学目标；然而血压、心率并非器官灌注的可靠的指标，尤其是在容量状态变化时。用于 GDT 的血流动力学参数通常是每搏输出量和心排量，以及替代指标。尽管仍存在争议，但是越来越多的证据表明在高风险患者进行非心脏手术时，GDT 能减少住院日期，改善术后胃肠道功能，减少术后肾功能障碍，改善短期和长期生存率。

与其他监测设备相比，如食管多普勒，脉搏波形分析，超声心动图最明显的优势就是能监测心肌收缩力。左心室的收缩功能非常复杂，除了 EF 之外还有很多方面的因素。术前正常的 EF 并不意味着术中收缩功能好，尤其是当负荷发生变化的时候。麻醉、外科手术或其他一些血流动力学紊乱可以掩盖一些轻微的收缩功能障碍。因此无论最初的假设如何，在血流动力学不稳定时，心室收缩力下降始终要作为一种鉴别诊断。经胃左心室短轴乳头肌切面是定性评价左心室功能的一种简单有效的方法。此外，这个切面还能同时评估相辅相成的收缩力和负荷情况。多次评估经胃左心室短轴乳头肌切面可以在血流动力学不稳定的情况下快速评估前负荷、后负荷、心肌收缩力以及干预治疗的效果。

GDT 容量治疗主要关注给予容量后每搏输出量的变化。此时评估每搏输出量变化的方法与正压通气时动态监测每搏输出量的方法类似。先采集左心室流出道内径、速度时间积分、左心室每搏输出量等指标的基线值，给予容量治疗后，再次评估和测量这些指标。当每搏输出量增加＞10% 提示容量反应性好，即意味着需要进一步容量治疗和重新评估。如果每搏输出量增加＜10%，则提示进一步容量治疗不能使患者获益，需要考虑改变治疗方案以改善血流动力学。而这种容量治疗不需要大量的液体，给予 100ml 的胶体的敏感性就能达到 95%，特异性为 78%。或者被动抬腿也可来测试容量反应性，具体做法是把床摇成 45° 半坐卧位，然后继续倾斜床，使患者上半身保持水平，而双腿则处于 45° 水平。被动抬腿实验同样可达到一次性给予 300ml 容量

而增加每搏输出量的效果，其优点是这种干预措施是可逆的。

经食管超声心动图不仅可以确定前向血流的改善，也能监测心内压力，尤其是左心房压（LAP），因此可以避免左心房充盈压过高和肺水肿。虽然左心房压的测量并不能准确反应血管内的容量状态，在容量治疗时左心房压明显增加则提示可能即将出现肺水肿，而进一步给予容量则会加速这一过程。而超声评估左心房压包括使用频谱多普勒来评估舒张期顺应性，具体方法是将脉冲多普勒的取样线放在二尖瓣瓣尖水平，在舒张期可出现两个波分别为 E 波和 A 波（图 10-15）。E 波代表由左心房和左心室的压差引起的舒张早期充盈，而 A 波则代表左心房收缩导致的左心房和左心室的压差。为了更好地理解，我们将舒张生理简化，E 波的压差产生方式有以下两种：①在顺应性好的心肌中正常的左心房压和低左心室舒张末压力之间的生理性压力差值；②在顺应性差的心肌中，升高的左心房压和高左心室舒张末压力之间的代偿性压力差值；这两种机制都能产生相同的压差，其 E 波看上去也会是一样的。

二尖瓣瓣环在舒张期上升的速度能帮助确定压力梯度到底是哪种机制形成的。在经食管中段四腔心的切面上，将脉冲多普勒取样容积放在二尖瓣瓣环部位得到的舒张早期和晚期的波称为 E′ 和 A′（图 10-16）。这些波更亮（因为组织密度高），速度较二尖瓣流入血流慢，因此需要调整增益和速度标尺（scale）。机器上的组织多普勒能够自动优化这些参数，相对速度高的 E′ 是心室舒张顺应性正常的标志，而相对速度低的 E′ 则提示心室舒张顺应性较差。因为左心室舒张末压力无论是高还是低，E 波是一样的，而 E′ 在左心室舒张末压力高时会低，因此当左心室舒张末压力增加时，E/E′ 的比值也会增加。在脓毒性休克、心力衰竭、重症监护病房的机械通气的患者中 E/E′ 增加与左心房压相关，因此 E/E′ 比值很可能是一个比脑钠肽更好反映左心系统高压的标志。目前尚无统一的 E/E′ 与左心房压对应的正常值标准，但是根据目前的数据，E/E′>18 往往提示左心房压升高，而 E/E′<12 则几乎可以排除左心房压升高。此外，肺毛细血管楔压（PCWP）和 E/E′ 之间被发现有统计相关性，PCWP = 0.97 × E/E′+4.34。这个公式可以估算 PCWP 为 E/E′+4。

脉冲多普勒检测肺静脉血流也是另一种评估舒张顺应性和左心房压的方法。左心室顺应性正常时，收缩期二尖瓣瓣环会下降，此时左心房压在收缩期时是最低的。这个时期，肺静脉和左心房之间的压差最大，有最多的血流从肺静脉汇入左心房。随着左心房充盈，压差会变小，回流减慢。然后二尖瓣开放，左心房压力下降，导致肺

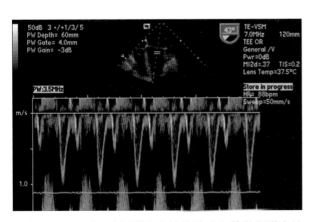

▲ 图 10-15　跨二尖瓣前向血流的脉冲多普勒频谱中的 E 波和 A 波（此图彩色版本见书末）

HR. 心率；PW. 脉冲波；TEE. 经食管超声心动图

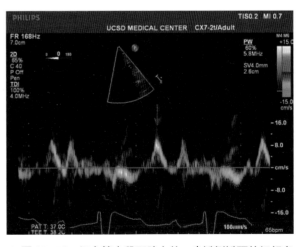

▲ 图 10-16　经食管中段四腔心的二尖瓣侧瓣环的组织多普勒图像。蓝箭所指为 E′ 波（此图彩色版本见书末）

FR. 频率；PW. 脉冲波；TDI. 组织多普勒

静脉和左心房之间又存在压差，由于此时压差较小，因此导致肺静脉血流再次回流入左心房，流速更慢且流动距离更低（速度时间积分）。在整个心动周期对肺静脉用脉冲多普勒产生收缩期（PV_s）和舒张期（PV_d）两个波，且在正常左心房压的情况下收缩期的最大流速和速度时间积分都要比舒张期大（图 10-17）。当左心室舒张顺应性变差的时候，肺静脉和左心房的压差在收缩期也会减小，因此肺静脉回流入左心房的血流主要来自舒张期，因为此时二尖瓣开放，左心房压力会下降，从而肺静脉在收缩期的最大流速和速度时间积分都比舒张期要小。

推荐方法　若要对术中的血流动力学进行一般监测，以及目标指导治疗，不仅要做之前提到的核心切面的检查，还要使用频谱多普勒评估跨二尖瓣血流、二尖瓣瓣环、肺静脉回流速度（框 10-6）。开始监测的阶段，要整体检查核心切面，并且要测量以下指标的基线值如 E，E′，PV_s 和 PV_d，以及可以用下面的等式大致估算 LAP（公式 10-3）。

$$PCWP = 0.97 \times E/E' + 4.34 \approx E/E' + 4$$

（公式 10-3）

完成这些基本评估后，继续监测主要集中在以下切面。

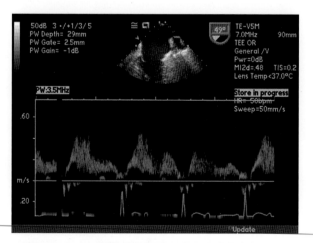

▲ 图 10-17　经食管中段两腔心中左上肺静脉的脉冲多普勒频谱（此图彩色版本见书末）

HR. 心率；PW. 脉冲波；TEE. 经食管超声心动图

框 10-6　推荐使用 TEE 进行一般血流动力学监测和目标导向治疗的基本切面

- 经食管中段主动脉瓣短轴切面
- 经食管中段主动脉瓣长轴切面
  - 经食管中段左心室流出道直径
- 经食管中段两腔心切面
  - 右上肺静脉的脉冲多普勒频谱
  - 肺静脉收缩期、舒张期和肺静脉舒张期峰值下降时间
- 经食管中段右心室流入 - 流出道切面
- 经食管中段四腔心切面
  - 跨三尖瓣和二尖瓣的彩色多普勒
  - 跨二尖瓣前向血流的脉冲多普勒频谱的 E 波
  - 组织多普勒的二尖瓣瓣环 E′ 波
  - 估测左心房压（等于 E/E′+4）
- 经食管中段两腔心切面
- 经食管中段左心室长轴切面
- 经胃左心室短轴切面
- 深部经胃切面
  - 左心室流出道的脉冲多普勒
  - 每搏输出量的计算

- 经食管中段四腔心评估右心室和左心室收缩功能，以及计算左心房压。
- 经胃短轴切面评估左心室收缩力、容量，以及后负荷。
- 深部经胃切面中的左心室流出道上用多普勒评估每搏输出量和每搏输出量的变异率。

根据 TEE 检查结果，来考虑优化每搏输出量的干预措施。在一般性血流动力学监测中，最主要的血流动力学异常是收缩力降低，低血容量，以及后负荷降低。然而，心律失常和后负荷增加也要考虑。恶性心律失常通常需要紧急处理，再重新测量 CO。亚急性心律失常尤其是窦性心动过缓、心动过速则更常见，将显著降低 CO。后负荷增高时，即使患者的血压正常或者略高，也会对 CO 产生影响。这也再次强调了心肌收缩力和负荷状态互相依赖的关系。当患者心肌收缩力正常时，后负荷轻度增加可能不会对 CO 产生明显影响，但是当患者心肌收缩力已经明显受损之时，其可能使 CO 显著下降。表 10-6 列出了最常见的血流动力学改变时的超声特点。

表 10-6　最常见血流动力学紊乱时的超声表现

异　常	每搏输出量	可能的其他发现
↓收缩力	↓	↓射血分数 ↓局部或整体室壁增厚
↓容量	↓	↓舒张末面积 ↓收缩末面积 ↑每搏输出量异变率
↓后负荷	↑	收缩力增强 ↓收缩末面积 舒张末面积正常
↑后负荷	↓	↑收缩末面积 ↓射血分数 ↓局部或整体室壁增厚 ↑二尖瓣或主动脉瓣反流
窦性心动过缓	↓	心动过缓 舒张末面积正常
窦性心动过速	↓	心动过速 ↓舒张末面积和收缩末面积

↑.增加；↓.降低

根据上述的超声检查结果，要进行适当的干预治疗，并且由 TEE 重新评估上述参数的变化。除了给予缩血管药物，其他干预措施都将增加每搏输出量。尽管在左心室高动力时给予缩血管药物能降低 SV，但是 SV 如果大幅下降则提示这种缩血管药物的治疗可能并不合适。超声参数如左心房压也应常规评估，尤其是在使用容量和缩血管药物治疗时。E/E′ 比值增加或肺静脉收缩期频谱降低或反向表明 LAP 急剧增加，此时若继续进行容量或缩血管药物治疗，可能引起肺水肿。右心室、左心室收缩力、左心室短轴评估前负荷和后负荷、每搏输出量和每搏输出量变异率，以及左心房压都要持续监测。治疗措施应该针对急性心脏生理的特点，以维持灌注压、改善每搏输出量，以及预防肺水肿为目标。表 10-7 列出了其他一些 TEE 的参数用于评价干预措施是否合适。

三、经胸超声心动图

前面部分集中讨论的是 TEE 在非心脏手术

表 10-7　进行血流动力学干预治疗后提示治疗是否成功的超声改变

干预措施	成　功	考虑改变干预措施
正性肌力药物	• ↑ SV, CO • ↑ EF • ↑ 右心室、左心室收缩力	• SV、CO 无变化 • 心律失常，心肌缺血[a] • ↑ LAP[b]
容量	• ↑ SV, CO • ↓ SV 异变率 • ↑ EDA, ESA	• SV、CO 无变化 • ↓ LAP[b] • ↓ EF
缩血管药物	• ↑ ESA • 左心室正常	• ↓↓ SV, CO[c] • ↑ LAP[b]
扩血管药物	• ↑ SV, CO • ↓ ESA • ↑ EF, 收缩力 • ↓ LAP[b]	• SV、CO 无变化 • 高动力型右心室和左心室
（＋）心率药物	↑ SV, CO	• ↓ SV, CO • ↑ LAP • ↓ EDA • 心律失常，心肌缺血[a]
（－）降低心率药物	↑ SV, CO	• ↓ CO • ↑ LAP[b]

a. 心肌缺血的超声表现

b. 超声心动图参数左心房压升高，包括 E/E′ 比值增高、肺静脉收缩期的速度时间积分下降和(或)肺静脉舒张期峰值下降时间。左心房压下降的超声表现相反

c. 后负荷下降的时候，缩血管药物会使每搏输出量适量下降，但是如果下降太严重，则提示缩血管药物给予引起的外周血管阻力增加太多而影响了心肌的收缩

CO.心输出量；EDA.舒张末面积；EF.射血分数；ESA.收缩末面积；LAP.左心房压；SV.每搏输出量；↑.增加；↓.降低

中的应用。TEE 是安全，且被证明对术中管理是有价值的。然而，即便是紧急情况下，心脏评估并不仅限于在手术室内开始或结束。当患者清醒时，TEE 的应用显然是受限的。而 TTE 则为麻醉科医师提供了另外一个无创的检查窗口来帮助心脏的诊断和监护。TTE 所获得的图像和 TEE 所获得的图像是大同小异的，只是角度不同而已。从技术手段上看，虽然窗口不一，但是切面是一致的，通过切面获得信息，以及相应的解释也是一样的。前文所提及的所有用于血流动力学评估的切面都可以用 TTE 上找到类似的切面。我

们接着总结 TTE 对于麻醉科医师的价值和应用，包括如何做一个基本的经胸超声检查。

（一）围术期经胸超声心动图的价值

美国心脏病学会（ACC）指南对于临床上怀疑中度或更高的瓣膜狭窄或反流的患者行围术期超声检查的推荐等级是 I 级，而对于不明原因的呼吸困难的患者的推荐等级为 IIa。尽管这些推荐可以适用于大部分术前患者，美国超声学会仍推荐在以下情况也使用超声心动图。

- 当患者的症状和体征可能与心脏疾病相关。
- 当之前的检查（如胸部 X 线片、生化指标等）支持可能有心脏疾病。
- 当已有的心脏器质性疾病在临床状态改变需要重新评估。
- 怀疑肺动脉高压时。
- 诊断为心房颤动时。
- 怀疑高血压病时。

既然术前有很多患者都符合上述标准，且从 TTE 上得到的信息被认为对这些患者长期治疗很有价值，因此将这些范围更广的标准应用于术前超声则也是合情合理的。

术前心脏评估包括诊断心血管系统功能异常、预测麻醉对心血管系统功能的影响、优化术前情况来降低风险。术前静息状态下的 TTE 检查比单纯临床风险评估更能预测心脏术后并发症，其敏感性与双嘧达莫铊扫描相当，而特异性更高。

如何通过利用超声心动图所获得的心脏病理生理学信息来指导麻醉管理同样重要。麻醉管理的范围很广，而对于所有需麻醉的患者而言，其术前心血管系统风险都不能一概而论。对患者生理情况的优化，是一个持续的过程，贯穿于术前、术中和术后的过程。在瞬息万变的围术期阶段，急性的心脏生理状态决定了治疗方案。心脏的生理无论是收缩、舒张功能还是瓣膜的反流都与负荷状态有关，并且变化很快。术前 TTE 检查特别适合评价当前的心血管状态，可以让麻醉科医师来调整制订更好的治疗方案。麻醉科医师使用床旁超声已经被发现能改变术中治疗策略。围术期床旁超声也与改善预后（包括降低死亡率）

有关。患者从超声心动图检查结果的获益要超过采集病史和体格检查。心力衰竭症状（包括端坐呼吸、夜间阵发性呼吸困难和代谢活动当量 < 4 的呼吸困难）的敏感性 < 35%，即使出现下肢水肿、颈静脉扩张和 S_3 心音等的阳性体征，其敏感性仍然只有 50%。

TTE 并不局限性的用于术前阶段，在术后的清醒患者，TTE 比 TEE 的优势也更明显。因此 TTE 在整个围术期都很重要。一项手术室内的研究发现，20%TTE 检查用于评估围术期血流动力学不稳定的情况；而另一个研究则发现 > 80% 的 TTE 都是在围术期完成的；TTE 最常见的应用还是在 TEE 相对禁忌的时候，如 TEE 探头置入困难，或者 TEE 图像由于各种原因显示不清时。

（二）如何做基础的经胸超声检查

研究人员已经多次证明，非心脏科医生也能成功的接受床旁 TTE 的培训；这些非心脏科医生包括医学生、内科住院医师、急诊内科医师、重症监护医师、内科医师和麻醉学住院医师。一年级医学生使用床旁超声诊断心脏疾病的准确率明显高于不使用超声的心脏科主治医师。床旁超声能大量应用于教学可能与图像采集，以及图像解释方面的巨大转变有关。因为传统的超声机器体积大而且非常复杂，仅受过专门培训的从业人员能操作这些机器。而与之相反，当前的技术已经产生了小型的、便于携带的超声机器，可以用于实时决策，这种评估不需要对图像进行详细分析，以便于实时根据血流动力学管理的结果来进行决策。与 TEE 在急性血流动力学不稳定时的应用类似，围术期 TTE 只需要定性分析，因此无须过多的超声能力培训。

经过适当的培训，麻醉师可以获得 TEE 检查的资格，并可为他们的研究付费。虽然目前对于麻醉科医师行 TTE 检查还没有标准的培训或认证，因此指南还是其他专业发布。ACC 超声心动图培训指南建议，接受过 TTE II 级培训的心脏病学医生如果希望获得检查资格，至少应进行 50 次 TEE 检查才能胜任。因此目前有一种争论，对于麻醉科医师也需要有类似的标准，即麻醉科医师在进行 TTE Ⅱ 级培训时，在达到 TTE 的精通时，也需要做基本图像采集和解释以及在监督下完成 50 次 TEE 检查，才能视为有资格进行 TTE 检查能力的认证。

以下是如何采集 TTE 图像的指导手册，重点进行与围术期管理密切相关的切面检查。

1. 设备　TTE 检查需要一把相控阵探头，所有能做 TEE 的超声机器都能做 TTE 的检查。床旁超声的检查也需要采集足够的图像来进行定性的分析。

2. 体位　当行胸骨旁或心尖区切面检查时，患者最好完全左侧卧位，左臂可垫于头下方而是肋骨伸展；行心尖检查时，需要患者移动至床沿或担架的最边缘，或者患者从正左侧卧位稍后倾。尽管左侧卧位是最好的体位，但是患者也可在平卧位下完成所有的切面检查。剑突下的切面需要患者是平卧位，并且双腿稍弯曲以放松腹部肌肉。

3. 基本技术和评估

(1) 胸骨旁左心室长轴切面（图 10-18）

① 技术：探头放在三、四肋间隙，紧贴胸骨左缘，将探头的指示标志指向右肩（图 10-19）。

② 评估：这个切面最容易获取，即便患者处于平卧位或病态肥胖。通过这个切面能够提供右心室大小；主动脉瓣功能、左心房大小和左心室功能、大小和厚度等信息。

(2) 胸骨旁左心室短轴切面（图 10-20）

① 技术：探头从胸骨旁左心室长轴切面的位置顺时针旋转 90° 直到指示光标对准患者左肩（图 10-21）。探头适当倾斜直到左心室横断面显示得很清楚。

② 评估：将探头的角度调整，可以将左心室的基底部、中间部、心尖部的短轴切面分成 16 个节段来评估室壁运动的异常。整体左心室功能和充盈也能很好的评估。将探头继续前倾（将探头的"尾巴"向心尖倾斜）可以找到主动脉瓣短

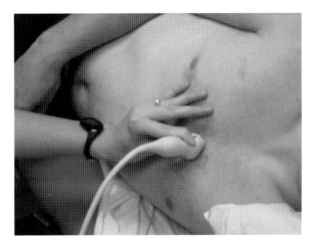

▲ 图 10-19　如何获取胸骨旁长轴心超切面

患者处于左侧卧位，使心脏更贴近胸壁。探头放置在三、四肋间隙，并且使探头标志指向右肩

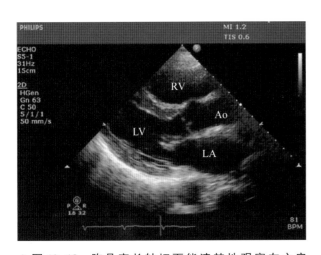

▲ 图 10-18　胸骨旁长轴切面能清楚地观察左心房（LA），二尖瓣，左心室（LV），主动脉瓣，升主动脉（Ao），右心室（RV）

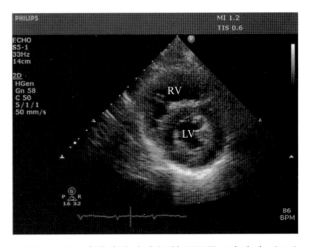

▲ 图 10-20　胸骨旁左心室短轴切面显示左心室（LV）和右心室（RV）的横断面

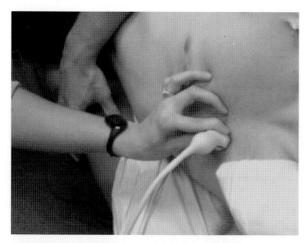

▲ 图 10-21　如何获取胸骨左缘左心室短轴心超切面。探头顺时针旋转 90°

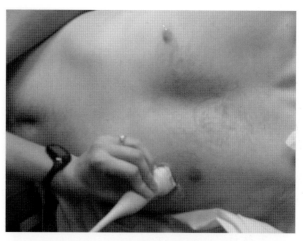

▲ 图 10-23　如何获得心尖四腔心超声心动图
理想情况下，探头应放置在腋下最大脉冲点，标记指向地板。由于术前使用的床位，这种放置通常很困难。将探头放置在乳头下方或附近通常会产生足够的图像

轴切面。

（3）心尖四腔心切面（图 10-22）

①技术：心尖切面的获取要将探头置于心尖搏动最明显的地方（图 10-23）。探头的指示光标要朝向患者左侧，左心室心尖就在探头下方能使左心室短缩最少，也不会显示冠状窦和左心室流出道。

②评估：这个切面能评估左心室和右心室整体和局部的功能，腔室的大小，以及二尖瓣、三尖瓣功能。可以用彩色多普勒来测量瓣膜情况，

频谱多普勒可以评估右侧的压力，可通过用连续多普勒测量三尖瓣反流来进行。可以联合使用脉冲多普勒测量二尖瓣流入道流速和使用组织多普勒测量舒张期二尖瓣瓣环的侧瓣环和室间隔部位的位移速度来评估舒张功能。将探头的尾巴轻轻向足部倾斜可以得到五腔心切面。脉冲多普勒测量出左心室流出道速度时间积分从而计算每搏输出量。

（4）剑突下四腔心切面（图 10-24）

①技术：患者处于平卧位来找这个切面。当患者屈膝或者将枕头放在患者膝盖下方是可以松弛腹部肌肉对此图像的采集非常有帮助。探头放置于剑突正下方或左侧，指示光标则对着患者的左侧，探头接近水平（图 10-25）。

②评估：右心室非常清晰，可以评估其厚度、功能和大小。心包积液可见，也可见心脏压塞（右心房或右心室受压）。左心室和房室瓣也可以评估。

四、总结

超声心动图，无论是 TTE 或 TEE，对围术期医生在诊断和处理疾病时非常有益。由于其便携性和易用性，使之成了血流动力学不稳定的首选诊断工具。超声心动图部不仅仅局限于应用于

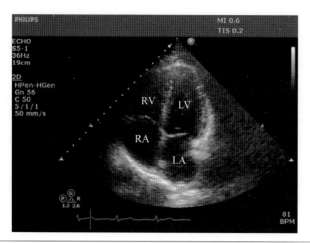

▲ 图 10-22　心尖四腔心切面显示左心室（LV），右心室（RV），左心房（LA），右心房（RA）
这个切面能评估左心室功能、右心室功能、腔室大小、室间隔房间隔位置、可以测量二尖瓣流入道的流速，以及二尖瓣侧瓣环组织多普勒

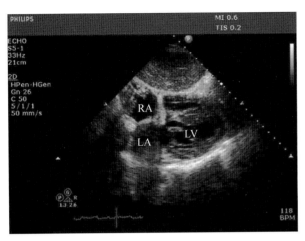

▲ 图 10-24　剑突下四腔心视图

这种定向可以很好地识别心包和潜在的心包积液

LA. 左心房；LV. 左心室；RA. 右心房

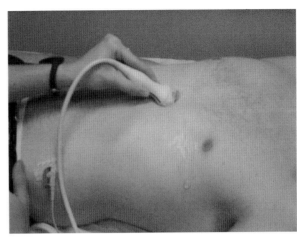

▲ 图 10-25　如何获得剑突下四腔心超声心动图

探头应靠近剑突，标记朝向患者身体左侧

急诊，也能提供大量的信息能做一般的血流动力学监测。超声也是一种理想的目标指导治疗的监护手段，可与很多现有的监护手段互补。最后，

术前超声心动图重点评估，即使是非心脏病科医生，也能显著改变术中和术后麻醉管理方案，甚至可能降低围术期死亡率。

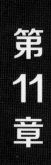

第11章

非心脏手术患者围术期心血管评估及管理
Cardiovascular Pharmacology in Noncardiac Surgery

Liem P. Nguyen　Neal S. Gerstein　著

丁卓峰　译

要点

1. 术中血流动力学不稳定可能与心血管并发症增加有关，而且是与死亡率相关的最常见的因素之一。

2. 对于增加前负荷可增加每搏输出量的患者，滴定去氧肾上腺素可增加每搏输出量和心输出量，可用于治疗术中低血压。

3. 后叶加压素与其同源受体（V_1）结合后，可引起强烈的血管收缩反应，增加外周血管阻力（SVR）。

4. 亚甲蓝可以下调内皮型一氧化氮合酶 – 可溶性鸟苷酸环化酶通路，进而恢复升压药抵抗或难治性低血压患者的血管张力。

5. 肾上腺素是一种内源性儿茶酚胺，分别通过刺激 β 受体和 α 受体来增加心输出量和动脉压。

6. 多巴酚丁胺是一种人工合成的儿茶酚胺，与 β 受体（β_1 和 β_2）有很强的亲和力，可剂量依赖性增加心输出量和心率，同时降低外周血管阻力。

7. 去甲肾上腺素对 α 肾上腺素受体有高度亲和力，因而具有较强的缩血管作用和较弱的正性肌力和正性传导作用。

8. 米力农可以增加心肌收缩力，同时对心室舒张和顺应性产生作用，因此可作为改善心脏舒张期充盈参数的优选药物。

9. 围术期急性高血压是心血管不良结局的危险因素，主要是由于交感神经活动增加所致。

10. 硝酸甘油主要影响静脉血管容量，而对外周血管阻力的影响小，因此可降低心脏充盈压。

11. 硝普钠起效快，药效强，是治疗术中高血压的合理选择。

12. 氯维地平是一种超快速、选择性动脉扩张药，可降低动脉压，对心脏充盈压或心率的影响较小。

13. β 受体拮抗药是术中治疗急性心肌缺血、室性心律失常和与心动过速相关的高血压的一线药物。

14. 智能输液泵能够以精确的编程速率输送非常少量的液体或药物，在术中具有显著的优势。

15. 围术期大多数拟交感神经药物和常用的肌力调节药的有效半衰期较短，一般采用静脉持续输注，停止输注后其作用迅速消散。

16. 临床上围术期心律失常很重要，因为可导致潜在的相关血流动力学不稳定。围术期心律失常的病因是很多，除了可能存在的心脏传导缺陷或手术相关因素外，麻醉药本身也可能在不同水平（如窦房结、房室结、房室束 – 浦肯野纤维）对正常的心脏电活动产生负性影响。

17. 交感神经系统和肾素 – 血管紧张素 – 醛固酮系统的激活是充血性心力衰竭病理生理学的核心机制，为许多目前临床使用的抗心力衰竭药物提供了药理学靶点。

18. 第一类药物如沙库巴曲缬沙坦（Entresto）是将阻断利尿钠肽降解的脑啡肽酶抑制药（Saubitril）与血管紧张素受体阻滞药（Valsartan）相结合。脑啡肽酶抑制药－血管紧张素受体拮抗组合制药是针对心力衰竭的两个不同的病理生理机制，即肾素－血管紧张素轴的激活和钠尿肽活性的降低。

19. 伊夫拉定是一种特殊的心率减低药，它选择性地抑制窦房结的快钠（I_F）电流。伊夫拉定降低心率，对心肌收缩力、血压和心内传导的影响小。这一机制有别于其他负性变时性药物，也是这类新型心力衰竭药物的主要优点。

20. 围术期肺动脉高压提示预后不良，因为它是围术期死亡率和相关并发症的危险因素。

21. 少数肺血管扩张药可用于治疗肺动脉高压。理想的围术期肺血管扩张药通过松弛肺血管降低肺血管阻力，而不导致 SVR 下降或全身性低血压。

关键词

心血管药理学；血管收缩药；血管扩张药；肌力调节药；抗心律失常药

术中血流动力学管理对全身麻醉下组织灌注的优化起着至关重要的作用。全身麻醉导致心输出量和动脉血压下降，常常危及重要器官的组织灌注。术中血流动力学不稳定可能与围术期心血管并发症增加有关，并且是与全身麻醉术中死亡率相关的最常见的因素之一。本章旨在回顾强心药和血管活性药物的药理学，因为它与术中血流动力学优化相关。本章对以下 3 类不同药理学作用的血管活性药物进行了综述：①增加平均动脉压（mean arterial pressure，MAP）的药物；②增加心输出量的药物；③降低 MAP 的药物。本章主要讨论非心脏手术环境下血管活性药物的药理学和围术期应用。

一、围术期应用的血管活性药（框 11-1 至框 11-3）

缩血管药

1. 去氧肾上腺素　去氧肾上腺素是手术室中广泛使用的治疗低血压的缩血管药。去氧肾上腺素的主要结合靶点是 α 肾上腺素受体，且与 α_1 受体亲和力最高。去氧肾上腺素是一种 α_1 受体选择性激动药，但在高剂量时可能激动 β 受体。它等同于去甲肾上腺素，但作用持续时间稍长。去氧肾上腺素与 α_1 受体结合可产生多种药理作用。对于动脉血管，去氧肾上腺素激活 α_1 受体导致动脉

框 11-1　增加平均动脉压的血管收缩药

- 去氧肾上腺素是手术室中广泛使用的升压药，用于治疗低血压。在动脉血管系统中，去氧肾上腺素激活 α_1 受体导致动脉压、全身血管阻力和心室后负荷增加。对静脉系统，激动 α_1 肾上腺素受体可减少静脉血管容量，导致静脉回流增加，这取决于前负荷依赖性或心脏在 Frank-Starling 曲线上的位置
- 麻黄素是一种短效的间接 α 和 β 肾上腺素受体激动药，也能促进神经末梢内源性去甲肾上腺素的释放。其血流动力学效应是通过增加外周血管阻力，并不同程度地增加心率和心输出量引起平均动脉压升高
- 血管加压素可使整个循环系统中血管收缩，从而导致外周血管阻力和动脉血压升高。肾脏中的加压素受体激活介导其抗利尿作用，通过增加肾脏浓缩能力增加血容量
- 亚甲蓝是一种杂环芳香族分子，可阻断一氧化氮合酶（nitric oxide synthase，NOS）和可溶性鸟苷酸环化酶（soluble guanylyl cyclase，SGC）通路，从而恢复血管张力和动脉压

压、外周血管阻力和心室后负荷增加。对于静脉系统，激动 α_1 肾上腺素受体可减少静脉血管容量，导致静脉回流增加，这取决于前负荷依赖性或心脏在 Frank-Starling 曲线上的位置。对于增加前负荷可使每搏输出量增加的患者，去氧肾上腺素滴定可增加心搏量和心输出量。相比之下，处

框 11-2　增加心输出量的血管活性药物

- 肾上腺素是一种内源性儿茶酚胺，剂量依赖性激动 α 和 β 肾上腺素受体。肾上腺素的药理特征是在较低剂量［0.01～0.04μg/（kg·min）］时与 β 受体有较高的结合亲和力，在较高剂量［0.05～0.2μg/（kg·min）］时对 α 受体有较强的亲和性。这一特性可引起临床上使用肾上腺素的双相反应，在较低剂量时，血流动力学效应主要表现为心脏变力和变时性作用（β 效应），而在较高剂量时，主要观察到血管加压效应（α 效应）

- 多巴酚丁胺是一种合成儿茶酚胺，对 β 受体（β₁ 和 β₂）表现出很强的亲和力，可剂量依赖性地增加心输出量和心率，降低全身血管阻力和舒张期充盈压。多巴酚丁胺是右心或左心功能不全和后负荷不匹配患者的合理选择

- 异丙肾上腺素是一种有效的非选择性 β 肾上腺素受体激动药，无 α 肾上腺素受体激动药活性。异丙肾上腺素强大的变时性、变力性和血管舒张作用使其成为治疗急性缓慢型心律失常或房室传导阻滞、肺动脉高压和心力衰竭的绝佳候选药物

- 去甲肾上腺素是一种内源性儿茶酚胺，具有强大的 α 肾上腺素受体活性，对 β 肾上腺素受体有轻至中度作用。α 肾上腺素受体对去甲肾上腺素的高亲和性使其具有较强的血管收缩作用和弱的变力和变时性特性。去甲肾上腺素的整体血流动力学效应是升高收缩压、舒张压和平均动脉压，对心输出量和心率的影响小

- 米力农具有不依赖于肾上腺素受体的独特作用机制。它的变力作用主要是通过抑制磷酸二酯酶介导，而不依赖于兴奋 β 受体。因此，对于使用 β 受体拮抗药或 β 受体下调的患者，也不会影响米力农的有效性。米力农还能改善心肌舒张松弛度和顺应性

框 11-3　降低动脉血压的血管活性药物

- 硝酸甘油属于硝基类扩血管药，通过释放 NO 和激活平滑肌 SGC 通路发挥作用。硝酸甘油对静脉血管床扩张更明显。静脉扩张可降低右心房压、肺动脉压、PCWP 和心室舒张末压，而对 SVR 的影响较小。硝酸甘油对冠状动脉循环也有重要作用，对冠状动脉有扩张作用，可以降低其血流阻力

- 硝普钠是一种强有力的硝基血管扩张药，通过释放一氧化氮扩张动脉和静脉。硝普钠起效快，效能强，是控制术中高血压和减低术中后负荷的合理选择

- 氯维地平是一种超快速作用的二氢吡啶 L 型钙通道阻滞药，对小动脉阻力血管有直接作用，对静脉容量血管的作用有限。氯维地平抑制动脉平滑肌中的 L 型钙通道，强力舒张血管。由于其通过循环酯酶快速代谢，作用可不依赖肝肾功能而迅速终止。在血流动力学方面，氯维地平通过直接作用于小动脉来降低动脉压，而不影响充盈压或导致心率反射性变化

- 尼卡地平是一种二氢吡啶 L 型钙通道阻滞药，具有选择性动脉血管舒张作用。尼卡地平具有独特的药理作用，因为该药物选择性地降低全身和冠状动脉阻力，从而降低左心室后负荷并增加冠状动脉血流量

- β 受体拮抗药通过降低心率、血压和心肌收缩力有效地减少心肌做功和氧耗。β 受体拮抗药介导的心率减慢对增加冠状动脉血流量有显著作用

于 Frank-Starling 曲线平台期和不依赖前负荷的患者术中使用去氧肾上腺素可能导致每搏输出量减少，这是由于 SVR 增加和反射性心率下降造成的。临床上，去氧肾上腺素的双相反应要求仔细测定患者的液体或前负荷反应性，以达到预期的血流动力学结果。

　　在血流动力学上，去氧肾上腺素的临床作用复杂，且具有剂量依赖性。去氧肾上腺素注射的初始剂量通常为 0.2～2.0μg/（kg·min）或 5～200μg/min。去氧肾上腺素的单次给药通常从 50～100μg 开始。在较低剂量范围内，在全身麻醉的血管扩张作用下，患者对去氧肾上腺素的典型反应是增加前负荷同时增加每搏输出量。平均动脉压的增加可能是由于前负荷增加且每搏输出量增加以及外周血管阻力的适度上升。小剂量去氧肾上腺素对肺血管阻力的作用一般可忽略不计。随着去氧肾上腺素剂量的增加，最终达到临界值，可导致每搏输出量和心率的降低，以及 SVR 和 PVR 的上升。多种复杂因素可导致每搏输出量减少和反射性心动过缓，因此强调针对不同患者去氧肾上腺素须谨慎地进行个体化滴定是非常重要的。

　　去氧肾上腺素在手术室的临床应用相当广泛，因此本节只重点介绍几种临床应用方案。去氧肾上腺素通常用来对抗麻醉药的血管扩张效应导致的低血压。事实上，去氧肾上腺素可用于治疗诱导后或麻醉维持期间的低血压。在这种情况下，初始小剂量的去氧肾上腺素可能分别通过收

缩静脉血管床和动脉来增加前负荷和平均动脉压。如果麻醉科医师增加剂量或使用较大的初始剂量，反射性心动过缓可能会对心输出量产生不利影响。在由于收缩储备不足而对后负荷更为敏感的患者中，给予去氧肾上腺素后，前负荷和后负荷的突然增加可能会导致心输出量的严重下降。去氧肾上腺素也适用于治疗主动脉瓣狭窄所致的低血压。由于瓣膜狭窄左心室（LV）后负荷相对固定，使用去氧肾上腺素治疗增加舒张压可能会增加冠状动脉灌注。去氧肾上腺素诱导的心率减慢是有益的，因为较慢的心率会增加舒张期充盈时间，并最大限度地减少心肌氧耗。去氧肾上腺素的另一个重要临床用途是对肥厚型主动脉瓣下狭窄或二尖瓣收缩期前移所致的左心室流出道梗阻的患者进行血流动力学管理。流出道梗阻的特性是，收缩力增强会导致心室容量降低，加重流出道梗阻，而左心室后负荷的增加能降低收缩力，从而减轻流出道梗阻的严重程度。

2. **麻黄碱** 麻黄碱是一种短效的间接 α 和 β 肾上腺素受体激动药，也能促进神经末梢内源性去甲肾上腺素的释放。麻黄碱是一种植物生物碱，作用时间为 $10\sim15min$，极少代谢，经尿液清除的半衰期为 $6h$。反复给药可能由于内源性儿茶酚胺耗竭而导致快速耐药。整体血流动力学效应的特点是通过增加外周血管阻力，并不同程度地增加心率和心输出量引起平均动脉压升高。静脉注射麻黄碱的起始剂量通常为 $5\sim10mg$（$0.07\sim0.1mg/kg$），仔细滴定，以防止毒性反应或不利的影响，如心动过速等。在较高剂量（$0.15\sim0.2mg/kg$）时，特别是在重复给药的情况下，可引起心率和平均动脉压非预期的升高，以及快速耐药的发生。麻黄碱重复给药后急性耐受的机制可能与内源性去甲肾上腺素水平降低和肾上腺素受体密度降低有关。除了血流动力学作用外，麻黄碱还可激动 β_2 受体，扩张支气管，可用于气道高反应性的患者及过敏反应的治疗。

临床上，可谨慎滴定麻黄碱，来治疗全身麻醉术中低血压。在相对心动过缓和低血压的情况下，需要采取暂时性措施来改善血流动力学时，

它特别有用。它已被推荐用于治疗丙泊酚诱导后的低血压和心动过缓。也可用于治疗硬膜外或脊髓麻醉后交感抑制导致的低血压。

3. **垂体加压素** 精氨酸加压素（抗利尿激素）是垂体后叶产生的一种肽类激素，在调节血管紧张度和循环血量中起着至关重要的作用。加压素的半衰期为 $10min$（$5\sim20min$）。外源性加压素必须静脉内给药，单次给药作用时间短，因此通常通过连续输注给药。血管加压素受体（V_1）的激活导致整个循环中血管收缩，从而导致外周血管阻力和动脉血压升高。肾脏中的加压素（V_2）受体激活介导其抗利尿作用，其通过增加肾脏浓缩能力增加血容量。此外，在肺血管系统血管加压素可能通过一氧化氮（NO）途径发挥血管舒张作用，降低特定患者的肺血管阻力。

加压素通常以静脉输注的形式给药，给药的起始剂量为 $0.01\sim0.04U/min$，用于治疗低 SVR 和低血压。加压素的药理作用使其仅在特定的临床情况下使用。因为它的血管收缩作用是通过 V_1 受体而不是肾上腺素受体来介导的，所以对于难治性血管扩张，输注加压素可用于减少儿茶酚胺（如去甲肾上腺素或肾上腺素）的剂量。加压素在治疗加压素耗竭，心脏手术中严重的血管痉挛，以及感染性休克中肾上腺素受体下调引起的儿茶酚胺抗性低血压中有重要作用。血管加压素也可用于治疗低外周血管阻力伴肺动脉高压的治疗。由于加压素具有收缩外周血管，舒张肺血管的作用，可用于治疗并存肺血管阻力升高的低血压。同样，加压素对右心室（RV）功能障碍和系统性低血压的患者有用，因为加压素的缩血管作用不加重肺血管系统伤害。加压素也是米力农，多巴酚丁胺或异丙肾上腺素等血管舒张性正性肌力药的极佳辅助药物。对于有足够心输出量，但外周血管阻力降低的患者，可以使用加压素来升高动脉压。

4. **亚甲蓝** 亚甲蓝是一种杂环芳香族分子，可阻断一氧化氮合酶（NOS）-可溶性鸟苷酸环化酶（SGC）途径，调节平滑肌功能和血管张力。静脉注射亚甲蓝具有复杂的药代动力学特征，因为其多相分布于不同的组织间，终末清

除速率较慢。亚甲蓝在用药后 4～24h 随尿液排出，半衰期为 5～6.5h。亚甲蓝介导内皮 NOS-SGC 通路下调，恢复缩血管药难治性低血压患者的血管张力。亚甲蓝单次静脉注射的起始剂量为 1.0～2mg/（kg·h），其作用效果通常很短，一些临床情况可能需要重复给药或以 0.25～2mg/kg 持续输注。亚甲蓝可用于治疗体外循环后、充血性心力衰竭、过敏反应（包括鱼精蛋白反应）、脓毒症、肾衰竭和肝衰竭等原因导致的血管麻痹综合征。

二、正性肌力药

（一）拟交感神经胺

拟交感药物（儿茶酚胺）是指具有正性肌力和血管活性作用的药物。儿茶酚胺通过激动 β_1 和 β_2 受体发挥正性肌力作用（表 11-1）。儿茶酚胺的主要血流动力学效应取决于 α 受体，β 和多巴胺能受体的激动程度。治疗心功能不全或低心排血量是启动正性肌力支持的主要适应证之一。尽管 β 受体激动药可改善心肌收缩力和组织灌注，但可能会增加心肌氧耗量（myocardial oxygen consumption，MvO_2）并降低冠状动脉灌注压力（CPP）（表 11-2）。如果引起心脏功能下降的最直接因素是低血压导致的冠状动脉灌注压力下降，此时给予 α 肾上腺素受体激动药可以提升血压并改善舒张期冠状动脉灌注。

儿茶酚胺治疗原发性右心室收缩功能障碍也是有效的，所有的 β_1 肾上腺素受体激动药都能增强右心室的收缩力。肾上腺素、去甲肾上腺素、多巴酚丁胺、异丙肾上腺素、多巴胺和磷酸二酯酶Ⅲ（PDE Ⅲ）抑制药都被证实具有治疗右心室收缩功能障碍的作用。当右心室收缩力降低，同时后负荷增高时，可使用具有扩张肺血管及正性肌力作用的药物，包括小剂量肾上腺素、异丙肾上腺素、多巴酚丁胺、PDEⅢ抑制药，以及吸入 NO 或前列腺素。

大多数拟交感神经药物和正性肌力药的有效半衰期短，代谢迅速，通常需通过持续输液给药，其作用在停止输注后迅速消散。大多数情况下，这些血管活性药物的药代动力学是相似的，因此，药物的选择并不取决于某一特定药代动力学的差异［左西孟坦除外（见下文）］。

表 11-1 正性肌力药

药 物	剂 量		作用位点		作用机制	适应证
	单次静脉注射	泵 注	α	β		
多巴酚丁胺	—	2～20μg/（kg·min）	+	++++	直接和间接	右心衰竭，心脏移植，CHF，心源性休克
多巴胺	—	1～10μg/（kg·min）	++	+++	直接	肾功能不全
肾上腺素	2～16μg	2～10μg/min 或 0.01～0.4μg/（kg·min）	+++	+++	直接和间接	左心衰竭，低心排性低血压，心脏移植，休克
麻黄碱	5～25mg	—	+	++	间接	术中低血压，低血压伴心动过缓
异丙肾上腺素	1～4μg	0.5～10μg/min 或 0.01～0.10μg/（kg·min）		++++	直接	心脏移植，严重心动过缓
去甲肾上腺素	—	2～16μg/min 或 0.01～0.3μg/（kg·min）	++++	+++	直接	外周血管阻力降低与血管扩张药联用，休克
米力农	50μg/kg	0.375～0.75μg/（kg·min）	–	–	抑制 PDE-5	舒张功能障碍，右心衰竭，肺动脉高压 β 受体脱敏

CHF. 充血性心力衰竭；PDE. 磷酸二酯酶

表 11-2　正性肌力药的血流动力学效应

药　物	剂　量	CO	dP/dt	HR	SVR	PVR	PCWP	MvO₂
多巴酚丁胺	2~20μg/(kg·min)[a]	↑↑↑	↑	↑↑	↓	↓	↓或↔	↑
多巴胺	0~3μg/(kg·min)	↑	↑	↑	↓	↓	↑	↑
	3~8μg/(kg·min)	↑↑	↑	↑	↓	↓	↑	↑
	>8μg/(kg·min)	↑↑	↑	↑	(↑)	↑	↑	↑↑
异丙肾上腺素	0.5~10μg/min	↑↑	↑↑	↑↑	↓↓	↓	↓	↑↑
肾上腺素	0.01~0.4μg/(kg·min)	↑↑	↑	↑(↓)	(↑)		↑或↔	↑↑
去甲肾上腺素	0.01~0.3μg/(kg·min)	↑	↑	↔(↑↓)	↑↑	↔	↔	↑
米力农[b]	0.375~0.75μg/(kg·min)	↑↑	↑	↑	↓↓	↓↓	↓↓	↓

a. 表中所示剂量代表最常见的剂量范围。对于个别患者，可能会表明与这些推荐剂量存在偏差

b. 磷酸二酯酶抑制药通常以负荷剂量后持续输注的形式给予米力农 50μg/kg，持续输注 0.375~0.75μg/(kg·min)

CO. 心输出量；dP/dt. 心肌收缩力；HR. 心率；MvO₂. 心肌氧耗量；PCWP. 肺毛细血管楔压；PVR. 肺血管阻力；SVR. 外周血管阻力

经许可转载，引自 Lehmann A, Boldt J. New pharmacologic approaches for the perioperative treatment of ischemic cardiogenic shock. *J Cardiothorac Vasc Anesth*. 2005;19:97–108.

交感性儿茶酚胺（肾上腺素、去甲肾上腺素、多巴胺、多巴酚丁胺、异丙肾上腺素）由单胺氧化酶（monoamine oxidase，MAO）和儿茶酚 -O- 甲基转移酶（catechol-O-methyl transferase，COMT）代谢，血浆半衰期为 2min。MAO 和 COMT 主要存在于肝脏和肾脏，因此大多数静脉途径给予的儿茶酚胺经肝肾代谢。MAO 也存在于肠黏膜、外周神经末梢和中枢神经末梢。COMT 也存在于肾上腺髓质和嗜铬细胞瘤组织中，而交感神经末梢无分布。合成的拟交感神经药物（如非诺多泮）的作用时间更长，是由于它们可抵抗对 MAO 或 COMT 的代谢。

1. 肾上腺素　肾上腺素是一种内源性儿茶酚胺，剂量依赖性激动 α 和 β 肾上腺素受体。肾上腺素的药理特征是在较低剂量［0.01~0.04μg/(kg·min)］与 β 受体有较高的结合亲和力，在较高剂量［0.05~0.2μg/(kg·min)］对 α 受体有较强的亲和性。这一特性可引起临床上使用肾上腺素的双相反应，在较低剂量时，血流动力学效应主要表现为心脏变力和变时性作用（β 效应），而在较高剂量时，主要观察到血管加压效应（α 效应）。肾上腺素在 0.01~0.04μg/(kg·min) 的较低输注剂量范围内可增加每搏输出量，轻度加快患者心率，增

强心肌收缩力。剂量增大到 0.05~0.2μg/(kg·min) 时，α 受体和 β 受体激活的生理效应结合在一起，可观察到外周血管阻力和心率的增加（表 11-1 和表 11-2）。在要同时增加心肌收缩力和升高动脉血压的临床情况下，双相血流动力效应使肾上腺素成为最佳选择。在麻醉药的血管舒张作用下，肾上腺素滴定对继发于全身血管扩张和心室功能差的低血压患者可能是有用的。在这种情况下，仔细滴定肾上腺素以达到预期的效果对于预防不良的心动过速或心律失常至关重要。与多巴酚丁胺相比，肾上腺素引起的心动过速和血管扩张较轻，因而可改善全身麻醉时射血分数低的患者的血流动力学。

2. 多巴酚丁胺　多巴酚丁胺是一种合成儿茶酚胺，与 β 受体（β₁ 和 β₂）有很强的亲和力，剂量依赖性地增加心输出量和心率，同时降低外周血管阻力和舒张充盈压（表 11-1 和表 11-2）。多巴酚丁胺的半衰期为 2min，起效迅速，10min 内达到稳态浓度。多巴酚丁胺输注 > 72h 可能会发生快速耐受反应。对于低心输出量综合征的患者中，多巴酚丁胺通常会增加心率，对不同患者它可能会增加或降低外周血管阻力和平均动脉压。在全身麻醉的影响下，多巴酚丁胺一般不会

升高外周血管阻力，总体效果上对外周血管阻力的影响可以忽略或仅引起轻度降低。多巴酚丁胺的起始低剂量范围是 $3\sim5\mu g/$（$kg\cdot min$）。与 $0.01\sim0.03\mu g/$（$kg\cdot min$）的小剂量肾上腺素注射相比，该剂量的多巴酚丁胺可能与心动过速和房性或室性心律失常的更高发生率相关。此外，由于它的 β 受体选择性，多巴酚丁胺可用于右心室或左心室功能不全和后负荷不匹配的患者。因为对肺血管阻力的影响很小，特别是对于肺动脉高压的患者，多巴酚丁胺可以增加右心室每搏输出量。同样，对左心室后负荷不匹配敏感的患者，多巴酚丁胺是一种合适的药物，可以增加左心室收缩力的同时不增加其后负荷。此外，对移植心脏的患者，多巴酚丁胺是一种有效的肌力调节药。对于新去神经支配的心脏，主要依靠 β 受体激动来控制心肌收缩力和心率，多巴酚丁胺可为心脏移植受体提供必要的变时性和变力性支持，调控血流动力学。

3. 异丙肾上腺素 异丙肾上腺素是一种非选择性的 β 肾上腺素受体激动药，没有 α 肾上腺素受体激动活性。与其他儿茶酚胺相比，单胺氧化酶对异丙肾上腺素代谢能力差，交感神经元再摄取较少，其作用时间可能略长于肾上腺素，但仍较短暂。异丙肾上腺素扩张骨骼、肾脏和肠系膜血管床，降低舒张压（表 11-1 和表 11-2）。异丙肾上腺素强大的变时性、变力性和血管舒张作用使其成为治疗心动过缓（特别是在原位心脏移植后）、肺动脉高压和心力衰竭的极佳候选药物。异丙肾上腺素可刺激心脏起搏细胞，用于治疗急性、慢性心律失常或房室传导阻滞。它可降低心肌组织传导的不应期，增加其自律性。异丙肾上腺素导致的心动过速是药物对窦房结和房室结的直接作用和外周血管扩张引起的反射作用的结果。它常用于心脏移植的患者，以增加移植心脏的自律性和肌力，同时舒张肺动脉血管。为维持动脉血压正常，必要时可联合使用异丙肾上腺素和血管加压素来对抗 β_2 受体激动引起的血管舒张作用。异丙肾上腺素的推荐剂量为 $0.5\sim10\mu g/min$ 或 $0.01\sim0.10\mu g/$（$kg\cdot min$）。

4. 多巴胺 多巴胺是一种内源性儿茶酚胺，是去甲肾上腺素和肾上腺素的直接前体（表 11-1 和表 11-2）。其作用由肾上腺素受体（α 受体和 β 受体）和多巴胺能受体（D_1 受体）介导。在较低剂量下，多巴胺以激动 D_1 和 β 受体为主，在较高剂量下，激动 α 受体。多巴胺与其他内源性儿茶酚胺相比有其特性，因为它对肾脏有影响。多巴胺通过扩张传入动脉增加肾动脉血流量，同时激活 D_1 受体间接收缩传出动脉。在较低的剂量范围 $[0.5\sim3.0\mu g/$（$kg\cdot min$）]，多巴胺主要兴奋多巴胺能受体；在 $3\sim7\mu g/$（$kg\cdot min$）的剂量，它以非选择性的方式激活肾上腺素受体；在较高的剂量 $[>10\mu g/$（$kg\cdot min$）]，多巴胺表现为血管收缩作用。必须强调的是，由于个体差异，多巴胺的剂量依赖效应是不可预测的。剂量范围也有明显重叠，在 $2.5\sim5.0\mu g/$（$kg\cdot min$）的较低剂量，对 β、α 和 D_1 受体有激动作用，引起心指数、心率和 SVR 增加，肾血流量轻度增加，因此其多巴胺能效应对于既往肾病或少尿患者可能有用。当剂量增加到 $5\mu g/$（$kg\cdot min$）以上时，MAP 和 PVR 显著增加，而心输出量无明显增加。与多巴酚丁胺和肾上腺素相比，多巴胺在改善每搏输出量和心输出量方面可能逊色。此外，与多巴酚丁胺或肾上腺素相比，在引起收缩功能产生类似改善的剂量下，多巴胺可能导致更频繁或更难预测的心动过速。因此，多巴胺增加心率和诱发快速性心律失常的作用可能会限制其临床应用。

5. 去甲肾上腺素 去甲肾上腺素是一种内源性儿茶酚胺，具有强大的 α 肾上腺素受体活性，对 β 肾上腺素受体有轻度的作用（表 11-1 和表 11-2）。α 肾上腺素受体对去甲肾上腺素的高亲和性使其具有较强的血管收缩作用和弱的变力和变时性特性。去甲肾上腺素的整体血流动力学效应是升高收缩压、舒张压和平均动脉压，对心输出量和心率的影响小。因此，去甲肾上腺素主要用作血管收缩药来治疗由血管扩张引起的低外周血管阻力。例如，去甲肾上腺素与米力农或多巴酚丁胺联合使用，可抵消它们的血管舒张作用，维持动脉血压。去甲肾上腺素在感染性休克的治疗中也起着重要作用。需要特殊强调的是，在某些患者中，去甲肾上腺素可能通过增加SVR和动脉压而反射性引起心率减慢。因此，对心室功能较差的患者输注去甲肾上腺素应谨慎。去甲肾上腺素推荐的起始量为 $2\sim16\mu g/min$ 或 $0.01\sim0.3\mu g/(kg\cdot min)$。

（二）磷酸二酯酶Ⅲ抑制药

1. 米力农　米力农具有不依赖于肾上腺素受体的独特作用机制。它的变力作用主要是通过抑制磷酸二酯酶（PDEⅢ）介导，而不依赖于兴奋 β 受体（表 11-1 和表 11-2）。因此，对于使用 β 受体拮抗药或 β 受体下调的患者，也不会影响米力农的有效性。静脉注射米力农的清除半衰期为 1h，其蛋白结合率为 80%，容量分布（volume distribution，Vd）为 0.3L/kg，清除率为 6.1ml/(kg·min)。与健康人相比，慢性心力衰竭患者的清除和消除时间至少增加 1 倍。此外，对于肾功能不全患者，肌酐清除率的降低将成比例地导致米力农的血浆半衰期延长，因此，这类患者应减少米力农的用量。

除了正性肌力作用外，米力农已被证明还能改善心肌舒张和顺应性（正性"松弛"效应），同时增加冠状动脉灌注。其可能通过降低左心室壁张力，增加心室充盈，优化心肌血流量和氧供改善心肌舒张功能。米力农临床剂量特点是在 10min 内给予 50μg/kg 负荷量，然后维持输注 $0.375\sim0.75\mu g/(kg\cdot min)$。该剂量下，每搏输出量和心脏指数显著增加，肺毛细血管楔压（PCWP）、中心静脉压、肺动脉压（pulmonary artery pressure，PAP）和 SVR 显著降低。米力农的一个主要优点是随着米力农剂量的增加，PVR 和 SVR 都明显降低。米力农的肺和全身血管舒张作用使其分别成为治疗右心室功能不全、肺动脉高压、左心室功能不全和 SVR 升高的理想选择。由于米力农的心室舒张和改善心肌顺应性的作用，它能够改善硬化、顺应性差的心脏的舒张期充盈参数。当米力农剂量 $>0.75\mu g/(kg\cdot min)$ 时必须谨慎，因为这可能导致严重的低血压。米力农和血管加压素联合应用对于儿茶酚胺抵抗，继发肾上腺素受体下调的患者可能有用。联合应用血管加压素可作为肺血管扩张药，用于改善

肺动脉压升高的右心室功能障碍患者的血流动力学。

2. 左西孟坦　左西孟坦是一种钙增敏药，它通过增强肌丝对钙离子的敏感性来发挥正性肌力作用，并通过开放血管平滑肌上的 ATP 依赖性钾通道来舒张血管。这种血管扩张药通常会增加心输出量，降低前负荷。

左西孟坦的药代动力学和药效学的独特之处在于，其代谢产物的活性和效力与本体相似。在给予负荷量后，4h 达到稳态水平。然而，一种被称为 OR-1986 的活性代谢产物在 48h 达到峰值，并保持活性 >300h（输注结束后 12~14 天）。这使得左西孟坦输注后有长达 7 天的临床效果。

活性代谢物 OR-1986 可以使心脏外科手术后低心输出量患者的心指数持续增加，心脏负荷减少，改善冠状动脉和肾脏血流量。中效或长效代谢产物的形成更利于药物更早撤离，且不必担心停药后有益的变力作用和血流动力学效应迅速消退。

三、血管舒张药

围术期急性高血压是心血管不良结局的危险因素，其主要原因是交感神经活性增加，导致小动脉血管收缩和 SVR 增加。术中高血压发作是一个严峻的挑战，其发生可能非常突然且不可测，这就需要快速作用的降压药。使用硝酸甘油、硝普钠、尼卡地平和氯维地平等速效血管扩张药的适应证包括治疗围术期全身或肺动脉高压、心肌缺血和合并压力或容量超负荷的心功能不全。具体到术中，硝酸甘油、硝普钠或氯维地平可能是更合适的选择，因为它们都具有起效快、半衰期极短、易于滴定的特点。本节主要对扩张血管药的药理学进行综述，并强调了与围术期血流动力学管理相关的各种扩血管药之间的重要药理学差异（表 11-3）。有关常见降压药和血管扩张药的药代动力学，参阅表 11-4。

（一）硝酸甘油

硝酸甘油属于硝基类扩血管药，通过释放 NO 和激活平滑肌 SGC 通路发挥作用（表 11-3）。硝酸甘油是一种 NO 供体，可激活鸟苷酸环化酶，

表 11-3　血管扩张药和肾上腺素拮抗药

药　物	剂　量	起效时间	作用时间	作用机制	备注及适应证
盐酸尼卡地平	5～15mg/h，IV	5～10min	15～30min，可能＞4h	CCB，血管扩张，冠状动脉扩张	治疗冠状动脉痉挛，改善冠状动脉血流量，减少后负荷，增加心输出量
氯维地平	1～2mg/h，IV	2～4min	5～15min	CCB，血管扩张	代谢清除不依赖器官功能，超快速起效和消退，脂质乳剂，降低后负荷
硝普钠（持续输注）	0.25～10μg/（kg·min）	即刻	1～2min	NO 供体，平衡扩张动静脉	高血压危象，平衡后负荷和降低前负荷，氰化物毒性
硝酸甘油	5～100μg/min，持续输注	1～5min	5～10min	扩张静脉，微弱扩张动脉	治疗心肌缺血，降低前负荷
美托洛尔	每 5 分钟静脉注射 1～2mg	5～15min	2～4h	β₁ 受体选择性	心动过速，心肌缺血
拉贝洛尔	每 10 分钟静脉注射 5～20mg 或 0.5～2.0mg/min，静脉输注	5～15min	3～6h	α₁、β₁、β₂ 受体拮抗	高血压、主动脉夹层
艾司洛尔	250～500μg/（kg·min），静脉负荷给药；之后 50～100μg/（kg·min）持续输注；5min 后可重复负荷量或增大 300μg/min，持续输注	1～2min	2～10min	β₁ 受体选择性拮抗	心动过速，高血压，主动脉夹层，室性心律失常
普萘洛尔	0.5～1mg	1～5min	3～6h	β₁、β₂ 受体拮抗	心动过速，高血压，主动脉夹层，室性心律失常

CCB. 钙通道阻滞药；IV. 静脉注射；NO. 一氧化氮

表 11-4　常用降压药和血管扩张药的药代动力学

药　物	起效时间	作用时间	分布半衰期（初相）	终末半衰期（终末相）	分布容积（L/kg）	血浆清除率[ml/（min·kg）]	蛋白结合率
硝普钠	1min	1～10min	20min	SCN 的 72h 代谢产物	匹配细胞外体积	CrCl 比例	NR
硝酸甘油	1～5min	5～10min	NR	1～3min	3.3	500～1000	60%
尼卡地平	1min	3h	2.7min	14.4h	8.3	400	＞95%
氯维地平	2～4min	5～15min	1min	15min	0.17	140	＞99.5%
拉贝洛尔	5～20min	3～6h	NR	6～8h	9.4	25	50%
艾司洛尔	1～5min	10～30min	2min	8min	3.43	20 000	55%
美托洛尔	5min	5～7h	NR	4～7h	3.2～5.6	54 000～73 400	10%
非诺多泮	5～15min	10～13min	NR	10min	0.23～0.66	1490～2290	88%
依那普利	30min	6h	NR	11h	1.7	CrCl 比例	60%

CrCl. 肌酐清除率；NR. 未见报道；SCN. 硫氰酸盐

产生环磷酸鸟苷（cGMP），引起肌浆网钙离子的再摄取，从而导致血管扩张。

硝酸甘油的容量分布为3L/kg，并以极快的速度被清除，血清半衰期为3min。观察到的清除率为［0.5～1L/（kg·min）］超过肝血流量。硝酸甘油主要经肝脏、红细胞和血管内皮细胞中的酶去硝基化代谢。肾功能不全对其药代动力学无影响。硝酸甘油代谢的第一产物是无机硝酸盐、1，2-和1，3-二硝基甘油。与本体化合物相比，二硝酸盐的血管扩张效果较差，但它们在血清中的存留时间更长，它们对慢性硝酸甘油疗法效果的总体作用尚不清楚。二硝酸盐进一步代谢成非血管活性的单硝酸盐，最终代谢成甘油和二氧化碳。

硝酸甘油的血流动力学效应主要依赖于NO介导的平滑肌舒张作用。与微动脉扩张相比，小剂量硝酸甘油对静脉血管床扩张更明显。静脉扩张可降低右心房、肺动脉、PCWP和心室舒张末压，而对SVR的影响较小。硝酸甘油对冠状动脉循环也有重要作用，对冠状动脉有扩张作用，可以降低其血流阻力。作为治疗心肌缺血的首选药物，硝酸甘油介导冠状动脉扩张，降低心室舒张末压，可全面改善心内膜下血流，特别是使用去氧肾上腺素维持CPP时。同样，在心室容量超负荷的管理中，使用硝酸甘油是有利的，因为它对静脉床扩张作用更显著，可以减少前负荷，而不会显著降低体动脉压。静脉注射硝酸甘油用于治疗心肌缺血的起始剂量为5～10μg/min，最高可达75～150μg/min。当剂量＞150μg/min时，对动脉的扩张作用会更明显。

（二）硝普钠

硝普钠是一种高效的硝基血管扩张药，通过释放NO来诱导动脉和静脉扩张（表11-3）。其血流动力学效应是静脉池和动脉阻抗降低综合作用的结果。硝普钠的容量分布与细胞外间隙大致相同，其分布迅速。它通过与红细胞内血红蛋白反应清除，循环半衰期为2min。硝普钠是不稳定的，光照下会分解。其代谢物具有血流动力学活性，但具有毒性。因此，输注速度＞5μg/（kg·min）或输注时间＞24h，可能会堆积

有毒代谢物氰化物和硫氰酸盐。硝普钠静脉注射后30s后可发挥血管舒张作用，停止输注后3min内作用消失。硝普钠的经肾排泄时间为3天，肾功能不全时会出现蓄积。氰化物的代谢产物被肝硫氰酸酶转化为硫氰酸盐；肝病时可能导致氰化物中毒进而引起乳酸酸中毒。

硝普钠起效快、效价高，是控制术中高血压和减低术中后负荷的合理选择。在心室功能受损的患者中，硝普钠减轻后负荷可能会改善心输出量。虽然硝普钠在术中是一种有效的静脉和动脉扩张药，但它有显著的局限性。硝普钠可能导致反射性心动过速、快速耐药，同时与抑制缺氧性肺血管收缩、升高颅内压和减少肾血流量有关。在长期使用硝普钠时，特别是在接受高剂量或长时间输液的患者中，潜在的氰化物毒性也是一个重要的需考虑因素。此外，硝普钠很难滴定，而且经常因为过量而导致低血压。因此，谨慎的用法是起始输注速率为0.1～0.3μg/（kg·min），仔细滴定至接近2.0～5.0μg/（kg·min）的最大剂量。术中可以使用硝普钠控制性降压，减少手术出血。硝普钠与β受体拮抗药联合使用也可用于控制急性夹层时主动脉压力升高的速度。

（三）氯维地平

氯维地平是一种超快速作用的二氢吡啶L型钙通道阻滞药（CCB），对小动脉阻力血管有直接作用，对静脉容量血管作用有限（表11-3）。氯维地平在结构上与其他二氢吡啶钙通道拮抗药相似，但有一个额外的酯键，使其能够快速代谢［均数（标准差），5.8（1.1）min］。在健康受试者中，氯维地平的剂量和稳态血药浓度呈线性关系。

因为氯维地平是由血液和组织酯酶代谢的，所以肝、肾功能损害不会影响其清除，无须调整剂量。氯维地平的作用机制不受细胞色素P450代谢途径抑制药或激活药的影响。此外，没有迹象表明其对长时间输注有耐受性，但一些证据表明，没有其他替代降压疗法过渡的患者，停药后会出现反弹性高血压。由于它的高脂溶性，它被制成一种用于静脉输液的脂肪乳剂。1～3min极快的起效时间，使氯维地平特别适合于术中急性

高血压的治疗。氯维地平抑制动脉平滑肌中的 L 型钙通道，引起强效的血管扩张。由于其通过循环酯酶的快速代谢，其作用终止迅速，而不依赖于肝肾功能。在血流动力学上，氯维地平通过直接作用于小动脉而降低动脉压，而不影响充盈压力或引起心率反射性变化，每搏输出量和心输出量通常会有所增加，可快速且有效性地治疗术中高血压。与硝酸甘油或硝普钠相比，在术中使用氯维地平可更有效地达到预定的目标血压范围。

推荐的起始剂量为 1～2mg/h，最大剂量为 32mg/h。在大多数情况下，氯维地平在 4～6mg/h 的剂量范围内，即可达到血流动力学目标。由于该药物中脂质含量相对较高，建议在第一个 24h 内给药≤1000ml。

（四）尼卡地平

尼卡地平也是一种二氢吡啶 L 型钙通道阻滞药，具有选择性动脉血管舒张的作用（表 11-3）。在输注尼卡地平的前 2h 内，其血浆浓度迅速增加，24～48h 接近稳态水平。停止输注后，尼卡地平浓度迅速下降，2h 内下降至少 50%。尼卡地平在较广的浓度范围内均具有很高的蛋白结合率（＞95%）。停止输注后，尼卡地平血药浓度呈指数下降，出现快速的早期分布期（α 半衰期，2.7min）、中期（β 半衰期，44.8min），以及只有在长期输注后才能检测到缓慢的终末期（γ 半衰期，14.4h）。其血浆清除率为 0.4L/（kg·h），而使用非房室模型的 Vd 为 8.3L/kg。在 0.5～40.0mg/h 剂量范围内，尼卡地平的药代动力学呈线性关系。

尼卡地平具有独特的药理作用，它选择性地降低全身和冠状动脉的阻力，从而减少左心室后负荷，增加冠状动脉血流量。心功能受损或冠状动脉性心脏病患者输注尼卡地平可增加每搏输出量，并对心肌氧分压产生有利影响。然而，由于其半衰期较长，与氯维地平或硝普钠相比，其作用消除较慢，可能仅限于术后应用。尼卡地平的推荐起始剂量为 5mg/h，每 5～15 分钟滴定 2.5mg/h，直至最大剂量 15mg/h，以实现相应的血流动力学目标。尼卡地平的主要适应证之一是用于治疗术后高血压，其达到目标血压的作用与硝普钠一样

有效。尼卡地平对合并有冠状动脉性心脏病或收缩功能障碍的患者尤其有益，这些患者的心脏指数、每搏输出量和冠状动脉血流量可能增加，比硝普钠治疗达到的血流动力学效果更优。尼卡地平对每搏输出量和冠状动脉血流量产生有益作用的机制可能是由于其对动脉和冠状动脉床选择性扩张。因此，输注尼卡地平可用于治疗或预防冠状动脉病变或冠状动脉旁路移植手术患者的血管痉挛。

（五）β 受体拮抗药

手术应激的生理反应特点是交感神经系统激活，导致循环中儿茶酚胺水平升高。应激反应可能对心血管系统产生不利影响，导致血流动力学不稳定、心肌缺血，并可能增加死亡率。在降低应激反应的策略中，β 受体拮抗药在减缓交感神经活性方面起着重要作用。在术中，β 受体拮抗药被认为是治疗急性心肌缺血、室性心律失常（包括心房颤动）和与心动过速相关的高血压的一线药物。

β 受体拮抗药在围术期的广泛应用中可发挥多种作用，达到相应的治疗效果。这些药物通过降低心率、血压和心肌收缩力有效地减少心肌做功和氧耗。β 受体拮抗药介导的心率减慢对增加冠状动脉血流量有显著作用。β 受体拮抗药可增加侧支循环血流量，使血液重新分布到缺血区。改善微循环供氧，同时氧更容易从血红蛋白中解离。β 受体拮抗药的电生理效应广泛，通常可抑制房室结传导，减慢窦性心率，降低异位起搏的去极化速率。

围术期应用 β 肾上腺素受体拮抗药对接受非心脏手术的高危患者是有益的。然而，β 受体拮抗药的益处可能被严重并发症带来的显著风险所抵消，如在围术期使用会增加脑卒中和死亡的发生率。事实上，脑卒中和死亡率的增加可能与术前首次使用 β 受体拮抗药有关。此外，与 β 受体拮抗药相关的低血压和心动过缓可能是术后卒中发生率较高的原因。因此这些发现强调了在术前几天或几周内谨慎滴定 β 受体拮抗药剂量的重要性。以下 β 受体拮抗药是麻醉科医师在医疗过程中最有用的药物类别之一，因为它们具有良好的

药理作用且可经静脉途径给药。

1. 普萘洛尔　普萘洛尔是 β 受体拮抗药的原型药物，其对 β₁ 和 β₂ 受体的亲和力相等，且无任何临床意义上的 α 肾上腺素受体活性（表 11-3）。静脉给药后，药物的血清半衰期为 3～6h。可引起心肌收缩力降低和心率减慢，动脉血压降低。总体上，可降低心输出量和心肌氧耗。普萘洛尔降低心率所需的血药浓度低于降低心肌收缩性的所需血药浓度。停药后随着药物浓度的降低，变时性反应的降低比肌力下降持续的时间长得多。这是治疗严重心功能不全患者心动过速的一个重要依据。

临床上，普萘洛尔可用于降低梗阻性肥厚型心肌病或主动脉瘤患者的心肌收缩力。普萘洛尔对减缓室上性快速心律失常和可能的室性心律失常也特别有效。通常静脉注射普萘洛尔的起始剂量为 0.5～1.0mg，据其作用效果滴定给药。滴定至最大药理学作用血清水平的剂量为 0.1mg/kg。持续输注 1～3mg/h 可以防止心动过速和高血压，但必须谨慎使用，因为可能会产生累积效应。停止输注可能导致反跳效应，引起心动过速和高血压。

2. 美托洛尔　美托洛尔是一种心脏选择性 β 受体拮抗药，其血清半衰期为 2～4h（表 11-3）；静脉注射 20min 内，产生最大受体拮抗作用。获得等效的最大 β 受体拮抗效应时，口服和静脉注射剂量比例为 2.5 : 1。血浆药物水平的变化与运动心率的降低呈线性关系。美托洛尔给药后分布广泛，其 Vd 为 3.2～5.6L/kg。血浆中 10% 的美托洛尔与血清白蛋白结合。美托洛尔经口给药后，迅速吸收起效，但其经肝脏的首过摄取率较低，给药剂量的 40% 可进入体循环。

口服给药后血浆半衰期为 3h。美托洛尔 90% 可被代谢，羟基化和 O- 去甲基化是其代谢的主要途径。代谢物无 β 受体效应。美托洛尔的羟化速率是由基因决定的。美托洛尔的消除主要是通过肝脏的生物转化，平均消除半衰期为 3～4h；在 CYP2D6 代谢不良的患者（慢羟基化者）中，其半衰期可能为 7～9h。

美托洛尔的静脉注射起始剂量为 1～2mg，滴定给药。美托洛尔的效力是普萘洛尔的一半。静脉注射 0.2mg/kg 可获得最大的 β 受体拮抗药效应。围术期使用美托洛尔主要用于治疗心肌缺血、高血压和控制手术的应激反应。围术期应用美托洛尔可减少不良心脏事件，但其不良反应是术中心动过缓、长时间低血压、脑卒中和全因死亡的风险增加。因此，美托洛尔的个体化谨慎滴定给药是有必要的。提高对美托洛尔不良反应（长期低血压和心动过缓）的警惕，对降低脑卒中和死亡风险至关重要。

3. 艾司洛尔　艾司洛尔是一种独特的心脏选择性 β 受体拮抗药，起效迅速，5～10min，作用时间短，为 2～10min（表 11-3）。艾司洛尔独特的化学结构使其容易被酯酶水解，是其作用效果快速终止的基础。艾司洛尔的峰值效应发生在给药后 6～10min，半衰期为 8min。体内总清除率为每小时 20L/kg，大于心输出量；因此，艾司洛尔的代谢不受流向代谢组织（如肝脏）的血流速度的限制，也不受肝肾血流影响。通过选择性拮抗 β 受体，艾司洛尔可显著降低血压、心率和心肌收缩力。通常建议艾司洛尔在 1min 内以 500μg/kg 的负荷剂量给药，然后以每 25～300μg/（kg·min）的速度持续输注。然而，在麻醉作用下，试验剂量为 20mg 或更低的负荷剂量可能更为合适。艾司洛尔的疗效已在许多患者中得到证实，包括不稳定型心绞痛、心肌缺血、室性心律失常、围术期心动过速和高血压患者。由于艾司洛尔具有半衰期短和 β 受体选择性的特性，可用于充血性心力衰竭和气道高反应疾病的患者。最常见的不良反应是低血压，在无负荷剂量的情况下，低剂量给药可将不良反应降至最低。

在围术期，由于艾司洛尔的超短效作用特性，它可作为降低 β 受体拮抗药相关低血压和心动过缓风险的理想药物。在手术室的动态情境中，艾司洛尔滴定给药可剂量依赖性地降低心率和血压。它可减轻插管、手术刺激和苏醒期的交感反应。对于冠状动脉性心脏病患者，输注艾司洛尔可减少心肌缺血和不良心动过速的发生。对于室上性心动过速（SVT）患者（包括心房颤动或窦性心动过速），艾司洛尔可快速控制心室率。

艾司洛尔治疗室性心律失常的疗效与长效非选择性β受体拮抗药普萘洛尔（心得安）相当。与地尔硫䓬相比，艾司洛尔短期内窦性心律转化率更高。对于主动脉夹层患者，艾司洛尔与动脉扩张药（如尼卡地平、硝普钠或氯维地平）联合使用可有效降低心肌收缩力和主动脉压力。

4. 拉贝洛尔　拉贝洛尔属于 α 肾上腺素受体和 β 肾上腺素受体的竞争拮抗药（表 11-3）。与美托洛尔和艾司洛尔（β 选择性拮抗药）相比，拉贝洛尔对 α 和 β 受体均有竞争性拮抗作用。拉贝洛尔的最大起效时间为 20min，代谢物无活性，清除半衰期 6h。可通过单次给药或持续输注的方式给药，发挥选择性 α 受体和非选择性 β 受体拮抗作用。其对 β 受体的拮抗作用是 α 受体的 5～10 倍。拉贝洛尔还具有部分 β 受体激动的作用，促使血管舒张。与其他 β 受体拮抗药相比，拉贝洛尔扩张外周血管不引起反射性心动过速。拉贝洛尔对 α 和 β 受体的双重作用可降低血压和外周血管阻力。拉贝洛尔给药后 2～15min 起效，可持续作用 2～6h。拉贝洛尔具有作用时间长且波动范围大等药代动力学特点，因此极难通过连续输注滴定给药。

拉贝洛尔血流动力学效应是保持每搏输出量和心输出量不变，心率基本不变或略有下降。拉贝洛尔可降低 SVR，同时不改变外周总血流量。它可剂量依赖性地降低血压，对于急性高血压患者，通常在给予 100～250μg/kg 后起效。拉贝洛尔的降压时程很难预测，因为静脉注射后可持续作用 6h。与单纯 β 受体拮抗药降低心输出量不同，拉贝洛尔对心输出量无明显的负性效应。通常可先给予 5～20mg 的负荷剂量，再每隔 10min，递增剂量 10～80mg，直到达到所需的血流动力学反应。或者在给予负荷剂量后，以 1～2mg/min 速度开始泵注，滴定给药，直至所需的血流动力学终点。应避免大剂量单次给药，因为可能会导致严重低血压。拉贝洛尔是围术期治疗急性主动脉夹层和高血压急症的有效药物。

四、血管活性药物使用

智能输液泵（图 11-1）在围术期应用越来越普遍，它们具有显著的优势，包括能够以精确程控的速率输注非常小体积的液体或多种药物。然而，它们本身并不是减少药物治疗差错的万能神器。2005—2009 年，美国食品药品管理局（FDA）收到了 56 000 份与使用输液泵有关的不良事件报告，其中包括大量伤害甚至死亡事件。不良事件与硬件问题（电池故障、火花和火灾），以及软件问题（错误消息、重复记录单键敲击导致 10 变 100）有关，其中一些与不良的用户界面设计或人为因素问题有关。除了输液泵的硬件或软件问题外，用户错误也是常见的。使用药物程序库是防止错误的关键，但一项系统的回顾发现，大量研究表明，用户对软件报警不处理的比值很高，而且药物程序库使用的依从率波动较大。

尽管尚无相关研究对与输液泵有关错误的发生率和性质进行全面的评估，但从现有的证据可以清楚地看出程序性错误是错误的重要来源。输液泵在外科患者给药过程中起着重要的作用，因此与输液泵有关的错误是麻醉科医师应该关注的重要问题。一些输液泵使用带有预设剂量限制的药物程序库时，如果输入的剂量参数超出预设的剂量限制，则会警告医生。输液泵可以防止错误（主要是错误的速率和剂量）的发生，一个正常工作，正确编程的输注泵可在药物输送过程的多个步骤中避免错误发生。大多数被避免的错误是一些低水平的危害，但一些研究报道了其避免了高警戒药物的超剂量使用（去甲肾上腺素预期剂量的 100 倍），甚至＞100 倍剂量使用的错误。

然而，关于药物程序库输注泵的有效性的证据是混杂的，一些研究表明其有益，另一些则证明没有。使用者忽视软件阻止药物使用的"警报"会限制其有效性。能够识别药物条形码，并与电子病历或麻醉信息系统交互的输注泵，可能更能有效避免出错。仅靠智能输注泵技术可能无法根本解决问题，因此，严密观测输注泵的技术细节并确保其正常工作至关重要。一项研究发现，通过测试的智能输注泵仅能防止重症监护病房（ICU）4% 的药物输注不良事件。许多错误与单次给药剂量、未能充分监测及处理药物相关问题有关。

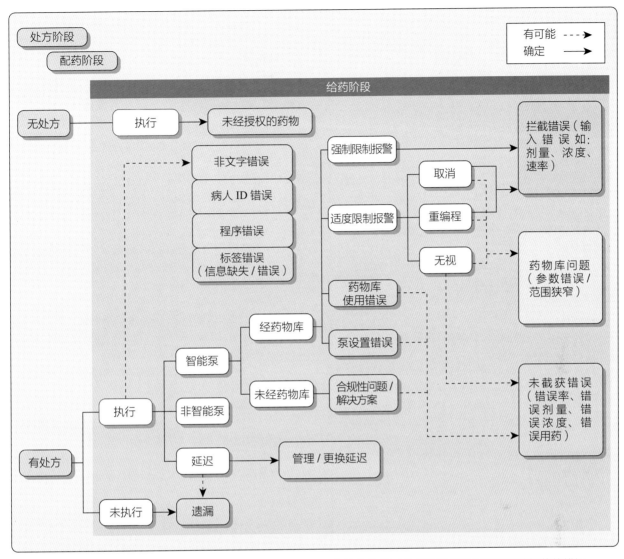

▲ 图 11-1　使用智能泵进行静脉药物给药的过程，以及在处方阶段到给药阶段的潜在错误或被拦截的错误

经许可转载，引自 Ohashi K, Dalleur o, Dykes PC, Bates DW. Benefits and risks of using smart pumps to reduce medication error rates: a systematic review. *Drug Saf.* 2014;37:1011–1120.

　　虽然智能输注泵能对剂量错误的输注程序发出警报，但它们不能识别泵是否放置了错误的药物，也不能识别是否在给错误的患者用药。条形码的应用可能是解决这个问题的一种方法。通过扫描药物包装上的条形码以及患者的条形码标识，对输注泵发出相应药物和浓度的电子信息，从而防止药物或患者的错误识别，并防止输注泵的程序性错误。此外，如果输注泵连接到电子医疗记录，来自输注泵的剂量信息可以自动记录在记录中。条码扫描技术在输液泵上的应用是一项相对较新且不断发展的技术。

五、围术期使用的抗心律失常药物（框 11-4 和框 11-5）

　　心律失常是围术期最常见的心血管并发症。各种外科手术的全身麻醉中，术中心律失常总体发生率为 70%。围术期心律失常的病因是多因素的；除了先前存在的心脏传导缺陷和与手术有关的因素外，麻醉药物可能会在不同程度上对正常的心脏电活动产生负性影响（如 SA 结、ΛV 结、HisPurkinje 系统）。术中心律失常有重要的临床意义，因为其与潜在的血流动力学不稳定相关。

框 11-4　房性心律失常的静脉药物治疗

Ⅰ类药物

普鲁卡因胺（ⅠA）：逆转急性心房颤动，抑制 PAC 和抑制心房颤动或心房扑动的下传，逆转旁路途径 SVT；负荷剂量为每 5 分钟静脉注射 100mg，直至心律不齐消退或总剂量达到 15mg/kg（极少需要），并以 2～6mg/min 的速度持续输注

Ⅱ类药物

艾司洛尔：在急性心房颤动中可逆转或维持缓慢的心室反应；负荷剂量为 0.5～1mg/kg，之后以 50µg/（kg·min）速度递增至维持输注剂量 50～300µg/（kg·min）。低血压和心动过缓限制其使用

Ⅲ类药物

- 胺碘酮：将急性心房颤动扭转为窦性心律，15min 内静脉注射 5mg/kg
- 伊布利特（转换）：逆转急性心房颤动和心房扑动
  - ➤ 成人（＞60kg）：在 10min 内静脉注射 1mg，可以重复一次
  - ➤ 成人（＜60kg）和儿童：10min 内静脉注射 0.01mg/kg，可以重复 1 次
- 维纳卡兰：急性发作性心房颤动，10min 内给予 3mg/kg；如果没有逆转；等待 15min，然后在 10min 内重复给予 2mg/kg。少数患者可能出现低血压

Ⅳ类药物

- 维拉帕米：降低急性心房颤动的心室反应，扭转房室折返性 SVT，以 75～150mg/kg 静脉注射
- 地尔硫䓬：降低急性心房颤动的心室反应，扭转房室折返性 SVT，以 0.25mg/kg 静脉注射，然后以 100～300µg/（kg·h）持续输注

其他治疗

- 腺苷：转换房室折返 SVT 和旁路途径 SVT；辅助诊断心房颤动和心房扑动。同时使用甲基黄嘌呤需要增加剂量，使用双嘧达莫需要降低剂量
  - ➤ 成人：3～6mg 静脉推注，6～12mg 重复推注
  - ➤ 儿童：100µg/kg 静脉推注，以 200µg/kg 重复推注
- 地高辛：心房颤动和心房扑动的维持静脉治疗；减慢心室反应。
  - ➤ 成人：0.25mg 静脉推注，然后每 1～2 小时给予 0.125mg，直至控制心率；24h 内≤10µg/kg
  - ➤ 儿童（＜10 岁）：24h 内分次给予 10～30µg/kg 负荷剂量
  - ➤ 维持：负荷剂量的 25%

PAC. 房性期前收缩；SVT. 室上性心动过速

框 11-5　室性心律失常的静脉药物治疗

Ⅰ类药物

- 普鲁卡因胺（ⅠA）：每 5 分钟静脉注射 100mg，直至心律不齐消退或以 2～6mg/min 的速度持续输注至总剂量达到 15mg/kg（极少需要）
- 利多卡因（ⅠB）：20min 两次，分次给予 1.5mg/kg，或者以 1～4mg/min 速度持续输注

Ⅱ类药物

- 普萘洛尔：0.5～1mg 缓慢给予，直至 β 受体拮抗药的总剂量为 0.1mg/kg；根据需要重复推注
- 美托洛尔：2.5mg 缓慢给予，直至 β 受体拮抗药的总剂量为 0.2mg/kg；根据需要重复推注
- 艾司洛尔：0.5～1.0mg/kg 负荷剂量，以 50µg/（kg·min）速度增大剂量，至 50～300µg/（kg·min）的速度维持。低血压和心动过缓限制其使用

Ⅲ类药物

- 溴苄胺：缓慢给予 5mg/kg 的负荷剂量，并以 1～5mg/min 速度持续输注。低血压可能限制其使用
- 胺碘酮：10min 内静脉输注 150mg；然后 1mg/min 持续输注 6h；在接下来的 18h 内以 0.5mg/min 的速度输注。根据需要重复使用

其他治疗

- 镁：5min 内给予 2g MgSO$_4$，然后以 1g/h 速度持续输注 6～10h，以恢复细胞内镁水平

经许可转载，引自 Royster RL. Diagnosis and management of cardiac disorders. *ASA Refresher Course Lectures*. Park Ridge, IL: American Society of Anesthesiologists; 1996.

因此，下文将介绍常用的处理各种术中心律失常的抗心律失常药。

应用最广泛的抗心律失常药物的电生理学和药理学分类是由 Vaughan Williams 提出的（表 11-5）。然而，不同分类的药物的药理作用和电生理效应方面却有很大的重叠，并且观察到的电生理效应与临床上抗心律失常效果间的联系往往是微弱的。同样地，特别是在第一类中，同一分类内的药物间可能存在相当大的差异。本章讨论了常用的抗心律失常药，更详尽的讨论超出了本文的范围，可以参阅 Kaplan 心脏麻醉（第 7 版）。

（一）Ⅰ类抗心律失常药——钠通道阻滞药（膜稳定药）

第Ⅰ类药物抑制钠离子携带的快速内向去极化电流。由于Ⅰ类药物其他作用的多样

表 11-5　抗心律失常药物分类

作　用	抗心律失常药物种类			
	Ⅰ（膜稳定药）	Ⅱ（β 肾上腺素受体拮抗药）	Ⅲ（去极化延长药）	Ⅳ（钙通道阻滞药）
药理学	快钠通道（Na$^+$）阻滞药	β 受体拮抗药	不明确：可能影响 Na$^+$ 及 Ca^{2+} 交换	降低慢钙通道钙传导
电生理	降低 V$_{max}$	降低 V$_{max}$，增加 APD，增加 ERP，增加 ERP：APD 比值	增加 APD，增加 ERP，增加 ERP：ADP 比值	降低慢钙通道去极化；降低 ADP

ADP. 腺苷二磷酸；APD. 心房早期去极化；ERP. 有效不应期；V$_{max}$. 最大速度

性，提出了Ⅰ类药物的亚组（ⅠA、ⅠB 和ⅠC）（表 11-6）。

1. 普鲁卡因胺（ⅠA 类）　普鲁卡因胺可用于治疗室性心律失常，抑制房性期前收缩，防止心房颤动和心房扑动的发生。它对慢性抑制室性期前收缩（premature ventricular contraction，PVC）是有用的，但它可能被ⅠB 类药物（如美西律）取代。普鲁卡因胺可逆转急性心房颤动，抑制房性期前收缩和心房颤动或心房扑动，并可扭转旁路导致的室上性心动过速；常用剂量为每 5 分钟给予 100mg 的静脉负荷剂量，直到心律失常消退或持续输注 2～6mg/min 至总剂量为 15mg/kg（很少需要）。普鲁卡因胺是治疗室性心律失常有效的紧急治疗药物，尤其是在利多卡因无效后，但另一更常用的通过静脉注射抑制室性心律失常的药物是胺碘酮。

2. 利多卡因（ⅠB 类）　利多卡因是静脉注射治疗急性室性心律失常的临床标准用药，但因 QT 间期异常延长而导致的室性心律失常除外。利多卡因可能是临床麻醉中最有用的药物之一，因为它除了抗心律失常作用外，还具有局部和全身麻醉的特性。利多卡因的直接电生理效应实际上是其抗心律失常作用的基础。利多卡因经肝脏摄取 60%～70%，进而代谢。对于肝功能异常或肝血流受损的患者（如心力衰竭患者），需要的剂量为健康人的 50%。

临床上可以使用不同的静脉注射剂量，重点是迅速达到稳定的治疗血浆浓度。给予起始剂量为 1～1.5mg/kg 后，应立即以 20～50μg/（kg·min）或 1～4mg/min 的速度连续输注，以避免利多卡

表 11-6　Ⅰ类抗心律失常药物亚型

电生理效应	亚　型		
	ⅠA	ⅠB	ⅠC
0 期	降低	轻微作用	显著降低
去极化	延长	轻微作用	轻微作用
传导	降低	轻微作用	显著减慢
ERP	增加	轻微作用	轻微延长
APD	增加	降低	轻微作用
ERP：APD	增加	降低	轻微作用
Ratio QRS 间期	增加	窦性心律无作用	显著增加
原型药物	奎尼丁、普鲁卡因胺、丙吡胺、苯妥英	利多卡因、美西律、妥卡尼	劳卡尼、恩卡尼、氟卡尼、阿普林定

因快速再分配半衰期所导致的治疗中断。利多卡因的主要毒性作用与中枢神经系统（central nervous system，CNS）有关，表现为嗜睡和定向障碍，进而导致激动、肌肉抽搐和听力异常，最终导致癫痫发作。利多卡因是一种有效的全身麻醉药，使用过量的利多卡因会产生类似于脑死亡模式的昏迷，并在停药后完全消失。只要能避免癫痫发作的心血管和呼吸并发症，局部麻醉诱发的癫痫并不会对中枢神经系统造成永久性损害。在药理学上，苯二氮䓬类药物在抑制局部麻醉药诱发的癫痫发作方面优于巴比妥类药物（如硫喷妥钠）。通常单靠药物控制是不够的，控制气道，保障通气，尤其是氧合，是预防中枢神经系统并发症的首要因素。

（二）Ⅱ类药物——β肾上腺素受体拮抗药

β肾上腺素受体拮抗药是围术期患者或危重患者的有效抗心律失常药，因为他们的心律失常大多是由肾上腺素介导的。

1. **美托洛尔** 美托洛尔是一种相对选择性的 β_1 受体拮抗药。美托洛尔阻断 β_1 受体的效力与普萘洛尔相当，但美托洛尔对 β_2 受体的作用仅为普萘洛尔的 1%～2%。美托洛尔可用于治疗肾上腺素驱动的室上性和室性心律失常。美托洛尔的主要优点是它对慢性阻塞性肺疾病患者的支气管收缩作用相对较少。快速静脉注射剂量为 1～2mg，可滴定至 0.1～0.2mg/kg 达到相应的治疗作用。

2. **艾司洛尔** 艾司洛尔是一种心脏选择性 β_1 受体拮抗药，作用时间极短。艾司洛尔的电生理作用是 β 肾上腺素受体拮抗作用。艾司洛尔通过水解其甲酯键在血液中快速代谢，半衰期为 8～10min。艾司洛尔不受血浆胆碱酯酶影响，其代谢相关的酯酶位于红细胞中，不受胆碱酯酶抑制药的抑制。艾司洛尔与其他酯分子之间的代谢相互作用对临床麻醉非常重要。每分钟高达 500g/kg 的艾司洛尔剂量并未改变琥珀胆碱的神经肌肉效应。在哮喘患者中，艾司洛尔 [300μg/（kg·min）] 仅轻微增加气道阻力。

艾司洛尔已成为围术期控制窦性心动过速的有效药物，因为艾司洛尔是非常理想的可滴定、短暂的 β 受体拮抗药。起始剂量从 25μg/（kg·min）

开始，滴定至 250μg/（kg·min）。超过这个剂量后，由于心输出量减少，可能会导致严重的低血压。艾司洛尔在围术期对治疗急性发作性心房颤动或扑动特别有效，它能使心室反应得到迅速控制，将心律失常转复为窦性心律。

（三）Ⅲ类药物——钾通道阻滞药和延长剂复极

胺碘酮 胺碘酮是一种苯并呋喃衍生物，最初作为抗心绞痛药物引入，后来发现具有抗心律失常作用。该药有广泛的疗效，包括室性心律失常、室性心律失常和预激性心律失常。它也可能对其他治疗方法无效的室性心动过速（VT）和心室颤动（VF）有效。胺碘酮已被美国心脏协会批准为心肺复苏（cardiopulmonary resuscitation，CPR）的一线抗心律失常药。胺碘酮可有效预防术后心房颤动。与其他抗心律失常药物相比，它还可以减少置入型心律转复除颤器患者的电击次数。胺碘酮可延长窦房结、心房和心室肌、房室结和 His-Purkinje 系统的复极和不应期。

慢性胺碘酮治疗的电生理效应与甲状腺消融术相似。此外，三碘甲状腺原氨酸（triiodothyronine，T_3）可逆转药物的复极效应。这表明胺碘酮的基本作用之一是阻断 T_3 的心脏效应。这一机制被认为是活性代谢物累积理论的另一解释，可以解释胺碘酮抗心律失常作用缓慢起效的原因。

胺碘酮增加诱发心室颤动所需的电流值（增加心颤阈值）。在大多数患者中，快速静脉注射胺碘酮可控制难治性室性心动过速。胺碘酮还具有非竞争性的肾上腺素受体（α 受体和 β 受体）拮抗作用，这种作用对其抗心律失常作用的贡献尚不清楚。

静脉注射胺碘酮（10mg/kg）的血流动力学效应包括降低犬冠状动脉闭塞后的左心室 dP/dt、最大负 dP/dt、平均主动脉压、心率和左心室峰值压。尽管会引起左心室后负荷显著降低而产生负性肌力作用，但心输出量仍增加。

由于达到血药浓度稳态较为缓慢，通常采用负荷给药手段。在病情稳定的紧急情况下，静脉推注 150mg，然后输注 1.0mg/min，持续 6h，然后再输注 0.5mg/min。在心肺复苏术中，如果除颤不成功，给予 300mg 静脉推注，并根据需要重复多次推注。

长期口服胺碘酮的不良反应很多。57% 的患者会有皮肤光过敏，与剂量或血浆浓度无明显关系。其他皮肤表现包括异常色素沉着（板岩灰色）和红斑瘙痒皮疹。大多数长期服用胺碘酮的患者都会出现角膜微沉积，但视觉症状并不常见。

肺部不良反应更严重。临床特征包括劳累性呼吸困难、咳嗽和体重减轻。可能导致缺氧，肺功能研究显示肺总容量和扩散率降低。胸部影像学表现为弥漫性双侧间质浸润，组织学上可能为纤维性肺泡炎。停止治疗或减少剂量可消除肺影响。这些肺部影响的病理生理机制尚不清楚，但可能与磷脂的异常生成有关。肺毒性总发生率高达 6%，病死率达 20%～25%。

甲状腺异常与胺碘酮有关。甲状腺功能亢进和甲状腺功能减退的发生率分别为 1%～5% 和 1%～2%。

胺碘酮每分子含有两个碘原子，或者每 200mg 药物含有 75mg 有机碘，其中 10% 可能成为游离碘。碘本身并不能解释甲状腺异常，因为摄入相当于长期摄入胺碘酮的无机碘的量不会产生同样的效果。胺碘酮治疗可增加和逆转甲状腺素（thyroxine，T_4），但仅轻微降低 T_3。单次剂量胺碘酮可能诱发基础甲状腺疾病患者发展为甲状腺功能亢进，并可能在停止胺碘酮治疗数月后发生。

尽管胺碘酮的使用相对广泛，但麻醉相关并发症却很少有报道，主要包括心动过缓和低血压。有报道描述了胺碘酮对 β 肾上腺素受体激动药血管收缩作用的强烈抵抗作用。胺碘酮在血浆和组织中代谢缓慢，使这种不良反应可能在停药后很长时间内发生。由于甲状腺素能逆转胺碘酮的电生理效应，因此甲状腺素可被用来逆转胺碘酮相关的血流动力学异常，尽管这一理论尚未得到验证。对于逆转胺碘酮引起的心脏抑制，肾上腺素比多巴酚丁胺或异丙肾上腺素更加有效。

（四）Ⅳ类药物——钙通道阻滞药

尽管钙通道阻滞药的 3 个主要化学类型（如维拉帕米，苯并乙酰亚硝酸酯类；硝苯地平，二氢吡啶类；地尔硫䓬，苯并硫氮䓬类）的主要直接电生理效应相似，但维拉帕米和地尔硫䓬是主要的抗心律失常药。通常被归类为钙通道阻滞药的药物，以维拉帕米、地尔硫䓬、硝苯地平和尼卡地平为代表，对血管平滑肌和心脏组织表现出特异性，但同一类型的不同药物，组织的特异性各不相同。硝苯地平和尼卡地平（以及其他二氢吡啶类）在平滑肌中的作用比心脏组织强，维拉帕米和地尔硫䓬在心脏组织中的作用更强。

维拉帕米和地尔硫䓬　维拉帕米和地尔硫䓬已广泛用于室性心律失常、心房颤动和心房扑动的治疗。通过阻断房室结的脉冲传导，延长房室结传导和不应期，对预防或终止阵发性室上性心动过速（paroxysmal supraventricular tachycardia，PSVT）特别有效。它们还可以通过减慢房室结传导和降低心室反应来治疗心房颤动和心房扑动。

可使用维拉帕米和地尔硫䓬预防包括预激综合征导致的房室结预激及相关的室上性心动过速。如果室上性心动过速是顺向传导（通过房室结顺行传导，旁路逆行），QRS 波群通常狭窄或正常，维拉帕米阻断房室结顺行传导的成功率较高。如果 PSVT 是逆行的（通过旁路顺行传导和房室结逆行传导），QRS 波群增宽，维拉帕米效果欠佳，因为它对旁路传导的不应期和传导性无效。

维拉帕米的另一个不良反应是增强神经肌肉阻滞。临床剂量的维拉帕米，其影响是轻微的，但临床上潜在的协同作用与肌肉松弛药残余相关。因此临床上对于正使用或最近使用肌肉松弛药的患者，应仔细关注神经肌肉功能，以安全地使用维拉帕米。快速静脉注射维拉帕米治疗 PSVT 的剂量为 0.07～0.15mg/kg，如果初始效果不充分（最大 10mg），30min 后重复相同剂量。由于吸入麻醉药的心血管抑制作用与抑制钙离子相关的细胞内过程有关，维拉帕米与这些麻醉药有协同作用。维拉帕米与 β 受体拮抗药联合使用时，可能导致难治性房室传导阻滞。

地尔硫䓬静脉滴注 0.25～0.30mg/kg，然后以 100～300μg/（kg·h）的速度静脉滴注，可迅速有效地控制新发心房颤动和心房扑动的心室率。

（五）其他抗心律失常药

1. 腺苷 腺苷是一种无处不在的内源性核苷，除了在调节血管舒缩张力方面具有重要的生理作用外，还具有强大的电生理效应。腺苷的独特之处在于它是腺苷一磷酸的中间代谢产物。其在血浆中的半衰期极短（1.5～2s），可由腺苷脱氨酶代谢为肌苷或由腺苷激酶代谢为腺苷一磷酸。这两种酶都存在于细胞内的胞质室中，表明腺苷参与一种快速的跨膜转运系统。双嘧达莫抑制该转运系统可显著增强腺苷的心脏效应。

腺苷的重要心脏电生理效应是由腺苷受体介导的，包括负性变时、变性和变力作用。腺苷可降低窦房结活性、房室结传导率和心室自律性。在许多方面，这些效应与乙酰胆碱的作用相似。腺苷的主要抗心律失常作用是阻断折返性房室结心动过速，这种作用很可能与钾离子电流效应有关。

临床应用时，腺苷必须以 100～200μg/kg 的剂量快速静脉推注给药，虽然 150～300μg/（kg·min）的速度持续静脉输注曾被用于控制性降压。临床实际应用时，对于成人，通常首次静脉注射给药剂量为 3～6mg，如果无效，可在 1min 后再给 6～12mg 的重复剂量。该疗法可迅速阻断房室结折返引起的复杂心动过速。

与维拉帕米相比，腺苷与维拉帕米具有同样的抗心律失常作用，但其优点是血流动力学不良反应少，起效快，消除快，不良反应短暂。

2. 钾 由于细胞外 pH 与钾离子浓度密切关系，pH 诱发心律失常的主要机制可能是钾离子浓度的改变。低钾血症和高钾血症与心律失常有关，但外科患者围术期低钾血症更加常见，并与心律失常有关。细胞外钾浓度降低，增加舒张负电位峰值，这降低了自发去极化的可能性。然而，由于心肌细胞膜对钾的通透性与细胞外钾浓度直接相关，低钾血症降低了细胞对钾的通透性，进而通过减缓复极来延长动作电位时程（action potential duration，APD），减慢了传导，增加了兴奋性恢复的分散性，因此容易发生心律失常。

低钾血症的心电图表现包括 U 波的出现和 P 波振幅的增加。低钾血症引起的最常见的心律失常是房性期前收缩、房性心动过速和室性心动过速。

低钾血症也会加重强心苷类药物的毒性。相反，中度高钾血症会增加细胞膜对钾的通透性，从而加快复极速度，降低 APD，减少心律失常的倾向。钾浓度的增加也会影响起搏器的活动。高钾血症引起的钾通透性增加，降低了自发性舒张去极化率，减慢了心率，在极端情况下，可导致心搏骤停。高钾血症的复极异常导致心电图呈现特征性 T 波峰值、PR 间期延长、QRS 波幅降低、QRS 波群增宽。房室传导异常和心室内传导异常是由于传导减慢和复极不均匀所致。

根据其临床表现和血钾水平。对于危及生命的、高钾血症引起的心律失常，其原则是迅速降低细胞外钾离子浓度，而不使全身钾含量急剧降低。氯化钙（10～20mg/kg，静脉注射）可直接拮抗钾对心肌细胞膜的影响。1～2mEq/kg 的碳酸氢钠，或者根据酸碱测量得出的产生中等酸碱度（pH 为 7.45～7.50）的剂量将使钾离子向细胞内转移。pH 每变化 0.1，钾离子浓度向相反方向变化 0.5～1.5mEq/L。静脉输注葡萄糖和胰岛素也有类似的效果，0.5～2.0g/kg 的葡萄糖和 1/4 比例的胰岛素是合适的。采用这种治疗手段时，应连续测定血清钾水平，因为可能会导致明显的低钾血症。利尿药和含钾树脂可促进钾的排泄，但效果不如前面提到的方法快。

对于慢性钾缺乏症，血浆钾离子水平不能很好地反映机体的整体缺失程度。由于血浆中只有 2% 的总钾离子存在血浆中，而全身钾的储存量可能为 2000～3000mEq，血清钾从 4mEq/L 至 3mEq/L 下降 25%，表明全身缺乏量为 500～800mEq，此时应该缓慢纠正。

急性低钾血症常因血液稀释、尿失禁和细胞内转移而发生。在频繁监测血清钾离子浓度和持续的心电图监测下，可以高达 10～15mEq/h 的速率补钾，治疗严重的低钾血症。

3. 镁 低镁血症是危重患者中比较常见的电解质异常，尤其是慢性病患者。低镁血症与多种心血管疾病有关（包括心律失常）。此外，冠状动脉性心脏病、酒精性心肌病和心力衰竭引起的猝死可能与镁缺乏有关。

从功能上讲，细胞膜上的 Na^+/K^+-ATP 酶需要镁离子，这是维持正常细胞内钾浓度的主要酶。低镁血症的心电图表现与低钾血症相似，PR 和 QT 间期延长，QRS 持续时间延长，ST 段异常。与低钾血症一样，镁缺乏易发生由强心苷类药物引起的心律失常。镁是一种有效的佐剂，用于治疗 QT 延长综合征和尖端扭转型室性心动过速。

抗心律失常药物和电复律或除颤治疗可能对低镁引起的心律失常无效。即使没有低镁的记录，也提倡用镁剂辅助治疗难治性心律失常。低镁血症在心脏病患者中很常见，因为他们经常服用利尿药。没有能增加镁水平的反向调节激素，而低钙血症则可由甲状旁腺激素纠正。

镁单独使用或与其他药物联合应用可预防和治疗围术期心律失常。使用镁作为一线治疗药物和胺碘酮作为辅助治疗的方案在术后心律失常的处理，以及危重患者中似乎是有效的。镁的临床使用剂量是 4～5min 内给予 2g 硫酸镁，然后持续以 1g/h 的速度输注，持续 6～10h，以恢复细胞内镁的水平。

六、慢性心力衰竭的药物治疗

神经内分泌介导交感神经系统和肾素 – 血管紧张素 – 醛固酮系统（renin-angiotensin-aldosterone system，RAAS）的激活，主要表现为血浆儿茶酚胺、肾素、血管紧张素 I 和 II 的增加，在射血分数降低的心力衰竭患者中，醛固酮增多是对全身灌注减少的一种代偿反应。这种代偿反应导致 SVR、循环血容量和心输出量的增加。对于慢性射血分数降低的心力衰竭患者，治疗的重点之一是使用药物调节过度激活的神经内分泌系统，因此，针对调节 RAAS 的药物如 ACEI 和血管紧张素受体阻滞药（ARB）可以改善慢性心力衰竭患者的预后。

（一）肾素血管紧张素阻滞药

1. 血管紧张素转换酶抑制药　血管紧张素转换酶抑制药是指一类可以直接抑制血管紧张素 I 转化为强效的血管收缩药血管紧张素 II 的药物。

抑制肾脏中的血管紧张素 II 可利尿，从而减少循环血容量。血管紧张素转换酶抑制药还可以促进缓激肽释放，缓激肽是一种有效的血管扩张药。血管紧张素转换酶抑制药的综合作用可降低心脏前后负荷。在左心室功能不全的患者中，使用依那普利与使用安慰剂或硝酸异山梨酯的患者相比，生存率提高，这为使用血管紧张素转换酶抑制药作为一线治疗药物，降低死亡率提供了临床证据。

ACEI 治疗的主要不良反应之一是症状性低血压。在围术期，该类药物可能导致严重低血压，在极少数情况下可能引起血管麻痹综合征。一些研究表明血管紧张素转换酶抑制药治疗是心脏手术中血管麻痹综合征的一个危险因素。但是在非心脏手术中，很少有研究表明血管麻痹综合征和血管紧张素转换酶抑制药有直接的联系。然而，血管麻痹综合征在包括但不限于肝移植、创伤手术、大量输血、缺血再灌注、神经内分泌肿瘤切除、败血症，过敏反应等非心脏手术的各临床场景中都有报道。因此，围术期使用血管紧张素转换酶抑制药应格外谨慎，因为它可能会导致血管麻痹综合征的发生，增加死亡率。

2. 血管紧张素受体阻滞药　血管紧张素 II 与其受体结合可产生血管收缩和钠潴留作用，血管紧张素受体阻滞药可阻断该作用。临床中，ARB 为不能耐受 ACEI 治疗的心力衰竭患者提供了另一种阻断肾素 – 血管紧张素通路的替代药物。ARB 与 ACEI 具有相似的血流动力学效应，可降低右心房压、楔压和 SVR。与使用血管紧张素转换酶抑制药的患者类似，使用 ARB 治疗的患者也存在严重低血压的可能性，尤其是在围术期。此外，联合应用血管紧张素转换酶抑制药和 ARB 的患者血管麻痹综合征的可能性显著增加。在围术期，联合应用这两种抗高血压药物可能会危及生命，因此不推荐使用。对于接受 ACEI 或 ARB 治疗的患者，也应避免使用肾素的直接抑制药 Aliskiren。

（二）心力衰竭治疗的最新进展

1. 血管紧张素受体 –Neprilysin 抑制药　为了进一步改善射血分数降低的心力衰竭患者的预

后，最近开发引入了首种此类药物沙库巴曲缬沙坦（Entresto）。该药物结合了一种 Neprilysin 抑制药沙库巴曲，与 ARB 缬沙坦一起阻止利尿钠肽的降解（图 11-2）。血管紧张素拮抗药和血管紧张素受体拮抗药的双重作用机制可减轻心力衰竭、抑制肾素 – 血管紧张素轴激活和降低钠尿肽活性。联合抑制肾素 – 血管紧张素系统和 Neprilysin 介导的心房钠尿肽和脑钠肽的分解在接受单药治疗的患者中效果更好。慢性肾衰竭患者中，沙库巴曲缬沙坦抑制肾素 – 血管紧张素激活，抑制利尿钠肽降解，在降低心因性死亡或因心力衰竭住院的风险方面优于单用依那普利。关于安全性数据，沙库巴曲缬沙坦可能通过其强大的血管舒张作用导致显著的低血压。与血管紧张素转换酶抑制药类似，缬沙坦可引起肾功能损害引起血清肌酐和钾升高。但是，沙库巴曲缬沙坦较依那普利的肾损害程度轻。

2. 伊伐布雷定 伊伐布雷定（Corlanor）是一种特殊的降心率药物，类似于苯烷基胺钙拮抗药维拉帕米。它通过选择性地抑制窦房结组织中的 I_f 电流作用于窦房结，降低心肌舒张去极化率，减慢心率。与 β 受体拮抗药相比，伊伐布雷定在静息时和运动时都能降低心率，对心肌收缩力、血压和心内传导的影响很小。心率的降低和舒张充盈时间的增加也有利于心肌舒张。这种机制与其他负性变时药物不同，是这类新型心力衰竭药物的主要优点。在低射血分数的心力衰竭患者中，伊伐布雷定已被证明可以改善功能参数和运动能力。此外，临床症状的改善同时可显著增强左心室功能，降低氨基末端 B 型脑钠肽前体（NT-proBNP）。还应强调的是，使用伊伐布雷定可显著改善缺血性心力衰竭患者的运动能力、生活质量，以及神经内分泌调节功能。伊伐布雷定单用或联合卡维地洛治疗 HFrEF 患者比单用卡维

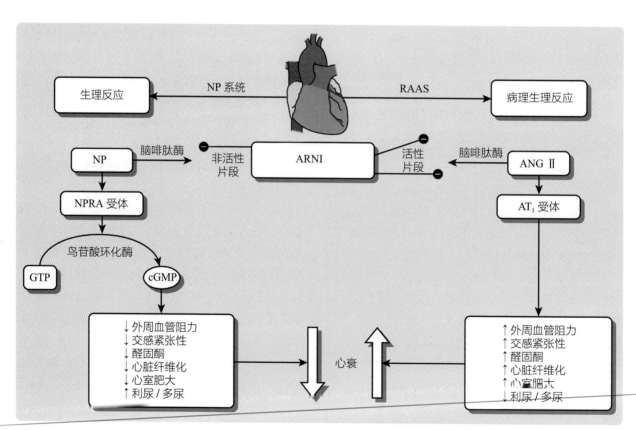

▲ 图 11-2　血管紧张素受体 – 脑啡肽酶抑制药（ANRI）是独立调节心力衰竭的独特神经内分泌系统：肾素 – 血管紧张素 – 醛固酮系统（RAAS）和利钠肽（NP）系统

ANG. 血管紧张素；cGMP. 一磷酸环鸟苷酸；GTP. 三磷酸鸟苷酸；NPRA. 利钠肽受体 A；NP. 利钠肽

地洛更有效。伊伐布雷定被推荐用于窦性心律，心率＞ 70 次 / 分，且对 β 受体拮抗药耐受的有症状的 HFrEF 患者。这种治疗方案能有效降低心力衰竭住院和心血管死亡的风险。另外，对于不能耐受或有 β 受体拮抗药治疗禁忌证的患者，伊伐布雷定是一个很好的替代方案。伊伐布雷定也被推荐用于伴有症状性心力衰竭的稳定型心绞痛的治疗（纽约心脏协会 II ～ IV 级）。值得注意的是，伊伐布雷定对心力衰竭患者的有益效果主要是由于心率显著降低，因此基线心率较高的患者心血管相关死亡率降低幅度更大。而对于基线心率较低的患者中，伊伐布雷定的有益作用不太明显。同样，在有左心室功能不全且基线心率＞ 70 次 / 分的冠状动脉性心脏病患者中，伊伐布雷定可降低心肌梗死和冠状动脉血供重建的发生率。这种心率降低的程度与预后之间的关系类似于 β 受体拮抗药。伊伐布雷定的耐受性良好，没有明显的不良反应，其主要的不良反应包括心动过缓、心房颤动和视觉障碍。

七、肺动脉高压的药物治疗（框 11-6）

围术期心力衰竭合并肺动脉高压的相关并发症和死亡的风险显著增加，往往预后不良。肺动脉高压手术患者因后负荷不匹配或继发于低血压的右心室缺血，常出现不同程度的右心功能不全。由于围术期急性右心衰竭的发生与死亡率的显著增加有关，因此在这种情况下，肺动脉高压的处理是至关重要的（见第 7 章）。本节重点介绍围术期肺血管扩张药的药理学。手术应激反应可能导致前负荷、后负荷和肺血管阻力的不可避免的突然变化。肺动脉高压围术期处理的主要目标是降低肺血管阻力而不降低外周血管阻力和血压。

（一）吸入性一氧化氮

一氧化氮是由血管内皮细胞的一氧化氮合酶（NOS）产生的，在调节肺血管张力中起着至关重要的作用。NO 作用于邻近的平滑肌，与酶及 SGC 结合，导致 cGMP 水平显著升高，血管内皮平滑肌松弛。吸入式一氧化氮（iNO）具有局部发挥效应的优点，因此可作为选择性肺血管扩张药，最大限度地减少对全身血流动力学的影响。当 NO 从平滑肌扩散到血液中时，它与血红蛋白结合并迅速失活，其半衰期 2 ～ 6s。

iNO 在围术期主要应用于肺动脉高压的治疗和通气缺氧患者的处理。5 ～ 20ppm 浓度的 iNO 可降低肺动脉压和右心室后负荷，同时避免全身性低血压。对于因缺氧而出现肺动脉压升高的患者，iNO 也可以通过增加肺段的血流量来改善氧合。在右心功能不全和后负荷不匹配的情况下，iNO 可改善右心功能和混合静脉血氧饱和度，同时维持循环压力和冠状动脉灌注压力。虽然对 iNO 的具体给药方案没有明确的规定，但现有数据表明，当剂量增加到 10 ～ 20ppm 时，肺动脉压不会得到额外改善。然而，需要指出的是，在特定临床情况下 iNO 可能具有潜在有害作用。iNO 可能逆转缺氧性肺血管收缩的有益作用，并在某些患者中反常地加重缺氧。同样，对于左心室功能不全的患者，iNO 可能进一步增加左心的肺静脉回流量，导致急性心力衰竭。

使用 iNO 的主要问题是 NO 及其相关的毒性代谢物导致的高铁血红蛋白和硝酸盐的潜在毒性。极端浓度的 iNO 与急性肺损伤及炎性肺间质水肿有关。累积的硝酸盐是可引起支气管痉挛和肺水肿的直接刺激物。在停药期间使用 iNO，也会带来额外的并发症，患者可能会出现反弹性肺动脉高压、突发右心室衰竭和缺氧。因此，对于

框 11-6　围术期肺动脉高压处理
• 缺氧，高碳酸血症，体温过低，气道压高，PEEP 和酸中毒均会加重肺动脉高压 • 在存在肺动脉高压的情况下，通过降低 PVR 的选择性正性肌力药物增强右心功能可有助于优化血流动力学 • 使用选择性肺血管扩张药可降低 PVR，同时避免降低 SVR 的不利影响 • iNO 是一种有效的选择性肺血管扩张药，可降低 PVR，且不导致全身性低血压 • 将来，吸入的前列环素可能会替代 iNO

iNO. 吸入型一氧化氮；PEEP. 呼气末正压通气；PVR. 肺血管阻力；SVR. 外周血管阻力

右心室储备不足的患者，应谨慎地使用 iNO。

（二）前列环素及其类似物

前列腺素是由花生四烯酸合成的内源性前列腺素，可诱导环磷酸腺苷（cAMP）介导的血管平滑肌舒张和肺血管舒张。有 3 种主要的前列环素类似物（表 11-7 和表 11-8）被 FDA 批准用于治疗肺动脉高压，依前列醇（Flolan）、伊洛前列素（Ventavis）和曲前列环素（Remodulin）。依前列醇是第一个开发出的前列腺素，其半衰期很短，为 3～6min。静脉注射几个月依前列醇可以改善患者的肺血流动力学，右心室功能和运动耐力。依前列醇的起始剂量为 1～2ng/（kg·min），并以 1～2ng/（kg·min）的增量递增至最高50ng/（kg·min）。低血压和非选择性肺血管扩张导致的通气 - 血流失衡加重限制了依前列醇的全身应用。在围术期，静脉注射依前列醇未被证实可作为手术室降低肺动脉压的抢救药物。然而，肺动脉高压患者可在慢性维持性静脉注射依前列醇治疗下进行非心脏手术。对于这些患者，应慎重地维持输注，以防止肺动脉高压突然反弹。

在围术期吸入依前列醇（iEPO）对血流动力学和氧合的作用与 iNO 相似。值得强调的是，这些数据是从心脏外科患者的小样本研究中获得的。目前还缺乏 iEPO 在非心脏病患者中应用的研究。此外，使用 iEPO 的一个主要缺点是血小板功能抑制，增加出血风险，这一点在少数试验中得到了证实。此外，其给药还需要一个由注射泵和喷射雾化器组成的专用输送系统，将药物输送到呼吸回路中。对于到达肺泡的 iEPO 浓度，存在一定程度的不确定性，此外还存在呼吸机阀门发生故障的可能性。然而，与 iNO 相比，iEPO有几个潜在的优势。例如，降低了高铁血红蛋白血症和毒性代谢产物的风险，易于服用，成本较低。基于这些原因，在一些医疗机构中，iEPO已取代 iNO 成为 ICU 治疗急性肺动脉高压的首选药物。

雾化吸入伊洛前列素为肺动脉高压患者提供了一种替代的前列环素类似物治疗方法。伊洛前列素是一种比依前列醇更稳定的前列环素类似物，其半衰期较长，为 20～30min，无须持

表 11-7　吸入型肺血管扩张药

肺血管扩张药	作用机制	常用剂量	主要特点
一氧化氮	前列环素受体激动药，激活细胞内腺苷酸环化酶，从而增加 cAMP 的浓度	持续吸入 1～20ppm	半衰期短，可导致高铁血红蛋白血症，价格昂贵限制其系统使用
依前列醇（Flolan）	前列环素类似物，激活细胞内腺苷酸环化酶，从而增加 cAMP 的浓度	25～50ng/（kg·min），IV 或固定 8ml/h 剂量	雾化给药复杂，通常需要患者插管时使用，全身性给药有潜在的血小板抑制和出血风险
伊洛前列素（Ventavis）	前列环素类似物，激活细胞内腺苷酸环化酶，从而增加 cAMP 的浓度	5～10μg，吸入 6～9 次 / 天	潜在的低血压，易于给药，拔管患者易于使用，昂贵，全身给药有潜在的血小板抑制和出血风险，潜在的低血压可能引起支气管痉挛，咳嗽，头痛和潮红
曲前列环素（Remodulin）	前列环素类似物，激活细胞内腺苷酸环化酶，从而增加 cAMP 的浓度	3 次呼吸（18μg），每日 4 次，滴定至目标浓度；9 次呼吸（54μg），每日 4 次	可能引起潮红，头痛，下颌疼痛和腹泻，半衰期长，易于给药
米力农	抑制 PDE Ⅲ，增加 cAMP 的浓度	6mg/h，持续吸入	临床有效的证据较少，使用时患者需要气管插管，价格便宜，全身暴露有潜在的低血压和心律失常风险

cAMP. 环磷酸腺苷；PDE. 磷酸二酯酶；IV. 静脉注射

表 11-8 口服和静脉用肺血管扩张药

肺血管扩张药	作用机制	常用剂量及给药途径	主要特征
西地那非（Viagra）	PDE 抑制药，通过抑制 cGMP 分解，增加 NO 的产生，从而增强 NO 介导的肺血管舒张	20mg，口服，每日 3 次	头痛，潮红，鼻出血与硝酸盐合用时可导致严重低血压；改善血流动力学参数和肺动脉高压症状
他达拉非（Cialis）	PDE 抑制药，通过抑制 cGMP 分解，增加 NO 的产生，从而增强 NO 介导的肺血管舒张	2.5mg、10mg、20mg、40mg，口服，每日 1 次	头痛，潮红，肌痛，与硝酸盐合用时可导致严重低血压；可改善血流动力学参数和肺动脉高压症状
波生坦（Tracleer）	ET-A 和 ET-B 受体的竞争性抑制药	62.5mg，口服，每日 2 次，连用 4 周，之后滴定至 125mg，每日 2 次	可能引起肝转氨酶升高、晕厥、贫血、水肿、潮红
安贝生坦（Letairis）	ET-A 竞争性抑制药	5～10mg，口服，每日 1 次	水肿、头痛、晕厥、致畸、贫血
依前列醇（Flolan）	前列环素类似物，激活细胞内腺苷酸环化酶，从而增加 cAMP 的浓度	静脉用起始剂量为 2ng/（kg·min），每 15 分钟滴定 1 次，最大耐受剂量为 25～40ng/（kg·min）	拔管的患者易于使用，输注停止时可能引起反跳性肺动脉高压、潮红、恶心、头痛、下颌痛、血小板抑制和出血、潜在的低血压
曲前列环素（Remodulin）	前列环素类似物，激活细胞内腺苷酸环化酶，从而增加 cAMP 的浓度	静脉注射起始剂量为 1.25ng/（kg·min），在治疗的前 4 周，每周以 1.25ng/（kg·min）的增量进行滴定；以后每周 2.5ng/（kg·min）增量滴定	可能导致肝功能障碍、潮红、头痛、下颌痛和腹泻
司来帕格（Uptravi）	前列环素类似物；激活细胞内腺苷酸环化酶，从而增加 cAMP 的浓度	起始剂量为每次 200μg，每日 2 次；每周增大单次剂量 200μg，调整至最大耐受剂量达每次 1600μg，每日 2 次	中度肝功能不全、头痛、下颌疼痛、腹泻、罕见的甲状腺功能亢进
利奥西呱（Adempas）	激动鸟苷酸环化酶，增加鸟苷酸环化酶对 NO 的敏感性	1mg，口服，每日 3 次；每 2 周将剂量增加 0.5mg，最大剂量为 2.5mg，每日 3 次	晕厥、肝转氨酶升高、出血

cAMP. 环磷酸腺苷；ET-A. 内皮素受体 A；ET-B. 内皮素受体 B；NO. 一氧化氮；PDE. 磷酸二酯酶

续雾化，给药频率为 6～9 次/天，因此患者依从性较低。伊洛前列素雾化吸入给药后，血浆浓度峰值为 100～200pg/ml，30min 内降低至无法检测（<25pg/ml）。伊洛前列素通常被认为是 iNO 的替代品。伊洛前列素的优点是停药后没有反弹性肺动脉高压，而且比其他吸入性血管舒张药更稳定，可以使用雾化装置反复给药，而不需要持续输注或使用呼吸机。因此其可用于气管拔管后的患者。基于伊洛前列素给药的便利性，对于清醒和拔管后需要使用面罩持续给予 iNO 的患者，伊洛前列素成为理想的替代品。吸入伊洛前列素和静脉注射伊洛前列素均能降低肺血管阻力和平均肺动脉压力，而对全身影响小。伊洛前列素在非心脏手术中应用的数据很少，研究集中于接受心脏手术的患者。吸入伊洛前列素已成功用于心脏移植术中肺动脉高压和右心室功能障碍的治疗，可以改善整体血流动力学。静脉注射伊洛前列素通常在吸入伊洛前列素治疗失败后使用，对于某些患者，这种给药方式可能会提高疗效。吸入式伊洛前列素的推荐给药频率为每天 6～9 剂，每次给药间隔至少为 2h，每次给药的目标维持剂量为 5μg。尽管吸入伊洛前列素的给

药方案可替代静脉给予前列环素，但该化合物相对较短的半衰期，需要频繁的给药，会限制它的依从性和疗效。

吸入性曲前列环素（Remodulin）是一种经批准用于治疗肺动脉高压的前列环素类似物，它为使用吸入式伊洛前列素治疗的患者提供了更方便的治疗选择，且具有与使用吸入式前列环素相当的临床益处。由于它的消除半衰期为 4.5h，吸入性曲前列环素的推荐剂量为每日 4 次，每次给药间隔 4h，每次治疗的目标维持剂量为 9 次呼吸。由于吸入式曲前列环素与吸入式伊洛前列素相比具有更为便利的给药方案，近来已成为一种替代方案，其给药频率较低，通常只需要通过超声雾化器每天给药 4 次。对于有症状的肺动脉高压患者，吸入曲前列环素可提高运动耐力和生活质量，同时降低平均肺动脉压和肺血管阻力。目前，在围术期使用吸入性曲前列环素作为抢救性治疗尚缺乏相关研究支持。

赛乐西帕（Uptravi）是最新的口服前列环素衍生物，是一种高度选择性、高亲和力的前列环素受体激动药。对于已接受肺动脉高压治疗的患者，口服赛乐西帕可增加心脏指数并显著降低肺血管阻力。与安慰剂组相比，口服赛乐西帕患者的全因死亡率降低，肺动脉高压并发症减少。赛乐西帕对初治患者和既往接受过肺动脉高压治疗的患者具有相似的有益作用，使其可以与其他现有的口服药物联合应用。赛乐西帕以 200μg 的起始剂量给药，每日 2 次，每周增加 200μg，最大剂量为 1600μg，每日 2 次。赛乐西帕最常见的不良反应是头痛、腹泻、下颌疼痛、潮红、肌肉酸痛和四肢疼痛。有罕见的病例报道赛乐西帕治疗与甲状腺功能亢进相关。

（三）磷酸二酯酶抑制药

sGC 介导合成的 cGMP 是激活肺血管内皮平滑肌舒张的核心。内源性 PDE 酶可通过阻断第二信使来调节循环中的 cGMP 水平，进而调控肺血管扩张。PDE 类抑制药阻止 cGMP 酶降解，增强 cGMP 介导的肺血管舒张作用。选择性 PDE 酶亚型 -5（PDE-5）抑制药主要由西地那非和他达拉非组成，这两种药物通常用于轻中度肺动脉

高压患者。PDE-5 抑制药除了具有舒张肺血管的有益作用外，还可以增加通气量高的肺段的血流量来改善通气 / 血流比值。这一机制在使用第一类 PDE-5 抑制药西地那非的肺动脉高压和肺纤维化的患者中得到了证实。西地那非治疗可改善肺血流动力学、功能分级和运动耐力。在围术期，口服西地那非可用于缓解患者 iNO 停药反应，有效降低肺动脉压，而不引起全身性低血压、肺动脉高压危象或肺动脉高压反弹。此外，西地那非与其他药物联合使用，可以增强其他药物的血管舒张作用或减轻其他药物的撤药反应。口服西地那非和吸入伊洛前列素联合治疗心脏手术患者的重度肺动脉高压比单独使用任何一种药物效果更优。对于在围术期使用异丙肾上腺素、米力农、硝普钠或硝酸甘油治疗的患者，使用西地那非作为治疗持续性肺动脉高压的辅助治疗也同样有效，因为联合使用西地那非，可进一步改善患者的肺血流动力学。西地那非相关的不良反应包括头痛、脸红和鼻出血。如果西地那非与硝酸盐类药物联合使用可能导致严重低血压。新型 PDE-5 抑制药他达拉非已被批准应用于肺动脉高压的临床治疗。他达拉非的独特之处在于它具有很长的半衰期（17～18h），与西地那非每日 3 次的用药方案相比，其每日 1 次的用药方案更加方便。尽管目前他达拉非与西地那非疗效比较的研究较少，但他达拉非已被证明可以长效地降低肺动脉压，改善肺动脉高压患者的临床症状。

（四）内皮素受体拮抗药

内皮素 -1 是一种内源性激素，与内皮素受体 A（ET-A）和 B（ET-B）结合，引起肺血管收缩、平滑肌增生、纤维化和炎症。内皮素受体拮抗药（endothelin receptor antagonist，ERA）竞争性地抑制内皮素 -1 的作用。波生坦（Tracleer）是第一个批准的 ET-A 和 ET-B 受体拮抗药，用于治疗轻中度肺动脉高压。口服波生坦可降低肺动脉高压患者的肺动脉压和肺血管阻力，改善心脏血流动力学，而无明显全身效应。波生坦还可与前列环素或 PDE-5 抑制药联合使用，可改善血流动力学、右心室功能，提高运动耐受性、生活质量和降低死亡率。联合用药的主要优点是有助

于减少药物剂量。目前，ERA 在慢性肺动脉高压的治疗中发挥着重要作用，尤其是对于心功能Ⅲ、Ⅳ级患者。然而，由于其半衰期较长，限制了在围术期的应用。总体上，波生坦的耐受性良好，但在少部分接受波生坦治疗的患者中观察到剂量依赖性肝转氨酶升高。

安立生坦（Letairis）是一个特殊的内皮素受体拮抗药，对 ET-A 受体有高度的选择性。与阻断 ET-A 和 ET-B 受体的波生坦不同，安立生坦优先与 ET-A 受体结合，半衰期长，可以每天给药一次。使用安立生坦治疗可持续改善患者的运动能力，延缓临床恶化和降低死亡风险。同时也可以改善平均肺动脉压、心输出量、肺血管阻力和右心室射血分数。与波生坦相比，其半衰期较长，安立生坦每日 1 次，而波生坦则是每日 2 次。安立生坦另一个主要优点是选择性作用于 ET-A 受体，在临床试验中肝毒性较小，对于服用安立生坦的患者，FDA 已不再要求每月监测肝功能。使用波生坦治疗的患者更换为使用安立生坦通常是由于其肝酶升高。目前尚无相关研究比较安立生坦和波生坦的相对疗效。因此，尚不能确定使用选择性 ET-A 受体拮抗药安立生坦是否比双 ET 受体拮抗药波生坦具有更大的临床获益。

（五）利奥西呱（Adempas）

利奥西呱（Adempas）是可溶性 sGC 酶的一类激动药。通过口服给药（每日 3 次，最大剂量 2.5mg），利奥西呱在 NO– 鸟苷酸环化酶通路上发挥双重作用机制，直接激动 sGC 和增加 sGC 对内源性 NO 的敏感性。与安慰剂相比，利奥西呱是一种有效的口服肺血管扩张药，能显著提高肺动脉高压患者的运动能力，降低的肺血管阻力，改善全身血流动力学参数。对于合并收缩期左心室功能不全的肺动脉高压患者，与安慰剂组比较，口服利奥西呱的患者的肺血管阻力、外周血管阻力、心脏指数和每搏指数等参数显著改善，而心率和收缩压无明显改变。对于舒张性心力衰竭继发肺动脉高压的患者，也观察到类似的结果，在这些患者中，每搏输出量和心脏指数显著改善，而心率没有增加。与安慰剂组相比，口服利奥西呱的患者，右心室舒张末期容积和左心房容积也得以改善。安全性数据方面，利奥西呱的耐受性良好，仅有少数严重的不良反应的报道，其中包括晕厥、咯血、出血和肝转氨酶升高。

心脏病患者行非心脏手术时的全身麻醉、区域麻醉和监护麻醉

General, Regional, or Monitored Anesthesia Care for the Cardiac Patient Undergoing Noncardiac Surgery

Brian Frugoni   K. Annette Mizuguchi   著

何 欣 译

要点

1. 因监护麻醉不能完全阻断应激反应，所导致的心动过速可能加重患者原有的心脏疾病。

2. 镇静导致的每分钟通气量减少和二氧化碳蓄积，不利于右心功能障碍的患者。

3. 处理局部麻醉药中毒时，肾上腺素的推荐剂量减少至 < 1μg/kg，更推荐用脂肪乳剂。

4. 尽管长期抗凝可能影响椎管内麻醉和区域阻滞的安全性，但这些麻醉方法仍可减少手术应激、避免全身麻醉，或者作为全身麻醉的补充。

5. 心脏病患者行非心脏手术时，硬膜外麻醉通常比脊髓麻醉更受欢迎，因为麻醉平面可以逐步调整。

6. 因为放置蛛网膜下腔导管可以对阻滞平面进行精确滴定，所以对行全身麻醉或脊髓麻醉的高风险患者更安全。

7. 所有的吸入麻醉药都会引起剂量依赖性的心肌收缩力下降，动静脉血管扩张，心肌氧耗量（MvO_2）减少，可能起预处理心肌保护作用。

8. 心脏病患者行非心脏手术时的麻醉方法取决于：①手术或操作的类型；②心脏疾病的严重程度；③有无并发症。

关键词

监护麻醉（MAC）；全身麻醉；区域麻醉；局部麻醉药毒性；日间手术

由于心脏疾病的发病率不断上升，合并严重心脏病行非心脏手术的患者将会增加。这些患者麻醉方法的选择取决于多种因素，包括手术或操作的类型、合并心脏疾病的类型和严重程度，以及是否存在其他并发症。这些患者麻醉方法（全身麻醉、区域麻醉、椎管内麻醉、监护麻醉）选择的影响因素将在本章进行讨论。

心脏病患者行非心脏手术时，发生围术期并发症的风险更高。手术和麻醉都可以通过激活交感神经系统、炎症反应和高凝状态导致心脏不良事件。术中麻醉科医师还可能碰到血流动力学不稳定、急性失血和低体温。因此，选择正确的麻醉方法以维持满意的血流动力学（表 12-1）、改善手术条件、为患者提供镇静和（或）镇痛都至关重要。

表 12-1 常见的成人心脏病的血流动力学管理目标

心脏疾病	HR	前负荷	SVR	PVR	收缩力	避 免	目 标
AS	窦性节律；60～80 次 / 分	增加或合适	增加	维持	维持	低血压；心率过快（舒张期充盈时间和心输出量减少）；窦缓（心输出量和血压降低）	窦性心律
AR	快，80～100 次 / 分	增加	降低	维持	维持	窦缓	减少反流量和增加前向血流和 CO
MS	窦性心律，HR 减慢，增加舒张期充盈时间和改善心室充盈	正常或增加	正常	维持	降低	心率增快（可以使 LAP 和 PAP 增加，导致肺水肿和右心衰竭）；肺血管收缩	维持 LV 舒张期充盈功能，改善右心功能，严密监测血管张力和血管内容量，避免每 SV 减少和肺水肿
MR	增加（正常至增加）	增加（在一些 LA 和 LV 扩大的患者，前负荷增加可能增加反流比）	降低	降低	维持	心肌抑制	轻度的心动过速；血管扩张，增加实际左心室心输出量（通过 AV 的容量）减少反流量（通过 MV 的容量）
TS	维持（依赖窦性心律）	增加	增加	维持	维持		
TR	增加或维持	增加	维持	降低	维持		
PS	增加	增加	维持	降低或维持	维持		同 AS，但右心室对后负荷增加更敏感
CAD	慢，50～80 次 / 分	降低	降低	维持	维持	冠状动脉氧供氧需平衡；氧需：① HR；②室壁张力；③收缩力\n氧供：①冠状动脉血流；②舒张时间；③动脉氧含量；④氧释放；⑤摄氧	
HCM	正常	增加	增加		降低	心动过速；负性肌力药物；血管扩张	心肌抑制

AR. 主动脉关闭不全；AS. 主动脉瓣狭窄；AV. 主动脉瓣；CAD. 冠状动脉性心脏病；CO. 心输出量；HCM. 肥厚型心肌病；HR. 心率；LA. 左心房；LAP. 左心房压；LV. 左心室；MR. 二尖瓣反流；MS. 二尖瓣狭窄；MV. 二尖瓣；PAP. 肺动脉压；PS. 肺动脉狭窄；PVR. 肺血管阻力；SV. 每搏输出量；SVR. 外周血管阻力；TR. 三尖瓣关闭不全；TS. 三尖瓣狭窄

一、监护麻醉

根据美国麻醉科医师学会（ASA）的定义，监护麻醉（monitored anesthesia care，MAC）包括了非全身麻醉手术患者的术前评估、术中监测和管理、术后监护。MAC 的内涵是识别和管理术中生理异常的能力。MAC 期间通常会镇静和镇痛，虽然它们不是必需的。而且在患者或手术需要时，实施 MAC 的麻醉科医师必须有实施全身麻醉的能力。

监护麻醉，包括含 / 不含镇静的局部麻醉，对合适的患者来说是一种有用且经常成功的麻醉技术。虽然一部分人认为 MAC 是创伤最小的麻醉技术，因为实施 MAC 的通常是小手术，经历血流动力学变化很小，但是了解 MAC 的艰巨性、局限性和潜在危害性仍然非常重要。例如，手术应激没有被充分抑制，导致交感激活可能加重患者原有的心脏疾病。行 MAC 的手术患者通常会被镇静，然而他们经历的不是全身麻醉并可以感知外界环境，可能对手术刺激和手术室环境仍有紧张的反应。而且手术野的局部浸润可能发生局部麻醉药中毒反应，血压很高时可能发生血流动力学崩溃。此外，血管内或皮下注射的混合有肾上腺素的局部麻醉药带来的心动过速可能对冠状动脉性心脏病患者有害。

MAC 时的组织氧需与正常觉醒状态相比并未显著减少，在应激反应导致交感张力增加时甚至显著增加。另外，过度镇静和低通气导致的低氧血症可能降低心肌氧供。为了安全地完成手术，术者经常要求静止的手术视野，这会使情况更加复杂。患者在 MAC 下行手术时出现肢体活动比较常见，而心脏病患者更容易发生，因为他们的生理改变不允许足够的镇静深度。与手术团队密切地沟通对于在 MAC 下成功施行手术非常必要，因为它可以避免或减少这些潜在不良事件的发生。

理论上说 MAC 对于合并心脏疾病的患者是有益的。避免全身麻醉诱导和苏醒带来的血流动力学改变，以及避免正压通气对于这类患者可能是适宜的。此外，充分的区域麻醉不仅可以最小化术中刺激，还可以提供术后镇痛，减轻不想增加的交感张力（框 12-1）。

可惜没有随机对照试验比较心脏病患者 MAC 和全身麻醉的预后。然而，他们总的减少血流动力学扰动的目标是一致的。因此，适当地给予局部麻醉，镇痛或镇静能减轻患者的应激和

框 12-1　监护麻醉与心肌氧需氧供
• 与正常觉醒状态相比，组织氧需并没有显著减少 • 镇静和低通气导致的低氧血症可能影响心肌氧供 • 在某些情况下避免全身麻醉诱导和苏醒期间的血流动力学扰动，可能优化心肌氧供

血流动力学扰动，那么 MAC 就可成为心脏病患者行非心脏手术时的适宜麻醉方案。

（一）监护麻醉（MAC）的监测

与全身麻醉一样，MAC 需要标准的 ASA 监测。根据手术类型，预期时长，转为全身麻醉和血流动力学波动的可能性，可能需要更多的有创监测。短时间简单的手术不需要放置动脉导管。但是对于严重瓣膜疾病、肺动脉高压、严重的心肌病，或者其他严重的心脏疾病则需要放置动脉导管。同样，有创血压监测的需求可能取决于是否需要深度镇静或很有可能转变为全身麻醉。MAC 时一般不需要中心静脉压监测，除非外周静脉通路建立困难。因为缺乏气道支持，经食管超声心动图（TEE）通常不可行，然而，间断的 TEE 检查偶尔用于一些特殊的手术，如 MAC 下经导管主动脉瓣置换。能够获取理想切面时，MAC 下间断的经胸超声可能对一些复杂患者有用。

（二）镇静

为了减轻手术的疼痛和焦虑，行 MAC 的手术患者通常会接受一些形式的镇静和（或）镇痛。由于交感张力增高带来的风险，调节手术的疼痛和焦虑对于心脏手术的患者尤其重要。有镇静作用的常规麻醉药物，大部分可以安全有效地用于心脏病患者，只要监测其潜在的不良反应并进行恰当的处理（表 12-2）。

1. **丙泊酚**　丙泊酚是一种脂溶性烷基酚衍生物，它可以快速起效和重分布，具有可滴定性、

表 12-2　MAC 的镇静和镇痛药物

药　物	剂　量
丙泊酚	单次：0.25～1mg/kg 输注：25～75µg/（kg·min）
咪达唑仑	单次：0.02～0.1mg/kg
芬太尼	单次：25～100µg
瑞芬太尼	输注 0.02～0.05µg/（kg·min）
右美托咪定	单次：0.5～1µg/kg，超过 10min 输注：0.3～1µg/（kg·h）

遗忘潜能和止呕作用，被广泛用于镇静的诱导和维持。单次给药后它可以快速进行重分布，首次分布半衰期为 2～8min，并快速在肝脏中代谢。因为它的脂溶性，长时间输注后时 - 量半衰期增加；但与其他静脉麻醉药相比，血浆药物浓度下降仍然很快。丙泊酚镇静有以下几种方法：①短时间手术单次给药（或滴定给药）；②长时间手术单次给药后维持输注或多次给药；③只静脉输注而不单次给药。

虽然丙泊酚有很多优点，但需要注意的是，它对合并心脏病患者的心血管系统影响较大。虽然丙泊酚是否对心肌有直接抑制作用存在争议，但它可能通过 L 型钙通道或肌膜钙释放的调节直接作用于心肌。这种抑制作用在衰竭的心肌中表现更加明显，可显著减少心输出量。丙泊酚可以通过多种途径显著减少前负荷和外周血管阻力，包括减少交感张力，减少平滑肌的钙流动，抑制前列环素的合成。净结果是血压、体循环阻力下降，心脏病患者心输出量可能下降更为明显。心率并未观察到明显的变化。

尽管存在上述作用，严密监测下丙泊酚仍可安全用于 MAC 时的镇静。左心室功能差的患者循环时间减慢，单次给药或输注速度改变后，需要较长的时间产生效果。所以如果给药间隔过短，这类患者可能发生累积过量。此外，老年患者通常合并心脏病，他们达到同样的效果时可能剂量需求更少。因为有这些特点，以及丙泊酚的治疗指数比较小，容易发生从浅镇静过渡到全身麻醉或呼吸抑制。对二氧化碳分压敏感的患者（如严重的肺动脉高压），必须考虑到低通气和呼吸暂停的风险。

对于体循环阻力变化敏感的瓣膜病患者（如主动脉瓣狭窄），必须特别小心，病情严重者应避免使用丙泊酚。然而通过减少剂量和滴定法，丙泊酚一般可以安全用于瓣膜病患者。高危人群使用输注法，虽然比单次给药达到适宜镇静深度需要的时间更长，但更容易达到血流动力学稳定这一目标。

2. **芬太尼**　芬太尼是合成的阿片类药物，药物作用效果是吗啡的 50～100 倍，比吗啡的脂溶性更高，因为起效更快、半衰期更短、不良反应（组胺释放，静脉扩张）更少，是 MAC 和全身麻醉常用的药物。静脉给药后 1～2min 发挥作用，药效 6min 达到顶峰，维持 30～60min。药物从中枢神经系统重分布至肌肉和脂肪时它没有镇静的作用，需要联合其他药物达到镇静效果。

芬太尼为有创操作提供良好的镇痛，一般使用间断给药达到理想的效果。或者可以采用输注，但在 MAC 中很少见。因为它的再分布，以及消除半衰期为 2～4h，连续输注可以导致血浆浓度持续增加，发生不良反应的概率也会增加。

一般来说，阿片类药物有良好的心血管作用，已被成功用于心脏手术中数十年。主要的血流动力学影响是心动过缓和血压降低。MAC 期间使用阿片类的主要问题是低通气和呼吸暂停，尤其是对 CO_2 增高和肺不张反应差的高危人群需要密切监护。

3. **瑞芬太尼**　虽然瑞芬太尼和芬太尼同样是合成的阿片类药物，但它含有酯键的特殊结构。它可以被血浆和组织中的非特异性酯酶代谢，因此半衰期仅为 5～20min。它不受肝肾功能不全的影响，也不会因为假性胆碱酯酶缺乏而延长半衰期。

瑞芬太尼已成功用于包括在心导管室中进行手术的 MAC 麻醉。以瑞芬太尼为基础的 MAC 最常见的是低剂量输注达到镇静镇痛效果的使用方法。单次推注虽然可行，但因为起效快和维持时间短，只用于短暂镇痛，如分娩时的子宫收缩痛。但对于相对持续的疼痛刺激，输注给药可达到更稳定的镇痛效果所以更受欢迎。

主要的不良反应包括瘙痒、头晕和呼吸抑制。此外，它有同其他阿片类药物（如芬太尼）相似的心血管作用效果，剂量依赖性的呼吸抑制在老年人中更常见。

4. **右美托咪定**　右美托咪定是高特异性的 α_2 受体激动药，用于手术麻醉和 ICU 镇静。它通过激动中枢 α_2 受体产生镇痛、抗交感相关的镇静、嗜睡作用。短暂给药后会快速进行再分布，10min 输注后时量相关半衰期为 4min。但长时间输注会导致作用时间延长，因为他的消除半衰期为 2～3h。右美托咪定可以在 MAC 中单次给药或输注（有或无负荷剂量均可）。给药方法决定其对血流动力学的影响，单次给药产生双向的心血管效果，首先血压增加，之后心率减慢，可能与激动外周突触后 α_2 受体相关。15min 后，心率回归到基线水平，血压较基线减少 15%。不用负荷剂量，仅用维持剂量时可以避免双向反应。

一般来说，心脏病患者能很好地耐受右美托咪啶带来的总的心血管效应。然而交感抑制带来的一些间接作用如心肌收缩力降低和外周血管阻力降低，可能对危重患者不利。与丙泊酚相比，右美托咪啶起效慢、消除慢，MAC 时难以进行滴定。但是，与丙泊酚相比的显著优势是它只有轻微的呼吸抑制作用。此外，右美托咪啶还有镇痛作用。不像丙泊酚有遗忘作用，给予右美托咪啶的患者可以轻易被唤醒，孰优孰劣取决于手术类型。

5. 咪达唑仑 咪达唑仑是一种水溶性的苯二氮䓬类药物，已经长期用于心脏病患者，作为一种 γ 氨基丁酸 A 型受体 $GABA_A$ 激动药，苯二氮䓬类药物如咪达唑仑有镇静、遗忘、抗焦虑、抗癫痫的作用，适用于手术麻醉。咪达唑仑有轻微的血流动力学改变，最明显的是心指数不变而血压轻度下降。它已被安全用于缺血性心脏病和瓣膜性心脏病患者。

因为它没有镇痛作用，咪达唑仑经常联合阿片类药物用于手术镇静。单次给药后，2～3min 起效，持续 1～6h。输注主要用于长时间镇静或全身麻醉，很少用于 MAC。

咪达唑仑联合或不联合芬太尼，仍然是 MAC 手术的重要方法，尤其适用于微创手术。低剂量的咪达唑仑和芬太尼滴定至有效浓度，一般只产生很小的血流动力学改变，严重心脏病或其他重症患者都能很好耐受。然而，与丙泊酚相比，给予咪达唑仑完成手术之后残余镇静的时间较长，即镇静是咪达唑仑可能的不良反应。此外，不良反应在老年患者中更常见，且可能持续更长时间。

（三）局部麻醉药

局部麻醉药通过作用于神经元细胞膜的电压门控钠通道，抑制钠内流，减少去极化程度，抑制动作电位的产生，是一种细胞膜稳定药。它分为两大类（酰胺类和酯类），酰胺类更常用于手术的区域麻醉。常用的局部麻醉药有利多卡因、甲哌卡因、丁哌卡因、罗哌卡因，可加或不加肾上腺素（表 12-3）。只要手术区域阻滞完全，这些药物可以产生良好的镇痛效果。

心脏病患者 MAC 下行非心脏手术发生局部麻醉药中毒的概率更高，因为他们经常存在许多高危因素（如高龄、心力衰竭、缺血性心肌病、

表 12-3 常用的局部麻醉药

药　物	最大剂量	作用时间
利多卡因	无肾上腺素：4.5mg/kg（最大剂量 300mg） 合用肾上腺素：7mg/kg（最大剂量 500mg）	90～200min
甲哌卡因	无肾上腺素：5mg/kg（最大剂量 400mg） 合用肾上腺素：7mg/kg（最大剂量 550mg）	120～240min
氯普鲁卡因	无肾上腺素：15mg/kg 合用肾上腺素：20mg/kg	30～60min
丁哌卡因	无肾上腺素：2mg/kg（最大剂量 175mg） 合用肾上腺素：3mg/kg（最大剂量 225mg）	180～360min
罗哌卡因	2～3mg/kg（最大剂量 250mg）	180～360min
丁卡因	无肾上腺素：1.5mg/kg 合用肾上腺素：2.5mg/kg	180～600min

心脏传导异常、服用了其他抑制钠通道的药物）
（表 12-4）。局部麻醉药毒性反应与血浆中游离药
物浓度增高有关。血浆药物浓度增高的危险因素
包括血管内注射、药物过量、清除延迟和血供丰
富的组织内注射。酰胺类局部麻醉药在肝脏代谢
（肝病患者），其中包括继发于心功能不全的肝病
患者（如右心衰竭导致的肝瘀血）清除率可能会
降低。肝脏疾病还可导致与局部麻醉药结合的蛋
白产生减少，使未结合的药物比例增加。严重心
脏病患者可能由于氧输送能力下降存在酸中毒，
酸中毒促进蛋白与药物的解离，使游离药物比例
增加。此外，射血分数下降的患者更容易因为多
次注射导致局部麻醉药总剂量增加。因为他们的
血液循环时间变慢，起效和发生局部麻醉药毒性
反应的时间延迟。

　　另一个需要考虑的因素是局部麻醉药中加入
的肾上腺素。例如，20ml 的局部麻醉药中加入
1∶200 000 的肾上腺素，相当于皮下注射 100μg

的肾上腺素。如果大量使用含肾上腺素的局部麻
醉药，可能会达到足够引起高血压和心动过速的
肾上腺素药量。如前文所述，高血压和心动过速
对于缺血性心脏病或肺动脉高压的患者不利。因
此，注射局部麻醉药以及之后，保持警惕并密切
监护这类患者非常重要（框 12-2）。

　　局部麻醉药全身毒性反应　局部麻醉药中毒
反应的体征和症状（如中枢神经系统）在这类人
群可能会延迟或轻微或缺失，而心血管症状可
能是唯一表现（框 12-3）。局部麻醉药中毒反应
的严重程度决定其治疗方式（框 12-4）。第一步
治疗是维持呼吸道通畅，给予纯氧、减轻酸中
毒和缺氧。预防和中止抽搐也是预防和减轻酸
中毒的重要方法。根据美国局部麻醉和疼痛学会
（American Society of Regional Anesthesia and Pain
Medicine，ASRS）的指南，苯二氮䓬类药物是抗
惊厥的首选药。ASRA 指南特别指出循环不稳定，

表 12-4　抑制钠通道的药物

药　物	用　途
ⅠA 类抗心律失常药 奎尼丁 普鲁卡因胺 丙吡胺	AF、心房扑动、SVT、VT
ⅠB 类抗心律失常药 利多卡因 妥卡尼 美西律	室性心动过速
ⅠC 类抗心律失常药 氟卡尼 普罗帕酮 莫雷西嗪	危及生命的 SVT 和 VT
抗惊厥药 苯妥英钠 卡马西平 奥卡西平 拉莫三嗪 丙戊酸 非尔氨酯 托吡酯	

AF. 心房颤动；SVT. 室上性心动过速；VT. 室性心动过速

框 12-2　局部麻醉药全身中毒反应的危险因素

- 高龄、心力衰竭、缺血性心肌病、传导异常、抑制
钠通道的药物
- 不能耐受心动过速的患者给予含肾上腺素的局部麻
醉药时，需要计算肾上腺素的总量

框 12-3　局部麻醉药中毒的症状和体征

中枢神经系统表现
- 早期症状（非特异性）包括味觉异常、舌周感觉
异常、麻木、复视、耳鸣、头晕
- 兴奋：激惹、焦虑、谵妄、肌肉抽搐、窒息感、
癫痫大发作
- 抑制：昏迷或呼吸暂停

心血管表现
- 首发症状为高动力状态，包括高血压、心率过快、
室性心律失常
- 进展为低血压
- 传导阻滞、窦性心动过缓、窦性停搏
- 室性心律失常：VT、尖端扭转型室性心动过速、VF

VF. 心室颤动；VT. 室性心动过速

经许可转载，引自 ASRA 指南

框 12–4　局部麻醉药中毒全身反应的治疗
• 呼救
• 纯氧通气
• 抗癫痫药物：首选苯二氮䓬类药物，有循环不稳定表现的患者避免使用丙泊酚
• 通知最近的可以建立体外循环的人员
• 控制室性心律失常
➢ 基础的和高级的生命支持，包括药物的调整和较长时间的复苏
➢ 避免使用血管加压素、钙通道阻滞药、β 受体拮抗药、局部麻醉药
➢ 肾上腺素的使用量减少至＜ 1μg/kg
• （20%）脂肪乳剂治疗（患者体重按 70kg 计算）
➢ 单次推注 1.5ml/kg（去脂体重），注射时间超过 1min
➢ 开始维持剂量，0.25ml/（kg·min）
➢ 持续循环衰竭，则重复推注 1～2 次
➢ 如果仍存在低血压，调整输注剂量至 0.5ml/（kg·min）
➢ 循环稳定后维持至少 10min
➢ 脂肪乳剂的最大推荐剂量是第一个 30min，10ml/kg

经许可转载，引自 Weinberg G. Treatment regimens: lipid rescue resuscitation. Squarespace;2012.www.lipidrescue.org.

或者有循环衰竭风险的患者应避免使用丙泊酚治疗惊厥抽搐。这个推荐是基于动物实验中发现苯二氮䓬类药物可以增高癫痫发作阈值，足够预防局部麻醉药引起的惊厥，而丙泊酚可能加重病情并加快进展至心搏骤停。

单次推注 20% 脂肪乳剂后维持输注，已经成功用于心搏骤停患者的治疗，但治疗时机有争议。等到加强心脏生命支持（ACLS）失败之后再启动脂肪乳剂治疗是不合理的。但局部麻醉药中毒的早期就给予脂肪乳剂可能导致过度治疗，因为不是所有患者会进展为严重的心脏毒性。体外研究发现，尽管作为脂肪乳来源的丙泊酚可以减轻丁哌卡因的毒性，仍不推荐使用丙泊酚。因为临床使用的剂量中脂肪乳含量低，且它导致低血压会增加复苏困难。因为局部麻醉药的循环抑制作用可能持续或治疗后再发，推荐患者在使用脂肪乳剂治疗之后监测＞12h。

因为所有的局部麻醉药都可以通过钠通道阻滞心脏传导系统，所以效力更强的药物（如丁哌卡因）有更大的心脏毒性风险。与利多卡因相比，

丁哌卡因有更高的钠通道亲和力，与钠通道的解离更加缓慢。所以局部麻醉药严重心脏毒性的患者，建立体外循环进行循环支持与心脏按压相比，能达到更好的复苏效果，因为它提供了更好的组织灌注，减少了代谢性酸中毒的发生。最终减少局部麻醉药和心肌钠通道受体的结合量。体外循环可以维持局部麻醉药代谢所必需的肝脏血供。因此，ASRA 推荐"通知最近的可以建立体外循环的人员"。值得注意的是，体外循环后存活下来的患者并没有发现局部麻醉药引起的永久性心脏损伤。

ASRA 指南还特别强调，处理局部麻醉药引起的心律失常时应避免使用血管加压素，钙通道阻滞药和局部麻醉药类的抗心律失常药（如利多卡因）。不推荐血管加压素，是因为动物研究表明血管加压素和较差的血流动力学及代谢指标相关，而且在所有的动物研究中都发现它导致肺出血。最后，肾上腺素的推荐剂量降至＜1μg/kg，因为它可能导致严重的心律失常，还与血流动力学和代谢指标恢复较差相关。肾上腺素可能还会影响局部麻醉药中毒反应的复苏，降低脂肪乳复苏的效能。

（四）特殊注意事项

MAC 镇静期间，一直存在呼吸道梗阻或呼吸抑制的风险。随着短期强效静脉麻醉药（如瑞芬太尼和丙泊酚）的发展，MAC 的患者可以在没有气道保护的情况下，快速镇静至全身麻醉一样的深度。此外，每分钟通气量的减少，以及随之而来的二氧化碳蓄积对右心功能障碍的患者有害。这些可能的并发症要求麻醉科医师保持警觉，合理地滴定药物及仔细筛选患者。还需要考虑患者的体位，进入气道的便利程度。不能耐受二氧化碳蓄积或氧储备低的患者，需要及时处理低通气、呼吸暂停和低氧血症。

最后，MAC 可能不适合不能平卧或不能长时间保持不动的患者。异常焦虑或持续咳嗽的患者可能需要全身麻醉，而不是 MAC。

（五）总结

监护麻醉（MAC）通常是心脏病患者行小型手术时可行的一种麻醉方法。许多镇静和镇痛方

案可以安全用于这类患者，但要根据患者心脏疾病的类型合理搭配药物。为了使 MAC 顺利进行，患者、术者和麻醉科医师的预期需要一致。停止手术，或者根据需要追加局部麻醉药时，术者需要等待缓慢滴定的麻醉药达到合适的镇静水平所需要的时间；患者需要理解麻醉方案可能在术中发生改变。团队的交流非常关键，尤其在麻醉团队条件较差（如光线不足、视线受阻、人力物力不足）的偏远地区，团队之间的交流是预防并发症、需要时进行成功复苏的关键。

二、区域麻醉和神经轴索麻醉

区域麻醉可以作为单一的麻醉方式，也可以作为 MAC 或全身麻醉的补充。区域麻醉技术的类型将取决于手术计划、患者的凝血状态、阻滞部位的可压缩性，以及潜在的心脏疾病。一般来说，区域麻醉可分为椎管内阻滞和周围神经阻滞（peripheral nerve block，PNB）。神经轴索麻醉包括脊髓麻醉和硬膜外阻滞。相反，周围神经阻滞是指任何硬膜外腔水平更远端的神经阻滞。如前文所述，实施者应保持警惕周围神经阻滞患者区域麻醉药中毒的迹象和症状。

（一）神经轴索麻醉

心脏疾病患者在脊髓麻醉和硬膜外麻醉之间的选择，基于每一个阻滞相关的预期生理变化。脊髓麻醉的效果来自脑脊液中注射的局部麻醉药。局部麻醉药的扩散取决于患者的体位和局部麻醉药的比重，重比重的局部麻醉药（如经典的用葡萄糖稀释的 0.75% 丁哌卡因）在蛛网膜下腔扩散。患者仰卧位，通常导致阻滞平面延伸到胸廓中上部区域。由于不同类型神经对局部麻醉药的敏感性不同，脊髓麻醉的交感神经阻滞比感觉阻滞平面高 1～2 个脊椎平面，而当交感神经彻底被阻滞，SVR 会降低 15%～25%，同样，T_1～T_4 心交感纤维被阻断也会导致心率下降。这些都可能导致患者发生显著的低血压，对心脏病患者影响较大。若使用等比重 0.5% 丁哌卡因则可以避免局部麻醉药扩散到胸部，避免阻滞心交感神经。然而，由于等比重局部麻醉药停留在其注射的脊髓水平附近，其使用仅限于下胸段或以

下部位的手术。

硬膜外麻醉是指向黄韧带和硬脑膜之间的间隙注射局部麻醉药，该间隙包含从蛛网膜下腔走行出来的神经根。阻滞水平在很大程度上取决于注射的局部麻醉药的容量，较大的容量容易导致较高平面的阻滞，其起效较脊髓麻醉慢，阻滞密度可能较低，所以交感神经被阻断的程度和 SVR 的改变往往不那么明显（但是不绝对）。

硬膜外麻醉通常比脊髓麻醉更适合于心脏病患者的非心脏手术，因为阻滞水平可以慢慢调高。通过不断测试感觉平面来控制交感神经阻滞的平面和血管舒张情况（由血压和心率的变化反映出来），使得其生命体征的波动没脊髓麻醉那么剧烈。然而，在某些情况下，脊髓麻醉可能更合适。脊髓麻醉在技术上更容易实施，操作时间短，成功率更高，并且能提供更完善的镇痛。这种阻滞也许对患者更有益，因为它将成功地消除下肢或腹部手术的任何交感神经反应。而硬膜外阻滞则为术后持续镇痛多提供了一种选择。无论如何，记住脊髓麻醉和硬膜外麻醉都能引起交感神经阻滞，导致低血压和心动过缓这一点很重要。缺血性心脏病患者如果低血压得不到快速处理，可能出现心肌氧供需失衡。此外，患有左侧心脏阻塞性病变〔如严重主动脉瓣狭窄，肥厚型梗阻性心肌病（HOCM）〕的患者，如果面临 SVR 降低和低血压，可能会迅速失代偿。相反，在维持冠状动脉灌注的前提下，左心衰竭患者可从 SVR 的降低中获益。

除了传统的脊髓麻醉和硬膜外阻滞外，蛛网膜下腔导管的放置也可以提供连续的脊髓阻滞。导管可以让我们更加精确地逐步进行神经轴索阻滞，同时也能提供深度肌肉松弛效果。小剂量递增的区域麻醉药（例如，0.75% 重比重丁哌卡因或 0.5% 等比重的丁哌卡因，每次给予 0.5～1ml）可滴定起效。此外，可以在手术过程中通过导管重复给予蛛网膜下腔局部麻醉药，可以满足时间更长的手术。但是它潜在的缺点则是硬脑膜穿破后头痛（因为硬脑膜穿刺通常使用较粗的针）和脑膜炎的风险较高（框 12-5）。在已发表的病例报道中，这两种并发症似乎都很少见。据说连续

框 12-5　连续脊髓麻醉

- 优点：起效快，小剂量分次给药控制麻醉平面高度，避免阻滞交感神经；可反复给药完成较长时间的手术
- 风险：硬脑膜穿刺后头痛或脑膜炎，交感神经阻滞则带来非预期的血流动力学波动

脊髓麻醉已成功地帮助全身麻醉风险很高的患者（如严重的主动脉瓣狭窄）完成下肢病变手术。

1. **抗凝与神经轴索麻醉**　当计划为心脏病患者的非心脏手术进行神经轴索麻醉时，了解患者的用药史是很重要的。抗凝治疗增加外科出血、硬膜外血肿或脊髓血肿的风险。为了进行神经轴索麻醉而停用抗凝血药治疗又会增加围术期血栓事件的风险。特别是近期放置冠状动脉支架的患者，停用双重抗血小板治疗（阿司匹林加 P2Y12 抑制药）可导致围术期支架血栓形成。因此，对这些患者进行神经轴索麻醉或区域麻醉之前，必须仔细考虑和制订抗凝治疗方案。围术期血栓形成的风险必须与手术过程中全身麻醉和出血的风险相权衡。ASRA 发布了关于停止抗凝到可以进行神经轴索麻醉的间隔时间指南，时间因抗凝血药的不同而不同。阿司匹林是唯一一种不会成为神经阻滞禁忌的抗凝血药。其他抗血小板药物发生硬膜外血肿的风险较高，必须在神经轴索阻滞前停用。使用华法林的患者在神经轴索阻滞前应具有正常的国际标准化比值（INR）。肝素和低分子肝素（LMWH）必须等到抗凝效果消失为止，其中的时间取决于给药方案。最近用于心脏病患者的新型口服抗凝血药的数量有所增加（表 12-5），如果操作者不熟悉患者的抗凝方案，建议在进行有创操作前查看 ASRA 指南。

2. **抗凝逆转**　使用抗凝的心脏病患者如果停止抗凝或逆转抗凝在手术过程中可能有危及生命的风险（例如，心室辅助装置血栓形成）。然而，在其他情况下（如急诊手术、大出血）逆转抗凝也许是有必要的。此外，对于一些抗凝患者来说，全身麻醉带来的风险可能比较大。近年来

在新型口服抗凝血药迅速发展之前，抗凝及其逆转的途径相对较少。常规应用于手术室的普通肝素可以被鱼精蛋白逆转。鱼精蛋白也可用于拮抗 LMWH 产物（如依诺肝素），尽管其逆转作用可能有限。维生素 K 是华法林的经典逆转药物，但是抗凝的逆转作用非常缓慢，而且华法林重建抗凝会更加困难。新鲜冰冻血浆（FFP）作为维生素 K 的替代药物，逆转效应更快，但可能需要较大的容量。当然，仅靠 FFP 很难或不可能将 INR 恢复至完全正常。人凝血酶原复合物浓缩物（PCC）的研发，可提供 3 种凝血因子的 PCC（Ⅱ、Ⅸ、Ⅹ；Profilnine SD）和具有非激活因子Ⅶ或具有激活因子Ⅶ的 4F-aPCC（FEIBA）[Ⅱ、Ⅶ、Ⅸ、Ⅹ；4F-PCC（Kcentra, Octaplex）]，仅需少量就可快速恢复 INR 至正常，因此它很快成为紧急逆转华法林的首选方法。

其他新的口服抗凝血药（如Ⅹa 因子抑制药和凝血酶直接抑制药）面世以前，紧急逆转抗凝没有选择。凝血酶直接抑制药达比加群现在有一种独特的单克隆抗体逆转药伊达丽珠单抗，它能有效地恢复正常凝血参数。达比加群可以通过血液透析清除，也可以通过 PCC 逆转（优先通过激活的形式，FEIBA）。Ⅹa 因子抑制药也可以通过 PCC 逆转（优先通过非激活的形式，Kcentra），但是由于蛋白结合，它们不适合血液透析清除。有一种独特的Ⅹa 因子抑制药逆转药 [andexanet alfa（Andexxa）] 在 2018 年已经获得了美国食品药品管理局的批准。

注射 PCC（特别是活化的 PCC）可产生血栓前状态，这对于心脏病患者来说可能带来严重问题（例如，心肌梗死、支架血栓形成的风险）。PCC 制药也含有一些肝素，因此在肝素诱导血小板减少的患者中是禁忌的。是否逆转抗凝的决定必须考虑到患者的生理状态，心脏损害，抗凝适应证，以及出血和逆转的风险，进行风险 - 效益分析后再实施（框 12-6，表 12-5）。

（二）周围神经阻滞

PNB 包括所有中枢神经系统远端的区域阻滞，对心脏病患者有许多潜在的益处。PNB 可作为肢体手术的唯一麻醉方式或参与镇静辅助下的

<table>
<tr><td colspan="2">框 12-6 抗凝逆转</td></tr>
<tr><td colspan="2">现在有越来越多的选择可用于逆转慢性抗凝,才使得区域阻滞或神经轴阻滞技术能在心脏病患者身上安全地实施。但在逆转前必须仔细考虑血栓形成的风险</td></tr>
</table>

MAC,也可以为全身麻醉提供术中和术后镇痛。与神经轴索麻醉相比,PNB 不会造成全身交感神经抑制(尽管它会抑制阻滞所涉及区域的交感神经张力),并且对于需要维持 SVR 的患者可能更能耐受这种麻醉。神经阻滞的持续时间通常比椎管内麻醉久,如果局部置管,提供术后的镇痛

表 12-5 常用抗凝血药和逆转药

药 物		最后一次给药距离神经阻滞的时间	逆转药
传统抗凝血药	肝素,静脉注射	aPTT < 40	硫酸鱼精蛋白:1mg/100U 肝素
	肝素,BID 预防	4~6h	
	肝素,TID 预防	4~6h	
	伊诺肝素全量 [1mg/kg,BID 或 1.5mg/(kg·d)]	24h	• 硫酸鱼精蛋白:1mg/mg 依诺肝素,如果剂量< 8h • 0.5mg/mg 依诺肝素,如果剂量> 8h
	伊诺肝素预防剂量(每日 1 次或 BID)	12h	
	华法林	INR < 1.5	• 4F-PCC:25~50U/kg(视 INR 值而定)、 • FFP • rF Ⅶ a • 维生素 K(不常规推荐)
直接凝血酶抑制药	达比加群	5 天	• 伊达鲁珠单抗(Praxbind):5g(2.5g×2,间隔 15min) • 4F-aPCC(优选激活形式,FEIBA):静脉注射,25U/kg • 透析
	阿加曲班和比伐卢定	避免	
Xa因子抑制药	阿哌沙班	3 天	• Andexanet alfa(Andexxa):400mg 推注加 4mg/min 静脉滴注 • 4F-aPCC(优选激活形式,FEIBA) • 静脉注射,25~50U/kg
	利伐沙班	3 天	
抗血小板药	阿司匹林	无禁忌	去氨加压素
	氯吡格雷	7 天	输注血小板
	普拉格雷	7~10 天	
	噻氯匹定	14 天	
	替格雷洛	5~7 天	

aPTT. 活化部分凝血活酶时间;BID. 每日 2 次;FFP. 新鲜冰冻血浆;4F-aPCC. 4 种凝血因子的活化凝血酶原复合物浓缩物;4F-PCC. 4 种凝血因子的凝血酶原复合物浓缩物;INR. 国际标准化比值;rF Ⅶ a. 重组因子Ⅶ a;TID. 每日 3 次

效果可以和硬膜外导管镇痛媲美。尽管 ASRA 建议遵循神经阻滞的指南，根据凝血要求进行深部 PNB，但与神经轴索麻醉（如硬膜外血肿）相比，抗凝患者发生 PNB 阻滞（如出血、血肿）的风险可能更小。另外，神经阻滞能够在安全的局部麻醉药剂量范围内提供更广区域的麻醉。由于手术周围神经被阻滞所需的局部麻醉药剂量较大，所以一次性阻滞的神经数量是有限的。一次阻断多个肢体的神经来实施手术通常是不可行的，但将有限的阻滞用于术后镇痛可能会成功。此外，肢体 PNB 往往不能完全消除疼痛，特别是当手术时间延长时，这种刺激可能引起交感神经张力的增加，并导致心动过速和 SVR 增加。

当然，进行神经阻滞的类型取决于手术的类型。涉及胸壁的手术，如开胸手术或胸腔镜手术，可能受益于椎旁神经节阻滞，它能有效地阻断每一个节段脊神根所发出的脊神经支配的皮肤区域痛觉（有可能扩散到邻近的皮肤）。椎旁阻滞是在脊柱外侧肋横突上韧带，壁层胸膜和椎体围成的三角形空间内进行的。理论上，交感神经阻断术仅限于阻断单一脊神经，所以这种阻滞对狭窄性病变的患者非常有用。但局部麻醉药有可能扩散到硬膜外腔，引起全身交感神经阻滞，因此必须谨慎操作。由于神经与壁层胸膜的位置相近，所以也有气胸的风险。较大区域的手术可阻断几个节段水平，而且连续输液导管也需放置。

对于膝盖以下的下肢手术（经常碰到一些心血管疾病患者需要此类手术），股神经和坐骨神经的阻滞相对容易完成，可以不进行神经轴索麻醉或全身麻醉。膝盖以上的手术需要完成 4 个不同的神经阻滞，完成难度更大。

上肢手术可以在锁骨上，锁骨下或腋窝处行臂丛神经阻滞后完成。最后，下腹部小手术后的疼痛可以通过单侧或双侧腹横肌平面（transversus abdominis plane，TAP）阻滞进行部分缓解。一般来说，只要风险收益比有利，任何能改善术后疼痛、减少阿片类药物消耗，减少疼痛相关的心动过速和高血压发生的措施都是可取的。

硬膜外麻醉和 PNB，与脊髓麻醉不同，往

往需要大剂量的局部麻醉药才能充分起效。必须考虑所使用局部麻醉药物的最大安全剂量，同时牢记在心脏病患者中使用区域麻醉药的上述风险。在 PNB 中经常在区域麻醉药中加入肾上腺素，因为利多卡因是血管扩张药，而肾上腺素不仅会延长局部麻醉药作用时间，而且有助于识别局部麻醉药意外注入静脉。对于有明显的冠状动脉疾病，心律失常或肺动脉高压的患者，肾上腺素的剂量可能需要减少，甚至不加肾上腺素。与心脏病患者的所有管理问题一样，在做出这些决定时，风险收益分析是至关重要的。

（三）全身麻醉

心脏病患者与心脏健康的患者接受非心脏手术的全身麻醉适应证是相同的。通常，手术的计划和患者的选择倾向将决定是否采取全身麻醉。在心脏病患者中，全身麻醉与 MAC 或区域麻醉相比有其优点和缺点。全身麻醉维持中使用的挥发性麻醉药会降低心肌的氧需求，这是由于降低了心肌收缩力、心脏后负荷和前负荷引起的。它还能提供一些心肌预处理，对缺血性损伤有保护作用，这已经在心脏手术中得到了大量的评估。与 MAC 或区域麻醉相比，全身麻醉还能减少心理应激。这些特点可能为冠状动脉性心脏病患者提供更好的心肌氧平衡。此外，全身麻醉后患者活动减少，这提供了更稳定的手术野，无形地避免了 MAC 和区域性的固有风险（如区域麻醉中毒、硬膜外血肿、气胸）。最后，更容易保持患者在术中的舒适度，并且消除了术中转换为全身麻醉所带来的风险（框 12-7）。

虽然全身麻醉通常用于心脏病患者的非心脏手术，但几个关键的可变危险因素可能会对结果产生影响，并且在 MAC 或区域麻醉中可能没有影响。围术期的这些关键事件与应激下的心脏工

框 12-7　心脏病患者非心脏手术全身麻醉的优势

- 心肌氧耗量减少（挥发性气体）
- 缺血预处理（挥发性气体）
- 减少心理压力
- 限制患者移动

作负荷增加有关，包括麻醉诱导、插管、手术刺激、拔管和术后护理。对于心脏病患者，心脏应激反应降低，需要及时处理心动过速、心动过缓、高血压和低血压，以防止心脏病的恶化。

麻醉诱导和插管在多种药物的辅助下完成，麻醉科医师通常会联合用药（如苯二氮䓬类、麻醉药、丙泊酚、依托咪酯或氯胺酮）使患者意识丧失并获得足够的麻醉深度以减轻喉镜置入和插管引起的交感神经兴奋表现（发生高血压和心动过速）。当血流动力学参数需要维持在非常严格的范围内时，谨慎的做法是既要准备血管升压药，也要准备血管扩张药。有一些患者，尤其是那些右心功能差或已有严重肺动脉高血压时，可能在诱导和插管时需要静脉注射小剂量的肾上腺素（如 5～10μg）来支持右心。

易于插管的肌肉松弛药使用主要取决于患者的肾脏和肝脏功能，以及手术过程中的需要。虽然有报道称不同的肌肉松弛药对心率和心律会产生不同程度的影响，但目前临床上使用的肌肉松弛药对心率和心律的影响大多是微乎其微的。

（四）麻醉药

选择吸入麻醉药或全静脉麻醉药依然取决于手术和患者情况。几种用于诱导和维持全身麻醉的药在前面 MAC 一节中有描述。丙泊酚常用于全身麻醉诱导，注射后由于前负荷和 SVR 的降低，以及心肌收缩力的下降，平均动脉压（MAP）肯定会下降。虽然它可以安全地用于某些心脏病患者的诱导，但对于依赖 SVR（如狭窄性病变）和 MAP（如冠状动脉疾病）的患者务必要非常小心。丙泊酚也可以持续泵注，既可以作为平衡麻醉的一部分，也可以进行全静脉麻醉（total intravenous anesthesia，TIVA）。与 MAC 镇静相比，TIVA 所需的丙泊酚输注量较高，常导致血管疾病或收缩功能障碍的患者发生低血压。这些患者可能需要升压药或正性肌力药物来维持合适的 MAP 和心输出量。苯二氮䓬类药物，也是诱导期间常用的药物，具有轻度的交感神经抑制作用，可能引起 MAP 的小幅度下降。它们通常安全地用于心脏病患者。

1. 挥发性麻醉药　挥发性麻醉药常用于全身

麻醉的维持。它们能够提供可靠的遗忘作用，并防止患者在手术刺激时发生体动，并且它们在临床上推荐的浓度范围内能扩张支气管。它们对心脏疾病患者的心血管系统有着多种影响，所有挥发性麻醉药都会引起一定程度的心肌收缩力下降，其中老一代的吸入麻醉药（如氟烷）比新一代的麻醉药（如七氟烷、异氟烷和地氟烷）对心肌收缩力的抑制更强，这是通过几个心肌靶点上细胞内 Ca^{2+} 的稳态来实现的。吸入麻醉药对心力衰竭患者心肌收缩力的抑制更强。吸入麻醉药能产生剂量依赖性的左心室等容舒张期延长，可能与它们通过影响心肌收缩力而不是左心室舒张有关。

新一代吸入麻醉药也产生剂量依赖性的降 MAP 作用，很大程度上是因为影响了 SVR 导致的。这一点与氟烷相反，氟烷通过减少心输出量降低 MAP 同时仍可保持 SVR 不变。所有的吸入麻醉药都会引起心率的增快，但是七氟烷仅在高浓度（＞1.5 最小肺泡浓度）时增加心率，突然增加地氟醚浓度会增加交感神经兴奋性，会立即增快心率和 MAP。这种交感兴奋作用可以用 β 受体拮抗药，阿片类药物或可乐定来消除。由于新一代吸入麻醉药减少 SVR 的作用大于对心肌收缩力的抑制作用，所以健康心脏的心输出量通常可以维持正常。然而，在心力衰竭时，吸入麻醉药对血管的影响主要是扩张静脉，而不是帮助患者降低左心室后负荷。这种效应与前负荷和收缩力的降低叠加，可能会引起心脏病患者心输出量显著降低。

吸入麻醉药在体外会扩张冠状动脉血管，在体内这种作用更为复杂。心脏心肌氧耗量（MvO_2）会因为心率、后负荷和收缩力的降低而降低。因此，自我调节可能导致冠状动脉血管收缩。之前我们担忧异氟醚引起的冠状动脉扩张可能导致高危血管系统的"盗血"，但是这一点在最新的文献中还没有得到证实。

吸入麻醉药也可能产生类似缺血预处理的作用让心脏病患者获益。心肌细胞的这一特点降低了之前短暂缺血后的缺血损伤程度。挥发性麻醉药已被证实可以激活线粒体腺苷三磷酸依赖性钾通道的类似通路和抑制线粒体通透性转换孔，可见早期（1~2h）和晚期（超过2~3天）的影响。对于这个理想的技术（使用吸入麻醉药）是否可以充分发挥上面的作用，以及丙泊酚是否具有类似的特性存在争议。而且已有一些证据表明肥胖和高血糖患者的这种预处理收益会减低。

2. 氧化亚氮　氧化亚氮具有独特的心血管作用。在亚麻醉剂量下，它增强交感神经张力，通常能够稳定或增加心输出量、心率和每搏输出量。但是，它有直接的心肌抑制作用，该作用在交感神经溶解药存在时可能被掩盖。

最近大量冠状动脉性心脏病患者的数据显示，在大型非心脏手术中使用氧化亚氮并没有增加心血管风险。然而，氧化亚氮可能增加肺动脉高压患者肺血管阻力的警告或建议我们要引起重视。氧化亚氮还可促进血管内气泡的扩大和空气栓子的有害影响，这对于房间隔缺损（如卵圆孔未闭）或室间隔缺损的患者尤其重要。同样，对于需要医源性房间隔穿孔的手术（如心房颤动消融治疗或经皮放置左心室辅助装置），应避免使用氧化亚氮。

3. 依托咪酯　依托咪酯是一种结构独特的诱导药，通过 GABA 受体抑制中枢神经系统。它对心血管和呼吸的影响很小，在重症患者中可能表现出轻微的心肌抑制作用。总的来说，它是血流动力学最稳定的诱导药。它的缺点有术后恶心、诱发肌阵挛运动和肾上腺抑制的可能性。它没有镇痛作用，并且由于再分布导致作用时间短，因此在给药后必须补充其他药物以维持全身麻醉。由于它能维持 SVR 和 MAP，对灌注压和后负荷下降敏感的心脏病患者是很有好处的。

4. 氯胺酮　作为 N- 甲基 -D- 天冬氨酸（N-methyl-D-aspartate，NMDA）受体的激动药，氯胺酮不同于其他全身麻醉药。它能诱导分离麻醉，也有镇痛作用。它会引起交感神经的兴奋，从而经常增加心率，MAP 和儿茶酚胺水平。然而，在儿茶酚胺耗竭的患者中，其直接的心肌抑制作用可能显现。不能耐受 MAP 和 SVR 降低的患者，用它诱导可有心动过速的潜在效应，这对冠状动脉性心脏病患者是不利的。分离状态也可能导致

一些患者出现心理问题，与苯二氮䓬类药物合用可减轻心理问题。

（五）全身麻醉的维持

与心脏健康患者的手术一样，心脏病患者从维持麻醉的平衡中获益。尽管所有吸入麻醉药都会呈剂量依赖性地心脏收缩功能下降、动脉和某些静脉血管的舒张，但吸入麻醉药可以作为单一的麻醉用药或心脏病患者非心脏手术平衡麻醉的一部分。然而，如前所述，一些患者在手术过程中可能需要间歇性推注或持续静脉输注血管升压药或强心药，以消除麻醉药的不良反应并维持心输出量和血压。

与持续输注丙泊酚、苯二氮䓬类或瑞芬太尼等麻醉药相比，挥发性麻醉的优点是可以相对快速地控制麻醉深度，以及监测呼气末药物浓度来评估麻醉深度和产生遗忘的可能性。吸入麻醉药的效果和半衰期相对不受其他器官功能障碍如肝脏或肾脏疾病的影响，而肝肾疾病很可能存在于心脏病患者中。吸入麻醉药的缺点则为术后恶心和呕吐的发生率增加（这可能导致心动过速和氧需增加），以及对气道的刺激可能引起咳嗽。

麻醉药的选择取决于手术和患者两方面的因素。在某些情况下，某些患者可能受益于部分或全静脉麻醉。例如，严重阻塞性肺疾病患者可能受益于 TIVA，而吸入麻醉会因为气体残留和血 / 气比不协调而导致苏醒延迟，但是这些患者也可能受益于挥发性麻醉药的支气管扩张这一特点。严重阻塞性病变（如严重主动脉瓣狭窄）的患者可能不能耐受丙泊酚或挥发性麻醉药引起的后负荷降低，因此可能需要麻醉药和（或）苯二氮䓬类药物进行诱导和维持。相反，动态流出道阻塞（如 HOCM）的患者可受益于挥发性麻醉药的心肌抑制这一特点，可减轻阻塞、维持前负荷和后负荷。

当准备全身麻醉时，常常需要开放气道的器械。给心脏病患者进行气管插管有很多优点。在没有预先开放气道的 MAC 镇静期间可能发生低通气相关的缺氧，这将影响心肌氧供。高碳酸血症可能增加交感神经的兴奋性，引起心动过速和

高血压，还会引起肺血管阻力增加。通过气管插管和机械通气避免这些风险是有益的。虽然正压通气可通过多种机制引起低血压，如减少右心的前负荷。但是胸内正压可以降低左心室壁张力，对于左心衰竭患者是有好处的。最后，如果术中发生与手术或患者有关的危象，明确的气道控制可以消除患者这一变量的影响。

另外，气管插管的过程具有刺激性，可引起心动过速和高血压。心脏疾病患者在诱导期间保持避免药物相关的低血压和保证足够的麻醉深度以减少交感神经兴奋性之间的平衡是微妙的，必须谨慎地有计划地保持这个平衡。此外，为了让患者耐受气管内插管需要更深的麻醉深度，可能需要更多的升压药或强心药来支持。最后，拔管的过程会有着和诱导过程类似的风险，如心动过速、高血压、缺氧和高碳酸血症。患有严重心脏病或其他严重并发症的患者在手术结束时可能达不到拔管指征，导致在 ICU 住院和所有 ICU 固有的相关风险和益处。

三、特殊情况

（一）眼外科

需要眼科手术（如白内障手术）的患者往往年龄较大，而且在这一人群中心脏病的发病率较高。幸运的是，这些患者中有许多是可以接受局部或区域麻醉的，因此可以在 MAC 下进行，并只需给予轻度或中度镇静。由于局部麻醉药起效后手术刺激小，通常低剂量的苯二氮䓬类药物和芬太尼就足以保证患者的舒适度，即使是严重的心脏病患者也能很好地耐受。不足之处是不适合严重心力衰竭患者，他们因为端坐呼吸而不能平躺；不适合慢性咳嗽患者；也不适合手术时间较长的复杂手术，患者很难保持手术期间 1～2h 不动。

没有抗凝的心脏病患者行眼科手术可以进行眼部阻滞（例如，球后和球周阻滞）。在球后阻滞后，局部麻醉药有向中枢扩散的危险，这可能导致阻塞性心脏病变患者交感神经被阻断。眼心反射是由眼部受压或眼外肌牵拉引起的迷走神经张力增加，导致心动过缓从而引起血流动力学的改变。虽然可以用阿托品预防，但这可能会诱发计划外的心动过速。虽然球后阻滞也可以预防心动过速，但是由于局部注射的压力或球后出血，阻滞的本身可能就会触发眼心反射。深度全身麻醉可能抑制眼心反射，但如前所述，全身麻醉对心脏病患者有明显的不利影响。

（二）门诊手术

门诊的手术也经常有心脏病患者，这些手术包括日间手术、超声内镜检查术和有创性心脏检查。决定哪些患者可以在麻醉后出院，哪些需要延长治疗时间，哪些患者可以安全地在门诊手术，而不是医院的大手术室手术，必须根据心脏病的类型和严重程度，以及有何并发症和手术类型。最近的数据表明，影响门诊手术后并发症发生率和死亡率的危险因素有很多（包括超重或肥胖），既往做过经皮心脏介入手术或心脏手术，有短暂性脑缺血发作或脑血管意外的病史，手术时间延长，高血压和慢性阻塞性肺疾病。尽管这些危险因素不一定是门诊手术的禁忌证，但对于有心脏病危险因素的患者，确实建议谨慎行门诊手术。

通常，患有严重瓣膜疾病、失代偿性心力衰竭或不稳定型心绞痛的患者不应接受择期外科手术。紧急的急诊手术一般在住院的基础上进行，术后需要在医院进行观察。病情稳定，管理良好的心脏疾病（包括冠状动脉疾病、心力衰竭和瓣膜疾病）的患者可在门诊进行低风险手术，前提是术后没有相关并发症需要观察和治疗。这些手术通常包括内镜检查，眼科手术和简单的四肢手术。计划接受较长时间的脑卒中风险手术（例如，腹腔手术或更大的骨科手术）的心脏病患者，能在医院住院监测一夜更好。

总之，心脏病患者接受非心脏手术，麻醉方案的选择取决于：①手术的类型；②心脏病的严重程度；③其他并发症的存在。围术期仔细关注血流动力学目标，以及与患者的医疗保健护理人员进行良好的沟通，将决定患者如何度过围术期。

血管手术：腔内血管手术及开放手术
Vascular Surgery: Endovascular and Open Surgery

Elizabeth A. Valentine　E. Andrew Ochroch　著

叶　治　译

要点

1. 脑血管、主动脉或外周动脉介入治疗的患者并发冠状动脉疾病的风险较高。

2. 择期血管手术前周密的术前评估，以及对心血管和其他合并疾病适当治疗是至关重要的。而紧急血管手术通常不可能完成这种术前流程。对于急诊但并非真正紧急手术的情况，快速的诊断检查和针对性地适当治疗可能会对围术期管理有所帮助。

3. 颈动脉狭窄患者未来卒中的最大风险因子是近期出现的神经症状。有症状的严重颈动脉狭窄需要治疗。尽管证据不强，介入治疗对有症状轻度狭窄或无症状严重狭窄的益处还是有统计学意义。

4. 由于紧急治疗的死亡率和并发症发生率高，因此当腹主动脉瘤症状加剧、快速增大或动脉瘤直径＞5cm 时应该及时治疗。

5. 通过积极治疗和改善生活方式，与外周动脉疾病有关的跛行通常不会进展并且相对稳定。一小部分会进展成危重病症。一般来说只有严重的肢体缺血需要手术干预。对间歇性跛行进行干预的时机应该考虑症状的严重程度和耐受性，以及患者特异性的危险因子。

6. 腔内血管介入治疗已经成为血管疾病的主要治疗手段。一般而言，腔内血管介入治疗可改善短期并发症发生率和死亡率，而长期随访中并不总能维持早期术前受益。

7. 腔内血管介入治疗有其独特的并发症谱，通常需要重复介入和终身监测。

关键词

腔内血管手术；血管手术；动脉粥样硬化性心血管疾病；外周血管疾病；心肌梗死

心血管疾病（cardiovascular disease，CVD）在美国乃至世界范围内都是致死的主要原因。在 Framingham 心脏研究中，估计男性发生 CVD 的终生风险＞50%，女性接近 40%。过去 10 年内，虽然由心血管事件导致的总死亡数已经下降了，但在美国 CVD 仍占总死因的 1/3。

能致 CVD 的各种疾病中，动脉粥样硬化是最常见的。动脉粥样硬化斑块的形成过程是复杂的、动态的，包括脂质沉积、平滑肌增生，以及炎症浸润（图 13-1）。这些病变进展为纤维斑块后，容易破碎、被侵蚀及出血。最终导致血管内腔狭窄，可能会使其下游因氧供需不协调而造成缺血。一些 CVD 的危险因素是无法调整的，例如，年龄、性别、种族，以及家族史。而其他危

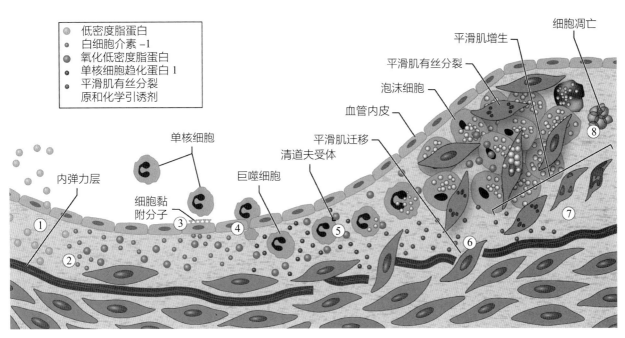

▲ 图 13-1　动脉粥样硬化斑块的形成过程

1. 内膜中脂蛋白积累；2. 氧化应激；3. 细胞因子诱导黏附分子表达；4. 炎症细胞浸润；5. 泡沫细胞的形成和炎症介质的传播；6. 平滑肌迁移；7. 平滑肌增殖；8. 钙化。细胞凋亡和纤维化

经许可转载，引自 Libby P. The vascular biology of atherosclerosis. In: Mann DL, Zipes DP, Libby P, et al, eds. *Braunwald's Heart Disease:A Textbook of Cardiovascular Medicine*. 10th ed. Philadelphia: Elsevier;2015:873–890.

险因素则可通过生活方式和药物措施来进行调控。一项大型国际研究确定了 9 个潜在的可调节危险因素，其中包括高血压、血脂异常、糖尿病、吸烟、腹型肥胖、经常体力劳动、每日水果和蔬菜摄入量、经常饮酒和社会心理因素，它们可导致超过 90% 的患者归因心血管事件风险。

心血管疾病可被划分成四大类：冠状动脉性心脏病（CAD）、脑血管疾病、主动脉疾病及外周动脉疾病（peripheral arterial disease，PAD）。

根据病变所在的位置，可以造成心、脑、腹腔脏器或肢体的缺血或梗死。某处血管患有动脉粥样硬化性疾病的患者，其他主要血管床发生血管疾病的风险就会增高（表 13-1）。非冠状动脉的粥样硬化性疾病被认为是与 CAD 相当的一类疾病，并且在心脏不良事件中具有与 CAD 等效的风险。在患有非冠状动脉粥样硬化性疾病的患者中 10 年内发展为 CAD 的风险超过 20%。因此，在进行大型非心血管手术的患者中常见到明显的

表 13-1　主要血管床中动脉粥样硬化性疾病的并发症发生率

	脑血管疾病	腹主动脉疾病	外周动脉疾病
冠状动脉疾病	8%～40%	30%～40%	4%～40%
脑动脉疾病	—	9%～13%	17%～50%
	—	—	7%～12%

冠状动脉、脑血管、主动脉，以及外周动脉疾病之间的危险因素存在显著重叠。某一血管床患有动脉粥样硬化疾病的患者中，超过 50% 的人会发现其他血管中至少有一处伴随疾病

经许可转载，引自 Beck AW, Goodney PP, Nolan BW, et al. Predicting 1-year mortality after elective abdominal aortic aneurysm repair. *J Vasc Surg.* 2009;49:838–843; Nathan DP, Brinster CJ, Woo EY, et al. Predictors of early and late mortality following open extent IV thoracoabdominal aortic aneurysm repair in a large contemporary single-center experience. *J Vasc Surg.* 2011;53:299–306; and Fransen GA, Desgranges P, Laheij RJ, et al. Frequency, predictive factors, and consequences of stent-graft kink following endovascular AAA repair. *J Endovasc Ther.* 2003; 10:913–918.

CAD，反之亦然。

一、血管手术围术期管理总则

（一）术前评估和管理

对患者进行术前评估的目的是了解其潜在的心脏和非心脏疾病的程度，并且对它们进行适当治疗。由于 CAD、脑血管疾病、主动脉退行性疾病和 PAD 之间具有显著的关联，因此术前评估的主要焦点在于检测、评估和改善先前存在的血管合并疾病。围术期管理必须对患者进行个体化的定制，以保护任何处于危险的器官系统。吸烟与 CVD 的关联在于许多患者具有肺部并发症，这也可能会增加它们在手术和麻醉时的风险。

麻醉科医师有责任与患者的外科手术及医疗团队配合，以保证术前的适当治疗，包括适当的术前药物管理。同样，麻醉科医师能够识别围术期内维持、停用或启动药物的潜在收益和风险也是至关重要的。一般情况下，大部分降压药物可以在围术期内继续使用。大多数证据表明，长期使用 β 受体拮抗药的患者应在围术期继续用药，但手术当天不应新启 β 受体拮抗药治疗因为可能增加卒中和死亡的风险。目前的指南推荐围术期应继续他汀类药物治疗，因为降低了血管外科手术患者的围术期心脏并发症发生率和死亡率。围术期内管理抗血小板药物必须要平衡停药与出血之间的风险，特别是近期经皮冠状动脉支架介入治疗时。尽管最近的临床指南建议在某些情况下应该考虑提前停用双重抗血小板治疗，但双重抗血小板治疗持续时间的决策最好在个体化的基础上制订，并由多学科团队（外科、麻醉科和心脏内科）基于风险和益处的评估提出。

因为有贫血和大出血的风险，血管手术前应完成一次完整的血细胞计数以评估初始的血红蛋白和血细胞比容。应有血型筛查，交叉配血后适当准备血液制品。用代谢组学评估基础肾功能是合理的，因为潜在的肾功能不全也增加术后肾功能障碍的风险。如果考虑神经轴索（如脊髓或硬膜外）麻醉，或者介入治疗（如脊髓引流），任何抗凝治疗的患者一定要进行凝血试验。术前心电图（ECG）一般可作为评估围术期心肌损伤的

基线使用。用术前超声心动图评估有心血管危险因素的血管手术患者的基线心功能是合理的，特别是出现新症状或情况恶化时。

美国心脏病学会（ACC）和美国心脏协会（AHA）发布了一个著名的非心脏手术患者围术期心血管评估与管理的指南。这些指南中的最新建议简化了先前择期手术前的危险分层（图 13-2）。首先评估是否存在临床紧急情况；如果存在，患者应立即进行手术，避免改善治疗延误时间。第二步是评估患者是否患有急性冠状动脉综合征，非紧急手术前应根据指南指导的药物进行评价和治疗改善急性冠状动脉综合征。后续步骤结合计算手术风险、患者身体功能和临床决策来确定是否需要在术前进一步进行心脏评估。一般而言，血管手术患者会表现出至少中级（>1%）的围术期不良心脏事件风险，可能从额外的能改变围术期管理的检查中获益（见第 1 章）。

先前的一些观察性研究表明，术前进行冠状动脉血管重建可以改善高风险非心脏手术患者的预后。冠状动脉血管重建预防（coronary artery revascularization prophylaxis，CARP）研究，是第一个也是唯一一个评估大血管手术前接受预防性心脏血管重建患者预后的随机对照试验。这项研究发现冠状动脉旁路移植术或经皮冠状动脉介入治疗进行的常规血管重建与药物治疗的患者相比，大血管手术预后是没有差别的。后续的分析发现无保护的左主干病变患者可能是唯一可以从预防性血管重建中获益的亚组。很大程度是因为在 CARP 试验中，除非现行实践指南另有注明，心脏血管重建并不是术前的常规推荐。

通常，大部分接受择期血管手术的患者都需要进行心脏评估，因为它们具有多种并发症，伴发 CAD 的可能性很高，并且因为症状较模糊（呼吸急促可能是心绞痛相关，或者肺部疾病相关，或者只是单纯不适），或者因为其他局限因素（例如，在达到 4MET 前跛行；以前的截肢限制了运动）而难以量化身体功能。许多血管手术都是在紧急的情况下进行的，没有时间做大量的检查。对于一般的急诊（例如，肢体严重缺血的外周干预），可能会有时间进行有限的检查和适当

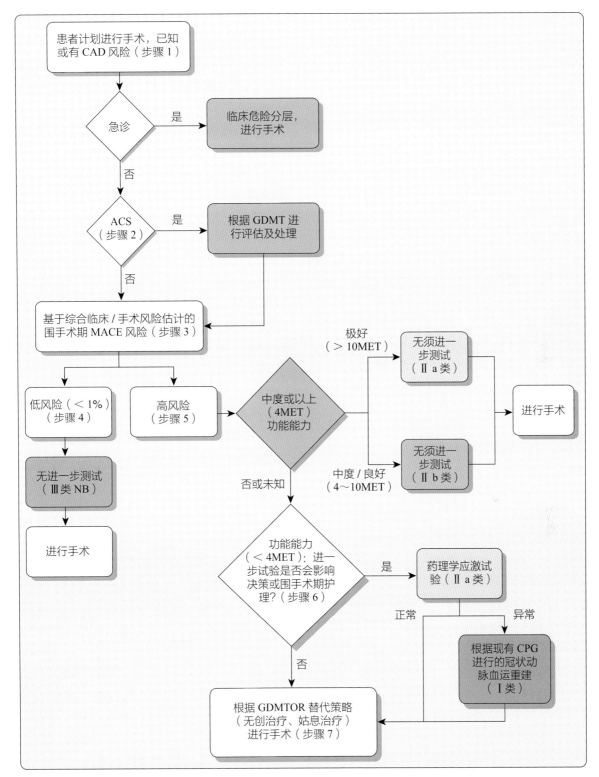

▲ **图 13-2 2014 年美国心脏病学会 / 美国心脏病协会指南算法描述了冠状动脉疾病围术期心脏评估的逐步方法**
ACS. 急性冠状动脉综合征；CAD. 冠状动脉性心脏病；CPG. 临床实践指南；GDMT. 指南指导的药物治疗；MACE. 主要不良心脏事件；MET. 代谢当量；NB. 无获益

经许可转载，引自 Fleisher LA, Fleischmann KE, Auerbach AD, et al. 2014 ACC/AHA guideline on perioperative cardiovascular evaluation and management of patients undergoing noncardiac surgery: a report of the American College of Cardiology/American Heart Association Task Force on Practice Guidelines. *J Am Coll Cardiol*. 2014; 64(22):014, e77–e137.

治疗。对于真正的紧急手术（如主动脉瘤破裂），应以最佳的方式处理患者以减少围术期风险（框 13-1）。

框 13-1　急诊血管外科手术的围术期管理策略

- 快速评估患者是否出现急性冠状动脉综合征或类似症状和体征（例如，湿啰音或外周水肿提示失代偿性心力衰竭；粗糙的收缩期杂音提示未确诊或狭窄性瓣膜病恶化）并进行相应治疗
- 如果患者无禁忌证，尤其是近期置入冠状动脉支架，则维持术前抗血小板治疗
- 避免心动过速（将增加心肌需氧，而减少氧供）。如果血流动力学稳定，继续术前 β 受体拮抗药治疗（如适用）
- 避免极端高血压（增加左心室壁压力）和低血压（可能损害重要器官的灌注）
- 避免贫血，尤其是有终末器官损伤迹象时
- 确保充分控制疼痛，尽量减少交感神经刺激
- 维持正常体温

（二）术中麻醉管理

血管手术中使用何种基本的麻醉方式取决于一些因素，如患者的并发症、外科医生的技术和工作环境舒适度、解剖学考量和术式的创伤程度等。同样地，具体手术的麻醉技术会在随后的章节中讨论。到达手术室（OR）后，所有患者均应使用标准的美国麻醉科医师学会（ASA）监护仪，包括定期无创血压测量、脉搏血氧饱和度和连续 ECG 监测。除了最小的血管手术外，有创血压监测中均应谨慎地放置动脉导管，因为它有血流动力学快速变化和大出血的固有风险。患者的合并症、大血管结构的横断夹闭，以及出血的可能性都导致了在手术中经常观察到血流动力学不稳定。有创血压监测也允许多次采集血液样本以评估通气和氧合，持续失血和复苏需要，以及总体代谢环境等情况。因为全身麻醉诱导和气管内插管是血流动力学较不稳定的时期，所以在全身麻醉诱导前放置动脉监测是明智的。

中心静脉或肺动脉导管有创监测并非大多数血管手术的常规方法。常见的例外情况包括开放

主动脉手术或患者并发症要求使用时。因为具有失血和需要复苏的固有风险，外周或中心大口径静脉通路在任何大血管的手术中是必需的。在进行任何大血管手术之前，应确定血型和筛查，以及确认能得到充分的血液制品供应。

尽管经食管超声心动图（TEE）是用于检测术中心肌缺血最敏感的方法，但它还没有取代临床评估和常规心电图来判断非心脏手术期间的心肌缺血风险。ASA 连同心血管麻醉科医师学会发布了术中应用 TEE 的实践指南。通常，专家观点建议在以下情况的非心脏手术中考虑使用 TEE，当患者存在可能会造成重大临床危害的心血管疾病时，当预期会出现危及生命的低血压时，当出现顽固的、不明原因的低血压或低氧时。此外，该实践指南强烈推荐大型开放性腹主动脉手术使用 TEE，而主动脉腔内及远端手术中不常规使用 TEE。

（三）术后管理

一般而言，大多数血管外科手术后，患者可在手术室内顺利拔管，并在麻醉后监护病房恢复。接受大型腹主动脉手术的患者可能会从重症监护病房的密切监测和管理中获益，在重症监护病房中，最初进入重症监护病房后通常要继续进行机械通气。在这种情况下，应提供短效的药物进行镇静和镇痛，以便快速苏醒和连续的神经学评估。大血管手术后常见的并发症包括心肌缺血、血流动力学不稳定、卒中、凝血障碍、肾衰竭、呼吸衰竭、出血、体温过低、谵妄和代谢紊乱。

二、颈动脉和脑血管疾病

脑部血液供应和需求之间不平衡会导致永久性的脑梗死（卒中）或短暂性脑缺血发作（transient ischemic attack，TIA），TIA 常规定义为局灶性神经功能缺损持续不到 24h，无永久性梗死证据。尽管 TIA 能缓解，但因它们强烈预测了近期的临床卒中，所以在临床上很重要。卒中可定义为缺血性卒中，由通过血管的血流中断引起，或者出血性卒中，流出的血进入脑实质或周围空间引起。在美国有 87% 的卒中起源于缺血，至少 20% 的缺血性卒中与颅外动脉粥样硬化性疾

病有关，如颈动脉狭窄。颈动脉疾病的患病率随年龄、男性和少数民族的增加而升高。

（一）干预的注意事项

判断颈动脉粥样硬化性疾病的干预时机和方法是复杂的（框 13-2）。与疾病本身相关的卒中风险必须与干预引起卒中的固有风险相平衡。此外，做出手术决定必须考虑患者特异性的危险因素，比较开放［颈动脉内膜切除术（carotid endarterectomy，CEA）］和颈动脉支架成形术（carotid angioplasty and stenting，CAS）治疗的危险因素。CEA 实现血管重建是通过开放颅外段颈动脉内腔并且去除动脉粥样硬化斑块（通常在颈动脉权）。CAS 是更微创的选择，在动脉粥样硬化斑块上置入支架，以恢复血管腔的通畅性。

有症状的颈动脉疾病被定义为突然发生、暂时或永久、与颈动脉病变同侧和局灶性的神经症状。未来脑卒中风险的最重要指征是过去 6 个月内出现症状。一些具有里程碑意义的试验评估了用 CEA 与药物治疗对有症状的颈动脉疾病的益处。对这些试验的汇总分析发现，70% 以上的

狭窄患者显示一致获益，需要治疗的患者数量（number needed to treat，NNT）为 6.3，可在 5 年内预防 1 起卒中。在中度（50%～69%）狭窄患者中也证实了获益，尽管该获益模型不太稳健，NNT 为 22。当狭窄程度 <50% 时，CEA 是无效的，并且发现当狭窄程度 <30% 的时候，CEA 对患者是有害的。颈内动脉接近完全闭塞时 CEA 无明显作用。

CEA 在无症状颈动脉疾病中的作用也有广泛研究。一篇文献的 Mate 分析发现，接受 CEA 的无症状颈动脉疾病患者，任何卒中结局的绝对风险每年都有 1% 的小幅降低。3 年内预防 1 起卒中的 NNT 为 33。由于围术期并发症，无症状患者的 CEA 净获益延迟；围术期早期并发症发生率较高，要术后 2 年或以上才会适当降低。因此必须谨慎选择无症状患者，使其预期生存期至少为 5 年，才能从手术干预中获益。

颈动脉血管成形术和支架置入术是颈动脉粥样硬化疾病患者开放性外科干预的替代疗法，尤其是对于那些不适合手术或麻醉的患者。腔内血管治疗颈动脉疾病已经被广泛地研究并且与传统的 CEA 进行比较。大量证据表明 CEA 和 CAS 在预防致残性或致死性卒中方面具有相似的长期结果，然而，这两种方法在短期并发症发生率和死亡率之间存在显著差异，接受 CAS 的患者围术期卒中发生率更高，而接受 CEA 的患者心肌梗死（MI）发生率更高。通常被认为适合接受 CSA 的患者包括那些药物治疗风险过高的（如对侧闭塞，严重药物并发症）或接受开放性修复术风险过高的（例如，颈部既往放射治疗、既往颈部淋巴结清扫史、颅内或颅外高位颈动脉）。另外，严重的主动脉弓动脉粥样硬化或明显的颈动脉迂曲通常会提高 CAS 的并发症发生率，所以是 CEA 的适应证。当进行权衡颈动脉干预对个体患者的风险和收益时，CAS 外科治疗的并发症发生率也必须考虑在内。

框 13-2　预防卒中的颈动脉血供重建注意事项

- 所有患者均应积极接受抗血小板治疗、他汀类药物和 β 受体拮抗药治疗，并应根据现行临床实践指南接受共病管理
- 应在卒中或 TIA 后 2 周内进行血供重建，以进一步预防卒中
- 对于有症状性的狭窄 > 50% 的患者，建议进行血供重建。狭窄越明显，手术干预的指征越强
- CEA 优于 CAS，除非有 CEA 禁忌证［如失代偿性心脏病、既往颈部手术或放射治疗、既往手术导致的对侧声带麻痹或非典型和（或）手术不可触及的病变］
- 在 > 60% 的无症状狭窄中，除最佳药物治疗外，在可接受的风险选项中（即预测的合并的卒中和死亡率 < 3%）中可考虑 CEA
- 狭窄 < 50% 的有症状患者和狭窄 < 60% 的无症状患者应接受最佳药物治疗，而不应进行手术干预
- 介入治疗不适用于慢性完全闭塞或无法保留有用功能的重度神经功能障碍患者

CAS. 颈动脉血管成形术和支架置入术；CEA. 颈动脉内膜切除术；TIA. 短暂性脑缺血发作

（二）术中麻醉的注意事项和管理

颈动脉血管重建可在全身麻醉或局部麻醉下进行。局部麻醉的主要优点是能够在清醒患者中连续监测神经功能，它对检测脑缺血的可靠性高

于全身麻醉情况下的神经监测。因为在清醒患者中可以更迅速可靠地检测出干预需要，可最大限度降低干预风险，如分流管置入的栓塞风险。局部麻醉技术也可以避免与全身麻醉相关的血流动力学紊乱和心肺并发症。而全身麻醉，具备另一个方面的优势，提高患者舒适度、降低患者焦虑，并且可以进行气道控制。它还避免了因癫痫发作和气道受损等并发症而需要术中紧急转换麻醉方式。

全身麻醉与局部麻醉后的患者结局一直是广泛研究的主题。颈动脉手术的全身麻醉与局部麻醉试验（general anaesthesia versus local anaesthesia，GALA）是最大，以及最著名的一项研究，该研究将 24 个国家 95 个医疗中心的 3500 名接受 CEA 的患者随机分配至全身麻醉组或局部麻醉组。在这项调查中，两组在死亡、卒中、MI、住院时间（length of stay，LOS），以及生命质量等方面的主要不良事件没有差异。接受全身麻醉的患者出现血流动力学不稳定，以及围术期认知障碍的风险更高；然而，随后的分析证明，术中分流是与围术期认知功能障碍相关的主要风险因素变量。一项近期的大型 Meta 分析表明，麻醉方法对 CEA 后患者的死亡、卒中、MI、术后心肺并发症、LOS，或者是满意度均没有影响。现有文献无法支持在颈动脉手术中使用一种麻醉技术优于另一种麻醉技术，并且实践模式调查表明，颈动脉手术围术期实践存在差异。关于全身麻醉或局部麻醉的决策应该考虑患者和外科医生的偏好，以及患者个体化的特征，这可能会导致喜欢其中一种技术而非另一种。无论是何种方法，麻醉的目标是一致的，维持血流动力学稳定，保证麻醉平稳且快速苏醒，以便进行早期神经系统评估。

1. 颈动脉内膜切除术的局部麻醉技术 局部麻醉采用神经阻滞，通常结合静脉注射镇静药，以使患者的不适和焦虑最小化。限制镇静来维持监测神经状态的能力是非常重要的。局部麻醉选择包括颈段硬膜外或颈浅丛阻滞伴或不伴颈深丛阻滞。研究发现，颈浅丛阻滞与颈深丛或联合阻滞一样有效，同时避免了颈深丛阻滞的并发

症。例如，局部麻醉药注入蛛网膜下腔、膈神经阻滞、霍纳综合征，以及转为全身麻醉的风险增加。

局部麻醉醉进行 CEA 之前，必须确保有能力快速转为全身麻醉。转为全身麻醉的适应证包括患者不耐受或做出要求，意外的蛛网膜下腔注射伴脑干麻醉，癫痫发作（与局部麻醉药误入血管有关），气道受损（手术或过度镇静所致），又或是其他血流动力学或外科手术的并发症。患者的选择是局部麻醉成功的关键。患者不能有幽闭恐惧症（铺巾会紧邻并横跨患者面部），必须可以平躺且可保持［关节炎、慢性阻塞性肺疾病（chronic obstructive pulmonary disease，COPD）、心力衰竭（HF），以及其他并发症可能使患者难以做到这一点］。注意事项中必须考虑到术中转换可能需要在无菌铺巾和手术切开后进行气道管理这一事实。因此，应谨慎考虑随时可提供先进的气道设备，如可视喉镜，尽量减少紧急插管时出现中断或困难。尽管存在这些担忧，转为全身麻醉的发生率仍然相对较低，在 GALA 试验中只有 4% 的患者出现这种情况。

2. 颈动脉内膜切除术的全身麻醉技术 全身麻醉诱导和维持过程中的一个主要目标就是避免血流动力学紊乱，如血压过低（用具有血管扩张作用的药物进行麻醉诱导的过程）或血压过高（交感神经强烈兴奋的时期，如插管和外科切皮的时候）。为达到这个目的，可以多种麻醉药联合使用。通常使用复合麻醉技术。全身麻醉的诱导应该包括速效催眠药，即滴入就起效。加入短效阿片类药物可能会减弱气管插管的血流动力学反应。一般来说，由于术中通气的限制，为了更好地控制通气优先选择气管插管。术中应维持呼吸正常，避免过度通气和血管收缩引起的脑血流量减少，以及在容许性高碳酸血症期间避免潜在的"脑窃血"。由于麻醉和外科操作可能会导致血流动力学急剧变化，因此，应考虑采用有创动脉血压监测。吸入麻醉药和静脉麻醉药均可有效维持全身麻醉。麻醉药必须滴定，使其对术中任何监测技术如脑电图（electroencephalography，EEG）的干扰最小化。

3.额外的术中监测　在颈动脉介入治疗期间，由于低血压、血栓形成、栓塞或在 Willis 环侧支循环不足的情况下进行颈动脉夹闭，可能会引起脑灌注不足进而导致脑卒中。术中及时发现创伤并采取适当的干预措施可以减轻脑缺血。清醒患者的完整神经检查仍是神经监测的金标准，并为局部麻醉下颈动脉介入治疗提供依据。在这种情况下，应用镇静药之前应进行基础神经评估。在这之后，滴注镇静药可达到使患者舒适的目的，并在外科手术中，尤其是在颈动脉操作和钳闭期间协助进行一系列的神经评估。神经功能的改变可能需要介入来恢复脑灌注，如放置分流器或在允许范围内升高全身血压，以增加 Willis 环的侧支循环。

选择全身麻醉时，可采用各种神经监测技术来监测颈动脉介入期间脑缺血的发生，如脑电图、颈动脉残端压、体感诱发电位、经颅多普勒超声、脑血氧饱和度。术中 EEG 是一种常用的神经监测方式。未处理的脑电图优于已处理的脑电图（如脑电双频指数），因为尚无可靠证据显示双频指数监测可以预测该患者群的脑缺血。在颈动脉介入期间脑电图波形发生重大变化如信号完全消失、背景活动降低 50%、δ 波活动增加可能提示术中脑缺血并需要进行干预。临床研究显示，在颈动脉介入术中使用常规脑电图的实用性有限，且无定论。因为，静脉麻醉药和吸入麻醉药都可能影响脑电图波形。在颈动脉介入治疗期间，麻醉和神经监测团队的密切沟通能最大限度地减少这种麻醉干扰，使脑电图监测脑缺血的敏感度和特异度达到最大化至关重要。

脑电图是最常用的监测技术，但其他技术也可以用来预测脑缺血。虽然术中颈动脉残端压＜50mmHg，可能提示颈动脉介入术后卒中，但是作为预测术中脑缺血和干预需要（如分流）的唯一手段，其实用性受限。经颅多普勒通过测定大脑中动脉的血流速度来检测术中大小微栓。这可以提醒外科团队避免可能导致卒中的进一步颈动脉操作。经颅多普勒超声可以预测脑缺血，但并不总是准确的。脑血氧饱和度是另一种监测方式，通过近红外光谱预测脑血氧饱和度，但在颈动脉外科手术中支持其使用的数据是矛盾的。

显而易见，全身麻醉下颈动脉介入治疗期间预测卒中的现有神经监测技术并不完美。全身麻醉下颈动脉内膜切除术中神经监测的主要作用是指导是否决定选择性分流。在颈动脉内膜剥脱的常规分流设置中，由于分流保证了在颈动脉夹闭时的脑血流灌注，这些监测技术的作用就减少了。最终，神经监测技术的选择，以及是否常规使用所有神经监测，有赖于操作团队的专业知识，需自行决定。

4.颈动脉支架置入的麻醉　颈动脉支架置入是一种微创手术，通常在局部麻醉或监护麻醉（MAC）下进行。手术中允许持续滴入镇静药以便持续进行神经检查。如果采用全身麻醉，短效麻醉药通常用于快速起效并进行神经学评估。因为是从外周血管进入而不是直接在头颈部进行外科操作，因此应选择喉罩置入而非气管插管，从而减弱麻醉诱导和全身麻醉出现的血流动力学紊乱。任何腔内血管的操作都有可能转为开放手术，因此，应该备好相应监测和血管通路。

（三）围术期挑战

由于基础颈动脉压力感受器敏感性改变，以及术中对颈动脉压力感受器的操作，颈动脉内膜切除术和颈动脉支架置入都可能引起心率和血压的血流动力学紊乱。在颈动脉压力感受器的操作，可直接或通过腔内血管作用，导致强烈的副交感神经兴奋，引起心动过缓和低血压。相反，某些强烈刺激时（如气管插管或外科解剖）可能会增加交感神经兴奋，导致高血压和心动过速，冠状动脉性心脏病患者可能无法耐受。血流动力学紊乱可能由于持续的颈动脉感受器作用或疼痛未控制一直延续到术后。

由于颈动脉血流和通过 Willis 环的侧支循环血流减少，颈动脉横向夹闭可能会诱发同侧脑缺血。在夹闭颈动脉前，应维持血压在正常至略高于基线的水平，从而优化脑部血流。松开颈动脉可能会由于自身调节受损和压力感受器功能紊乱而复杂化，导致脑血流量增加。

脑奢灌的并发症少见，但却是临床重要的并发症，由高度狭窄缓解后脑自身调节受损所引起。临床症状可能从头痛进展到癫痫发作，最严重的可引起脑出血。因此，术后密切监测患者头痛的主诉非常重要。管理上支持严格控制血压以最小化脑出血的风险。

颈动脉内膜切除术后脑出血通常是由肝素化治疗后弥漫性渗出以及同时抗血小板治疗所引起。虽然相对罕见，发生率为 0.5%～3%，但它可能导致危及生命的气道损伤。喉返神经或喉上神经损伤可导致同侧声带麻痹。

颈动脉血管成形术和支架置入可能会导致特殊的并发症，如支架扭结、支架血栓形成、颈动脉夹层或动脉粥样硬化栓塞。支架的技术问题经常需观察或另外放置支架，而急性血栓形成时需要立即转开放性颈动脉内膜切除术。应用栓塞保护装置后，临床上严重的栓塞发生率已大大降低。如果发生明显的远端栓塞，治疗选择包括导管定向溶栓、抽吸血栓切除术，以及积极的抗凝治疗。

腹主动脉疾病　主动脉是从心脏到全身循环的主要动脉管道，在穿过腹部时，为所有主要的腹部和盆腔器官提供血流。腹主动脉是一个腹膜后结构，起始于膈肌裂孔，在脊椎动物 L_4 水平终止，分叉为髂总动脉。腹主动脉从胸腔到腹腔逐渐缩小，在肾动脉水平的正常直径 2cm。扩张大于正常动脉预估直径 50% 的定义为典型的动脉瘤。动脉瘤最常见于腹主动脉，而胸主及胸腹主动脉瘤少见得多。

腹主动脉瘤根据所在位置分型，如肾下型（起源于肾动脉水平以下）、近肾型（起源于肾动脉水平）或肾上型（起源于肾动脉以上）。这一分型很重要，因为它决定了手术修复的复杂程度和血流动力学紊乱的可能性，尤其是在开放性手术伴主动脉横向夹闭时。大多数腹主动脉瘤都是肾下型，肾上型占 5%～15%。

近期人们认识到动脉瘤的形成是动脉粥样硬化的一种直接退行性进展，具有巨噬细胞血管壁浸润、弹力蛋白和胶原的损伤，平滑肌细胞的减少，以及血管重建等特征。尽管炎症和巨噬细胞浸润在动脉粥样硬化和动脉瘤中都很常见，但是，动脉粥样硬化主要影响内膜和中层，动脉瘤主要影响中层和外膜。虽然绝大多数的腹主动脉瘤是由退行性疾病导致，但还有一些较少见的病因，包括感染、炎症、肿瘤和先天性因素。

（四）干预的注意事项

一个最重要的危险因素就是动脉瘤撕裂的面积。现有循证指南建议动脉瘤直径超过 5.0～5.5cm 时考虑修复。动脉瘤的急剧扩大，一般认为每年 >10mm 也是一个干预指标。症状性腹主动脉瘤，无论大小，都需要紧急修复。围术期风险过高、有多个并发症的患者更适合考虑药物治疗而非外科治疗。

从历史上看，开放性修复一直是腹主动脉瘤的终极处理方法。开放性腹主动脉瘤修复与围术期并发症发生率和死亡率显著相关。随着围术期管理不断完善（包括麻醉和外科技术的进步），临床结局已经有了稳步提高。目前择期开放性腹主动脉瘤修复的围术期死亡率在 1%～5%，而急诊开放性修复的围术期死亡率据报道高达 30%。围术期死亡率可能源自所有主要的器官系统，包括心血管并发症、肾衰竭、呼吸衰竭、肠系膜缺血、出血、感染。

随着腔内血管技术和操作者技能的不断提高，主动脉腔内修复术（endovascular aortic repair，EVAR）已经成为腹主动脉瘤的主要治疗手段。使用开窗支架或通气技术，即使是涉及腹腔脏器的复杂腹主动脉瘤也可选择腔内血管修复的备选方案。大量高质量的随机对照试验结果显示，与开放性腹主动脉修复相比，采用 EVAR 的患者在 30 天死亡率，以及主要并发症发生率显著减少。但这种围术期生存优势没能在中长期随访中维持。并且随访研究显示，尽管大部分基于腔内血管修复的患者死亡率降低，但是患者二次 EVAR 手术的比例明显升高。目前，开放性腹主动脉瘤修复倾向于在不接受 EVAR 的患者中使用，但对于具体患者是行开放性还是腔内血管修复取决于多种因素，如主动脉解剖结构、紧急程度、患者意愿和外科专业性经验。

（五）术中麻醉管理和注意事项

1. **开放性腹主动脉瘤修复**　全身麻醉是开放性腹主动脉瘤修复最常用的麻醉技术。可通过经腹中线或腹膜后外侧切口显露外科术野。若合并大切口和 COPD 需高频通气的情况，应该考虑硬膜外镇痛，便于更好地镇痛，从而减少胃肠外麻醉药的不良反应并维持呼吸功能。一个近期的 Meta 分析显示这种模式可以减少腹主动脉瘤修复的主要并发症，如术后机械通气、心肌梗死、胃肠道疾病和肾脏损伤。

虽然全身麻醉可用多种麻醉药，但要特别注意维持患者基础的血流动力学稳定，以维持终末器官足够的血流灌注（通常在基线的 20% 以内），同时使气管插管对交感的刺激和有创监护等伤害最小化。麻醉诱导后使用中等剂量的麻醉药和静脉注射利多卡因可能在这方面起作用。吸入麻醉药和静脉麻醉药可用于全身麻醉的维持。虽然近期研究显示吸入麻醉药在心脏手术中具有心脏保护作用，但在腹主动脉瘤修复中的益处尚不清楚。

在血流动力学不稳定和快速失血的情况下，必须使用有创血压监测严格控制血压。在全身麻醉诱导前应考虑放置动脉导管用于麻醉诱导药的滴定，从而在这一不稳定期确保血流动力学稳定。手术切皮前应准备好可靠的大口径静脉通路。应根据需要提供充足的血液制品，以及快速输血的辅助设备。省血技术可减少所需的自体血量并降低输血的风险。应建立中央静脉通路，以便于监测总体容量状态和保证快速准确使用血管活性药物。通过肺动脉导管或 TEE 对心输出量（CO）进行有创监测是合理的，尤其是在高危患者和那些正在进行复杂外科修复、需要高位或长时间主动脉横向钳夹的患者。

2. 腔内腹主动脉瘤修复　腔内血管修复在局部麻醉、神经轴索麻醉或全身麻醉下都可以很好地开展。标准腔内血管修复选择哪种麻醉方式最佳的证据非常有限，复杂的腔内血管修复则更少。没有开展比较腔内血管修复麻醉方式的随机对照研究。现有的数据仅限于回顾性分析，必须谨慎解释，因为存在选择偏倚的固有风险。一个近期基于现有数据的 Meta 分析显示各种方式在 30 天死亡率和主要并发症发生率上没有差异。局部麻醉的手术时间短、患者住院时间短、ICU 入

院率低。血管外科学会和欧洲血管外科学会的实践指南都建议使用局部麻醉，但在实践中存在广泛的变异性。

手术入路是通过外科切开或经皮进入股动脉。局部麻醉可通过神经麻醉（单次给药或连续给药的脊髓麻醉、硬膜外导管），区域阻滞（腹股沟和胃下神经阻滞或双侧腹横肌平面阻滞），或者局部皮肤浸润实现。随着输送设置的改进，增加了局部浸润的成功率，外科切开的需要大大减少了。对于腔内血管修复，局部麻醉有几种潜在的术中益处，它避免了全身麻醉药物对心肌的抑制、麻醉诱导和麻醉状态下潜在的刺激期，故可提供更稳定的术中血流动力学。避免机械通气和保留基础呼吸模式可以改善肺结局。清醒患者也可以作为并发症的早期监测，如碘对比剂的过敏反应（如瘙痒或呼吸困难）或动脉破裂（如突然的腹膜后疼痛），这些在无意识的患者中可能不会立即显现出来。局部麻醉可能需要补充滴注镇静。小剂量短效药物应仔细滴定，以提供充足的协同、镇静、镇痛和抗焦虑作用。必须要仔细避免过度镇静、气道阻塞和低血压。在外科或麻醉意外发生的情况下，快速、安全地转为全身麻醉的能力仍然很重要。

全身麻醉可以消除患者舒适度、焦虑情绪，以及长期制动和平躺的能力方面的担忧。还可以避免紧急转为全身麻醉的情况，尽管局部麻醉转全身麻醉（通常是由手术并发症引起）的发生率不足 1%。全身麻醉的其他优点包括抑制肠蠕动和精准控制呼吸，这可能提高术中成像的质量，以提高支架的准确置入。

选择麻醉技术时应综合考虑手术因素和患者意愿。解剖复杂的病变可能是长时间的手术，要求先进的腔内血管技术，虽然是微创，但也可能引起严重出血。因此，复杂腔内血管修复可能更适合全身麻醉。某些患者群体也不适合局部麻醉，像严重焦虑的患者、并发症使其丧失平躺能力的患者，以及交流受限的患者（如基础认知功能障碍或语言障碍）。

虽然球囊和支架放置期间类似于血管内钳夹并可能导致短暂的血流动力学不稳定，但与开放

性主动脉术式相比，EVAR 通常避免了动脉横向钳夹，故血流动力学紊乱较少。因此，从这个角度来看，EVAR 对有创动脉血压监测的要求没有那么迫切。但是，EVAR 在紧急情况下快速放置动脉导管的能力是有限的，因为两只手臂常都被盖起来以允许术中透视，而两侧腹股沟区通常是用于手术的。考虑到这些限制，通常选择直接动脉血压监测以预防动脉破裂或转为开放手术的情况。在支架定位和放置等关键时期，连续动脉血压监测可允许更精确的血流动力学操作，但与无创动脉血压监测相比，目前没有研究显示其益处。

与开放性主动脉干预相比，虽然 EVAR 出血和输血的风险较低，但大口径外周静脉通路仍然是首选，因为转为开放手术的风险虽小，但确实存在。中心静脉通路通常是不需要的，除非预期需要大量血管活性药物，或者无法建立可靠的大口径外周通路。

（六）围术期的挑战

1. 主动脉钳夹和松开的血流动力学管理　开放腹主动脉瘤（abdominal aortic aneurysm，AAA）修复过程中的血流动力学管理具有挑战性，需要与外科团队不断沟通（框 13-3）。开放 AAA 修复中的血流动力学受到很多因素的干扰，如主动脉横断钳闭术（aortic cross-clamping，AXC）、快速失血、大量液体转移和急性心功能不全等因素。AXC 应用引起的一系列生理紊乱主要由钳

框 13-3　主动脉横断钳闭的注意事项和处理策略

- 因预计放置主动脉横断钳时后负荷有个升高过程，所以主动脉横断钳闭前几分钟维持一个允许范围的较低血压。可通过加深麻醉或使用血管扩张药物（硝苯地平、尼群地平或通过硬膜外注入局麻药）实现
- 主动脉横断钳放置的平面越高，后负荷增加越明显
- 主动脉横断钳放置前容量负荷最小化以避免心脏超负荷
- 通过 ECG、PAC 或 TEE 密切监测是否有心肌缺血或心力衰竭的迹象，并给予相应的支持
- 主动脉横断钳闭期间维持血压在允许范围的较高水平以保持夹闭远端侧支循环灌注的最大化

夹水平决定的（图 13-3）。大多数 AXC 由于血流受阻引起平均动脉压（MAP）和外周血管阻力（SVR）一致升高的反应，并且肾下 AXC 时主动脉压可升高 10% 或更多。如果主动脉在更高水平被夹闭，则存在血压升高更多的可能，如在腹腔以上夹闭，流向腹部的血流也将中断。

在腹腔水平以下夹闭主动脉的血流动力学效应允许血流进入内脏循环，进而增强其静脉血容量（图 13-4）。这种体积再分布的典型结果是静脉回流和心输出量的变化很小，除非内脏静脉张力发生巨大波动。当钳夹水平在腹腔动脉之上，内脏循环就不具备这种储存功能了。相反，钳夹水平以下的静脉血容量减少，血液从内脏系统进入到中心循环，从而增加了充盈压和静脉回流。这种血容量的再分布也受到失血、液体负荷、麻醉深度，以及使用血管升压素的影响。

基础心肌收缩力储备也可能影响 AAA 修复过程中 AXC 后的反应。前、后负荷的急剧增大增加了心肌做功和耗氧，尤其是在分叉处的夹闭。对这种需求增大的生理反应是冠状动脉扩张、心肌灌注增加。因此，没有明显 CAD 和保留心室功能的患者可以耐受这些前、后负荷的增加，对 CO 的影响小。经 TEE 显示 33% 的患者在肾上钳夹时、92% 的患者在分叉处钳夹时均出现室壁区域运动异常。存在 CAD 的情况下，冠状动脉血管已经最大限度地扩张或之前左心室（left ventricular，LV）功能障碍，心肌氧耗量在主动脉夹闭期间急剧增加，可能会导致心肌缺血或心动过速。

AXC 的血流动力学管理主要在于应用动脉扩张药减少后负荷和左心室壁张力，以及使用静脉扩张药正常化前负荷。通常，可用短效血管活性药物［如硝普钠、硝酸甘油、尼卡地平和（或）氯维地平］以达到这些血流动力学目标，从而适应不断变化的临床状况。由于心肌缺血和心动过速可能在这一关键时期急性发作，因此必要时应提供改善心肌供氧的药物，以及正性肌力药物来支持心室功能。外科团队和麻醉团队之间的密切沟通是至关重要的，以便预期实现病理生理紊乱的适当管理。

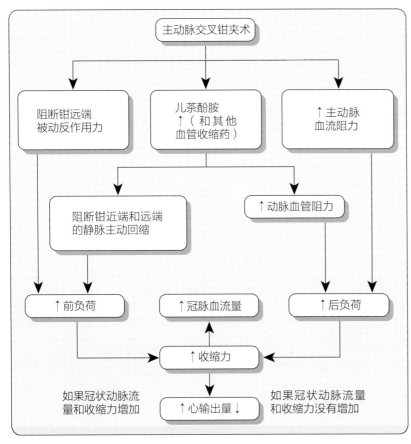

◀图 13-3　主动脉钳夹后的生理变化。主动脉钳夹后的典型血流动力学反应。钳夹放置的水平、循环血容量的改变、麻醉深度或麻醉药物的使用，以及其他生理方面都可以产生不同的影响

经许可转载，由 Gelman 处修改，引自 Gelman S. The pathophysiology of aortic cross-clamping and unclamping. *Anesthesiology*. 1995；82:1026–1060.

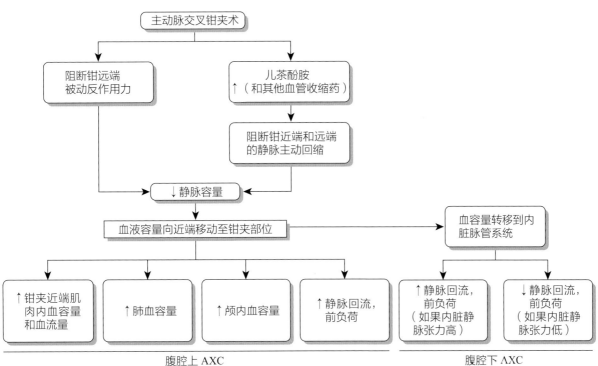

▲ 图 13-4　主动脉横断钳闭术（AXC）时血容量分布的变化。血容量随 AXC 的变化取决于钳夹的水平（高位 vs. 低位）、儿茶酚胺的释放、血管活性药物的使用，以及总体血容量

经许可转载，引自 Gelman S. The pathophysiology of aortic cross-clamping and unclamping. *Anesthesiology*. 1995;82:1026–1060.

主动脉阻断钳的松开也需要密切关注和提前做好准备（框 13-4）。在开放性主动脉修复过程中需多次松开 AXC（图 13-5）。完成近端主动脉吻合后，将初始靠上的主动脉钳夹在新的主动脉人工血管下方，以尽量减少内脏器官的缺血时间。近端主动脉吻合的初始短暂钳夹时间可导致腹腔和肾血管区再灌注轻微的血流中断。相反，在腹主动脉瘤修复全部结束后，远端主动脉夹的松开通常引起严重的低血压。低血压的机制是多因素的（图 13-6）。远端主动脉松开导致全身血管阻力即刻且大幅度（≤70%～80%）下降。由于组织缺氧和血管活性介质的释放，远端血管扩张促进了 AXC 远端血液的潴留，导致相对中心的低血容量。这些血管活性物质和炎症介质，如乳酸、氧自由基、前列腺素、内毒素和细胞因子，在主动脉钳松开后引起血管扩张和心肌抑制。这种降压反应可通过外科操作减轻，如最小化缺血时间和 AXC 的逐渐松开。

在 AXC 期间应准备适当的液体负荷，因为可预见随着钳夹的松开会引起广泛的血管扩张和相对低血压。有时 AXC 期间使用血管扩张药被证实是有用的。预期 AXC 即将松开时，血管扩张药应停止使用，可即刻使用血管收缩药。缓慢释放 AXC 或打开一次髂动脉夹可逐渐进行代谢产物清除，从而减少血流动力学的紊乱。如果出现严重低血压，可重新进行 AXC。与进行 AXC 一样，外科和麻醉团队之间的明确沟通在这个关键时刻是必要的。

一般来说，与开放 AAA 修复相比，EVAR 由于不需要进行 AXC，血流动力学扰动较小。尽管在支架放置过程中腔内主动脉闭塞可能会导致短暂的 MAP 和后负荷增加，类似于开放手术 AXC 时的情况，但相对简易很少需要进行血流动力学干预。在放置支架时，可以使用短暂的控制性降压来精确地放置支架，并将远端移动的风险降到最低。这可以通过滴注各种短效的血管扩张药物来实现。

2. 肾脏保护与肾功能　术后肾功能不全是 AAA 修复的主要并发症。在开放修复过程中，任何水平的 AXC 都减少肾血流量。甚至肾下 AXC 也可使肾血流减少 40%，并伴有肾血管阻力增加，肾皮质血流减少，肾小球滤过率降低。这些肾脏效应是由肾素 - 血管紧张素和交感神经系统介导的。因 AXC 所导致的肾动脉粥样硬化栓塞也可能对肾功能产生不利影响。

自 20 世纪 80 年代以来，很多试验探索了甘露醇、呋塞米、多巴胺、非诺多泮胺和 N- 乙酰半胱氨酸等药物在 AAA 修复术中是否具有肾保护作用。虽然临床经常使用这些干预措施，但并没有充分的证据来支持这些措施。在 AAA 修复术中的操作，如尽量减少 AXC 时间和保持足够的血流动力学是减小肾损伤最谨慎的措施。

EVAR 术后的肾功能不全主要是碘化对比剂造成的，动脉粥样硬化栓塞和人工血管影响肾动脉开口也可能是原因之一。因此，将对比剂引起的肾病风险最小化的围术期操作包括限制对比剂用量、等渗液体充分复苏和使用碳酸氢钠。

3. 呼吸的挑战　肺部并发症在 AAA 修复术后也很常见。对于开放 AAA 修复，机械通气通常持续到手术结束，特别是过程较复杂的手术。术后 24～48h 需要频繁的持续复苏，直到血流动力学稳定，特别是注意有潜在肺部损害的患者，如 COPD。虽然大多数患者在术后脱离了机械通气，但肺部感染仍是常见的术后并发症，发生率为 17%。相反，大多数接受 EVAR 的患者不需要机械通气或在手术结束时进行气管拔管。

框 13-4　主动脉横断钳松开的注意事项和处理策略

- 主动脉横断钳松开前几分钟维持一个允许范围的较高血压，以减缓松钳时突发的严重的血管痹
- 主动脉钳夹期间维持一定的容量负荷，预估主动脉横断钳松开时的相对低血容量，其与血管麻痹和术野血液重新分布至钳夹远端相关
- 尽量缩短外科钳闭时间，每个吻合或重建完成后将钳子移向远端以缩短重要器官缺血时间
- 松钳时考虑加入升压药或正性肌力药（或联合用药）
- 缓慢松钳以减缓血压下降反应。如果患者不能耐受松钳反应，重新钳闭或进一步优化药物治疗（例如，补充液体或予以升压药或正性肌力药）

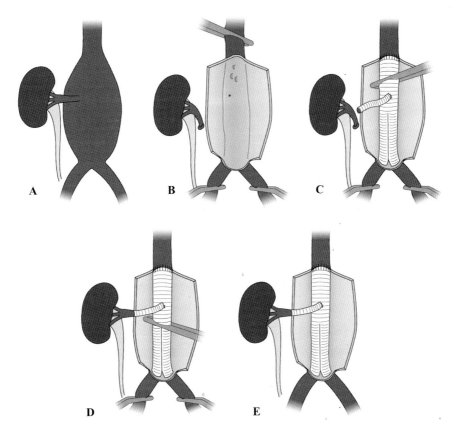

▲ 图 13-5　开放性腹主动脉瘤修复中主动脉钳夹闭的移动。为了最大限度地减少内脏器官不必要的缺血时间，在每个吻合完成后，主动脉钳夹依次向下夹在人工血管上。每次钳夹松开将冲刷掉之前缺血器官的代谢产物，随后快速更换钳夹到低位人工血管上会减轻血流动力学的一些改变

A. 原位右肾动脉瘤；B. 主动脉和髂动脉被夹闭，打开动脉瘤袋，并解剖右肾动脉；C. 将带有双股动脉分支的人工血管缝在里面，将主动脉钳从原来位置移至人工血管近端；D. 吻合右肾动脉，移除远端主动脉钳实现右肾灌注；E. 腿的再灌注，所有动脉钳都被移除

经许可转载，改编自 Woo EY, Damrauer SM. Abdominal aortic aneurysms: open surgical treatment. In: Cronenwett JL, Johnston KW, eds. *Rutherford's Vascular Surgery*. 8th ed. Philadelphia: Elsevier; 2014:2024–2045.

因此，EVAR 术后肺部并发症较少见，发生率为 3%～7%。围术期如充分镇痛、积极排痰以及尽早脱离呼吸机等干预，都有助于减少 AAA 术后的肺部并发症。

4. 腔内血管介入特有的并发症　接受 EVAR 的患者存在更高的血管内介入并发症风险。内漏是指在放入装置后，由于持续有血液流入动脉瘤腔而无法将动脉瘤与血液循环隔离。内漏是重大并发症，因为它会给动脉瘤带来持续的扩张和破裂风险。根据血流进入移植物与原瘤间隙的位置和路径，内漏可分为 5 种（图 13-7）。精细的术中成像通常能识别出需要立即干预的内漏。可以选择放置额外的支架、栓塞供血血管、转换为开放修复。

血管内移植物扭结与心血管疾病的风险增加有关，包括血管内膜炎、支架迁移、支架血栓形成和急性肢体缺血。与开放 AAA 修复术相比，EVAR 后的移植物扭结更常见。这种情况下的手术选择包括额外置入支架、血栓切除和开放手术修复。由于支架分离和移位等并发症通常发生在围术期之后，EVAR 术后随访仍是必要的。

三、腹主动脉夹层

主动脉夹层是一种以内膜撕裂、随搏动性血

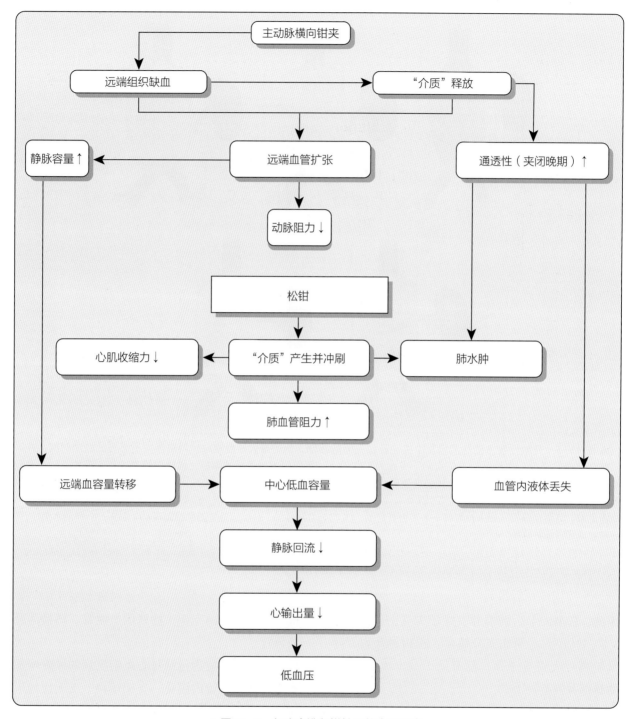

▲ 图 13-6　主动脉横向钳松开的生理改变

主动脉横向钳松开后的典型血流动力学反应（经许可转载，改编自 Gelman S. The pathophysiology of aortic cross-clamping and unclamping. *Anesthesiology*. 1995;82:1026–1060.）

流进展并在动脉壁夹层之间形成假腔为特征的主动脉综合征，并以时间和解剖分类。经典分类为急性为临床症状持续 14 天内，慢性为症状持续时间超过 2 周。然而，最近的研究建议分 4 个不同的时期，包括超急性期（症状出现在 24h 内）、急性期（2～7 天）、亚急性期（8～30 天）和慢

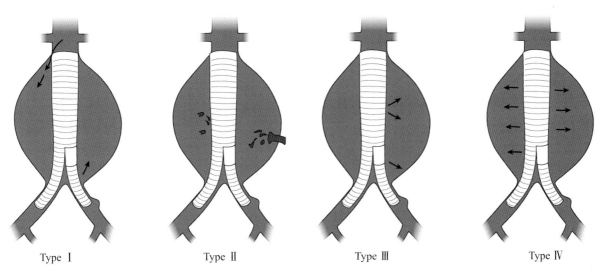

| Type Ⅰ | Type Ⅱ | Type Ⅲ | Type Ⅳ |

▲ 图 13-7 内漏分型

Ⅰ型内漏是由于腔内支架的近端或远端密封不充分而引起的。Ⅱ型内漏是由于内脏血管流入引起的。Ⅲ型内漏的发生是由于移植物的缺陷，模块式移植物组件的断开，或者密封不充分。Ⅳ型内漏是由于编织移植物的孔隙引起的。Ⅴ型内漏（图略），也称为张力内漏，是指动脉瘤内压力升高，但没有明确的内漏来源

经许可转载，改编自 Fairman RM, Wang GJ. Abdominal aortic aneurysms: endovascular treatment. In: Cronenwett JL, Johnston KW, eds. *Rutherford's Vascular Surgery*. 8th ed. Philadelphia: Elsevier; 2014:2046–2061.

性期（＞30 天），即使到了传统上认为的慢性期，死亡率也会继续显著增加。大多数晚期死亡是假腔破裂造成的，因为假腔的长期开放为动脉瘤扩张和破裂提供了条件。

解剖学上主动脉夹层有两种分类系统。DeBakey 首先根据最初撕裂的起点和主动脉夹层的范围确定了主动脉夹层的分类变化。Stanford 分类系统仅根据起始部位简化了方案，Stanford A 型夹层起源于升主动脉，Stanford B 型夹层起源于降主动脉。在本章中，关于主动脉夹层的讨论将局限于腹主动脉夹层。关于胸、胸、腹主动脉夹层的深入讨论，请参阅 *KAPLAN'S CARDIAC ANESTHESIA, 7E* 843～882 页。

急性 B 型主动脉夹层占主动脉夹层的 1/3。孤立的腹主动脉夹层是罕见的，最常见的是内膜撕裂起源于左侧锁骨下动脉的几厘米内。孤立性腹主动脉夹层的临床表现可能因终末器官损伤而异，腹痛、内脏缺血、急性肾衰竭和肢体缺血都有报道。这类患者的麻醉考虑与 AAA 修复术的患者相似，开放和腔内血管手术均可采用。

四、主髂动脉闭塞性疾病

主髂动脉闭塞性疾病是外周血管疾病的一种表现，最终导致部分或全部血管闭塞。动脉粥样硬化是外周血管疾病和主髂动脉闭塞症最常见的病因，因此其危险因素相似，其中包括吸烟、年龄、家族史、糖尿病，高血压和高脂血症，以及最近发现的高同型半胱氨酸血症等危险因素。

主髂动脉闭塞性疾病通常始于主动脉远端和髂总动脉的起始，并随着时间缓慢发展。广泛的侧支循环主要来自腰动脉和胃下动脉，常只能用于主髂动脉疾病中重建腹股沟下血管。因此，虽然孤立性主髂动脉疾病可导致跛行症状（表现为间歇性大腿、髋部或臀部疼痛或阴部内动脉血流不足导致勃起功能障碍），但很少导致严重肢体缺血。干预的适应证包括致残或进行性跛行、缺血性静息痛和组织缺损。跛行的致残程度是由外科医生和患者根据症状和对生活质量的限制共同作出的主观决定。目前的指南建议，对于工作或生活方式受限、对药物或运动治疗反应迟钝、症状有明显改善可能的患者，可以采用腔内血管或

手术干预。

泛大西洋外周血管疾病合作协会共识（Trans-Atlantic Inter-Society Consensus，TASC）根据疾病的位置和严重程度对主髂动脉闭塞性疾病进行了分类（图 13-8）。既往开放手术重建是金标准，包括主髂动脉或股动脉分流或动脉内膜剥脱术。解剖外搭桥手术，如腋股动脉搭桥手术通常用于主髂动脉闭塞性疾病的高危患者，但其持久性较

差，据报道通畅率＜80%。由于解剖外搭桥的定义不涉及主动脉节段，避免了横夹主动脉的血流动力学不稳定。越来越多以腔内血管为先的入路被用于治疗最复杂的主动脉闭塞性疾病。目前还没有任何随机对照试验可以确定开放手术与腔内血管修复孰优孰劣。血供重建的选择应考虑患者个体疾病、病变的解剖复杂性，以及整个血管中心的能力和经验。

A 型病变

- 髂总动脉单侧或双侧狭窄
- 髂外动脉单侧或双侧短（≤ 3cm）狭窄

B 型病变

- 肾下主动脉短（≤ 3cm）狭窄
- 单侧髂总动脉闭塞
- 单发或多发狭窄，共 3～10cm，累及髂外动脉，未延伸至股总动脉
- 单侧髂外动脉闭塞，不包括髂内动脉或股总动脉起源

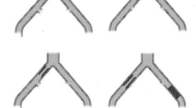

C 型病变

- 双侧髂总动脉闭塞
- 双侧髂外动脉。狭窄 3～10cm，未延伸至股总动脉
- 单侧髂外动脉狭窄，累及股总动脉
- 单侧髂外动脉闭塞，累及髂内动脉和（或）股总动脉起端
- 重度钙化的单侧髂外动脉闭塞，累及或不累及髂内动脉和（或）股总动脉起源

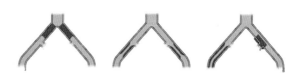

D 型病变

- 肾内主髂动脉闭塞
- 弥漫性疾病，累及主动脉和双髂动脉，需要治疗
- 弥漫性多发性狭窄，累及单侧髂总动脉、髂外动脉、股总动脉
- 单侧髂总动脉和髂外动脉闭塞
- 双侧髂外动脉闭塞
- 需要治疗的腹主动脉瘤患者的髂动脉狭窄，但不适合内支架置入或开放腹主动脉手术或髂动脉手术

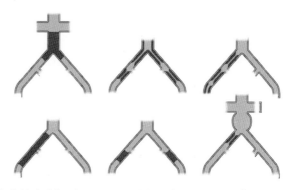

▲ 图 13-8　泛大西洋外周血管疾病合作协会共识（TASC）Ⅱ 对主动脉髂疾病的分类

基于位置、侧支和疾病严重程度的主髂动脉疾病分类

经许可转载，改编自 Norgren L, Hiatt WR, Dormandy JA, et al. Inter-society consensus for the management of peripheral arterial disease [TASC II]. *J Vasc Surg*. 2007; 45 [suppl S]:S5–S67.

由于手术时间长、血流动力学不稳定（尤其是直接绕过）的风险，以及需要全面复苏，开放式手术修复通常在全身麻醉下进行。腔内血管手术通常在局部麻醉下进行。不论是开放还是腔内，注意事项与开放 AAA 修复术相似。动脉导管和大静脉插管通常是必要的，因为患者有并发症、出血和周围血管钳夹造成血流动力学改变（尽管不那么严重）的风险。

五、下肢动脉疾病

下肢缺血有一系列的临床表现，从劳力性肌肉疼痛到坏疽和组织缺损。下肢动脉疾病（lower extremity arterial disease，LEAD）的临床表现与动脉闭塞的部位、严重程度，以及侧支血管的建立程度有关。下肢动脉疾病的危险因素包括高龄、吸烟、高血压、高脂血症和糖尿病。尽管高达 50% 的下肢动脉疾病患者可能没有症状，但它仍然是一个不良心血管事件的标志，因为它经常与动脉粥样硬化性心脏病相关。

间歇性跛行是高达 35% 的 LEAD 患者的主要特征。间歇性跛行被定义为在特定肌肉中一种可重复的由运动引起并在休息后缓解的不适。一般来说，臀部和髋部的跛行是由主髂动脉闭塞引起的，而大腿或小腿的跛行是由进行性远端动脉疾病引起的。外周血管疾病的自然病史通常是一种缓慢、进行性的功能衰退。通过积极的治疗、生活方式调整和运动疗法，绝大多数患者不会进展到更晚期。

在少数患者中，当现有的动脉血流不足以满足静息组织的基本代谢需求时，病情会发展为严重的肢体缺血。临床表现从静息性疼痛到组织缺损（无愈合性溃疡或坏疽）。加速疾病进展风险的危险因素包括年龄、糖尿病、吸烟和高脂血症。与跛行不同，严重肢体缺血造成截肢的风险更高，因为这是更有侵袭性并多节段累及的 LEAD。据估计，在 1 年内，患者中有 25% 进展为截肢，25% 死于 CV。50% 的严重肢体缺血患者同时患有晚期冠状动脉和脑血管疾病，合并心肌梗死、脑卒中或两者都有的患者死亡率更高。严重肢体缺血的处理包括下调风险因素、伤口护理和降低血供重建阈值。

（一）干预注意事项

大多数间歇性跛行患者的病情进展相对缓慢。干预病程的决定是高度个性化的，必须权衡症状缓解与干预风险的利弊。一般来说，采取了积极的药物治疗和生活方式干预后，对症状难以忍受的患者仍考虑进行干预。患者症状的耐受性可能有很大的个体差异；活动量大的人对轻微的症状也会感到生活受限，而久坐更多的人即使更严重也可能不会被困扰。与间歇性跛行相比，严重肢体缺血通常要求干预，因为若不干预，肢体截肢的概率很高。

在决定手术后，选择开放或腔内方式干预必须个体化，基于手术风险、合并疾病、总体预期寿命和预期的临床改善程度。开放的搭桥手术成功率和持久性由来已久，长期通畅率 >95%。尽管有这样的记录，腔内血管介入已成为大多数下肢动脉疾病患者的首选方法，因为其相关死亡率和并发症发生率低。但从长期来看，腔内血管手术具有更高的再干预率，不如搭桥手术持久。

（二）术中麻醉注意事项和管理

1. **开放的下肢动脉搭桥术**　开放的下肢血管重建手术适合各种麻醉，如局部阻滞、神经阻滞和全身麻醉。尽管研究表明局部和神经阻滞技术提高血流动力学稳定性，减少儿茶酚胺反应性，但这些差异可能主要发生在诱导和全身麻醉后。因此，关键时期对血流动力学的细致管理可能同样有效。虽然局部麻醉和神经阻滞可能伴随交感神经的阻断而增加下肢血流，但临床试验并不都认为麻醉技术可以提高移植血管的通畅率。目前没有令人信服的证据支持某种特殊的麻醉技术，因为文献的结果都差不多。选择何种麻醉最终由医生考虑患者的风险和意愿后自行决定。

全身麻醉可减轻患者的焦虑、不适，患者配合较好。目前还没有一种全身麻醉技术是否优于另一种的试验。全身麻醉时，最重要的注意事项是仔细观察围术期的血流动力学，特别是在已知不稳定的时期，如诱导、插管、钳夹的放置或松开，以及麻醉苏醒。可用各种药物来实现这一目的。谨慎的做法是使用各种现成的短效血流动力学药物来控制包括心率和血压在内的血流动力学变化。

如果用局部麻醉，神经阻滞最常用。下肢皮肤神经支配由腰丛神经（主要在膝盖以上）和腰骶神经丛（主要在膝盖以下）提供。腰丛由 $L_1 \sim L_4$ 的前支组成，偶尔还有变异，来自于 T_{12} 的前支（腰丛最终分为股神经、股外侧皮神经和闭孔神经）。骶丛由 $L_4 \sim S_3$ 的前支组成（最终分支为坐骨神经，再进一步分支成为胫神经和腓总神经）。一般情况下，要谨慎地滴注局部麻醉药，慢慢将麻醉平面提高到 T_{10} 水平，以便麻醉适应手术要求，同时最大限度地减少血流动力学波动。使用短效药物轻度镇静可以作为神经阻滞或局部麻醉的补充。

虽然外周血管横向钳夹的血流动力学和生理紊乱通常比主动脉横向钳夹要轻，但在这一类患者中观察到的大出血和血流动力学不稳定的风险使动脉血压监测成为理想的监测。应确保充足的静脉通路和可用的血制品。中心静脉通路很少被使用，除非患者有特殊因素需要放置或外周通路有问题。

2. 腔内下肢周围动脉修复术 一般来说，腔内腹股沟下血管干预适合 MAC 或局部麻醉。可经皮或小切口获得动脉入路，通常是在外科医生实施的局部麻醉下进行。多种短效药物已被成功用于 MAC。最常见的是短效阿片类药物（如芬太尼或瑞芬太尼）、苯二氮䓬类药物或低剂量的镇静药，如丙泊酚或右美托咪定。一般来说，腔内血管治疗过程中血流动力学紊乱和失血极少。没必要行有创监测。和其他手术一样，如果手术或麻醉管理中出现并发症必须迅速转换为全身麻醉。有些患者可能不适合 MAC（如不能平躺或不能配合），在这种情况下，全身麻醉可能是一个更谨慎的策略。

3. 围术期的挑战 腹股沟下血管修复术中的挑战通常继发于与周围血管钳夹和松开相关的血流动力学改变。总的来说，与主动脉横向钳夹相比，外周血管钳夹的耐受性较好，后负荷、血流动力学和心肌壁应力的变化相对平稳。与主动脉横向钳夹一样，外周血管钳夹的松开可引起外周血管阻力的降低和炎症介质的释放，从而导致低血压。充足的容量负荷，血管升压药和强心药的使用，以及与手术团队的密切沟通，可以防止在这个关键时期血流动力学的严重紊乱。

心脏病患者行胸科非心脏手术

The Cardiac Patient for Thoracic Noncardiac Surgery

Alexander Huang　Peter D. Slinger　Steven M. Neustein　Edmond Cohen　著

翁莹琪　译

第 14 章

要点

1. 心脏病患者和曾经接受过心脏手术的患者经常要进行诊断性或治疗性的胸腔内非心脏手术。

2. 患有冠状动脉性心脏病、瓣膜性心脏病、心肌病或肺动脉高压的患者可能需要行肺隔离和单肺通气（one-lung ventilation，OLV）的手术。OLV 可能会带来严重的缺氧风险。在 OLV 期间处理缺氧的阶梯形措施很重要。

3. 心输出量低的患者在 OLV 期间容易发生快速氧饱和度降低，开胸手术或胸腔镜手术时经常需要正性肌力支持。

4. 在胸外科手术中用双腔支气管导管或支气管堵塞器进行 OLV。困难气道或术后仍需插管的患者进行肺隔离时可选择支气管堵塞器。但是，双腔管的使用更为频繁，因为它们在手术过程中位置稳定并且能够抽吸。

5. 经食管超声心动图检查是胸外科非心脏手术时的有力工具。它可用于诊断或评估纵隔病变与邻近结构（心脏、肺、大血管）之间的关系，或者血流动力学不稳定时协助治疗。

6. 进行任何胸腔内或气道操作之前，麻醉科医师回顾患者的胸部影像学资料以制订恰当的气道管理策略非常重要。

7. 使用硬质支气管镜处理下气道病变时，麻醉的管理非常重要。

8. 纵隔肿瘤患者需要仔细评估和观察，以免在麻醉诱导期间发生心肺功能衰竭。麻醉诱导时可能需要清醒气管插管、使用硬质支气管镜或体外循环（CPB）；或者对于压迫明显的肿块应考虑微创手术。

关键词

胸科手术；单肺通气；双腔管；支气管堵塞器；低氧血症；气管切除；纵隔肿瘤

患有基础心脏病和曾接受过心脏手术的患者后续可能由于非心脏问题需要进行胸腔内的诊断或治疗性手术。本章不是对胸外科手术麻醉的全面综述，这方面的相关资料见"推荐读物"。本章介绍了对需要行非心脏胸外科手术的心脏病患者进行围术期管理的关键注意事项。

一、心脏病患者肺切除手术的麻醉管理

（一）冠状动脉疾病

吸烟在胸外科手术患者中很普遍，因此这些患者也有患心血管疾病（包括冠状动脉和周围血

管疾病）的风险。尤其是患有冠状动脉性心脏病的患者在术前需要进行适当治疗。这些患者可能患有动脉粥样硬化和高血压，可能正在服用 β 受体拮抗药和他汀类药物，这些药物应在整个围术期（包括手术当天）持续服用。已经证明，使用他汀类药物可降低血管外科手术患者的围术期心血管风险。

除非有禁忌证，冠状动脉性心脏病患者也可服用阿司匹林。如果放置了冠状动脉支架，则患者需要终身服用阿司匹林。目前放置的大多数冠状动脉支架为药物洗脱支架，因此还需要服用另一种抗血小板药物如氯吡格雷等，这些药物也可能需要持续使用 1 年。通常，在手术前至少停用氯吡格雷 5 天（最好是 7 天）以获得进行神经阻滞镇痛的条件。术前和术后应当继续服用阿司匹林，特别是当患者最近刚放置了支架时。美国心脏病学会指南建议，如果可以，手术应推迟至药物洗脱支架置入后 1 年。这种延迟不太适合可能患肺癌的情况，因为长时间推后手术的过程中疾病可能扩散。但是，一些研究支持推迟手术至裸金属支架置入术后 6 周，并提示药物洗脱支架置入术 6 个月后行手术的风险很小（图 14-1）。围术期支架内血栓形成的风险通常会超过继续服用阿司匹林治疗引起额外出血的风险。最近一项大型前瞻性研究纳入了 10 000 余例，其结果确实表明围术期持续使用阿司匹林增加了出血风险，但不影响心血管风险。不过，该研究排除了在 1 年内放置药物洗脱支架的患者。

避免术中心肌过度耗氧很重要，因为这可能导致心肌缺血。可使用 β 受体拮抗药控制心率增快。喉镜显露、术中刺激和麻醉苏醒阶段发生的交感激动可引起心动过速和高血压，这种情况可以使用短效 β 受体拮抗药艾司洛尔迅速控制。双腔管（double-lumen tube，DLT）的放置比单腔管（single-lumen tube，SLT）的放置更困难，长时间的喉镜显露更可能发生交感神经兴奋。在这些情况下，硝酸甘油也可用于治疗高血压，并可与艾司洛尔合用，尤其是在患者心率快且血压持续升高时。硝酸甘油可舒张静脉并同时扩张冠状动脉。

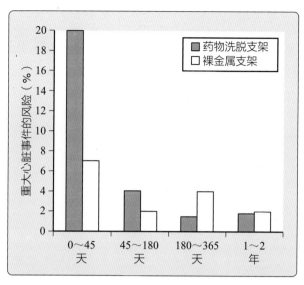

▲ 图 14-1 超过 2000 名接受冠状动脉支架置入术的患者在择期非心脏手术后 30 天内发生重大心脏事件的风险。在裸金属支架（BM）置入术 6 周后和药物洗脱支架（DE）置入术后 6 个月后风险降至最低

经许可转载，引自 Wijeysundera ND, Wijeysundera HC, Wasowicz M, et al. Risk of elective major noncardiac surgery after coronary stent insertion. *Circulation*. 2012: 126:1355..

除了注意氧需相关的缺血，还必须保持患者充足的心肌氧供。有心肌缺血风险的患者，可能无法耐受单肺通气（OLV）期间相对较低的血氧饱和度。血氧含量的降低可促进心肌缺血的发生，心肌缺血也可能导致心律不齐。如果氧饱和度下降，我们可能需要重新启动双肺通气或持续气道正压通气（CPAP）。在胸腔镜手术中，只能使用较小的 CPAP 以免影响手术。

贫血会影响心肌的氧供和氧需。血红蛋白水平降低减少血氧含量。此外，贫血可能导致代偿性心动过速，增加心肌氧需。一些患者不能很好地耐受贫血，尤其是在心动过速的情况下，因此这些患者应该输血。术中使用 β 受体拮抗药的患者可能无法很好地耐受贫血。

与胸腔镜手术相比，开胸切口在康复过程中伴随有更多的疼痛。疼痛会引起交感神经刺激并增加心肌氧需。有效的术后镇痛对这类患者尤为重要，如果可能，建议使用硬膜外或椎旁导管连续镇痛。对于服用氯吡格雷的患者，需要根据美国局部麻醉学会的指南提前计划停用 1 周。否则，需要推迟手术或不使用硬膜外或椎旁导管的麻醉下进行手术，而这会增加重症肺病患者围术期的肺部风险。

有吸烟史和严重冠状动脉性心脏病的患者可能曾发生过心肌梗死并导致了心肌病。此类患者可能体内有心脏复律除颤器，需要制订围术期管理策略。这些患者需要较高的吸入氧浓度以避免 OLV 期间发生低氧血症，从而限制了氧化亚氮（N$_2$O）的使用。通常，患者会使用强效吸入麻醉药，尽管使用超过 1 个最低肺泡有效浓度（minimum alveolar concentration，MAC）的吸入麻醉药可能会干扰缺氧性肺血管收缩（hypoxic pulmonary vasoconstriction，HPV）。左心室射血分数低的患者可能无法耐受较高剂量强效吸入麻醉药引起的心肌抑制作用。术中同时使用瑞芬太尼可提供镇痛，不会引起血管舒张或心肌抑制，并且有助于术后快速苏醒，避免长时间呼吸抑制，它的使用可以减少强效吸入麻醉药的用量。尽管较高剂量的强效吸入麻醉药可抑制 HPV，但与丙泊酚和瑞芬太尼相比，在胸外科手术中使用七氟醚可降低炎症介质的水平。为了维持足够的灌注压，可能需要在给予麻醉药的同时泵注升压药。如果心肌病严重，则应谨慎放置中心静脉导管，以建立中心静脉通路给予去甲肾上腺素或去氧肾上腺素之类的药物。框 14-1 总结了治疗冠状动脉性心脏病患者的策略。

（二）瓣膜性心脏病

合并瓣膜疾病的患者进行胸外科手术时也有特殊的注意事项。尤其是患有主动脉瓣狭窄的患者，需要维持心脏前负荷、外周血管阻力（SVR）和心肌收缩力。由于血管扩张和心肌抑制作用，此类患者可能无法耐受较高剂量的强效吸入麻醉药。主动脉瓣狭窄的患者可能患有代偿性向心性左心室肥大和舒张功能障碍。进行胸外科手术的患者容易发生房性心律失常，尤其是在开胸手术时。因为主动脉瓣狭窄和心室肥大患者依赖心房收缩增加心室充盈，所以可能难以耐受房性心律失常。患者也可能不能耐受硬膜外镇痛引起的交感神经阻滞和血管扩张。应使用稀释浓度的局部麻醉药，如 0.1% 丁哌卡因，并应使硬膜外镇痛逐渐起效。除了维持充足的容量并避免过度的心肌抑制和血管扩张外，在全身麻醉期间可能还需要泵注缩血管药物。静脉使用瑞芬太尼可作为一种有益的补充，在不引起心肌抑制或血管扩张的情况下发挥镇痛作用。

如果有瓣膜下的流出道梗阻，术中处理则与主动脉瓣狭窄不同。肥厚型心肌病患者可能发生瓣下流出道梗阻。如果压力梯度很大，避免心肌收缩力的增加则十分重要；在这种情况下，β 受体拮抗可能有所帮助。保持足够的前负荷和后负荷尤为重要，这样可以避免流出道梗阻和二尖瓣收缩期前向运动，以及与之相关的二尖瓣反流。与主动脉瓣狭窄和相关的心室肥大一样，瓣下流出道梗阻患者对房性心律失常的耐受性较差。反流性瓣膜病患者可能会更好地耐受强效吸入麻醉药，因为在这种疾病情况下，强效吸入麻醉药的血管扩张作用能促进前向血流。在这些患者中也必须保持足够的心脏前负荷。

过去，存在明显的心功能不全或瓣膜疾病是放置肺动脉导管的指征，以监测肺动脉压（PAP）和测量心输出量。目前，绝大多数胸腔手术都不再使用肺动脉导管，因为没有证据显示它能改善手术预后。如果误解数据，肺动脉导管（pulmonary artery catheter，PAC）也容易被滥用。但是，存在严重肺动脉高压是使用 PAC 进行监测的指征，以指导一氧化氮（NO）或其他肺血管扩张药的给药。

使用动脉波形评估收缩压或脉压变化可预测患者对输液的反应性。与呼吸有关的下降超过

框 14-1　冠状动脉疾病患者围术期管理的策略

- 如果有冠状动脉支架，则术前阿司匹林维持用药
- 术前维持使用 β 受体拮抗药
- 如果可以，术前 7 天停用氯吡格雷使患者能接受椎管内镇痛
- 在单肺通气期间避免低氧血症
- 避免贫血
- 避免心动过速
- 保持足够的灌注压
- 使用硬膜外或椎旁术后镇痛

13% 表明该患者对液体治疗有反应。9%～13% 的变化反映了中等程度的可预测性，即患者可能处于补液反应的灰色地带。如果收缩压或脉压变异度<9%，则患者不太可能对补液产生反应。关于中心静脉压（CVP）是否在麻醉期间预测液体反应有效存在一些质疑。但是，在开胸的情况下，CVP 用于预测患者对液体的反应性可能比动态前负荷监测更有效。胸腔手术输液管理的总目标是避免过多输液，较大范围的肺切除术（尤其是右肺切除术）后发生肺水肿的可能性更高。对液体反应的准确预测可避免不必要的 IV 液体治疗。

（三）心肌病

在开胸或胸腔镜手术的单肺通气期间，非通气侧的肺内占 20%～30% 的分流血量。如果心输出量也下降，混合静脉血氧饱和度的下降将导致动脉血氧饱和度的下降。因此，患有心肌病的患者可能对 OLV 的耐受性较差。他们需要监控静脉血氧饱和度和正性肌力药支持以维持心输出量。对于患有难治性室性心律失常患者，在进行电视胸腔镜外科手术（video-assisted thoracic surgery，VATS）心脏交感神经切除时，这一点尤其要注意。这种手术在药物或消融难治的快速室性心律失常和长 QT 间期综合征患者中越来越常用。该方法是通过左或双侧 VATS 进行。术中注意事项包括对置入的电子抗心律失常设备、经皮除颤器垫进行重新编程，以及在 OLV 期间优化心输出量和氧合的措施。这些患者在 OLV 期间氧饱和度下降后恢复缓慢，因此最好用下面 OLV 管理一节中讨论的预防措施避免氧饱和度下降。

（四）肺动脉高压

患有肺动脉高压［通过肺动脉导管测量的平均肺动脉（PA）压力>25mmHg 或超声心动图测量的收缩压 PAP>50mmHg）］的患者可能需要进行各种胸外科的非心脏手术，包括肺恶性或良性病变切除术、食管癌手术或血管手术。与肺动脉压正常的患者相比，患有肺动脉高压的患者发生呼吸系统并发症和非心脏手术后需要长时间气管插管的风险增加。关于肺动脉高压患者的麻醉本书中已有许多内容。肺动脉高压的分类在第 7 章中讨论，其中还包括原发性和继发性肺动脉高压的病因，如动脉性肺动脉高压、肺静脉闭塞性疾病、左心疾病、肺疾病和慢性低氧血症、肺部血栓栓塞性疾病，以及各种自身免疫、代谢和全身性疾病。麻醉科医师经常会遇到两种主要的肺动脉高压类型，包括左心疾病引起的肺动脉高压和肺疾病引起的肺动脉高压（框 14-2）。大多数麻醉文献都集中在患有心脏基础病的患者上。但是，进行非心脏手术的患者更有可能存在继发于肺部疾病的肺动脉高压，这两类肺动脉高压的麻醉管理有很大的差异。本节重点介绍由肺疾病引起的肺动脉高压患者。对于这种类型的肺动脉高压患者，麻醉管理的知识多来自肺内膜剥脱术和肺移植的临床经验。

尽管估计值因疾病的严重程度和测量方法而异，但是在严重的慢性肺部疾病中，肺动脉高压的患病率为 40%～50%。随着 PAP 升高，张力增加导致右心室肥大并功能障碍，肺心病的表现也愈加明显。在美国，肺心病患者占所有心力衰竭入院人数的 10%～30%，其中 84% 是继发于慢性阻塞性肺疾病。右心室（RV）缺血的风险也增加了。通常右心室在整个心动周期中都能得到灌注。但是，肺动脉传递到 RV 壁和室腔内的高压力可能会限制收缩期右冠状动脉的灌注，尤其是当 PAP 接近体循环压力时。避免低血压是治疗这些患者的关键。

肺动脉高压 RV 功能不全对麻醉有多种影响。血流动力学目标类似于其他心输出量相对固定的

框 14-2　麻醉相关肺动脉高压改良分类

左心疾病
- 收缩功能障碍
- 舒张功能障碍
- 二尖瓣疾病：狭窄、反流
- 先天性心脏病

肺部疾病
- 肺血管疾病
- 慢性肺疾病、低氧血症、睡眠呼吸暂停
- 血栓栓塞性肺动脉高压
- 其他：自身免疫、代谢和全身疾病

疾病。应注意避免会增加肺血管阻力（PVR）的生理状态，如低氧血症、高碳血症、酸中毒和低体温。患者常常难以耐受心动过速和心律不齐等影响 RV 充盈的疾病。理想情况下，患者麻醉后 RV 收缩力和 SVR 将保持不变或增加，PVR 降低。这将确保血液向前流动，并使 RV 缺血的风险降至最低。在实践中，实现这些目标可能具有挑战性，因为麻醉药通常引起 SVR 降低（如丙泊酚和吸入麻醉药），而对 PVR 的作用多变。

氯胺酮是一种适合肺部疾病引起的肺动脉高压的麻醉药。氯胺酮具有拟交感作用，增加心脏收缩力和 SVR，但其对 PVR 的作用是有争议的。虽然氯胺酮可能使肺动脉高压恶化，但动物和人类临床研究表明，氯胺酮在某些情况下可能会降低 PVR。有趣的是，在作者所在的（A. H.，P. D. S.）机构中，氯胺酮经常且安全地用于严重肺动脉高压患者的麻醉诱导。多巴酚丁胺和米力农等扩血管强心药可能改善继发于左心疾病的肺动脉高压患者的血流动力学。但是，它们往往会导致心动过速和 SVR 降低，从而可能导致继发于肺疾病的肺动脉高压患者的血流动力学情况恶化。为了维持体循环血压高于肺动脉压，通常使用去氧肾上腺素或去甲肾上腺素等升压药。两者中去甲肾上腺素更适于肺动脉高压患者，因为它可以维持心脏指数并降低 PAP 与体循环压力（systemic blood pressure，SBP）的比值。相反，去氧肾上腺素导致心脏指数下降，而 PAP ∶ SBP 的值保持不变。血管加压素越来越常用于维持体循环压力。血管加压素可以显著增加肺动脉高压患者的 SBP 而不影响 PAP。患有严重肺动脉高压的患者应考虑吸入选择性肺血管扩张药，包括 NO（10～40ppm）或雾化的前列腺素类药［前列环素 50ng/（kg·min）］（图 14-2）。肺疾病导致的肺动脉高压患者如发生右心衰竭，有效的药物治疗策略是联合使用一种强效的血管收缩药，以及一种吸入性肺动脉扩张药（图 14-3）。需要吸入 NO 的患者可在术后停用以口服西地那非替代。

极（高或低）的潮气量会导致肺泡外或肺泡间血管受压，这两者都会导致 PVR 增加（框 14-3）。因

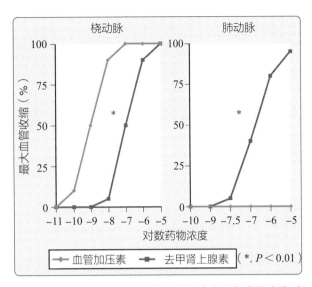

▲ 图 14-2　血管加压素和去甲肾上腺素引起离体人桡动脉（左）和肺动脉（右）的最大血管收缩的剂量 - 反应曲线。血管加压素不引起肺动脉收缩，其他被研究的血管收缩药（包括去氧肾上腺素和间苯二酚）在两种类型的动脉中都显示出相似的剂量 - 反应模式

经许可转载，引自 Currigan DA, Hughes RJA, Wright CE, et al. Vasoconstrictor responses to vasopressor agents in human pulmonary and radial arteries. *Anesthesiology*. 2014; 121: 930–936.

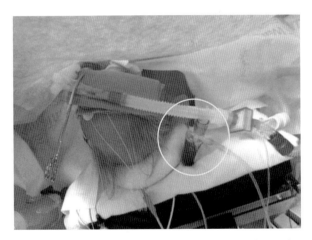

▲ 图 14-3　前列环素可以连续输送到标准麻醉回路中，并根据需要滴定剂量。图片中为肺动脉高压患者在胸外科手术和 OLV 期间，前列环素雾化后通过 DLT 输送到通气的肺

此，应避免使用肺不张和肺过度膨胀的通气策略。

超声心动图可用于肺动脉高压患者的诊断和管理。然而，我们应该认识到，在超过 40% 的患者中，经胸超声心动图评估的 RV 收缩压与经

框 14-3　继发于肺疾病的肺动脉高压的管理原则

- 尽可能避免低血压和使用血管扩张性麻醉药
- 氯胺酮不会加重肺动脉高压
- 使用升压药维持平均收缩压，如去甲肾上腺素、去氧肾上腺素、血管升压药
- 如果需要，使用吸入性肺血管扩张药（一氧化氮、前列环素），而不是静脉输注血管扩张药 PRN
- 如果需要，谨慎使用胸段硬膜外麻醉并合用强心药
- 监测心输出量

肺动脉导管的测量值之间可能差 ±10mmHg，并且有低估的趋势。通常推荐使用经食管超声心动图（TEE）在术中监测肺动脉高压患者的 RV 功能。尽管超声心动图对于区分功能正常的右心室和运动减退的扩张右心室非常有用（这与心脏手术的预后相关），但如要对 RV 功能进行每分钟的连续客观监测，TEE 并不是理想的监测手段。这是因为右心室在三维上是一个非常复杂的非几何结构。目前，哪怕在最好的情况，使用标准二维 TEE 持续监测 RV 局部功能的微小变化下是很困难的。超声心动图技术（尤其是三维 TEE）的进步，未来可能会使持续客观地监测 RV 功能成为可能。

目前，肺动脉导管仍然是肺动脉高压患者行非心脏胸外科手术时的基本术中监测。但必须明白的是，单独的 PA 数据可能会误导这些患者。PAP 上升总是一个坏兆头。而 PAP 下降可能是表明肺血管扩张的好征象，但也可能是非常糟糕的征象，提示即将发生 RV 失代偿。因此，PAP 数据必须与心输出量、混合静脉血氧饱和度、CVP 数据一起评估。

虽然已有多例成功应用腰椎硬膜外镇痛和麻醉成功治疗肺动脉高压产科患者的病例报道，但胸段硬膜外镇痛治疗肺动脉高压的报道却很少。由肺部疾病引起的肺动脉高压患者的血流动力学稳定极度依赖于兴奋性的心脏交感神经支配。升胸行肺切除术的患者，使用胸段硬膜外麻醉会损害基线 RV 收缩力，但并不影响 RV 后负荷急剧上升引起的 RV 收缩性的代偿性增加。由于这些

患者术后呼吸系统并发症的风险增加，采用术后胸段硬膜外镇痛通常是可取的。然而，我们必须认识到，在使用胸段硬膜外局部镇痛期间这些患者通常需要使用小剂量地输注正性肌力药或血管升压药。这可能需要继续进行中心静脉置管和入住重症监护病房。在心功能正常的患者中，椎旁镇痛的患者比胸段硬膜外镇痛的患者在开胸术后的血流动力学稳定性更好，但这一现象尚未在肺动脉高压患者中进行专门研究。

上面的患者人群（冠状动脉疾病、心肌病和肺动脉高压）是通过开胸进行胸外科手术的高风险人群，发生心、肺并发症和总体并发症的风险增加。因此，传统上这些患者并不是合适的手术人选。然而，新的证据证明了 VATS 技术在高危患者中的安全性，其并发症发生率比接受开胸手术的高危患者更低，而与接受 VATS 的非高危患者并发症发生率相当。

二、心脏病患者行胸科手术的肺隔离

使用单肺通气极大地促进了胸腔内手术。肺、食管、胸主动脉或纵隔肿块的手术通常需要肺萎陷，以确保术野静止并获得最佳的手术显露。

Robertshaw 型 DLT 用于临床已有半个多世纪，被认为是实现肺隔离的金标准。左侧 37-FrDLT 最常用于女性，而 39-FrDLT 用于普通男性。右侧 DLT 不太常用。它有一个甜甜圈形状的支气管套囊，允许右上叶通气口跨于右上叶开口上。Univent 管（Fuji Corp.）或独立支气管内堵塞器（endobronchial blocker，EBB）被作为 DLT 的替代品用于临床。这些堵塞器有转向机制，可以将它们引导到特定的支气管中。使用 Arndt 堵塞器（Cook Medical），纤维支气管镜检查（fiberoptic bronchoscopy，FOB）可引导堵塞器到达所需的主支气管。Cohen Flexitip 支气管堵塞器（Cook Medical）使用可弯曲的柔软尖端，可以通过旋转转轮而转向，Uniblocker（Fuji Corp.）具有像曲棍球棒一样的固定弯曲尖端。最近用于临床实践的 EZ-Blocker（Teleflex Medical

Incorporated）是一种 7.0-Fr 导管，其远端延伸部分设计成 Y 形横跨隆突；每侧肺都都可以选择性地萎陷。无论是使用 DLT 还是 EBB 来进行肺隔离，都应通过纤维支气管镜确认位置良好。

肺隔离设备的选择取决于个人经验、舒适度和患者安全。执业麻醉科医师应熟悉各种可用设备，以便为每位患者作出最佳选择。患有严重心脏病和相关并发症的患者如计划接受需要肺隔离的手术，对麻醉科医师来说将是一个挑战。这些患者对任何血流动力学不稳定的情况都高度敏感，并且对任何时长的低氧血症耐受性都较差。在为接受肺部手术的心脏病患者选择最佳肺隔离措施时需要考虑几个问题，下面将详细介绍。

（一）双腔管

1. **优点**　任何时候，当健侧肺可能受到来自患侧肺的血液或脓液污染时，必须进行肺隔离。当需要肺隔离时，使用 DLT 比 EBB 更可取，因为它们提供了更佳的保护性密闭，以防止健侧的肺受到污染。不建议用 EBB，因为 EBB 的套囊为低压高容套囊，通常无法完全密闭主支气管。其次，双侧肺移植、双侧交感神经切除术和双侧肺楔形切除术等双侧手术首选 DLT。如果插管到位，它们能最大限度地减少操作和由此造成的血流动力学反应。DLT 到位后更稳定，在手术操作和患者摆体位期间移位的可能性更小。这对于有心脏病的患者很重要，因为对气管支气管树的任何刺激都会引起心动过速、高血压和心肌缺血。此外，通过 DLT 的管腔抽吸黏稠的分泌物或血块更容易。积极的肺冲洗对心脏病患者尤其重要。最后，大多数麻醉科医师和外科医生都熟悉 DLT 并且能够轻松地管理它们。

2. **缺点**

(1) 插管困难：双腔管体积较大，与单腔气管导管相比可能更难插入和定位。如果患者需要术后通气支持，从 DLT 转换到 SLT 可能具有挑战性，反之亦然。换插管可能会诱发心血管反应，对心脏病患者有害。气管插管会引起应激反应，导致交感神经活动增加，从而可能导致高血压、心动过速和心律失常。由于冠状动脉灌注不足，这些血流动力学变化可能对高血压和心肌缺

血患者造成不利影响。

(2) 气道损伤：既往研究发现使用 DLT 与术后咽痛、声嘶，以及咽或支气管树撕裂（某些情况下）发生率增高相关（图 14-4）。与 DLT 相比，使用 EBB 可减少术后声嘶和缩短咽痛的天数。此外，堵塞器与声带损伤的发生率降低有关。心脏病患者经常因心脏支架或心律失常而接受抗凝治疗，任何额外的伤害都会显著增加并发症的风险并延长康复时间。

（二）用于肺隔离的支气管堵塞器

可以放置支气管内堵塞器以实现肺隔离，并且对心脏病患者发挥多种优势。最显著的优点是降低血流动力学应激。因为 EBB 是通过单腔气管导管置入的，所以刺激较插入和操作 DLT 小。EBB 对气道困难或气管支气管树异常的患者是有利的。此外，气管切开术或需要鼻插管的患者通常使用 EBB 进行治疗。最后，一些从重症监护病房到达手术室（OR）的患者是已经行气管插管的；插入 EBB 是避免更换已有单腔气管导管的最佳选择。

（三）胸主动脉瘤术中的肺隔离

由于解剖关系密切，胸主动脉瘤可能会压迫

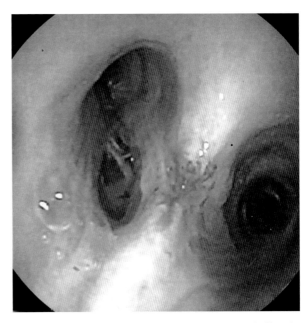

▲ 图 14-4　通过纤维支气管镜拍摄的左主支气管后侧膜部裂伤的图像，该裂伤由左侧 DLT 造成，位于隆突稍远侧

气管水平的气道，更常见的是压迫左主干支气管（left mainstem bronchus，LMB）。患有胸降主动脉瘤和 LMB 受压且需要肺隔离的患者应采用右侧 DLT（图 14-5）。在这些患者中置入左侧 DLT 是困难而危险的，存在气道损伤和动脉瘤破裂的风险。胸降主动脉瘤修复手术中使用 DLT 可改善手术显露并更易于清除血液和分泌物。使用 EBB 修复胸主动脉瘤仅限于插管或支气管内置入 DLT 困难的情况。

（四）食管手术的肺隔离

在美国，每年有 17 000 名患者被新诊断为食管癌，15 000 名患者死于该病。最常见的食管癌类型是鳞状细胞癌，通常发生于有大量吸烟和酗酒史、身体虚弱、患有慢性阻塞性肺疾病（COPD）和肺功能差的病情较重患者。腺癌通常见于胃食管反流患者。

食管切除术的手术入路有以下 3 种：①IvorLewis 食管切除术，腹部切开，右侧开胸，在上胸部行吻合；②经食管裂孔切除术，经腹腔切口切除食管肿瘤，不开胸，将胃拉到胸骨后方在左颈部行吻合；③微创食管切除术，腹部和胸部手术分别通过腹腔镜和胸腔镜进行。

对于外科医生必须在右侧开胸的手术，可

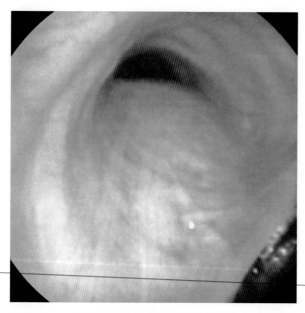

▲ 图 14-5　通过纤维支气管镜拍摄的由胸降主动脉瘤引起的左主支气管后部受压的图像

以使用 DLT 或单独的 EBB 进行单肺通气，这些手术中选择 EBB 有以下几个原因。误吸是这些患者的主要问题。残留食物可能位于梗阻部位近端，或者先前的放射治疗可能会损害食管功能。推荐快速序贯插管或清醒插管，用 SLT 保护气道，然后放置 EBB 是最安全的方法。这些手术可能会耗时很长并且需要大量的液体输入，这可能会导致气道水肿。如果患者需要术后呼吸支持，将 DLT 更换为 SLT 时对气道失去控制，因此应在气道交换导管和视频喉镜的帮助下进行。无论使用哪种设备，最终麻醉科医师和外科医生的熟悉程度和舒适度决定了患者的最佳管理方法。

三、单肺通气的管理

在 OLV 期间，麻醉科医师有一个独特且相互矛盾的目标，即尽量使非通气肺的肺不张达到最大以改善手术入路的显露，同时尽量避免通气肺（通常是依赖肺）的肺不张以优化气体交换。这对于患有心脏基础疾病的患者尤其具有挑战性。OLV 之前非通气肺中的混合气体对该肺的塌陷速度有显著影响。由于其血–气溶解度低，氮气（或空气–氧气混合物）会延缓肺塌陷。这会造成微创手术开始时术侧胸腔的手术视野受限。因此在术侧肺萎陷开始之前应当用纯氧通气来彻底脱氮。

在 OLV 开始前的双肺麻醉期间，通气肺的肺不张会进展。执行通气肺的复张手法（类似于 Valsalva 手法）是有用的，在 OLV 开始后立即保持通气肺在 $20cmH_2O$ 的吸气末压力下 15～20s 以减少这种肺不张。在随后的 OLV 期间，肺复张对于维持 PaO_2 水平十分重要。

（一）低氧血症

影响胸外科手术麻醉管理的一个主要问题是 OLV 期间低氧血症的发生。OLV 期间氧饱和度没有普遍可接受的最安全下限。90%（$PaO_2 \leqslant 60mmHg$）的动脉血氧饱和度通常被视为可接受的最低限度。然而，由于局部血流受限（如冠状动脉或脑血管疾病）和氧运输受限（如贫血或心肺储备减少），器官处于缺氧风险患者的最低可接受氧饱和度会更高。已经证明，OLV期间COPD患者在等容血液稀释期间比正常患者更快地发生氧饱和度下降。

以往，OLV期间低氧血症时有发生。据报道，1950—1980年，低氧血症的发生率（动脉血氧饱和度<90%）达到了20%～25%。而目前报道发生率<5%。改善的原因可能包括肺隔离技术的改善，如常规采用纤维支气管镜检查以避免DLT引起的肺叶堵塞；麻醉药物的发展，对缺氧性肺血管收缩的抑制更少；对OLV病理生理更多的了解。OLV生理的变化包括机体重新分配肺血流至通气侧的肺。麻醉科医师在OLV期间的管理目标是尽可能增加非通气侧肺的肺血管阻力，同时将通气侧肺的肺血管阻力降至最低。理解这一生理的关键在于理解肺血管阻力与肺容量之间呈双曲线相关。肺血管阻力在功能余气量时最低，当肺容量高于或低于功能余气量时，肺血管阻力增加。为了优化OLV期间肺血流的分布，麻醉科医师的目标是保持通气侧肺尽可能地接近其功能余气量，并促进非通气侧肺的萎陷以增加其肺血管阻力。

大部分的胸科手术在侧卧位下进行。侧卧位行OLV患者的PaO_2水平显著高于仰卧位OLV的患者，因为重力会增加卧侧通气肺内的血流。这对于肺功能正常和COPD的患者都适用。

（二）缺氧性肺血管收缩

缺氧性肺血管收缩使非通气侧肺的血流减少50%。HPV的主要刺激因素是肺泡氧张力（PAO_2），其刺激毛细血管前血管收缩，使通过NO或环氧酶合成通路途径使肺血流远离缺氧的肺区。混合静脉血氧分压（PvO_2）也是HPV的激发因素，尽管其作用被认为较PAO_2弱。HPV对肺泡缺氧具有双相时间反应。快速发作阶段立即开始，并在20～30min后达到平台期。第二个（延迟）阶段在40min后开始，几小时后进入平台期。HPV的消退也是双相的，并且PVR可能在较长的OLV后几小时都无法恢复到基线。这可能会导致双侧胸部手术过程中第二次肺塌陷期间低氧血症的发生率增加。HPV还具有预处理作用，对第二次缺氧挑战的反应将大于对第一次挑战的反应。

肺部的手术创伤会影响肺血流的再分配。手术可以通过在肺局部释放血管活性代谢产物来对抗HPV。相反，手术可以有意或无意地机械干扰单侧肺动脉或静脉血流，显著减少流向非通气肺的血流量。与正常氧合肺相比，通气使缺氧肺的血流量增加更多，这通常与临床无关，但会使HPV研究更复杂。血管扩张药如硝酸甘油和硝普钠可减弱HPV。一般来说，血管扩张药预计会导致OLV期间PaO_2恶化。HPV是肺的局部化学反应，胸段硬膜外交感神经阻滞可能对HPV很少或没有直接影响。然而，如果放任其导致低血压和心输出量下降，胸段硬膜外麻醉会对OLV期间的氧合产生间接影响。

（三）麻醉药的选择

所有挥发性麻醉药均剂量依赖性地抑制HPV。较早期的挥发性药物是HPV的强效抑制药，这可能是20世纪60—70年代报道OLV期间低氧血症发生率高的原因之一；那时许多研究使用了2～3MAC剂量的氟烷。

1MAC或更少剂量的现代挥发性麻醉药（异氟醚、七氟醚和地氟醚）是弱效的HPV抑制药。1MAC异氟醚等挥发性麻醉药抑制HPV总反应的20%，仅导致OLV期间总动静脉分流净增加4%，在大多数临床研究中这个差异小到难以检测。此外，当挥发性麻醉药通过肺动脉血而不是通过肺泡输送到血管收缩作用部位时，对HPV的抑制作用较小。这种模式类似于氧气激活HPV的特点。在OLV期间，挥发性麻醉药仅能通过混合静脉血到达缺氧的肺毛细血管。与使用1MAC的现代挥发性麻醉药物相比，全静脉麻醉并未显示出改善OLV期间氧合的临床获益。

与使用空-氧混合气体（24%）相比，使用笑气-氧气（N_2O-O_2）混合气体与侧卧位开胸术后放射检查诊断的卧侧肺不张（51%）发生率较高相关。N_2O可能增加肺动脉高压患者的PAP，并且抑制HPV。由于这些原因，胸科手术麻醉期间通常避免使用N_2O。

（四）心输出量

OLV期间心输出量改变的效应是复杂的。心输出量增加往往会导致肺动脉压增加和肺血管

225

床的被动扩张，这反过来会对抗 HPV，并且已被证明与 OLV 期间动静脉分流（Qs/Qt）增加有关。然而，在氧耗相对固定的患者中（如在稳定麻醉期间的患者），增加心输出量的效果是增加混合静脉血氧饱和度（oxygen saturation in mixed venous blood，S_vO_2）。因此，在 OLV 期间增加心输出量往往会增加分流和 S_vO_2，这两者对 PaO_2 有相反的影响。S_vO_2 的增加存在封顶效应。通过正性肌力药（如多巴胺）将心输出量增加到超常水平往往会对 PaO_2 总体产生负面影响。相反，允许心输出量下降将导致分流和 S_vO_2 下降，其净效应是降低 PaO_2。对于心脏储备有限的患者，维持心输出量非常重要。

（五）单肺通气期间的通气策略

在 OLV 期间用于管理通气肺的策略对两肺间的肺血流分布起着重要作用。许多麻醉科医师的做法是在 OLV 期间使用与双肺通气期间相同的大潮气量（例如，10ml/kg 理想体重）。这种策略可能使卧侧肺中的肺不张区域反复复张来减少低氧血症，并且与较小的潮气量相比，在 OLV 期间可能使 PaO_2 值更高。然而，OLV 期间较小潮气量配合呼气末正压通气（PEEP）成为现在的一种趋势。有多方面的原因，第一，OLV 期间低氧血症的发生率远低于 20～30 年前。第二，长期使用大潮气量有导致通气肺急性损伤的风险。第三，允许周期性肺不张和肺实质复张的通气模式似乎是有害的。需要根据患者的潜在肺力学实施个体化的通气技术。

（六）呼吸酸碱状态

在缺氧肺区域，HPV 的效力会被呼吸性酸中毒增强，被呼吸性碱中毒抑制。然而，在 OLV 期间，通气不足对气体交换没有净益处，因为呼吸性酸中毒优先增加氧合良好侧肺的肺血管张力，这会抵抗任何临床上有效的肺血流再分配。总体而言，过度通气的影响通常倾向于降低肺血管压力。

（七）呼气末正压

流经肺的血流阻力与肺容量呈双相模式，当肺处于其功能余气量（functional residual capacity，FRC）时阻力最低。使用适量的 PEEP 使通气的肺尽可能接近其正常功能余气量，有利于促进肺血流量流向该肺。已知会改变 FRC 的几个术中因素往往会导致通气肺的 FRC 低于其正常水平，这些包括侧卧位、肌肉松弛和打开非卧侧胸腔，这使得纵隔的重量压迫卧侧肺。由于 COPD 患者存在持续的呼气末气流，因此试图在 OLV 期间测量人类患者 FRC 变得复杂。因为试图通过 DLT 的一个管腔呼出相对较大的潮气量，许多患者实际上并未达到其呼气末平衡 FRC 肺容积。这些患者会出现动态过度充气和隐性呼气末正压通气（自动 PEEP）。

（八）内源性呼气末正压

内源性呼气末正压（曾称内生 PEEP；内生 PEEP；隐性 PEEP）最容易发生在肺弹性回缩力降低的患者中，如老年人和肺气肿患者。自动 PEEP 随着吸气 / 呼气（I∶E）比值的增加（随着呼气时间的减少）而增加。这种自动 PEEP 平均为 4～6cmH_2O，与前面提到的因素相反，在大多数的肺癌研究中，自动 PEEP 往往会减少 OLV 期间卧侧肺的 FRC。存在自动 PEEP 时，通过呼吸机回路向肺施加外部 PEEP 的效果是复杂的。与具有高水平自动 PEEP（＞10cmH_2O）的患者相比，具有非常低水平自动 PEEP（＜2cmH_2O）的患者接受中等（5cmH_2O）外部 PEEP 后，总 PEEP 增加得更多。在 OLV 期间应用 PEEP 是否会改善患者的气体交换取决于个体的肺力学。如果 PEEP 的应用倾向于使顺应性曲线上的呼气平衡位置移向曲线的低拐点（lower inflection point，LIP）（朝向 FRC），那么外源性 PEEP 是有益的（图 14-6）。如果 PEEP 的应用提高了平衡点，使其远离曲线的低拐点，那么气体交换就会恶化。

目前使用的麻醉呼吸机很难探测和测量自动 PEEP。为了探测自动 PEEP，呼吸回路必须在正常呼气结束时保持关闭，直到气道压力出现平衡。目前大多数重症监护呼吸机可用于准确测量自动 PEEP，但大多数麻醉呼吸机不能。

（九）潮气量

对于每个接受 OLV 的患者，会有一个潮气量、呼吸频率、I∶E 比和压力或容量控制通气的最佳组合。但是，使用现有的麻醉机，在提供

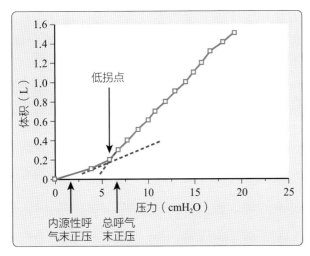

▲ 图 14-6　一名肺功能正常的年轻患者在单肺通气（OLV）期间的吸气静态顺应性曲线（患者行纵隔肿瘤切除术）。曲线的低拐点（功能余气量）在 6cmH₂O。患者在 OLV 期间有 2cmH₂O 的隐性呼气末正压通气（自动呼吸末正压通气）。在呼吸机上增加 5cmH₂O 呼吸末正压将总呼吸末正压提高到 7cmH₂O 并改善了 PaO₂。年轻患者和肺弹性回缩增加的患者（如由于限制性肺疾病）在 OLV 期间使用呼吸末正压增加 PaO₂

经许可转载，引自 Slinger P, Kruger M, McRae K, Winton T. Relation of the static compliance curve and positive end-expiratory pressure to oxygenation during one-lung ventilation. *Anesthesiology*. 2001;95:1096.

麻醉的同时评估这些参数是不实际的，临床医生最初必须依靠简化的策略（表 14-1）。潮气量变化的结果是不可预测的。这可能部分是由于潮气量与自动 PEEP 之间存在相互作用。对于大多数患者（COPD 患者除外），最初使用 5～6ml/kg 理想体重潮气量加上 5cmH₂O PEEP 似乎是 OLV 期间

合乎逻辑的起点。应控制潮气量，使气道峰压≤35cmH₂O。与之对应的是 25cmH₂O 的气道平台压。超过 40cmH₂O 的气道峰压可能导致 OLV 期间通气肺的过度充气损伤。将患者转向侧卧位会增加呼吸死腔和呼气末二氧化碳分压（partial pressure of end-tidal carbon dioxide，$P_{et}CO_2$）。这通常需要每分钟通气量增加 20% 才能保持相同的 PCO_2。$P_{et}CO_2$ 梯度的个体差异很大，并且 $P_{et}CO_2$ 用于 OLV 期间监测 PCO_2 的可靠性下降。这种作用可能是因为卧侧和非卧侧肺之间的 CO_2 排出存在差异。

（十）容量控制和压力控制通气

传统的容量控制通气已用于手术室内所有类型的手术。最近出现了具有压力控制模式的麻醉呼吸机，使得在胸外科手术中研究和使用压力控制通气成为可能。尽管气道峰压较低，但对于大多数患者而言，压力控制通气与容量控制通气相比并未显示出改善氧合的效果。压力控制通气时峰值压力的降低可能主要是在麻醉回路中，而不是在远端气道。压力控制通气能避免胸部手术操作导致的气道峰压突然增加。这对高容量或高压力导致肺损伤风险增加的患者有利，如肺移植后或全肺切除术期间。由于肺部手术期间肺顺应性的变化迅速，当使用压力控制通气时，输送的潮气量可能会突然变化，需要密切监测。

（十一）单肺通气期间低氧血症的预测

OLV 期间的低氧血症问题促进了胸科麻醉的大量研究。在绝大多数情况下，OLV 期间的低氧

表 14-1　建议的单肺通气参数

参　数	建　议	准则 / 特例
潮气量	5～6ml/kg	• 维持 – 气道峰值压力 < 35cmH₂O – 气道平台压力 < 25cmH₂O
呼气末正压（PEEP）	5cmH₂O	慢性阻塞性肺疾病患者：不加 PEEP
呼吸频率	12 次 / 分	耐受轻度高碳酸血症 PaCO₂（< 60mmHg）；在单肺通气期间动脉 – 呼气末二氧化碳分压梯度通常会增加 1～3mmHg
通气模式	容量或压力控制	有肺损伤风险的患者（如肺大疱、全肺切除术、肺移植后）使用压力控制模式
吸入氧浓度	开始为 100%	使用空氧混合降低吸入氧浓度，维持可接受的氧饱和度

血症是可预测（框 14-4）、预防和治疗的。

1. **术前通气/灌注扫描**　术中 OLV 期间的分流和 PaO_2 与术前通气/血流比值（V/Q）扫描确定的通气肺灌注分数高度相关。长期存在该侧肺病的患者会出现术侧通气和灌注减少，并且对 OLV 耐受性很好。同样，卧侧肺气体交换比例较高的患者在 OLV 期间往往氧合更佳。

2. **手术侧**　右侧开胸的患者在 OLV 期间往往分流更多、PaO_2 更低，因为右肺更大，通常比左肺多接受 10% 的血流量。在稳定的 OLV 期间，左右开胸手术之间的总体平均 PaO_2 相差 100mmHg。

3. **双肺氧合**　在侧卧位双肺通气期间 PaO_2 较高的患者在 OLV 期间往往氧合更好。这些患者可能有更好的通气/灌注的匹配能力（HPV 反应的个体差异），或者他们卧侧肺的肺不张可能较少。对于需要开胸但有卧侧肺挫伤的创伤患者来说，这是一个特别需要注意的地方。

4. **术前肺活量测定**　研究一致表明，控制先前提到的因素后，术前肺功能较好的患者在 OLV 期间氧合下降的可能性更大，PaO_2 值更低。临床上这种表现很明显，因为肺气肿性肺减容的患者通常对 OLV 耐受性非常好。如何解释尚不清楚，但可能与阻塞性气道疾病的患者在单肺通气半胸开放期间形成自动 PEEP，从而维持了更有利的 FRC 有关。

（十二）单肺通气期间低氧血症的治疗

在 OLV 期间动脉氧合下降，通常在 OLV 开始后 20～30min 达到最低点。在接下来的 2h 内，随着 HPV 升高，氧饱和度会稳定或略有上升。在 OLV 最初 10min 内大多数患者氧饱和度快速下降。在绝大多数情况下，OLV 期间的低氧血症很容易产生治疗反应。框 14-5 概括了以下有效疗法。

1. **恢复双肺通气**　将 DLT 或支气管堵塞器的套囊放气，对未通气的肺充气。这会干扰手术，但在严重或突发的氧饱和度下降时是有必要的。在氧合达到足够的水平后，麻醉科医师可以诊断氧饱和度下降的原因，并在尝试下次 OLV 之前采取相应的预防措施。

2. **增加吸入氧浓度**　确保输送的氧浓度为 1.0。这基本上适用于所有人，除了那些接受博来霉素或类似疗法（增强氧的肺毒性）的患者。

3. **用 FOB 重新检查 DLT 或支气管堵塞器的位置**　确保通气肺中没有肺叶被堵塞。

4. **检查患者的血流动力学，确保心输出量没有减少**　外科医生在肺切除术中意外压迫下腔静脉是很常见的，引起的血压和心输出量下降会造成患者 OLV 期间快速氧饱和度下降。按指征治

框 14-4　单肺通气期间低氧饱和度风险增加的相关因素

- 术前 V/Q 扫描中术侧肺的通气或灌注百分比高
- 双肺通气时 PaO_2 差，尤其是术中侧卧位时
- 右侧开胸
- 术前肺活量正常（FEV_1 或 FVC）或限制性肺疾病
- 仰卧位单肺通气

FEV_1. 第 1 秒用力呼气容积；FVC. 用力肺活量；V/Q. 通气/血流比值

框 14-5　单肺通气期间氧饱和度下降的治疗方法

严重或急剧氧饱和度下降：恢复双肺通气（如果可能）
逐渐氧饱和度下降

- 确保输送的氧浓度为 100%
- 用纤维支气管镜检查双腔管或支气管堵塞器的位置
- 确保最佳的心输出量；减少挥发性麻醉药至 < 1MAC
- 对通气的肺进行肺复张手法（这会使低氧血症暂时恶化）
- 通气侧的肺应用 5cmH$_2$O 的 PEEP（肺气肿病理患者除外）
- 非通气侧的肺应用 1～2cmH$_2$O 的 CPAP（在 CPAP 之前立即对该肺应用肺复张手法）
- 非通气肺的间歇性再充气
- 非通气肺的部分通气技术
  - 肺内吹入氧气
  - 肺叶充气
  - 肺叶萎陷（使用支气管阻塞器）
- 机械限制血液流向非通气肺

CPAP. 持续气道正压通气；MAC. 最小肺泡浓度

疗心输出量下降（例如，如果是由胸段硬膜外交感神经阻滞引起，则使用正性肌力药或血管收缩药）。停止使用血管扩张药并将挥发性麻醉药降至 1MAC 以下。

5. 进行肺复张手法　为消除任何肺不张，采用 $20cmH_2O$ 或更高的压力对肺进行充气，持续 $15\sim20s$。由于血流暂时重新分配到非通气肺，这可能会导致暂时性的低血压，以及 PaO_2 暂时性进一步下降。

6. 对通气肺应用 PEEP　为了获得最大的收益，必须在应用 PEEP 之前实施肺复张手法。在肺力学正常和因限制性肺疾病而肺弹性回缩增加的患者中，PEEP 将使通气肺的呼气末容积向 FRC 增加。个体患者的最佳 PEEP 是无法预测的，但 $5cmH_2O$ 水平是一个可用的设置起点。对自动 PEEP 水平较高的患者（如肺气肿患者），PEEP 将增加其呼气末肺容量。与 CPAP 不同，应用 PEEP 不需要对非通气肺进行再充气和干扰手术。对于增加肺功能正常患者 OLV 期间的 PaO_2，PEEP 与对非通气肺进行 CPAP 同样有效（图 14-7）。因此，对肺功能正常的患者，从开始 OLV 时就常规应用肺复张手法和 PEEP 是合情合理的。

7. 使用氧气对非通气肺进行 CPAP 是应用 PEEP 后的下一阶段治疗方法　当对非通气肺应用 CPAP 时需要注意，CPAP 必须应用于充气（复张后的）肺才能完全起效。肺不张区域的开放压力 $>20cmH_2O$，通过简单地应用 $5\sim10cmH_2O$ 的 CPAP 不会使这些肺单位复张。在 CPAP 应用前，即使是 5min 的肺萎陷也会对 OLV 期间的氧合产生不利影响。当 CPAP 应用于完全充气的肺时，可以使用低至 $1\sim2cmH_2O$ 的 CPAP。因为处于 FRC 的肺其正常跨肺压为 $5cmH_2O$，所以将 $5\sim10cmH_2O$ CPAP 应用于完全复张的肺会导致肺容量增加，从而妨碍手术，特别是在微创手术时。

$<10cmH_2O$ 的持续气道正压不会干扰血流动力学。低水平 CPAP 的有益作用主要是由于非通气肺对氧的吸收，而不是由于流向通气肺的血流分流。在非通气肺吸入氧浓度为 1.0 时，CPAP 最有效。FiO_2 较低时，应用 CPAP 仍然有临床收

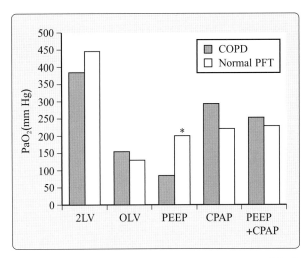

▲ 图 14-7　呼气末正压（PEEP）对通气肺和持续气道正压（CPAP）对非通气肺对单肺通气（OLV）期间平均 PaO_2 水平影响的比较。**COPD.** 一组合并慢性阻塞性肺疾病的肺癌手术患者；**Normal PFT.** 一组肺功能正常的食管手术患者；**2LV.** 双肺通气；*. 与 OLV 相比 $P<0.05$
经许可转载，引自 Fujiwara M, Abe K, Mashimo T. The effect of positive end-expiratory pressure and continuous positive airway pressure on the oxygenation and shunt fraction during one-lung ventilation with propofol anesthesia. J Clin Anesth. 2001; 13: 473; and Capan LM, Turndorf H, Patel C, et al. Optimization of arterial oxygenation during one-lung anesthesia. Anesth Analg. 1980; 59: 847.

益，并且可以与通气肺吸入较低的 FiO_2 一起用于有氧中毒风险的患者。

许多麻醉系统描述了非通气肺的 CPAP 应用。基本上只需要一个 CPAP（或 PEEP）阀和氧源。理想情况下，该回路应允许 CPAP 水平的变化，并包含一个储气袋以方便非通气肺的再充气，一个压力计用于测量实际的 CPAP 水平。CPAP 回路有商品化的产品，也较易用标准麻醉设备建立。CPAP 可以通过 DLT 或支气管堵塞器的抽吸通道应用。

持续气道正压，即使使用恰当，也不能完全可靠地改善 OLV 期间的氧合。当术侧肺的支气管被阻塞或与大气相通时（如支气管胸膜瘘或支气管内手术期间），CPAP 不会改善氧合。此外，在某些情况下，特别是在胸腔镜手术期间，进入术侧胸腔的入路受限，CPAP 会显著干扰手术。

（十三）药物处理

除开如硝酸甘油、氟烷等已知的强效血管扩张药，大剂量的其他挥发性麻醉药将改善 OLV 期间的氧合。单独将 NO 选择性地用于通气肺并没有显示出对患者有益。联合应用 NO（20ppm）吸入和阿米特林（可增强 HPV）静脉输注可将 OLV 期间的 PaO_2 值恢复到与双肺通气期间基本相同的水平。然而，这可能主要是由于阿米特林增加了 HPV。由于肝酶变化和乳酸酸中毒等不良反应，以前在北美作为呼吸兴奋剂使用的阿米替林不太可能重新进入市场。然而，联合使用 NO 和其他肺血管收缩药（如去氧肾上腺素）被证实可以改善重症监护病房机械通气的急性呼吸窘迫综合征患者的氧合，这可能对 OLV 有益。

（十四）非通气肺的间歇性再充气

在反复低氧暴露期间，低氧肺血管收缩变得更为有效。通常在再充气后，在第二次肺萎陷期间氧饱和度会更好。可以通过连接 CPAP 回路定期对术侧肺进行再扩张。

（十五）部分通气的方法

几种替代 OLV 的方法均涉及对非通气肺进行部分通气，能改善 OLV 期间的氧合。这些技术对有低氧饱和度风险的患者特别适用，如之前对侧肺接受过肺切除术的患者。这些可选方案包括如下。

- 对非通气肺进行间歇性正压通气。这可以通过多种方法来实施。将标准抑菌过滤器连接到 DLT 的非通气管腔上，将 2L 氧气流量连接到过滤器的 CO_2 端口，以实现间歇性充气。人为堵住过滤器 2 秒可向非通气肺吹入 66ml 的氧气。每隔 10 秒重复一次，对手术显露的干扰最小。

- 选择性地向手术侧但远离手术部位的复张肺段内吹入氧气（图 14-8）。微创手术中一项有用的技术是使用纤维支气管镜间歇性吹入氧气。将 5L 氧流量连接到纤维支气管镜的吸引接口，在直视下将纤支镜送入远离手术部位的一个肺段，然后通过打开纤维支气管镜上的抽吸口来使肺段重新充气。外科医生通过用胸腔镜观察肺部充气情况来协助这项技术的实施，避免复张的肺段过度膨胀。

- 将支气管堵塞器放置到半开胸术侧肺内适当的叶支气管中，选择性地萎陷手术的肺叶。

- 机械性限制肺血流。

外科医生可以直接压迫或钳夹流向非通气肺的血流。这可以在紧急氧饱和度下降的情况下短暂实施，或者在肺切除术或肺移植等情况下完成。有一种机械性限制非通气肺血流的技术是在术侧的肺动脉（PA）中将 PAC 球囊充气。PAC 可以在麻醉诱导时通过荧光或 TEE 引导定位，并在术中根据需要进行充气。这在大肺动静脉瘘切除中是一种有用的技术。

（十六）低氧血症预防

大多数低氧血症的治疗方法可用于预防高风险的氧饱和度下降患者在 OLV 期间发生低氧血症。预防性治疗低氧血症的优势，不仅在于患者在安全性上明显的获益，还在于 OLV 开始时以可控的方式进行 CPAP 或其他术侧肺通气模式，这样既不会干扰手术，也不需要在极其不利的情况下紧急对不通气的肺进行再充气。

（十七）双肺手术

由于术侧肺的机械损伤，该侧肺的气体交换总是在 OLV 后会暂时受损。此外，在第一次肺萎陷再充气后，HPV 消退可能会延迟。在双侧肺部手术中，在第二阶段的 OLV 期间（即对已经进行过手术的肺进行 OLV 期间），氧饱和度下降的问题尤为显著。因此，双侧肺手术，建议首先对气体交换更好且在 OLV 期间发生氧饱和度下降可能性较低的一侧肺部进行手术。对大多数患者来说，这意味着首先对右肺进行手术。

四、经食管超声心动图用于胸外科非心脏手术

非心脏手术中发生危及生命的不明原因低氧血症或低血压时，行经食管超声心动图（TEE）获得了 I 类推荐。当患者已知或怀疑有影响预后的心血管疾病时，也建议使用。临床实践中，术中 TEE 能用于胸外科各种非心脏手术，包括评估

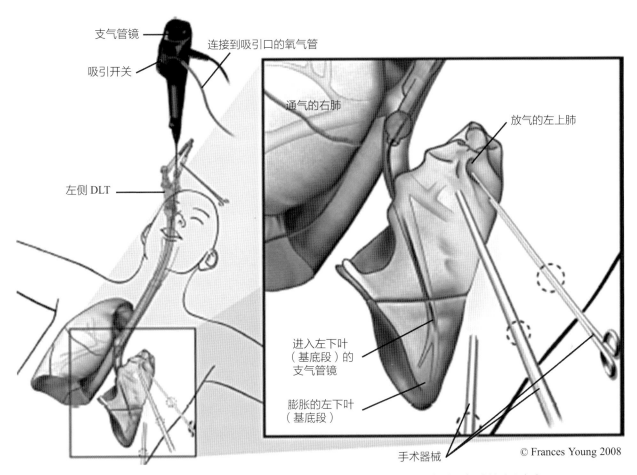

支气管镜

连接到吸引口的氧气管

吸引开关

左侧 DLT

通气的右肺

放气的左上肺

进入左下叶
（基底段）的
支气管镜

膨胀的左下叶
（基底段）

手术器械

© Frances Young 2008

▲ 图 14-8　在胸腔镜手术期间，使用纤维支气管镜对手术侧非通气肺段间歇性吹入氧气
经许可转载，引自 Slinger P. *Principles and Practice of Anesthesia for Thoracic Surgery*. New York: Springer; 2011.

胸内肿块对心脏或大血管的压迫、血流动力学不稳定、评估左右心室前负荷和收缩力的变化，以及胸部创伤。TEE 在心脏和血管手术中的基础知识和临床应用将在本书其他章节讨论。本节重点介绍胸腔内非心脏手术中 TEE 的应用，但不会讨论肺移植或肺动脉内膜剥脱术。

TEE 可用于评估肺部或纵隔良恶性肿瘤患者是否存在心脏受累或受累程度（图 14-9 至图 14-11）。在开胸或胸骨切开的手术中，外科医生通常很难对其进行评估。TEE 还可用于评估右上叶肺肿瘤发生上腔静脉受压时的程度。

TEE 也可用于评估胸外科非心脏手术患者的血流动力学不稳定情况。当其他临床体征或监测具有误导性时，TEE 可用于诊断心脏压塞、肺动脉栓塞、血容量不足、左心或右心衰竭（图 14-12）。

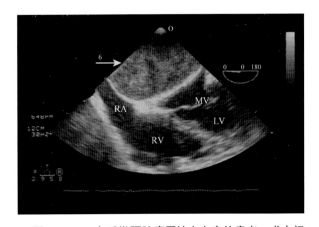

▲ 图 14-9　一名后纵隔肿瘤压迫左心房的患者，术中初始的经食管超声心动图（TEE）的 0° 食管中段四腔心切面显示肿瘤从后侧完全压迫了左心房（箭）并有右心房（RA）受压。尽管左心房被肿瘤（纵隔神经鞘瘤）严重压迫，但没有明确的证据表明肿瘤穿过了心房
RA. 右心房；RV. 右心室；MV. 二尖瓣；LV. 左心室

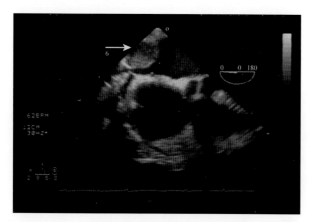

▲ 图 14-10 纵隔肿瘤手术切除后，经食管超声心动图（TEE）的 0° 改良四腔心切面图显示肿瘤的一叶（箭）仍然附着在左心房后壁。这一征象此前对外科医生而言并不明显

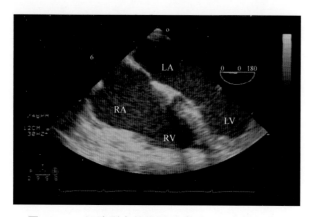

▲ 图 14-11 切除剩余的纵隔肿瘤后，经食管超声心动图的食管中段四腔心切面图像
RA. 右心房；RV. 右心室；MV. 二尖瓣；LV. 左心室

五、气道手术

（一）诊断性或治疗性气道手术的麻醉管理

有潜在心脏病的患者可能会接受涉及气道的各种外科手术。可弯曲纤维支气管镜检查（FOB）是一种在胸外科和麻醉临床实践中具有重要价值的诊断性和治疗性操作。在许多中心，常规在气道或其他胸外科手术之前进行 FOB，用于再次明确诊断（如果肿瘤压迫气道），或明确远端气道的侵袭和堵塞。使用 FOB 有多种技术，包括清醒或全身麻醉下使用，经口腔或鼻腔使用。局部麻醉的方法包括通过喷雾器、手持气雾剂或浸湿的棉签进行表面麻醉；在使用或不使用镇

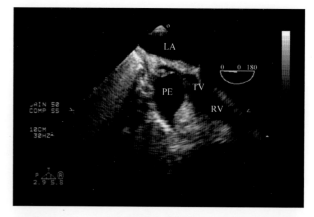

▲ 图 14-12 一位考虑继发于转移性乳腺癌的双侧胸腔积液患者麻醉诱导后发生严重难治性低血压，为明确诊断进行了术中经食管超声心动图检查，食管中段四腔心切面图像显示了包裹性的心包积液（pericardial effusion，PE）完全覆盖了右心房并导致心包压塞。基于 TEE 的诊断，可以在原计划手术中增加胸腔镜辅助心包开窗术
LA. 左心房；PE. 心包积液；TV. 三尖瓣；RV. 右心室

静、阿片类药物或抑制唾液分泌药物的情况下进行神经阻滞（喉或舌咽神经）或通过 FOB 直接给予局部麻醉药（"随用随喷"技术）。全身麻醉期间可以采取自主呼吸，用或不用肌肉松弛药进行正压通气。全身麻醉期间的气道管理可以使用 ETT 或声门上气道（supraglottic airway，SGA）。使用带有自动密封阀的旋转支气管镜接头以便于同时进行通气和支气管镜操作，可使用吸入或静脉药物（或两者）进行全身麻醉。术前有大量分泌物的患者应接受抗胆碱能药物治疗，以确保视野干燥，从而为 FOB 提供良好的可视性。

SGA 的优势在于声带和声门下结构可见，并且与 ETT 相比，插入支气管镜时的气道阻力较低（图 14-13）。这对于气道插管困难的患者特别有用，因为保持自主呼吸可能是最安全的麻醉管理方式。自动膨胀可弯曲金属气管和支气管支架可通过纤维或硬质支气管镜放置。然而，硅胶气道支架需要通过硬质支气管镜才能放置。

以往硬质支气管镜检查被认为是术前对累及气管的气道梗阻进行诊断性评估，以及治疗气道大咯血和异物的首选技术。介入支气管镜（激光、

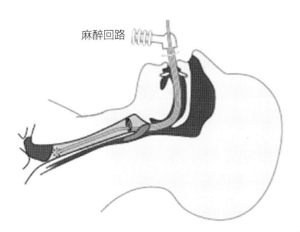

▲ 图 14-13　一例患者在全麻自主呼吸下，经喉罩在纤维支气管镜下行隆突肿瘤诊断和激光切除的示意图。经喉罩可视声门和声门下结构，经气管插管则不能

经许可转载，引自 Slinger PD, Cambs JH. Anesthesia for thoracic surgery. In: Miller RD, Eriksson Li, eds. *Miller's anesthesia*. 8th ed. Philadelphia: Elsevier; 2015.)

支气管扩张或支架置入）在治疗良、恶性中央气道和支气管内病变中的作用已得到公认。硬质支气管镜检查是气管狭窄扩张等手术操作的首选方法。

硬质支气管镜检查前应有包括放射学检查在内的完整术前评估。术前评估时应回顾患者的胸部 X 线片和胸部计算机体层摄影（CT）结果。如果时间允许，应当建议重度喘鸣的患者接受药物干预以暂时稳定病情。治疗包括冷生理盐水和消旋肾上腺素喷雾、静脉使用激素。

硬质支气管镜检查的通气管理有 4 种基本方法。

- 自主通气。使用吸入麻醉，对气道施加局部麻醉或神经阻滞可减轻屏气和咳嗽的发生。
- 呼吸暂停氧合（有或没有氧气吹入）。这需要充分的预氧合，并且麻醉科医师将不得不在氧饱和度下降之前中断手术以使患者通气。根据患者的情况，这种方法允许外科医生的每次工作时间为 ≥ 3min。
- 硬质支气管镜的正压通气。这种方法可以使用标准麻醉管路，但如果支气管镜较小而气道较大，尺寸的差异可能会导致严重的气体泄漏。
- 喷射通气。这可以使用手持式喷射器（如

Sanders 喷射器）或高频呼吸机来进行。这种技术对静脉麻醉最有用，因为它们会从室内空气或连接的麻醉管路中夹带气体，所输送的任何挥发性药物的剂量非常不确定。

在气道操作之前使用抗胆碱能药物（例如，格隆溴铵 0.2mg，静脉注射）可减少支气管镜检查期间的气道分泌物。对行硬质支气管镜检查的患者，外科医生必须在床边进行麻醉诱导并准备随时用硬质支气管镜行气道控制。硬质支气管镜检查的儿童麻醉最常采用自主通气（方法 1）和挥发性麻醉药。在成人患者中，使用静脉麻醉和肌肉松弛药更为常见，并结合方法 3 和方法 4 进行通气。

对没有肌肉松弛药禁忌的患者可以先使用短效药物（琥珀胆碱），以方便插入小号的单腔气管导管或硬质支气管镜。时间较长的手术（如支架放置或肿瘤切除）可能需要使用非去极化类肌松药。为避免支气管镜的压迫，应使用牙套保护上下牙齿和牙龈。如果计划采用静脉麻醉方案，可以输注瑞芬太尼和丙泊酚。如果外科医生需要反复进入（抽吸或器械）开放的气道，则适合采用静脉麻醉技术，因为它可以维持麻醉水平并避免麻醉气体污染手术室。

使用掺钕钇铝石榴石（Nd:YAG）激光器时，应根据患者的氧饱和度将吸入氧浓度维持在可接受的最低范围（如果可以 <30%）以避免气道起火的可能。因为 Nd:YAG 激光可以穿透所有常见的材料（包括陶瓷和金属），所以在使用 Nd:YAG 激光时最好避免气道中有任何潜在的可燃物质。与在上气道手术中常用的 CO_2 激光相比，在远端气道手术中使用高能量、短波长的 Nd:YAG 激光有以下几个优点。Nd:YAG 激光能更深地穿透组织，因此血管性肿瘤更易凝血，通过软或硬质支气管镜中的纤维时可以发生折射。但是，组织被意外反射激光击中的可能性更高，从而发生更多的延迟性气道水肿。

硬质支气管镜具有不同的尺寸，直径通常为 3.5～9mm，带有通气侧孔，以便在支气管镜置入气道时进行通气。如果正压通气时潮气量从支气管镜周围泄漏过多，可能需要放置喉部的填塞物

以利于通气。当氧饱和度下降时，需要与外科医生或肺科医师持续沟通。如果确实发生氧饱和度下降，必须停止手术，并让麻醉科医师通过硬质支气管镜、移除支气管镜用面罩、声门上气道或气管导管来对患者进行通气、给氧，纠正氧饱和度下降。

由于发生氧饱和度下降的风险很高，监测脉搏血氧饱和度在硬质支气管镜检查中至关重要。呼气末二氧化碳监测或挥发性麻醉药浓度缺乏简单的监测方法，因为基本上患者的气道是对大气开放的。对于有潜在心脏病的患者进行硬质支气管镜检查时通常会放置动脉导管，以协助血流动力学的快速调控。对于长时间的手术，可反复进行动脉血气分析以确认通气是否充分。另一种方法是中断手术并使用标准管路、面罩或气管导管为患者通气，以评估呼气末 CO_2。

与通过 ETT 进行 FOB 不同，使用硬质支气管镜检查期间，气道永远不会完全安全，有胃部饱胀、食管裂孔疝或病态肥胖等情况的高风险患者总是存在误吸的可能。如果可能的话，最好推迟硬质支气管镜检查以降低这些患者的误吸风险。当推迟检查无法获得收益或气道风险非常紧急时（如吸入堵塞性异物），没有简单的解决方案，必须根据具体情况和相应风险对每名患者进行个体化的治疗。

其他需要麻醉的硬质支气管镜手术包括良性气道狭窄的扩张、气管恶性病灶针吸活检、支气管内和隆突肿瘤的激光消融，以及肺癌手术切除前的支气管镜介入治疗。此外，介入性支气管镜检查常用于肺移植后气道并发症的处理。对于高危患者，硬质支气管镜检查可与体外膜氧合（ECMO）或 CPB 联合进行。

硬质支气管镜检查的并发症包括气道穿孔、黏膜损伤、出血、操作后气道水肿和手术结束时气道失控。在某些情况下，如果怀疑气道水肿或患者无法拔管，则可能需要在硬质支气管镜检查后使用小号（如内径 6.0mm）单腔气管导管对为患者进行插管。可能需要使用激素、消旋肾上腺素雾化或氦 – 氧混合气通气来治疗这些患者的术后喘鸣。

（二）气管切除术的麻醉

气管切除和重建适用于因气管肿瘤、既往气管外伤（最常见于插管后狭窄）、先天性异常、血管病变和气管软化而导致气管阻塞的患者。可手术治疗的肿瘤中，有 80% 行节段切除一期吻合，10% 节段切除加假体重建，其余的 10% T 管支架置入。

回顾诊断性检查结果是术前评估的一部分。CT 是评估病变程度、水平和长度的有效诊断工具。支气管镜检查是气管阻塞的确诊检查之一。气管狭窄患者的支气管镜检查应在手术室进行，手术和麻醉团队在场，并准备好在发生气道失控时进行干预。硬质支气管镜检查优于可弯曲支气管镜检查的一个优点是它可以绕过阻塞部位并在发生气道完全梗阻时提供通气通道。在手术过程中，所有患者都应放置动脉导管，以方便检测动脉血气和测量动脉血压。仅当患者需要 CPB 时才使用中心静脉导管。

在气管切除术中已经使用了多种方法来提供足够的氧合及清除二氧化碳。这些可选择的方法包括：①标准经口气管插管；②将无菌单腔气管导管插入切除区域远端开放的气管或支气管内；③通过狭窄区域进行高频喷射通气（high frequency jet ventilation，HFJV）；④高频正压通气（high frequency positive pressure ventilation，HFPPV）；⑤使用 CPB 或 ECMO。

对气道病变的患者进行麻醉诱导需要手术团队和麻醉科医师之间的良好沟通。外科医生在诱导期间应始终待在手术室内，并在必要时建立外科气道。硬质支气管镜必须随时可用。诱导前，患者用纯氧进行充分预氧合。先天性或后天性气管狭窄患者的气道在麻醉诱导期间发生塌陷的可能性较小。然而，气管内肿块可能会在麻醉诱导时导致气道阻塞，其麻醉管理类似于前纵隔肿块患者（见下文）。一种气道管理技术是先进行硬质支气管镜检查和气管扩张，然后将单腔气管导管通过狭窄处。在远端气管开放后，该管被撤回到狭窄处近端的气管内，外科医生将第二个无菌单腔气管导管放入远端气管中。使用无菌麻醉管路穿过铺巾进入手术区对患者进行通气。对于低位气管病变，右侧开胸手术显露最佳。用无菌单腔气管导管为切除部位远端的肺进行通气。后侧吻合完成后，取出支气管导管，将原来的单腔气管导管向下插入越过切除部位。这种技术也用于隆突切除术。

气管切除期间另一种气道管理技术包括通过小口径 ETT 或其他导管进行 HFJV。使用这种技术，将一根小口径无套囊导管穿过狭窄区域，通过导管间歇性地向肺内送入高流量新鲜气体来完成通气。其他用于在远端气道切除术中进行氧合的技术包括 HFPPV、氦 - 氧混合气通气和 CPB。

气管切除完成后，患者基本上保持颈部屈曲位，以减少缝线张力。如果需要，用 SGA 替换 SLT 以利于支气管镜检查。粗的下巴 - 胸骨缝合线（"Grillo-stitch"）可以保留数天以保持颈部屈曲，或者使用颈椎夹板。如果担心声门水肿或患者需要通气支持，可以在手术结束时置入 T 管，并使上缘位于声带上方 0.5～1cm。如果进行气管切开术，要在吻合口远端进行。尽量早期拔管。如果患者需要重新插管，应使用可弯曲纤维支气管镜在直视下将 SLT 沿着纤维支气管镜插入患者的气管中。患者保持头高位以减轻肿胀。在这些情况下，激素可能有助于减少气道水肿。

术后的并发症之一是四肢瘫痪，颈部的过屈可能是原因之一。这种情况必须剪掉下巴缝线。在纤维支气管镜引导和患者的充分合作下，输注丙泊酚和瑞芬太尼可以帮助拔管。

（三）肺出血

大咯血的定义为 24～48h 咳出 200ml 以上的血液。最常见的原因是癌症、支气管扩张和外伤（钝性、穿透性或继发于肺动脉导管）。窒息会很快导致死亡。治疗需要 4 个连贯的步骤，包括肺隔离、复苏、诊断和根治性治疗。麻醉科医师经常被传呼在手术室外的地方处理这些患者。这种患者最佳的肺隔离方法目前没有达成共识。肺隔离的初始方法将取决于是否有适当的设备和对患者气道的评估。DLT、SLT 和支气管堵塞器这 3 种基本的肺隔离方法都用过。在存在肺大出血的情况下，纤维支气管镜通常对支气管导管或堵塞器的定位没有帮助，须以临床体征（主要是听

诊）指导肺隔离。DLT 将实现快速和安全的肺隔离。即使左侧管进入右主支气管，也只会阻塞右上叶。然而，很难通过 DLT 的狭窄管腔吸出大量血液或血凝块。一种选择是一开始放置单腔气管导管用于氧合和抽吸，然后通过喉镜或适当的气道交换导管替换为 DLT。未截短的单腔气管导管可以直接进入到右主支气管或逆时针旋转 90° 以进入左主支气管。支气管堵塞器通常很容易进入右主支气管，对右侧出血很有用（肺动脉导管引起的出血 90% 发生在右侧）。除钝器伤或穿通伤外，肺隔离和复苏后，大咯血的诊断和根治性治疗目前最常用的方法是放射介入（图 14-14）。

（四）肺动脉导管（PAC）引起的出血

除非另有证据，必须假定 PAC 患者的咯血是由于 PAC 导致的肺血管穿孔，其死亡率可能超过 50%。这种并发症与以往相比似有减少，可能与 PAC 的适应证变得更为严格和 PAC 的管理更恰当，减少了对楔压测量的依赖有关（框 14-6）。

1. 体外循环停机期间　体外循环停机是最有可能引起 PAC 出血发生的时期之一。在 CPB 期间将 PAC 从可能的楔入深度退出并观察肺动脉压波形以避免在 CPB 期间楔入可能会降低这种并发症的风险。当这种情况确实发生了咯血时，麻醉科医师应避免使用快速抗凝药拮抗药以迅速停止 CPB，因为出血可能导致致命的窒息。恢复完全的 CPB 可确保氧合，同时抽吸气管支气管树，然后使用 FOB 进行查看。可能需要行肺动脉分流以充分减少肺血流量明确出血部位（通常是右肺下叶）。应打开胸膜腔以评估肺实质损伤。如果可能的话，进行肺隔离保守治疗，最佳的治疗是避免肺切除。对于不适合肺切除术的持续性出血患者，在 CPB 停机期间和之后使用血管夹暂时闭塞肺叶动脉是一种可能的选择，随后将其转运进行放射介入治疗。

2. 气管切开术后出血　气管切开术后立即发生的出血通常来自切口的局部血管，如颈前静脉或甲状腺下静脉。术后 1～6 周的大出血最常见的原因是气管无名动脉瘘。大多数患者在大出血之前会发生少量前哨出血。框 14-7 概括了气管无名动脉瘘的治疗方案。

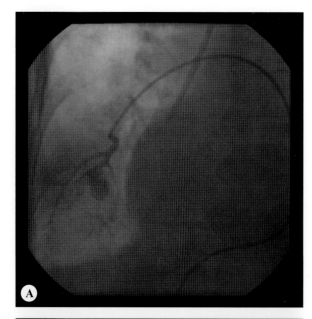

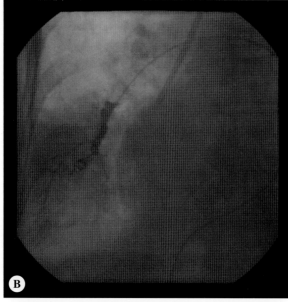

▲ 图 14-14　A.肺动脉导管破裂引起大量咯血后，放射对比剂注射显示右下叶肺动脉有一个假性动脉瘤；B.通过放射介入已将线圈放置在同一患者的右下叶肺动脉假性动脉瘤中。对比剂注射显示动脉瘤已被栓塞，没有进一步渗漏

（五）纵隔肿块

纵隔肿块，尤其是前纵隔或上纵隔肿块的患者，给麻醉科医师带来了独特的问题。患者可能需要在麻醉下通过纵隔镜或 VATS 对这些肿块进行活检，或者通过胸骨切开术或开胸术进行彻底切除。纵隔肿瘤包括胸腺瘤、畸胎瘤、淋巴瘤、

| 框 14-6 | 肺动脉导管引起肺出血的处理 |

- 使患者侧卧，出血侧的肺在下
- 进行气管插管、给氧、气道冲洗
- 用支气管内双腔 / 单腔管或支气管堵塞器进行肺隔离
- 将肺动脉导管退出几厘米，留在主肺动脉中；不要给球囊充气（除非在透视引导下）
- 摆放患者体位，使患者已隔离的出血侧肺在上；如有可能，对出血侧的肺给予 PEEP
- 如果可行，转运患者进行医学影像学的诊断和栓塞治疗

| 框 14-7 | 气管无名动脉瘘出血的处理 |

- 使气管切开导管套囊过度充气以填塞出血。如果失败则进行如下方法
  - ➤ 将气管切开导管更换为经口气管插管。用纤维支气管镜引导使套囊恰好位于隆突上方
- 手指穿过气管造口，将头肱干压向胸骨后方。如果失败则进行如下方法
  - ➤ 慢慢抽出气管插管并将套囊过度充气以填塞止血
- 根治性疗法，胸骨切开术和无名动脉结扎

囊性淋巴管瘤、支气管囊肿和甲状腺肿瘤。纵隔肿块可能导致主气道、主肺动脉、心房或上腔静脉的阻塞。在前纵隔或上纵隔肿块患者的全身麻醉诱导期间，气道阻塞是最常见、最可怕的并发症。重点要注意的是气管支气管受压处通常在 ETT 的远端，并且在气道塌陷后不可能强行通过 ETT。仰卧位呼吸困难或咳嗽病史提醒医生在麻醉诱导时患者有气道梗阻可能。没有症状的儿童也可能出现危及生命的并发症。另一个主要并发症是继发于心脏或主要血管受压的心血管衰竭。仰卧位晕厥先兆提示血管受压。

据报道，麻醉死亡主要发生于儿童。这些死亡可能是由于儿童气道的软骨结构更易受压或由于难以获得儿童体位性症状的病史。纵隔肿块患者最重要的诊断检查是气管和胸部 CT。CT 显示气管支气管受压>50% 的儿童不能安全地进行全身麻醉。流量 - 容积曲线，特别是仰卧位时可变型胸内阻塞模式（呼气平台）的恶化，对于预测

哪些患者会发生术中气道塌陷是不可靠的。术前经胸超声心动图适用于有血管压迫症状的患者。

全身麻醉以 3 种方式加剧胸内气道的外部压迫。第一，全身麻醉期间肺容量减少，气管支气管直径也相应减小。第二，全身麻醉期间支气管平滑肌松弛，使大气道的可压缩性增大。第三，肌肉松弛消除了在自主通气期间横膈膜向尾侧的运动，吸气期间的正常跨胸膜压力梯度消失，而正常的跨胸膜压力梯度能扩张气道，并使胸内气道外部压迫的作用降至最低。

根据症状和 CT 来处理纵隔肿块的患者导。远端气道不确定通畅的患者应尽可能在局部或区域麻醉下进行诊断性操作。这些患者全身麻醉前需要逐步诱导，并持续监测气体交换和血流动力学。这种"NPIC"（noli pontes ignii consumere 拉丁语，指"不要烧掉你的桥"）麻醉诱导是指维持患者的自主通气，可以用挥发性麻醉药（如七氟醚）的吸入诱导，或者用丙泊酚（合用或不合用氯胺酮）的静脉滴定，直到确定气道安全或操作已完成。如果 CT 显示患者远端气管区域未受压，ETT 可以在诱导前进入该区域，一些成年患者在诱导前清醒气管插管是可能的。如果需要肌肉松弛药，应首先逐步过渡到手动通气，以确保可以进行正压通气，然后才能使用短效肌肉松弛药（框 14-8）。

麻醉诱导出现气道或血管受压时，要使患者尽快清醒，然后探寻其他的麻醉选择。术中危及生命的气道压迫通常对以下两种治疗的一种有反应，重新摆放患者体位（必须在诱导前确定患者是否存在导致较少压迫和较少症状的体位）或使

框 14-8　对所有纵隔肿块和全麻下气道状况不明患者的管理
· 术前确定患者的最佳体位 · 建立安全气道，超过狭窄的范围（如果可行，让患者保持清醒） · 使用硬支气管镜并在诱导时确保外科医生在场 · 尽可能保持自主通气（NPIC） · 术后监测气道受损情况

用硬质支气管镜对梗阻远端通气（这意味着对这些患者进行操作时，有经验的支气管镜医师和设备必须始终在手术室内立即可用）。硬质支气管镜即使只进入一侧主支气管，也可用于复苏期间的氧合（见上文）。在恢复足够的氧合后，可用硬质支气管镜放置气道交换导管，在退出支气管镜后，通过该导管插入 ETT。用硬质支气管镜建立安全气道的另一种技术是首先将 ETT 安装在小型硬质支气管镜（如 6mm）上，然后使用硬质支气管镜将 ETT 送至阻塞部位的远端。

实施 NPIC 全身麻醉不安全的成年患者，在麻醉诱导前建立股 - 股 CPB 是可行的（图 14-15）。但若在尝试麻醉诱导期间 CPB 只是"待机"的话则充满了危险，因为气道突然塌陷后缺氧性脑损伤发生之前并没有足够的时间建立 CPB。前纵隔或上纵隔肿块患者的管理要点包括如下几方面。

- 事实上，所有患有纵隔肿块的成年人都可以进行诊断性操作和影像学检查，没有必要使患者面临全身麻醉的风险。
- 每位患者应先寻找胸外来源的组织（胸腔积液或胸外淋巴结）用于诊断性活检。
- 无论进行哪种诊断或治疗，平（仰）卧位都不是强制性的。

随着对这些患者发生术中急性气道梗阻风险的认识提高，手术室已不太可能发生危及生命的事件。若儿童患者被迫采取仰卧位进行影像学检查，往往会在术前发生这些事件。成人的急性气道梗阻更倾向于在术后恢复室发生。因此，在整个围术期必须保持警惕。

六、伴气道压迫的血管畸形

一系列先天性血管畸形可导致气管、支气管或食管受压。这些畸形包括双主动脉弓、右位主动脉弓伴左锁骨下迷走动脉、左位主动脉弓伴右锁骨下迷走动脉，以及 Kommerell 憩室。Kommerell 憩室是来源于异常锁骨下动脉的动脉瘤，代表颈动脉和锁骨下动脉之间中断的第四主动脉弓的胚胎残余物。它与动脉韧带或动脉导管未闭相结合，可能会形成完整的血管环压迫气

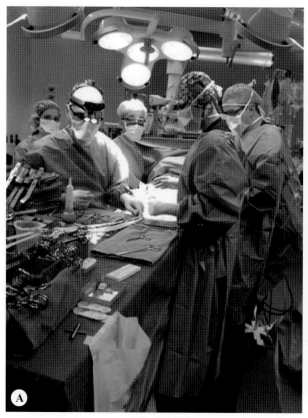
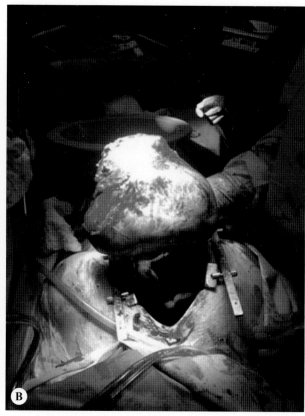

▲ 图 14-15　A. 一名前纵隔巨大肿块患者在麻醉诱导前接受了股动脉 - 股静脉的体外循环（CPB）。该图从手术床脚侧视角拍摄。患者倾斜 45° 进行插管。患者的头部和上身隐藏在手术铺单后。B. CPB 期间，患者保留自主呼吸行麻醉诱导，此后通过胸骨切开术切除了一个巨大前纵隔肉瘤。该图从手术床头侧铺单上方视角拍摄

管。症状涉及不同程度的食管或气道阻塞，可能出现在任何年龄。气道症状在儿童中占主导地位，而在成人中则以食管症状为主。呼吸道症状和单纯的支气管镜检查易误诊为先天性气管狭窄畸形。可通过 CT（图 14-16 至图 14-18）、磁共振成像和钡餐确诊。由于这些畸形血管容易破裂或发生夹层，因此诊断后应进行手术矫正。根据解剖结构，手术矫正的可能范围从胸腔镜下动脉韧带结扎到胸骨切开术，到可能需要低温心搏骤停的血管和气道重建。

　　与所有其他的下气道畸形一样，气道管理需要灵活的计划和麻醉科医师根据术前影像资料对解剖结构全面了解。麻醉诱导后，通常通过 SGA 进行完整的 FOB，以指导进一步的气道管理。需要肺隔离时可放置 DLT 或 SLT 与支气管阻塞器。在诱导和麻醉苏醒期间，手术室应配备硬质支气管镜，以防远端气道塌陷。应考虑使用皮质类固

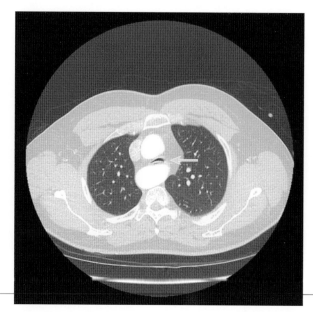

▲ 图 14-16　患有 Kommerell 憩室的成人胸部 CT 显示中远端气管受压（箭）。气管前后径最窄处为 3mm

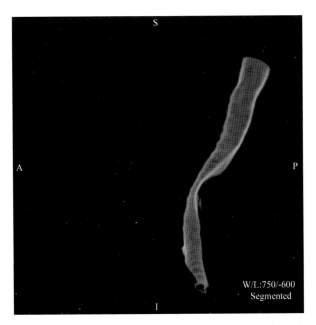

▲ 图 14-17　同一患者气管的左侧 CT 重建显示中远端气管后部受压

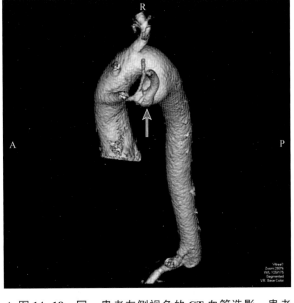

▲ 图 14-18　同一患者左侧视角的 CT 血管造影。患者有右位主动脉弓。气管被左锁骨下动脉的异常起始部位和 **Kommerell** 憩室形成的环压迫，这两者形成左颈总动脉的起源（箭）

醇以潜在地减少术后气道水肿。

　　有严重气道受压的患者可能出现术后气管软化。由于 ETT 套囊泄漏测试并非万无一失，在 ETT 泄漏测试后，应让患者保持警觉和坐位，以谨慎、可控的方式拔除气管导管。另一个考虑的选择是在全身麻醉期间拔管，在苏醒期间保持自主通气，并使用纤维支气管镜通过 SGA 对气道进行观察。

第 15 章

心脏复律和电生理学手术的麻醉
Anesthesia for Cardioversion and Electrophysiologic Procedures

Marshall K. Lee　Neal S. Gerstein　Peter M. Schulman　Peter M. Jessel　著

王　露　译

要点

1. 快速性心律失常由 3 种机制（折返、自律性增加、触发活动）之一引起，而折返是电生理学（EP）实验室最常被治疗的一种机制。

2. 麻醉药物影响心脏传导功能和致心律失常，可能对 EP 手术产生不良影响。

3. 阿片类药物对于心肌缺血患者可能有抗心律失常作用。

4. 虽然吸入麻醉药的致心律失常作用不确定，但总体来说仍具有抗心房颤动效果。

5. 两种新的、更微创的心脏置入性电子设备是经皮置入型心律转复除颤器和无线起搏器。

6. 全身麻醉更适用于心房颤动射频消融，因为手术时间延长，机械通气下的胸廓解剖位移可以预测。

7. > 35% 的缺血性卒中归因于心房颤动，因为左心耳是血栓形成的最常见位置。

8. 心脏导管室手术的并发症有血栓形成、心律失常、心包积液、空气栓塞、肺静脉狭窄、动脉食管瘘道和膈神经损伤。

关键词

心脏复律；电生理学；导管消融；心脏置入性电子设备；左心耳闭合

心律失常发病率和死亡率很高，在美国每年有 400 000 人死于心律失常。自从 1958 年置入第一个心脏起搏器以来，临床电生理学（electrophysiology，EP）已经变得越来越复杂，现在包括各种复杂的治疗和诊断手术。过去很多 EP 手术患者的镇静通常由术者指导护士实施，但因为许多因素（诊治难度大，手术时间长，潜在的重大血流动力学波动，患者存在严重并发症），现在多由麻醉科医师提供安全有效的 EP 监护。了解这些手术的基本原理，心律失常的机制，以及麻醉药物对心脏传导系统的影响，对于在这种环境下工作的麻醉科医师至关重要。

本章从麻醉实施者角度概述了临床 EP。探讨了 EP 手术过程中常用麻醉药物对心脏传导的影响。本章回顾了不同电生理 EP 手术过程中的主要细节和麻醉考量，以及围术期可能出现的相关并发症。临床 EP 中常用缩写见表 15−1。

一、电生理学手术概述

（一）电生理学实验室

最初 EP 实验室的主要目的是诊断性研究。但如今已经逐渐发展到许多治疗手术，如导管消

表 15-1　临床电生理技术的常用缩写

AF	Atrial fibrillation	心房颤动	ICD	Implantable cardioverterdefibrillator	置入型心律转复除颤器
AFL	Atrial flutter	心房扑动	ICE	Intracardiac echocardiogram	超声心动图
AT	Atrial tachycardia	房性心动过速	LAA	Left atrial appendage	左心耳
AVNRT	Atrioventricular nodal reentrant tachycardia	房室结内折返性心动过速	NavX	Navigation system（St. Jude Medical）	导航系统（圣尤达医疗公司）
AVRT	Atrioventricular reciprocating tachycardia	房室折返性心动过速	PDNA	Proceduralist-directed nurse-administered	术者主导，护士实施
CARTO	Navigation system produced by Biosense Webster	导航系统（Biosense Webster 生产）	PSVT	Paroxysmal supraventricular tachycardia	阵发性室上性心动过速
CIEO	Cardiovascular implantable electronic device	心血管置入型电装置	PVC	Premature ventricular contraction	室性期前收缩
CS	Coronary sinus	冠状窦	PVI	pulmonary vein isolation	肺静脉电隔离
EC	Electrical cardioversion	电复律	SVT	Supraventricular tachycardia	室上性心动过速
EP	Electrophysiology	电生理学	TdP	Torsades de pointes	尖端扭转型室性心动过速
EGM	Electrogram（generally intracardiac）	心电描记图（心内）	VF	Ventricular fibrillation	心室颤动
hRA	High right atrium	高位右心房	VT	Ventricular tachycardia	室性心动过速

融和心脏节律装置的置入和取出。EP 实验室分为控制室和操作区域，控制室由玻璃隔板和门屏蔽辐射，操作区域有患者平台和成像设备。操作时技师（有时还有第二名电生理学家）在控制室监控患者的心律，并执行各种起搏操作。需要大量的设备（如单平面或双平面透视、标测贴片、心电图导线、导尿管、多屏显示来限制手术过程中与患者的接触，从而增加了监护麻醉的复杂性。一些实验室也有磁性导管导航系统（如 Stereotaxis Inc.），它占据空间更多，并引入了远程概念（磁共振成像兼容的监视器和麻醉机），带来了铁磁场的潜在危险。由于透视在 EP 实验室中经常使用，必须遵循辐射安全预防措施（如铅围裙或铅盾，眼睛保护）。在这种环境下工作的人员应佩戴辐射剂量计。

（二）导管置入和心内心电图产生

右心导管放置最常使用的通路是股静脉，也可以选择颈内静脉、锁骨下静脉或臂静脉。放置不同的静脉内鞘可以使导管进入心脏，记录心内信号（心电图）。与提供心脏电活动向量总和的体表心电图不同，心内心电图记录来自小面积心肌的离散局部电信号。这些诊断性导管，包含多个电极对可用于确定信息，如信号电压、复杂性和局部激活（比较参考时长）。导管类型和放置位置取决于手术类型和医生偏好。

为了进行基础的电生理研究，通常将导管放入高右心房（HRA）、冠状窦（coronary sinus，CS）、His 束和右心室心尖（RVa）来获得多个心内图（图 15-1），同时获得多个导联的表面心电图。为了更好地观察心电信号，它们以 100mm/s 的扫描速度显示，而标准心电图的扫描速度为 25mm/s。实时信号在一个屏幕上显示，另外一个屏幕可用于测量和静态监测。

（三）导管图谱系统

标测系统用于收集和显示从心内记录收集的信息。被监测心腔的三维（3D）图像连同相关的

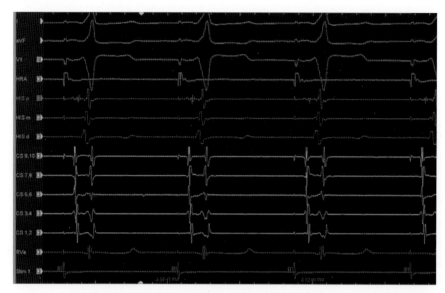

▲ 图 15-1　心室预激患者在标准电生理学研究中获得的心内心电图（此图彩色版本见书末）

屏幕截图显示了使用高位右心房导管起搏右心房时所获得的心内和体表心电图记录。显示三条体表心电图导联（Ⅰ、aVF、V₁）和下方的心内记录：高右心房（HRA）、3 条 His（近端、中端、远端）、5 条冠状窦（CS）和 1 条右心室心尖（RVa）。最底部的是刺激通道（Stim 1），确认正在进行起搏。在表面心电图上看到的起搏痕迹不一定能在麻醉科医师的监护仪上看到，检查屏幕上的刺激通道可以确认起搏的发生。本例中，体表心电图导联可见短 PR 间隔和 Δ 波是心室预激的特征

时间和电压信息一起产生。与单独的透视相比，这些系统通过整合从计算机体层摄影（CT）、磁共振成像（MRI）获得的术前图像或使用超声图像来改善解剖关系，从而减少辐射暴露。在心律失常期间，通过测量不同心脏事件的时间，然后在 3D 标测上使用彩色编码或动画来显示波前运动，从而生成激活图（图 15-2）。通过精确定位局灶性心动过速的来源或大折返性心动过速的慢

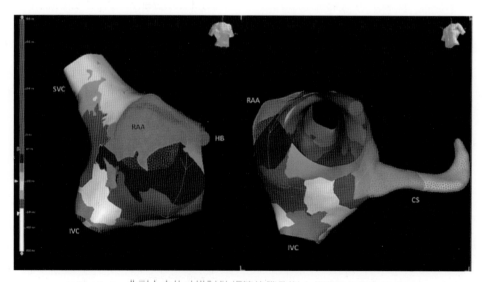

▲ 图 15-2　典型心房扑动逆时针旋转的激活图（此图彩色版本见书末）

彩条（位于图像左侧边缘）提供了时间和颜色相关性的参考。最早的激活位点用白色表示，接着是红色，紫色表示与参考时间相比的最后激活位点。大的折返环路是连续的，因此早期和晚期的定义是任意的，但是所谓的"早期遇到晚期"模式支持的是折返而不是局灶性心动过速的机制。右前斜切面（左）和左前斜位切面（右）均可见右心房

CS. 冠状窦；HB. 房室束；IVC. 下腔静脉；RAA. 右心耳；SVC. 上腔静脉

传导区域，该图谱可以帮助电生理学家确定应进行消融的区域。如果心律失常不可诱导，则使用电压标测作为激活标测的补充或替代，并提供有关导致折返的瘢痕组织的重要信息。

（四）心律失常的机制

心律失常按心率<60 次/分或>100 次/分区分为缓慢型（心动过缓型）和快速型（心动过速型）。

1. **缓慢型心律失常** 缓慢型心律失常是由电活动形成或传导失败引起的。在 EP 实验室最常见的缓慢型心律失常是窦房结（sinus node，SN）功能异常。当神经冲动形成在 SN 内受损时，就会发生功能障碍。传导系统疾病多由高龄或潜在心血管疾病引起，主要表现为房室传导阻滞 3 种形式，包括一度、二度或三度。

一度房室传导阻滞命名其实并不准确，在这种情况下，通过房室节传导的速度减慢，导致心电图 PR 间隔时间延长，无须治疗。二度房室传导阻滞又分为Ⅰ型和Ⅱ型，这些情况会部分减弱但不能完全阻止电冲动传导到心室。Ⅰ型心电图为 PR 进行性延长，直到出现心室波动脱落，Ⅱ型心电图特征是间歇性的 P 波不能下传，没有 PR 进行性延长。需要特别关注Ⅱ型阻滞，因为它表明存在房内传导阻滞，可进展为三度传导阻滞，有需要置入起搏器的可能。在三度传导阻滞中，存在完全的房室分离，这需要连接或心室逸搏来维持组织灌注。

2. **快速型心律失常** 快速型心律失常通常由 3 种机制引起（框 15-1）。EP 实验室最常见的是折返。折返性心动过速的定义是存在连续折返环路，兴奋性波前沿通路返回初始激发点。折返的要求包括两个具有不同电生理特性的相邻通路，它们在近端和远端连接，组成一个具有不可兴奋

框 15-1　快速型心律失常机制
• 折返（电生理学中最常见的机制） • 自律性增加 • 触发活动

中心区域的单一环路。必须存在单向阻滞，当不同的不应期使得电活动最初沿着一条途径而不是另一条途径时，就会发生单向阻滞。由于传导缓慢，当波前到达第一个通道的末端时，第二个通道不处于不应期，可以产生电活动，直到它回到原点，从而完成一个周期的心动过速。因此通常有一个区域传导缓慢，便于折返产生，该区域可作为消融的目标［如典型心房扑动（AFL）的三尖瓣峡部］。

剩下的两个机制，自律性增加和触发活动，是神经冲动形成的异常，而不是传导异常。自律性增加是自发的冲动形成，是发生在特殊传导组织中的一种正常行为。自律性衰竭可导致慢速心律失常，如窦性心动过缓。另外，病变或缺血性心房或心室心肌细胞的自律性增加可能导致持续的快速心律失常或诱发的期前收缩从而发生折返。触发活动需要一个前脉冲，是由后去极化的细胞膜电位振荡引起的。后去极化表现为早期去极化或延迟去极化，取决于它在动作电位期间发生的时间。早期和延迟后去极化的临床现象分别包括因长 QT 间期综合征，或者地高辛中毒产生的尖端扭转型室性心动过速。表 15-2 总结了 EP 治疗不同快速心律失常的主要特征。

二、麻醉药和心脏传导

许多麻醉药物会影响心脏传导和致心律失常，因此有可能对 EP 实验室的诊疗手术产生不良影响。以下提供常见麻醉镇静药物对心脏传导系统的不同影响。这些资料的总结见表 15-3。

（一）丙泊酚

丙泊酚（异丙酚）可能是最常用的麻醉药，因为其药效用和效能、滴定均快速，且作用时间短。由于丙泊酚可引起深度镇静甚至全身麻醉，因此可以间接地改变心房电活动和房室传导。它还以剂量依赖性的方式抑制迷走神经张力。因为它减小了 P 波的弥散（最宽 P 波和最窄 P 波持续时间的差异），它可能是心房颤动（AF）转化为窦性心律的机制之一。

目前丙泊酚对心脏传导的间接影响尚存争议。然而，它的抗心律失常作用被认为是剂量依

表 15-2　电生理手术的快速型心律失常

心律失常	机　制	消融靶点	需要的镇静水平
房室结折返性	折返	慢通路	轻度
房室往复性	折返	旁路	轻度
房性心动过速	折返、触发活动	局灶性心动过速起源	轻度
心房扑动	折返	慢传导区	轻度
心房颤动	多因素共存	肺静脉电隔离	轻度或全身麻醉
室性期前收缩	自律性增加、折返、触发活动	室早焦点（流出道常见）	轻度
功能性室性心动过速	自律性增加、折返、触发活动	室性心动过速焦点	轻度
器质性室性心动过速	纤维化心肌导致折返	关键峡部区或广泛基质病变	全身麻醉

表 15-3　麻醉药物对心脏传导以及电生理学影响概述

药　物	抗心律失常作用	致心律失常作用	是否用于电复律	对 PR 间期的影响	对 QTc 间期影响	优　势	不良反应
丙泊酚	• 可能终止 SVT • 可能转变 AF • 可能终止 VT	• 减慢心率 • 延长 SA 间期 • 减慢 AVN 传导 • 延长 AVN 绝对不应期 • 减慢心房心率 • TdP 病例报道	是	可能减少	不统一：主要是延长，可能缩短	起效快、代谢快	• 血管扩张 • 剂量依赖性降压 • 可能导致 P 波分散
依托咪酯	无	无	是	无报道	无报道	轻微的心脏抑制作用	肾上腺皮质抑制
咪达唑仑	无报道	无报道	是	无报道	无	遗忘作用	• 轻度静脉扩张 • 不抑制心肌收缩力
右美托咪定	减慢心率（可以用于终止 SVT、VT、AFL、交界区心动过速）	• 延长 SA 传导 • 延长 AVN 传导 • 传导阻滞	是	延长	延长	起效快、代谢快	谨慎用于合并心脏传导阻滞、心率缓慢、心脏移植、合用 β 受体拮抗药患者
七氟烷	抗纤颤	• 儿科患者出现心房异位节律报道 • 减慢 AVN 传导时间	是	无报道	延长	对呼吸道无损害	剂量依赖性血管扩张
地氟烷	抗纤颤	延长 AVN 传导时间	是	无报道	延长	最低血气分配系数	剂量依赖性血管扩张
异氟烷	抗纤颤	• 延长 AVN 传导时间 • 预激综合征 APERP 延长	是	无报道	延长	价格便宜	剂量依赖性血管扩张

（续表）

药　物	抗心律失常作用	致心律失常作用	是否用于电复律	对 PR 间期的影响	对 QTc 间期影响	优　势	不良反应
芬太尼	抗纤颤	窦缓	是	无报道	无	价格便宜	• 无遗忘效应 • 呼吸抑制 • 可能影响心房电生理标测
吗啡	减少低灌注诱发的心律失常	窦缓	是	无报道	无	价格便宜	组胺释放导致的血管扩张
瑞芬太尼	无报道	• 窦缓 • 减慢窦房结传导 • 减慢房室结传导和有效不应期	是	无报道	无；可能延长高血压患者的 QTc 间期	起效快、恢复迅速	• 无遗忘作用 • 呼吸抑制 • 低血压 • 窦缓 • 合用 β 受体拮抗药需谨慎使用

赖性的。通常，低剂量对心脏传导的影响最小，大剂量的影响可能更显著。丙泊酚不会直接影响窦房结活动或心房电传导。尽管丙泊酚有可能轻度的间接影响传导，但现有数据（尽管有限）仍支持在这些手术中使用丙泊酚。

1. 抗心律失常特性　丙泊酚可抑制心脏传导，并已被证明可逆转室上性心动过速和室性心动过速。其传导效应的机制尚未完全阐明，但可能涉及心肌细胞离子通道的组合［内向和外向离子电流（I_{Na}，I_{Ca}，I_{KR}，I_{KS}），自主神经系统，以及心肌细胞缝隙连接（细胞间通道，通过电流和代谢连接心肌细胞）］。丙泊酚缩短心脏动作电位时程抑制交感和副交感张力。这些影响的总和导致丙泊酚具有抗心律失常和促心律失常的特性。

丙泊酚已被证明能缩短与沃尔夫－帕金森－怀特综合征（Wolff-Parkinson-White syndrome，WPW）相关的 PR 间期，缩短 QT 间期，并防止室性心动过速（VT）发作。丙泊酚还能抑制与心脏病相关的心肌缺血发作后的缺血再灌注损伤相关的心律失常。

2. 促心律失常特性　丙泊酚以剂量依赖的方式阻碍心脏传导系统的各组成部分，包括延长窦房间隔，抑制房室结活动，减慢心房率，延长心电活动传到希式束的间隔时间。更重要的是，有

临床报道显著性心动过缓与大剂量丙泊酚有关，包括多态室性心动过速和 Brugada 1 型心电图（导联 $V_1 \sim V_3$ 上凹 ST 抬高）。

（二）依托咪酯

依托咪酯是一种羧基化咪唑化合物，作为一种 γ- 氨基丁酸 A 型（$GABA_A$）受体激动药，主要用作麻醉诱导药。没有证据表明依托咪酯具有显著的抗心律失常或促心律失常作用，而且它不影响心脏传导组织复极化的持续时间。

（三）阿片类药物

阿片类药物兴奋迷走神经，因此，它们会导致心动过缓和随之而来的心脏代谢率下降。在动物研究中，阿片类药物已被证明能减弱交感神经系统兴奋性。在心肌缺血的情况下，它们可能具有抗心律失常的作用。阿片类药物不产生诱导性室性心动过速。常用的阿片类药物包括芬太尼、吗啡、氢吗啡酮和瑞芬太尼。

1. 芬太尼　一种人工合成阿片受体激动药，可以增强迷走神经张力，据报道与窦性心动过速、高血压、低血压、心律失常、血管扩张、心动过缓和二联律有关。芬太尼间接提高心室颤动阈值，因为它的抗交感神经作用，而不是通过激活迷走神经传出神经作用。与吗啡相比，芬太尼产生更严重的心动过缓。

在儿科患者中，芬太尼被证明可以显著延长 SN 恢复时间，而不是 SA 传导时间。芬太尼对 SA 功能影响类似于普萘洛尔影响其自律性而不影响 SA 传导时间。这一效应的临床意义是，在某些患者 EP 手术过程中，迷走神经张力增强通过对慢速和快速房室传导通路的影响，可产生阵发性室上性心动过速（PSVT）。此外，与自发性 PSVT 相比，EP 研究中自主神经系统失衡可能降低 PSVT 心率，这些芬太尼诱导的自主神经系统功能改变可能最终影响 EP 研究的准确性。

2. 吗啡　一种 μ- 阿片受体激动药，能增强副交感、减少交感神经活动。它对心脏的直接传导影响甚微。主要由迷走神经介导，据报道与心动过速、心房颤动、高血压、低血压和心动过缓有关。吗啡被认为可以提高心室颤动阈值，因为它可以改变自主神经张力。

在动物模型中，吗啡可降低缺血引起的膜去极化，减弱心肌缺血引起的动作电位振幅降低，减少心肌缺血传导阻滞的发生，减少再灌注心律失常的发生。

3. 瑞芬太尼　一种选择性的 μ- 阿片受体激动药。可以被非特异性组织和血浆酯酶快速水解，快速起效，作用时间短，提供充分镇痛而不延长呼吸抑制。

瑞芬太尼在儿童和成人中都与缓慢型心律失常和心搏骤停有关。曾有过心动过缓和低血压的报道，它们可能是由中枢介导性迷走神经活动增加引起的。EP 研究表明瑞芬太尼对 SA 和房室结功能有剂量依赖性抑制作用，导致 SN 恢复时间、SA 传导时间和 Wenckebach 周期长度都延长。因此，瑞芬太尼在缓慢型心律失常有风险的患者中应谨慎使用。

（四）苯二氮䓬类

苯二氮䓬类药物与中枢神经系统 GABA$_A$ 受体上的特异性苯二氮䓬类受体结合，导致神经细胞膜对氯离子的通透性增加。苯二氮䓬类药物引起的 GABA$_A$ 受体激动作用具有镇静、催眠、抗焦虑、抗癫痫和肌肉松弛作用。绝大多数进行 EP 手术的患者需要接受苯二氮䓬类药物镇静和抗焦虑。

在现有药物中，咪达唑仑是最常用的，因为它的静脉制剂起效快（静脉给药 3～5min）和药代动力学明确，有效持续时间 2～6h。咪达唑仑可瞬时抑制压力受体介导的心率反应。苯二氮䓬类是否延长 QTc 间期尚有争议。

（五）右美托咪定

右美托咪定的作用机制复杂，涉及突触前和突触后受体的激活。中枢神经系统神经元突触前的 α$_2$ 受体激活产生抗交感作用。右美托咪定通过抑制突触前神经元的去甲肾上腺素释放引起窦缓和低血压，然而在快速静脉给药或高剂量输注时，可能激活外周 α$_{2b}$ 肾上腺素受体引起高血压（框 15-2）。

1. 抗心律失常特性　右美托咪定激活中枢迷走神经背侧运动核、疑核和孤束核的 α$_2$ 受体，这些都导致迷走张力变化。随后导致心肌细胞循环单磷酸腺苷和 L 型钙离子电流的减少，延长复极化和不应期。

上述机制解释了右美托咪定致心动过缓的原因，因此右美托咪定可用于抗 SVT、AFL、VT 和交界性异位性心动过速的心律失常。尽管对右美托咪定潜在抑制快速型心律失常仍有顾虑，但目前 EP 实验室中仍然在使用，因为右美托咪定对呼吸抑制微乎其微。此外，右美托咪定与苯二氮䓬类药物相比，导致老年人谵妄的风险更低。

2. 致心律失常特性　右美托咪定的儿童用药已被证实可以延长 QTc 间期，增加 SN 周期长度，增加 SN 恢复时间。房室结传导阻滞也被报道过，这一作用与延长 Wenckebach 周期和 PR 间隔有关。因此，右美托咪定有致心脏传导阻滞风险，显著心动过缓、心脏移植患者和已知心脏传导系统缺陷的患者中应谨慎使用或避免使用。

（六）吸入麻醉药

强效吸入麻醉药包括异氟醚、地氟醚和七氟

框 15-2　右美托咪定作用机制

- 突触前 α$_2$ 受体：抗交感神经，心动过缓，低血压
- 外周 α$_{2b}$ 受体：高血压

醚。挥发性麻醉药的致心律失常作用是有争议的。吸入麻醉药对室性心律失常的影响因发生机制差异而在不同的实验模型中有所不同。总的来说，吸入麻醉药具有抗心房颤动作用，特别是在急性缺血的情况下。

所有的吸入麻醉药都导致心肌细胞复极时间的延长，包括 AVN 传导时间的减慢和 QTc 的延长。儿科和成人临床研究都已经证实了地氟烷、七氟烷和异氟烷的这种作用。在儿童牙科手术中，报道了与七氟醚相关的异位室上节律。有报道称七氟醚可延长预激综合征的旁路绝对不应期，这导致了难以使用起搏和异丙肾上腺素诱导 SVT。异氟醚也被报道可导致预激综合征旁路绝对不应期延长。尽管如此，在射频消融过程中给予小剂量异氟醚、地氟醚和七氟醚总体上致心律失常的可能性较低，并对 EP 研究的影响很小。

虽然大多数发达国家不再使用氟烷，但许多欠发达国家仍在使用。氟烷与心律失常明显相关，特别是它能够降低引起严重室性心律失常所需的肾上腺素剂量。特别是在儿童中，氟烷明显比异氟醚、地氟醚或七氟醚更容易引起心律失常。

三、心脏复律

电复律（electrical cardioversion，EC）用于恢复快速心律失常患者的窦性心律。EC 需要使用除颤器对心脏实施电击，使其与 ECG 的 R 波同步。除颤器的电容器被充电到一个选定的电压，然后能量通过电极片在患者胸部的前外侧或前后位传送到心肌。实际提供的能量取决于选择的电压和患者的经胸阻抗（根据患者体型和其他因素而变化）。虽然除颤器可以使用单相或双相波形，但双相波形更加常见，因为它在较低的能量水平上效果更好。虽然确切的机制尚存争议，但通过同时足够数量心肌的去极化和延长不应期，临床医生可以终止由折返引起的室上性和室性心动过速（如 AF、AFL、AVNRT、VT 等）。EC 只能短暂终止由自律性增强或触发活性引起的心律失常，相对禁忌证包括地高辛中毒引起的快速心律失常，虽然地高辛中毒可能也与这两种机制有关。

EC 的并发症包括复律波落在 T 波降段导致 VF、短暂性心肌抑制、心律失常复发、血栓栓塞（脑梗死）（框 15-3）。由于有血栓栓塞的高风险，患者有持续时间超过 48h 的心房颤动或 AFL 应在复律前抗凝≥3 周，治疗后抗凝≥4 周。超过 48h 的 AF/AFL 患者要求 EC 前 3 周进行抗凝，应该在 EC 进行前完成经食管超声心动图（TEE）筛查排除心脏血栓，左心耳（LAA）最常见。在抗凝治疗完成或排除左心血栓之前，不应进行 EC。

麻醉注意事项

虽然 EC 是一个相对简短的手术，但可能出现高度刺激和不适，麻醉管理被各种因素打扰。即使只需要短暂的深度镇静或全身麻醉（general anesthesia，GA），由于麻醉药物的不良反应和患者并发症（如结构性心脏病、心力衰竭、阻塞性睡眠呼吸暂停），维持血流动力学和呼吸稳定是有挑战性的。此外，EC 手术通常在远离手术室或 EP 实验室的地方进行，这些地方物流运输存在独特的挑战。

美国麻醉科医师学会（ASA）指出，此类患者的基本监测标准包括脉搏血氧仪、血压、心电图和二氧化碳监测。即使没有计划 GA，紧急设备也必须能立即获得，如能够提供 100% 纯氧的功能袋式面罩，带有口腔气道、喉镜、气管插管和吸引器的气道工具包。EC 的理想麻醉是快速失去意识和觉醒，且血流动力学紊乱和呼吸影响最小。但目前还没有这样的药物，最佳的麻醉方案仍然存在争议。其中一个争议是关于麻醉科医师是否应该一直使用镇静，或者术者指导的护士使用镇静（proceduralist-directed nurse-administered，PDNA）是否合适。

丙泊酚的药效不能通过简单的剂量计算来可靠地预测，从中度镇静到深度镇静再到全身麻醉

框 15-3　电复律的潜在并发症
• 心室颤动（如 R-on-T）
• 心肌抑制（暂时）
• 心律失常复发
• 血栓形成

取决于一系列因素，包括患者年龄、心血管状况、注射速度和其他药物的配伍使用。由于这些原因，医疗保险和医疗补助服务中心禁止 PDNA 深度镇静（如丙泊酚），并特别规定全身麻醉实施必须由有执照的独立医师进行管理，而且该医师不是 EC 术者。

有很多麻醉科医师提供的 EC 实施麻醉方案被研究，称多种药物可用于 EC，包括硫喷妥钠、甲氧己酸、依托咪酯、丙泊酚和咪达唑仑。尽管这些药物中的任何一种都能被有效和安全地使用，但咪达唑仑通常被认为是不合适的，因为它显著延长诱导、觉醒和恢复时间。在咪达唑仑和丙泊酚之间的比较中，咪达唑仑组的氧饱和度比丙泊酚组的同龄组要高。据报道，丙泊酚对老年患者来说是一个更好的选择，因为它可以缩短康复时间，减少不良反应，增加舒适度。最近，一项试验比较了芬太尼＋丙泊酚合用与芬太尼依托咪酯合用，在恢复窦性心律所需的电击次数和不成功的心电复律尝试次数上没有差异；依托咪酯组患者发生意识丧失和首次休克的时间较短，丙泊酚组患者收缩压下降更明显；两组间患者需要正压通气的概率无统计学差异。结论是，虽然丙泊酚＋芬太尼和依托咪酯＋芬太尼方案为 EC 提供了良好的条件，依托咪酯诱导更快，血流动力学稳定性更好。同样的试验得出结论，当使用这些方案对 EC 患者进行镇静治疗时，麻醉师的存在是必要的，以识别和处理潜在的气道阻塞或呼吸暂停。

尽管 EC 有实施快速的特点，某些因素会使该类手术的麻醉管理复杂化。典型的 EC 镇静方案可以包括苯二氮䓬类药物、阿片类药物、丙泊酚或右美托咪定。目前，没有足够的证据来支持任何一个特定方法。虽然苯二氮䓬类药物相对容易使用，可滴定产生效果，并提供血流动力学稳定，但在许多情况下，这些药物可能不是最好的选择。与苯二氮䓬类药物相比，丙泊酚和依托咪酯具有更快的起效和消除作用，更可靠地和有效地实现深度镇静。这些药物的其他优点包括它们能够钝化甚至消除喉部反射，并将知晓的机会降到最低。无论使用何种药物或方法，麻醉后护理

是必要的。在此期间，应特别注意心律失常的复发和血栓栓塞的迹象。择期 EC 术后当日出院通常是合理的。

四、心脏置入型电子设备

在美国，每年有超过 500 000 个起搏器和置入型心律转复除颤器（ICD）被置入体内。开发最初是用于治疗有症状的缓慢型心律失常和持续的快速型室性心律失常，目前这些心脏置入型电子器械（CIED）的适应证已经有了很大进展，还包括心力衰竭患者可能受益的心脏再同步化治疗（CRT），又称双心室起搏。

传统的 CIED 系统由一个脉冲发生器和 1～3 根引线组成。脉冲发生器通常置入锁骨下方的皮下，导线通过上腔静脉（superior vena cava，SVC）直接插入心脏［右心房（RA）、右心室（RV）或冠状静脉窦（CS）］。心房导联可用于 SN 功能障碍及心房监测。RV 导联用于规避 AV 阻滞；监控右心室节律；带 ICD 的患者进行抗心动过速治疗（抗心动过速起搏和电击）。在美国，有 SN 疾病但在置入时没有 AV 阻滞的患者，因为考虑到后续可能发生 AV 阻滞，都是在右心房导线的基础上再加一根右心室导线。最后，使用 CS 导联来为 CRT 起搏左心室。心外膜导联放置（将导联固定在心脏外）需要有创性手术，因此只有在不能经静脉放置或有禁忌证的情况下（如机械三尖瓣或先天性心脏异常）才会进行。值得注意的是，除了提供抗心动过速治疗外，所有现代经静脉 ICD 都具有 PM 的所有功能（可用于管理缓慢型和快速型心律失常）。

由于技术进步，美国食品药品管理局（FDA）批准了两种新的、更微创的 CIED，包括皮下 ICD（S-ICD）和无导线起搏器。S-ICD 有两个主要部件，一个脉冲发生器和皮下隧道单线圈电极，使该设备能够感知恶性心律失常并在需要时发出电击。在皮肤下置入电极代替心脏中导线可以减少急性和长期并发症的发生。然而，这个装置有几个重要的缺点，它的高压输出是不可编程的，它不能实施抗心动过速起搏器（ATP），它抗心动过缓的起搏能力也极其有限（框 15-4）。

使他们易于出现镇静相关和围术期并发症。

由于这些原因，当计划或必须实施至少中度镇静时，谨慎的做法是让麻醉科医师实施。

五、导管消融

（一）阵发性室上性心动过速

阵发性室上性心动过速（PSVT）以突然发生和结束的心律失常为特点，包括 AVNRT、房室折返性心动过速（atrioventricular reciprocating tachycardia，AVRT）和房性心动过速（atrial tachycardia，AT）。当有症状的 PSVT 对药物治疗无效或患者更喜欢治疗性消融而不是慢性药物治疗时，通常选择进行 EP 研究和消融。

如前所述，将诊断导管放入右心。从心室和心房起搏，评估传导性，诱发心律失常。诱导时，患者可能长时间处于一个进一步起搏和描记图谱的室性心律失常（PSV）的状态。如果初次尝试失败，可以使用异丙肾上腺素诱发心律失常。如果患者不能忍受 PSVT 产生的血流动力学紊乱，在控制室进行起搏可以终止 PSVT，虽然这种情况并不常见。消融最常在 RA 进行，但如果发现左侧旁路或左心房病灶，则可进入左心房。消融后通常有 30min 的等待期，通过 EP 测试来评估是否复发。

1. **房室结内折返性心动过速**　房室结内折返性心动过速（atrioventricular nodal reentry tachycardia，AVNRT）是由于存在小折返环路，包括房室结的快传和慢传路径。与大多数折返环路一样，慢传路径被确认后，在三尖瓣和冠状窦之间根据解剖学和窦性心内心电图引导入路，进行消融。在慢传路径消融过程中，导管的稳定性是很重要的，因为移动可能导致接近房室结而引起传导阻滞。为了减少移动，可能需要进行一些限制气道阻塞和呼吸暂停的动作。一些电生理学家可能使用冷冻消融导管，而不是射频能量，因为它附着在心肌后可以提高导管稳定性。房室结的损伤往往是可逆的，但冷冻消融已被证明有较高的心律失常复发率。理想治疗终点是完全消除慢传路径，但仅用一次心房"回声搏动"（一种慢传路径下行和快传路径上行导致 P 波倒置的冲

框 15-4　皮下可置入心脏复律除颤仪的局限性

- 高压输出不可编程
- 缺乏抗心动过速起搏（ATP）
- 抗心动过缓起搏有限

无导线起搏器目前只有单心室 RV 起搏。然而，它是经皮置入的，大小是传统的 1/10。这种设备已经开发了两种版本，Micra（Medtronic，Dublin，Ireland）现已在美国广泛使用。

第三种微创非治疗性 CIED 是置入式环路记录器，它是一种仅用于诊断的皮下单导心电监测设备。当代设备小到仅用局部麻醉就能置入。

麻醉注意事项

虽然 CIED 置入相对安全，但在紧急状况下确实会发生严重并发症，包括出血、血管损伤、气胸、血胸和心脏压塞。

心脏置入式电子设备置入术通常在局部麻醉和中度镇静下完成，因为很少需要深度镇静。此外，有限的回顾性数据表明，在这些患者中用镇静代替全身麻醉可以缩短手术时间和恢复时间，减少镇痛药的需求，降低费用。常用药物包括苯二氮䓬类、镇静药、丙泊酚。

若计划使用中度镇静，尚不清楚 PDNA 镇静是否合适，是否需要麻醉科医师在场，因为到目前为止，还没有进行过专门比较这两种方法用于 ICD 或 CRT 置入的前瞻性随机试验。然而，重要的是要了解，存在从中度镇静进展到深度镇静的意外风险，尤其是在使用丙泊酚时，因为单靠简单的剂量计算不能预测丙泊酚的药理学作用。

此外，就算有优势，中度镇静并不能适合所有情况。例如，在 ICD 置入过程中，当进行除颤阈值测试时，必须有深度镇静（因为 VF 是诱导的，然后通过电击终止）。对于接受 CRT 设备的患者，深度镇静或 GA 也可能是明智的选择，因为这些患者有时需要数小时的手术时间。最后，许多 ICD 和 CRT 患者有结构性心脏病、左心室功能不全、阻塞性睡眠呼吸暂停和其他并发症，

动，但不能像 AVNRT 一样持续）的慢传路径调节也是可以接受的，并没有增加复发的风险。

2. 房室折返性心动过速 房室折返性心动速被归为 SVT 类，由一条穿过心房和心室的旁路介导；因此，心动过速冲动环路同时通过心房和心室。静息体表心电图（如 Wolf-Parkinson-White 综合征）上明显的心室预激波提示存在旁路，然而，一些隐藏的路径（如逆行传导），只能通过 EP 研究来发现。AVRT 更常见表现为窄波群形式的心动过速，因为传导沿房室结顺行向下并经旁路返回心房。另外，如果波前发生在相反方向，则可观察到复杂的宽波群心动过速，因为传导沿旁路向下进入心室，再向上回到房室结。旁路最常见的位置是二尖瓣环左外侧，但也有可能位于二尖瓣和三尖瓣附近。左侧可采用经房间隔入路或经股动脉逆行主动脉入路。理想消融部位是在旁路中心，因为瓣环是斜向的，心房和心室的插入可能相隔数厘米。同时消除顺、逆行传导路径可以达到最佳的治疗效果。

3. 房性心动过速 局灶性房性心动过速可能是局部自发、触发或存在微折返导致的。局灶性房性心动过速就像一个石头被扔在池塘产生涟漪一样呈现离心式的冲动传递。AT 可以在心房任何组织发生，常见于界嵴、冠状静脉窦、肺静脉、上腔静脉、二 / 三尖瓣、房间隔。与 PSVT 相比，需要消融治疗的 AT 较少见，但随年龄和潜在的心脏疾病增加而增加。有时，AT 很难诱导和维持。因此，该手术的镇静水平应该尽量浅。特别是对于 AT 来说，持续的心律失常有助于定位病灶。因为在 AVRNT 和 AVRT 中，基底层的传导性改变可以用来确定消融成功与否。而 AT 与它们相比，消融的终点依赖于传导性消失。

（二）心房扑动

心房扑动是一种大折返型心律失常。当它沿逆时针方向绕三尖瓣心房侧持续传递时，可由 12 导联心电图识别，称为"典型的"心房扑动。典型心房扑动是腔静脉 – 三尖瓣峡部依赖性的，即沿右心房底部从三尖瓣向下腔静脉延伸的区域是导致这种节律的慢传导区。由于解剖入路通常采

用沿下腔三尖瓣峡部传递射频能量的方法，所以患者没必要进行心房扑动消融。由于心房扑动转换为窦率时存在脑卒中的风险，许多患者将继续抗凝治疗，因此出血的风险可能会增加。然而，考虑到峡部的厚度，心脏压塞的风险仍然很低。

多极导管放置在三尖瓣和峡部周围，以评估消融终点。跨腔静脉 – 三尖瓣峡部的起搏应显示双向阻滞（传导不能从任何一个方向越过消融线）。心房扑动终止并不是可靠的治疗终点，因为大多数患者将继续沿着峡部传导。双向阻滞需要观察 30min，以确保心电再连接不会发生。心房颤动经常伴随心房扑动，如不自行终止，则需要进行心脏复律。非典型心房扑动被定义为所有非腔静脉 – 三尖瓣峡部依赖的大折返性房性心律失常。非典型心房扑动往往与消融史、心脏手术史、先天性心脏病或其他结构性心脏病有关。通常不可能用原来的解剖入路，非典型心房扑动持续时，需要进行路径定位和消融环路。

（三）心房颤动和左心房消融

心房颤动消融的基础是隔离所有的肺静脉，这是已知的诱发和促进心房颤动发生的理论基础。肺静脉隔离是通过解剖手段进行的，可以是广泛环绕肺静脉窦的逐点射频消融，也可以是气囊式导管。在手术前，心脏 CT、TEE 或两者都用于排除左心房血栓和评估肺静脉异常解剖。左心房入路需要经房间隔穿刺，通常在透视和心内超声引导下进行。患者的稳定性很重要，许多中心更倾向于使用 GA 进行心房颤动或左心房消融，因为这些手术的持续时间更长。

当使用逐点射频消融导管时，GA 可改善心房颤动治疗后的长期预后，但与镇静相比，食管损伤的发生率更高。许多中心使用探针评估食管温度，并使用 EP 定位导管在 3D 描图上定位食管。在患者清醒配合下，通过鼻咽放置描图导管往往更容易。患者经常使用抗凝治疗，容易出现鼻咽出血。射频消融术中冲洗导管头，将额外有 1L 或更多的液体进入患者体内，此时可能需要导尿。呋塞米在术后给予，以防止心力衰竭恶化。可由电生理学家在桡动脉或股动脉进行动脉导管监测，可为填塞引起的低血压提供

早期预警。

经房间隔穿刺后，用肝素单次注射进行抗凝。其目标是使活化凝血时间（ACT）> 300～350s，也有许多中心更倾向于在静脉穿刺后而经房间隔穿刺前达到治疗性 ACT。如果出现任何不能用麻醉效果解释的血流动力学变化，应通知电生理学家，因为可能发生了压塞。在消融过程中，不应该造成患者膈肌麻痹，尤其是球囊消融技术，因为这会增加膈神经损伤的风险。在激光或冷冻球囊消融右侧肺静脉时，用导管起搏右侧膈神经，并能触到膈肌运动。此外，如果改良的表面导联Ⅰ穿过膈肌设置电极，确认捕获到膈电位可提供膈神经损伤的早期预警。

阵发性 AF 消融的终点是肺静脉隔离（静脉与心房电通路断开），通过在每条肺静脉放置一根多极导管来确认。如果患者有持续性 AF，可能需要其他部位消融，但部位的选择难以通过目前的知识明确。这可能包括左心房顶、二尖瓣环、左心房后壁的消融线，复杂分段心房电图的消融，或者大剂量异丙肾上腺素诱发的非肺静脉触发。如果仍有 AF，许多患者在手术结束时都需要进行心脏检查。左心房消融后有多种止血方法。EP 实验室中大静脉鞘的使用导致 "z-stitch" 装置使用增多，而不再需要鱼精蛋白逆转，并避免长时间等待和通过手工压迫止血。

（四）室性心动过速和室早消融

室性心动过速（VT）消融的途径根据潜在结构性心脏病存在与否分为两类。对于瘢痕引起的大折返性 VT 患者，如缺血性或非缺血性心肌病，其目标是消融致 VT 的关键峡部，或者消融足够的组织以降低将来 VT 的风险。治疗过程通常很长（>4h），往往伴有血流动力学不稳定。有时，尽管实施了药物治疗和多次除颤，但患者仍处于 VT 电风暴中。心输出量低的患者可能需要使用经皮机械循环支持装置进行血流动力学支持。如果能耐受 VT，患者很可能会维持这种状态，以方便进行描图。左心室心内膜瘢痕内或附近区域是最常见的消融靶点，有些患者可能有心外膜来源，可通过经皮剑突下心外膜通路消融。心外膜手术可能增加术后疼痛，同时也增加了心包炎的

风险。冲洗式射频导管通常用于 VT 消融，可能发生容量超负荷。考虑到 VT 期间存在心脏压塞和血流动力学不稳定的风险，建议使用动脉通路有创监测血压。当导管处于全身循环中时，用肝素维持 ACT>300s。

另外，室性期前收缩（PVC）和原发性 VT（无潜在的结构性心脏病）通常来源于一个孤立的病灶，需要精确定位且消融次数较少。原发性 VT 最常见的部位是右心室或左心室流出道，大部分位于右侧。消融是在 VT 或 PVC 激活时间最早的地方进行，或者在获得最佳起搏描图的部位进行。起搏描图是一种以临床 PVC 或 VT 形态为模板，比较导管或消融导管产生的不同体表心电图起搏形态的技术。完美匹配的部位应该是心律失常的源头。消融治疗终点是无论是否使用异丙肾上腺素进一步起搏，均无法诱发 PVC 或 VT 产生。

（五）麻醉注意事项

PDNA 和 GA 都被成功地用于消融手术。一般来说，轻度镇静提供了血流动力学的稳定性；然而，有些患者可能无法忍受仰卧或长时间不活动。此外，由于某些手术特征（例如，时间长、经房间隔穿刺、使用 TEE、广泛射频消融），GA 可能是必需的。

大多数 SVT 和 AFL 消融持续时间相对较短（≤2h），可在局部麻醉和监测麻醉下进行。轻度镇静也可能是有益的，因为深度镇静或 GA 可能抑制心律失常的可诱发性。从麻醉的角度来看，消融手术的基本要求包括标准 ASA 监护设施和 1～2 个外周静脉通路，这取决于患者外周血管通路是否容易建立。外延静脉导管和呼气末 CO_2（$ETCO_2$）有助于更好地监测患者。镇静作用可通过苯二氮䓬类和阿片类药物或持续注射丙泊酚或右美托咪定实现。如果使用射频消融术，可能需要更深度镇静，因为热量转移可能产生疼痛感觉。

心房颤动消融和其他左心房消融的手术时间更长（3～6h），通常需要患者在手术的关键部分保持静止不动。GA 正变得越来越受欢迎。通常情况下，使用 GA 的手术成功率更高，手术时间

更短，因为使用机械通气的患者可以保持静止和可预测的胸部位移，这两种情况都能提高导管稳定性和定位的准确性。

除了标准 ASA 监护设施，手术也要求置入有创动脉便于多次进行实验室描图，以快速识别血流动力学不稳定。在冷冻射频或射频消融时，食管听诊器可以进行温度监测，经鼻或经口胃管有助于显示食管的位置。此外，这些手术通常需要监测膈神经功能和观察膈肌收缩，以防止长期膈肌麻痹。最后，喷射式通气方式需要实施全静脉麻醉（框 15-5）。

室性心动过速消融手术因其潜在的心律失常也有手术时间长（＞4h）和血流动力学不稳定的特点。由于这些原因，此类患者需要实施全身麻醉，以及有创血压监测。相反，心脏结构正常的室性心动过速患者在进行 PVC 消融和诱发局灶性 VT 时需要实施中度镇静，因为麻醉药可能会抑制室性心律失常的诱发。

最终，偏好哪种麻醉技术取决于机构或术者因素。与 EP 小组进行明确的沟通，确定患者和手术的关键问题，是优化监护麻醉使之安全有效的明智做法。

框 15-5 心房颤动射频消融手术的机械通气
• 与导管稳定性较好和描图准确度较高有关
• 可以选择喷射通气和高频振荡通气
• 喷射通气要求全静脉麻醉

六、左心耳闭合

心房颤动是一种常见的快速型心律失常，增加脑血管事件发生风险。事实上，心房颤动可能与超过 35% 的缺血性卒中有关，而且是与广泛、损伤更大的脑卒中有关，这比颈动脉狭窄中产生的栓子更大相关。在非瓣膜性心房颤动中，左心耳（left atrial appendage，LAA）被认为是最常见的血栓形成地，从而导致栓塞性卒中。心房颤动相关卒中的标准预防和治疗包括持续使用抗凝血药，最常用的是华法林或新型口服抗凝血药，其

中包括利伐沙班、阿哌沙班和达比加群。然而，患者可能存在不宜使用抗凝血药的危险因素，并且使用华法林的患者经常存在治疗性 INR 不足。由于这些原因，各种各样的装置隔离和闭合 LAA 希望减少血栓形成，从而降低脑卒中风险。最常用的左心耳闭合装置将在下文叙述。

（一）腔内血管闭合术

腔内血管引导的 LAA 闭合术与 AF 消融术相似，因为左心房入路是关键步骤。围术期成像对于评估 LAA 的尺寸和精确定位装置至关重要。大多数中心使用 TEE 来达到这个目的，其他有经验机构可能会选择心内超声心动图甚至仅使用透视定位。TEE 检查后，通过一个大口径导入鞘进入股静脉。如果使用心内超声心动图，则建立额外的静脉通路。TEE 上的双腔右心室切面可以帮助术者确定经房间隔穿刺的位置，通常是卵圆窝的下段。肝素静脉注射通常在进入左心房前后立即进行，目标 ACT＞250s。导入鞘穿过房间隔后，以及随后的成像将用于在释放前将闭合装置引入 LAA 内适当的解剖位置。释放后，移除导管和引导鞘，实施人工压迫，缝合或者经皮封闭装置。根据成像和设备定位的困难程度，手术时间为 1～3h。两种最常用的装置是 Watchman 和 Amplatzer。

1. Watchman　Watchman 装置（Boston Scientific）于 2015 年获得 FDA 批准使用，由一个自动释放镍钛框架和一个可渗透聚乙烯对苯二甲酸膜组成。该装置已在多个前瞻性随机临床试验中得到充分研究。与华法林抗凝或抗血小板治疗相比，Watchman 是一种有效的左心耳封堵器，并且出现心包积液的风险在可接受范围（≤2.5%）。

2. Amplatzer　Amplatzer（St. Jude Medical）是一种由不同直径的镍钛合金网制成的经皮封堵装置。当用于 LAA 封堵时，与抗凝治疗相比，它能有效降低卒中的风险和出血率。据报道，其并发症发生率为 5%，主要与围术期脑卒中和心脏压塞有关。它目前正在进行一项 FDA 通过的研究性器械批准试验。在这项试验中，患者将随机接受 Amplatzer 或 FDA 批准的 Watchman 装置，

主要结果是手术并发症、缺血性卒中或系统性栓塞的发生率和 TEE 引导下封堵成功率。

（二）经皮闭合

Lariat　Lariat 缝合释放装置（SentreHEART International）实现经皮封堵 LAA。考虑到患者需要接受围术期 TEE 以排除心内血栓并监测手术进展情况，最好在 GA 下进行。与大多数 EP 手术一样，建立股静脉通路。在这个过程中，还可以用 Tuohy 硬膜外穿刺针进入心包，通过剑突下心包入路后，经房间隔穿刺入左心房后开始抗凝。血管造影术可以帮助明确 LAA 解剖，然后将其连接起来，这样球囊尖端的导管就可以定位到口部。然后将第二根导线引入心外膜，使其与心内膜 LAA 导线磁性接触。然后释放 lariat 套索圈，心内膜气囊充气以协助其释放。当心内膜线和球囊已脱离 LAA，放射造影和超声心动图成像确认装置成功释放。然后收紧 lariat 套索，并在移除任何附属金属装置之前放置心包引流。机械性压迫最终将导致心耳坏死，后续也可能引起疼痛性心包炎。

（三）麻醉注意事项

左心耳闭合应与左心房消融治疗原则类似。GA 通常是首选，特别是当需要 TEE 成像时。然而，有经验的机构不使用 TEE 而用中度到深度的镇静。与左心房手术一样，有创动脉血压监测可用于频繁的实验室检测（如 ACT 监测）和快速识别血流动力学紊乱。

七、并发症

并发症的总体发生率为 3%，其中以合并结构性心脏病的心房颤动和室性心动过速消融手术并发症发生率最高。

围术期并发症的类型很多，并不是所有都与手术类型有关。一般情况下，并发症可能在以下 5 个方面发生，包括血管通路、穿房间隔的操作、导管置入、消融能量释放，或者麻醉、镇静、药物的不良反应。

（一）血管并发症

EP 手术并发症以血管通路并发症为主，据报道发生率为 2%～8%。它们包括血肿、伤口撕裂、腹膜后血肿、假性动脉瘤和动静脉瘘形成。这些年来，血管并发症的发生率没有明显降低，这可能是由于使用了多个引导鞘（通常是 ≥3 个），而且通常是大口径（直径可达 16 Fr /5.33mm）。血管通路并发症的其他危险因素包括高龄、肥胖和周围血管疾病。通常，这些并发症是在切口关闭或术后发现的，但有时也可能在术中出现（如低血压、贫血）。

血管损伤的处理取决于损伤的部位和程度。大部分可以通过手动或机械压迫来进行保守治疗。然而，某些血管损伤需要手术修复。预防这些并发症的方法是在初次入路时使用超声检查，以及在移除鞘后确保止血彻底。

（二）栓塞

血栓栓塞并发症可高达 3%，尤其是在 AF 消融方面。虽然 AF 和 AFL 有较高的心脏栓子事件发生率，消融治疗可能进一步增加这种风险，通过放置导管、损伤内皮、心律失常、消融、心房顿抑。

血栓栓塞治疗的前提在于预防血栓栓塞事件。术中预防策略包括使用 TEE 和心内超声心动图，以及静脉注射肝素。

（三）医源性心律失常

心腔内的导管操作可能引起医源性心律失常，从高度 AV 结传导阻滞到 VF 都有可能发生。这些心律失常通常是短暂的，不会影响患者血流动力学平稳；但是，必须注意识别更严重的心律失常并采取相应的治疗。EP 患者应在手术前放置除颤垫，以便进行经皮起搏或必要时进行除颤。

（四）心包积液

心包积液最常发生于导管消融期间，也发生于导管操作、射频消融或冷冻消融，或者系统性抗凝治疗患者经房间隔穿刺期间。但其在 EP 手术中的总体发生率不高，为 0.2%，但如果只考虑实施射频消融发生率可增到 2%。

微量心包积液通常无症状，但由于心包积液在 EP 实验室常急性起病，即使是少量积液也会导致心脏压塞，需要心包穿刺。诊断可通过经胸超声心动图、TEE、心内超声或透视检查心脏外侧边界的移动消失。确认后，应该逆转抗凝和完成心包穿刺引流管的放置。如果出血迅速或持续，需要心脏外科会诊考虑开放引流手术。

在拔除导联的操作中，血管损伤通常发生在上腔静脉，由于与心包连通，上腔静脉损伤的发生也会导致心脏压塞。幸运的是，有一种新的可压缩球囊设计用于阻断上腔静脉，在修复撕裂手术时提供止血功能。使用这个球囊，需要在经皮穿刺前，将一根长钢丝从股静脉置入右侧颈内静脉。当上腔静脉损伤发生时，球囊内打入对比剂使其膨胀，便于在透视下观察球囊的正确位置和稳定性。在这些患者中，专家建议在尝试心包穿刺术之前就阻断上腔静脉。

（五）空气栓塞

空气栓塞可发生在心脏系统的右、左或两侧。全身性空气栓塞常发生于经室间隔插管或有卵圆孔未闭或其他心脏间隔缺损的患者。全身空气栓塞通常表现为心肌梗死或急性下壁缺血，鉴于右冠状动脉开口的位置较前所致。超声心动图可以检测到空气栓子，而动脉空气栓子可以在神经血管成像中看到。以支持治疗为主，因为恢复血流将有助于溶解栓子。增加吸入氧浓度也将有助于栓子吸收。

（六）肺静脉狭窄

肺静脉狭窄在历史上是以导管为基础消融肺静脉处病灶的常见并发症。随着时间的推移，电生理学家已经将消融范围扩大到更远处的肺静脉窦，减少了该并发症的发生。肺静脉狭窄的发病机制尚不清楚，但可能与内膜增生、纤维化或血栓形成有关。

肺静脉狭窄通常发生在消融术后几个月，可表现为无症状到严重呼吸困难、咯血和反复呼吸道感染。如今，心内心电图被用于术中预防肺静脉内消融，手术后可通过 CT 或 MRI 进行诊断。球囊血管成形术或支架放置（或两者兼用）可以用于治疗严重的肺静脉狭窄。

（七）心房食管瘘

心房食管瘘是心房颤动和其他心脏左侧病灶消融的罕见并发症，死亡率很高。左心房和食管的后壁相距只有几毫米，而且直接热损伤就可能促进窦道形成。采用一些措施或许可以预防这类

严重并发症，包括心内超声心动图、食管温度监测和电解剖描图系统。这些技术使导管放置可视化，避免过多的热能进入心房后壁，并提供连续的食管温度测量。

心房食管瘘的出现通常发生在消融手术后 2～4 周。症状包括发热、胸痛、吞咽困难和吐血，甚至可能因为继发于空气栓塞或感染性休克而发展为严重的神经或心脏事件。如果考虑该并发症，可以通过 CT 或 MRI 作出诊断，应避免内镜检查。治疗包括食管支架置入术或瘘管手术修复，但是，死亡率仍然很高。

（八）膈神经损伤

膈神经损伤可发生在射频消融手术中，但更多见于用球囊的消融。右膈神经损伤较为常见，与消融靠近右肺静脉或上腔静脉附近有关。鉴于其解剖位置，左膈神经损伤与左心耳的消融有关。

损伤的患者可能无症状或表现为咳嗽、呼吸困难和呃逆。这种诊断通常是通过单侧半膈在影像学上的升高来确定的。多数患者膈神经功能在 1 年内恢复。电生理学家试图通过抓住膈神经的起搏描图来识别高危区域以避免这种并发症。在球囊消融之前，许多中心都准备了一种改良心电图导联 I 穿过右膈肌，测量复合肌肉动作电位（compound muscle action potential，CMAP），在膈肌起搏时提供膈神经损伤的早期预警。如果 CMAP 振幅比基线降低 30%，则应终止消融。

（九）死亡

是 EP 手术中的少见并发症。EP 术后 30 天的死亡率为 0.6%，然而，这些死亡大多是患者的潜在病情恶化所致，而不是手术本身。最常与死亡相关的手术并发症包括心脏压塞、心房食管瘘和缺血性脑损伤。

八、总结

临床 EP 正在经历一个数量和复杂性都增长的时期。没有前瞻性证据可以指导最佳麻醉方案或哪些 EP 手术需要由麻醉科医师管理。然而，随着 EP 手术的广泛开展，麻醉实施者熟悉它们是明智之举。

心脏病患者接受急诊非心脏手术
Cardiac Patients Requiring Emergent Noncardiac Surgery

Lev Deriy　Neal S. Gerstein　Pramod Panikkath　Harish Ram　Brian Starr　著

邹宇　译

第16章

要点

1. 心脏病患者接受急诊非心脏手术时，围术期心脏疾病的发病率和死亡率较高。急诊手术时发生主要心脏不良事件的风险是择期手术的 2～5 倍。由于急诊手术的性质，术前评估和患者优化受到限制。

2. 心脏病患者接受急诊非心脏手术的主要麻醉目标是通过优化心肌氧供需平衡来预防、发现和治疗心肌缺血。

3. 老年创伤患者比年轻患者既往有心脏病史的比例更高，因此他们更容易受到创伤的影响。在创伤领域可能遇到的第二个重要人群，是患有未矫治或已矫治的先天性心脏病的成年人。

4. 大多数创伤的核心病理生理学涉及出血和随之而来的低血容量。无法控制的出血发展为失血性休克，导致一系列的生理和脏器功能的紊乱。

5. 大多需要急诊手术和麻醉科医师关注的神经外科急症是由头部或脊髓创伤、颅内动脉瘤或动静脉畸形破裂、血肿、急性脑积水和疑似伴有脑疝的颅内肿瘤引起。

6. 严重颅脑损伤或脊髓损伤（spinal cord injury，SCI）的患者往往也合并其他部位损伤。此外，如果这些患者有明显的心脏疾病，管理会很复杂，需要多学科协作。

7. 与其他类型的非心脏手术相比，血管外科手术发生心脏不良事件（如心肌梗死、心源性死亡）的风险高 2～4 倍。冠状动脉性心脏病（CAD）与非冠状动脉血管疾病有相似的危险因素，动脉粥样硬化是最常见的病理过程，影响冠状动脉、脑动脉、主动脉和外周动脉。因此，已有一根血管分布区域动脉粥样硬化的患者中，多达 50% 的患者至少伴随另一个部位的动脉粥样硬化。

8. 与心脏疾病相关死亡率最高的血管手术是腹主动脉瘤破裂（abdominal aortic aneurysm rupture，rAAA）的开放式修复手术，其次是择期胸腹主动脉置换术、下肢动脉搭桥术和颈动脉内膜切除术。此外，需要进行下肢截肢手术的患者经常有弥漫性和严重的冠状动脉病变。

9. rAAA 是一种外科急症，需要快速诊断，有效的术前评估，并迅速转移到手术室进行开放性修复手术或介入下血管内修复手术。在过去的几十年里，rAAA 患者急诊手术的死亡率没有明显变化，仍然接近 50%，而择期修复手术的死亡率为 6%。

10. 腹部急诊手术很常见，包括但不限于胆囊切除术、阑尾切除术、各种原因引起的急性肠梗阻和肠穿孔和腹腔内感染引起的急腹症。

11. 腹部急诊手术特有的风险包括腹胀导致的心血管系统和呼吸系统问题、胃内容物误吸的风险、体液的快速转移、电解质和酸碱变化，以及相关脓毒症风险的增加。

12. 骨科急诊手术最常见的类型是伴随脊髓损伤的脊柱损伤、开放性骨折、关节脓肿和急性骨筋膜室综合征。这些骨科急症按照严重程度，处理时限从需要立即手术治疗到可等待长达 24h。针对心脏病患者，当时间允许时，应尽可能多地获取术前病史、进行包括气道检查在内的体格检查、实验室检查和其他检查（心电图、胸部 X 线片、超声心动图）。

13. 耳鼻咽喉科急诊手术大多数涉及立即威胁到气道的情况，包括急诊气管切开术、气道受限的急诊手术（Ludwig 心绞痛、术后血肿、急性会厌炎、血管性水肿），以及颈部脓肿切开术。耳鼻咽喉科急诊手术按照紧急程度有需要分秒内进行手术处理的情况（急诊气管切开、术后血肿压迫气道），也有可在几小时内处理的情况 [扁桃体切除术后出血、恶性外耳道炎（malignant otitis externa，MOE）]。在可能的情况下，特别是对于心脏病患者，应尽可能多地收集术前信息。

14. 眼科急症在急诊手术中出现的频率相对较低，然而，这些患者往往需要及时进行手术干预，以保护患眼的视力。眼科急诊手术通常与眼外伤（眼球破裂）、既往眼科疾病史或突发的眼科疾病（急性青光眼、视网膜脱离、感染）有关。

关键词

急诊手术；创伤手术；抗血小板药物；血管活性药物；术中缺血

与接受择期手术的患者相比，接受急诊手术的心脏病患者在围术期发生心血管事件的风险增加。由于急诊手术需要尽快进行，术前评估、风险分层和患者优化都受到了限制。2014 年美国心脏病学会 / 美国心脏协会（ACC/AHA）指南明确提出，患者必须进入手术室（OR）接受急诊手术时（定义为如果不及时进行手术，通常在 6h 内就会有危及肢体功能或生命安全的情况），要求围术期团队预测并做好处理心血管不良事件的准备。急诊手术发生主要不良心脏事件（MACE）的风险是择期手术的 2～5 倍，包括心肌缺血、心力衰竭、心搏骤停、传导异常和死亡。

一、心脏病患者接受急诊腹部手术的麻醉

本节重点介绍现实中经常遇到的心脏病患者接受腹部急诊手术的麻醉要点。常见的腹部急诊手术包括但不限于胆囊切除术、阑尾切除术、各种原因引起的急性肠梗阻，以及由肠穿孔或腹腔内感染引起的急腹症。本节所讲的一般原则也适用于泌尿外科和妇科急症，如急性卵巢、睾丸扭转或尿毒症，这些急症通常也表现为急腹症。血管外科急症，如腹主动脉瘤破裂（rAAA）、急性肠系膜动脉栓塞，以及腹部外伤，将在本章的其他部分进行介绍。腹部器官移植手术（如肝脏、肾脏、胰脏和肠的移植）在技术上属于急诊手术，但与其他急诊手术的不同之处在于，为确定患者是否适合移植，通常在术前已经接受了广泛的检查。心脏病患者的移植手术将在本书的其他章节讨论。

腹部急诊手术有一些特有的风险，包括以下内容。

- 有多种并发症的高龄人群。衰老和慢性病导致其生理代偿能力下降，并发急性疾病可能使其处于危重状态。
- 胃内容物误吸的风险。
- 体液的快速转移。急腹症是一种细胞外和细胞内的绝对低血容量状态，为保留体内的水和电解质，应激激素如血管加压素（抗利尿激素）释放增加，同时激活肾素 – 血管紧张素 – 醛固酮轴。为了维持循环容量，在儿茶酚胺和广泛的毛细血管渗漏的驱动下，心肌做功和心输出量（CO）增加。
- 电解质和酸碱变化。

- 相关脓毒症的风险增加。
- 腹胀可引起心血管系统和呼吸系统问题。

（一）术前关注的问题

AHA/ACC 指南建议进行手术的同时评估临床危险因素，收集已患心脏疾病的信息，以帮助确定手术策略和优化围术期的监测和管理。事实上，大多数时候，这些急诊患者的心脏状态是未知的，或者术中可能表现为血流动力学不稳定（这可能是潜在心脏疾病的一个指标）。在这种情况下，评估和管理必须齐头并进，最好是由能够操作床旁监护设备并能解读数据〔如床旁超声心动图或肺动脉导管（PAC）等数据〕的麻醉科医师负责。

不稳定的心脏疾病需要在围术期进行积极的治疗，如果确有必要，可将心脏介入治疗改到术后立即进行。在这种情况下，急诊手术与不稳定心脏疾病带来的风险和利益的冲突可能会给整个围术期团队带来巨大的压力，并对患者结局产生影响。对患者进行初步评估时最好进行多学科会诊，参与者尽可能包括患者、家属、手术团队、心脏专科和初级护理团队。

在大多数紧急情况下，获得现有的临床信息并进行快速的病史采集和体格检查是可行的。此外，应回顾已有的实验室诊断检查的结果。如果常规的血液检查还没有送出，应在放置静脉导管时抽血送检。血液检查应包括凝血功能、血型并交叉配血。如有必要，应进行抗凝血药逆转（表 16-1）。

监测需求取决于患者的心脏疾病和临床状态。如果需要，可以实施包括动脉置管或中心静脉置管等在内的有创性监测。置入血管鞘既可以进行容量复苏，也可以在有需要时随时放置 PAC。如果临床需要，可在术前放置有创监测，在充分的局部麻醉和超声引导下，大多数意识清醒的患者通常都能很好地耐受。手持式超声或床旁超声心动图可以方便、迅速地识别出重要的心脏病变，这些信息使手术团队有机会采取措施优化围术期的结果。已经证明使用这些设备可以识别主要的心脏异常，特别是未被确认的左心室收缩功能障碍或瓣膜性心脏病等的存在。

大部分接受急诊腹部手术的患者出现全身炎

表 16-1 抗凝血药的紧急逆转

药　物	说　明
抗血小板药物（如氯吡格雷、普拉格雷、替格瑞洛和依替巴肽）	如需逆转需输注血小板
华法林或香豆素	• PCC+ 维生素 K（首选，特别是对容量负荷量大的心脏病患者） • FFP+ 维生素 K
普通肝素	鱼精蛋白
低分子肝素（依诺肝素）	鱼精蛋白[a]
直接凝血酶抑制药	• 新药艾达赛珠单抗专门用于达比加群的逆转 • 比伐卢定、来匹卢定、地西卢定，以及阿加曲班没有特定的逆转药
直接 X a 因子抑制药（如阿哌沙班、依度沙班、利伐沙班）	PCC[b]

a. 只能不完全的逆转低分子肝素，且对芳达肝素无效

b. 目前还没有 FDA 批准的逆转药上市，大剂量四种凝血因子的 PCC 可能有效，属于超说明书用药

FFP. 新鲜冰冻血浆；PCC. 凝血酶原复合物浓缩物

症反应综合征、脓毒症或脓毒性休克。在有指征的情况下，可早期使用抗生素和实施目标导向性复苏。尽管心血管测量指标可表现正常（血压、心输出量、每搏输出量），但细胞内和细胞间的液体可能存在严重的消耗。在急诊腹部手术中，患者通常需要液体复苏以维持血压和循环容量，但在心脏病患者中须谨慎，以防止肺水肿或急性心室功能障碍。同时，应纠正电解质和酸碱的异常。有时在解除梗阻后（如尿毒症、梗阻性黄疸或肠梗阻），患者有可能出现明显的脓毒症或心律失常的倾向。

必须使用非颗粒型抗酸药的预防误吸，如果时间允许，还必须使用 H_2 受体拮抗药或质子泵抑制药，以减少误吸的风险。由于甲氧氯普胺具有促动力作用，在急诊腹部手术中最好避免使用。

（二）术中关注的问题

总的来说，没有特定的麻醉技术推荐。由于

病情紧急、开放型腹部切口和可能需要持续复苏的血流动力学不稳定，通常选择全身麻醉（GA）。预测到患者对麻醉药物和血流动力学干扰的敏感性增加是至关重要的。需要减少麻醉药物剂量，以及滴定给药，并密切监测血流动力学。

在启动必要的紧急液体复苏和进行适当的监测后，改进的快速序贯诱导通常可以在防止误吸和稳定心血管两个相互竞争的目标之间达到风险-收益平衡。为实现这一目标，建议使用对心血管系统抑制最小的药物（诱导时谨慎使用丙泊酚、依托咪酯或氯胺酮，插管时使用大剂量罗库溴铵）。

接受急诊腹部手术的患者容易发生容量变化，通过动脉压力波形描记评估收缩压或脉压变化可以预测容量反应性。目标导向的液体治疗方法可能有助于进行适当的液体复苏。呼吸相关收缩压或脉压的变化＞13%，表明患者有容量反应性；9%～13% 为可预测的中间范围，即灰色地带，在这个范围内患者可能会有容量反应性；如果＜9%，患者不太可能有容量反应性。

在冠状动脉性心脏病（CAD）患者中，重要的是要避免心肌氧耗量（MVO_2）过高，因为这可能引起或加剧心肌缺血。心率（heart rate，HR）的升高可以用短效 β 受体拮抗药来控制，如艾司洛尔，特别是在喉镜检查、手术刺激和麻醉苏醒时可减弱交感神经反应。硝酸甘油也可用于治疗高血压，尤其是在心率慢而高血压持续存在的情况下。硝酸甘油可以扩张静脉和冠状动脉。除了需求性缺血，还必须纠正贫血、低血容量和防止氧饱和度降低，以维持心肌的充分氧供。为了维持足够的灌注压力，或者在心肌病严重的情况下，可能需要在使用麻醉药物的同时输注血管收缩药 或正性肌力药物。可以放置中心静脉导管（central venous catheter，CVC）作为中心通路，以便 输注血管收缩药或正性肌力药物。心肌病患者在急诊腹部手术中可能无法耐受快 速的体液转移，因此可能需要监测混合静脉血氧饱和度或心输出量，以指导血管活性药物治疗。由于第三间隙的存在，频繁地监测和调节电解质是必要的。严重的高血糖应该静脉注射胰岛素来控制，而且

必须预防体温过低。

合并有瓣膜性心脏病的患者需要特别考虑，尤其是主动脉瓣狭窄患者，需要维持心脏前负荷、外周血管阻力（SVR）和心肌收缩力。快速纠正心律失常是必要的，因为伴有主动脉瓣狭窄和相关左心室肥厚的患者可能对这种心律失常的耐受性很差。尽管 PAC 的使用正在减少，但存在严重的肺高压（PH）或严重的左心室或右心室功能障碍时可以进行 PAC 监测，以指导使用一氧化氮或其他肺血管扩张药。

经食管超声心动图（TEE）可用于实时评估心脏功能和进行术中限制性液体管理。借助 TEE 进行围术期血流动力学管理可能对严重心脏疾病患者 的胃肠道手术有帮助。关于使用 TEE 进行液体复苏的方法见第 10 章。

如果患者在急诊腹部手术中，进行了全面地医学处理后，仍然不稳定，可以在术中启用心室机械支持［如主动脉内球囊反搏（IABP）或经皮心室辅助装置（VAD）或体外膜氧合（ECMO）］，以保证手术的顺利完成和血流动力学的稳定。这需要医疗资源、早期规划以及与团队间的沟通。此外，还有时间限制，特别是循环突然崩溃时，要在发生缺氧性脑损伤前建立机械支持或启动体外循环。

（三）术后期

对于接受急诊腹部手术的心脏病患者，必须提高术后监护水平，术后应考虑进入重症监护病房（ICU），以便及时发现和处理并发症。在术后初期，通常会出现因液体潴留于第三间隙而导致的相对低血容量，并伴有心肌做功的增加。在这一阶段，应在有创血流动力学监测的指导下，谨慎地使用复苏液体，并以血管收缩药 / 正性肌力药物的形式进行循环支持，以防止心力衰竭的发生。在接下来的几天，当体液停止渗入第三间隙时，会形成一种平衡状态，然后进入多尿期，在此期间，患者会调整液体分布并恢复健康。液体的转移与细胞内的离子运动有关。低磷血症、低镁血症，特别是低钾血症通常很明显，需要定期监测血清生化指标。在平衡期，静脉输液的管理要根据当前的目的来平衡，是增加血管内容量以

确保足够的器官灌注还是防止进一步的组织水肿。在多尿期，主要目标是让患者恢复到基线体重，并积极地补充电解质。由于术后脓毒症、呼吸和心脏事件是出 ICU 后最常见的死亡原因，因此应继续在病房仔细观察患者。

二、心脏病患者的急诊创伤手术

在美国，65 岁及以上的患者数量预计将从目前的 4600 万上升到 2040 年的 8200 万，并于 2060 年超过 9800 万（在 2060 这将占美国人口的 1/4）。创伤患者通常呈年轻化倾向。然而，与年轻患者相比，老年创伤患者既往患有心脏疾病的比值更高；因此，老年患者更容易受到创伤的影响。在创伤领域可能遇到的第二个高风险人群是患有未矫治或已矫治的先天性心脏病（CHD）的成年人。截至 2015 年，已有超过 80% 的 CHD 患儿存活到成年，他们在受到创伤后可能会就诊于没有 CHD 诊治经验的医院。患有 CHD 的成年创伤患者与老年创伤患者相似，他们都有独特的临床和监护挑战。

大多数创伤的核心病理生理学涉及出血和随之而来的低血容量。出血位置可能远离与心脏病患者最相关的结构（大血管、心脏、肺），也可能是由其直接损伤引起。未控制的出血会发展成失血性休克，导致一系列生理和终末器官相关的紊乱。失血性休克与代谢性酸中毒有关，后者可导致调节性细胞酶功能紊乱，造成细胞肿胀、磷脂膜破坏，最终导致细胞死亡。许多对抗上述休克级联的正常代偿机制在心脏病患者中受到损害。在下面的章节中，将讨论对患有心脏疾病的典型老年创伤患者，以及患有已矫治的 CHD 的年轻创伤患者的诊治要点。

（一）识别创伤患者原有的心脏疾病

创伤患者在到达接收医院的急诊科（emergency department，ED）时经常是无意识的或插管状态，无法提供病史。来自急诊医务工作者或家人的病史可以揭示创伤患者的心脏病史的细节。然而，这往往不易获得。当创伤患者急诊进入手术室，无法获得简单的病史时，各种体征可能提示既往或目前患有心脏疾病。

快速体查发现的胸骨正中切口瘢痕可能与既往的心脏手术有关。对于老年患者，既往胸骨切开术的证据提示患者可能有冠状动脉旁路移植术和 CAD 的病史，或者瓣膜手术史。对于有胸骨切开术瘢痕的年轻创伤患者，临床医生应考虑是否有 CHD 矫治手术史。有心脏疾病的其他证据包括存在置入式心脏电子设备（置入式起搏器或除颤器）或 VAD 的电池组和动力线。

此外，快速识别当前心脏疾病的体格检查线索，杵状指提示未矫正的发绀性心脏病，胸部触诊时心前区隆起表明心脏扩大，可闻及或触及的震颤提示严重的瓣膜异常，闻及咔嗒声提示存在机械人工瓣膜。起搏器依赖患者的心电图（ECG）可显示起搏钉。

对于可能有人工心脏瓣膜、CAD 或其他置入设备（如 VAD）的创伤患者，应考虑到其可能伴随使用抗凝和抗血小板药物。在这种情况下，应立即进行凝血功能检查，并做好大量血液制品的输注预案。

最后，对于没有明显心脏疾病体征或症状的老年创伤患者，临床医生应假定其至少存在轻度的舒张功能障碍，并应考虑在适当的监测下进行合理的液体管理和复苏。

（二）合并心脏疾病的创伤患者的术前准备

患有心脏疾病的创伤患者需要周密的计划和准备。在时间允许的情况下，该计划应包括回顾患者以前的医疗和手术史，回顾目前的创伤表现（包括创伤机制、转运问题、现场或 ED 抢救工作），术前影像学，和任何近期的检查（心导管检查、超声心动图、起搏器程控）。当时间有限，患者直接进入手术室时，在诱导前应尽可能多地了解病史，并进行简单的体格检查，重点是心力衰竭的体征、既往心脏手术史和现有的置入设备（起搏器、除颤器、VAD、药物泵）。

在准备阶段，还需考虑诱导药物、循环通路和监测需求等（表 16-2）。

（三）急诊创伤手术术前血管活性药物的准备

除了准备适当的麻醉诱导药物和维持药物外，临床医生还应该准备基本的心血管活性药物，以优化术中血流动力学。在有时间限制的急

表 16-2　心脏病患者急诊创伤手术的术前准备项目

诱导药物	静脉通路	监测
丙泊酚：心肌抑制和血管扩张	外周静脉导管：基于哈根 - 泊肃叶定律：短管或大管径的静脉通路流速最高	有创动脉血压：在严重创伤或合并严重心脏病时必须使用
依托咪酯：对心脏影响很小，但可能出现术后肾上腺抑制	中心静脉导管：比外周静脉更适合输注血管活性药物；将延长准备时间；有颈部、胸部或腹股沟入路，根据创伤部位的不同，可能难以实施	CVP：可能有助于指导复苏，尽管有大量文献表明 CVP 和血容量状态没有关联
氯胺酮：通常对心血管影响很小	骨髓腔通路：一些临床医生不太熟悉，不太常用；流速有限	TEE：可能有助于指导复苏，可以监测或诊断原有的或新发的心脏问题；需要专业知识；对于穿透性腹部或胸部创伤可能是禁忌的
咪达唑仑：对心脏影响很小，但如果与芬太尼或其他诱导药物合用，可能会有明显的抗交感神经作用		脉压波分析（如 FloTrac）：通过有创动脉导管监测实时心输出量；需要专门的设备；在某些外科手术、心律失常或使用某些血管活性药物时可能不可靠

CVP. 中心静脉压；TEE. 经食管超声心动图

诊情况下，准备 3 种基本的血管活性药物（硝酸甘油、肾上腺素、去甲肾上腺素）能够快速处理大多数心脏病患者的血流动力学问题。硝酸甘油［起始剂量为 $0.5\sim1.0\mu g/$（kg·min）］可不同程度地扩张静脉、冠状动脉和动脉；肾上腺素［起始剂量为 $0.01\sim0.05\mu g/$（kg·min）］可收缩动脉，以及提供正性肌力支持，去甲肾上腺素［起始剂量为 $0.01\sim0.05\mu g/$（kg·min）］以收缩动脉为主，伴有较弱的正性肌力作用。

（四）合并心脏疾病的老年创伤患者的治疗

1. 衰老对心脏功能的影响概述　衰老伴随着众多的心脏结构和功能变化（表 16-3）。除了与年龄有关的心脏变化外，与心脏有关的药物，如降压药，也可能影响老年创伤患者的治疗。β 受体拮抗药和钙通道阻滞药均有负性变时、变力作用，可削弱创伤引起的正常的肾上腺素反应。因此，损伤引起的内在代偿反应可能会被削弱，由于缺乏低血容量相关的反应性心率增快，可能会带来诊断上的困难。此外，置入的心脏设备引起的生理反应不足也可能带来问题，这些设备包括 VAD 和置入式电子设备（除颤器、起搏器）。

由于上述原因，评估老年人心脏创伤中低血

表 16-3　与年龄相关的心脏结构和功能变化

	变　化	对心功能的影响
可预计的	心肌细胞数量减少，被非收缩性基质取代	心室顺应性减弱，舒张功能障碍增加
	窦房结和传导纤维功能障碍	传导缺陷，慢速 - 快速心律失常风险增加
	主动脉和肺动脉的顺应性降低	进一步导致舒张功能障碍的因素
	心脏肾上腺素受体减少	外源性儿茶酚胺效果减弱
病理上的	动脉粥样硬化或冠状动脉疾病	心肌氧供需不平衡可能导致心肌缺血
	瓣膜性心脏病（二尖瓣反流和主动脉瓣反流的发生率低于主动脉瓣狭窄）	罹患急性心力衰竭风险增加，特别是主动脉瓣狭窄的患者
	继发于左心或肺部疾病的右心功能障碍	右心衰竭的风险增加，特别是发生与创伤相关的缺氧或酸中毒时

容量的程度可能较为困难。众所周知，在老年人中，心动过速和低血压的压力感受器的反应性可能很小或没有。因此，老年患者可能会有明显的低血容量，但在发生极度失血之前不会出现心动过速或低血压。

2. **合并心脏疾病的创伤患者的麻醉管理**　合并有 CAD 的创伤患者的麻醉管理存在多种挑战。这种情况下的血流动力学目标与非创伤性 CAD 患者相似，优化心肌氧供需比。创伤和携氧血红蛋白的丢失、高交感神经张力和低血压都可能导致现有冠状动脉疾病的恶化或暴露隐性疾病。表 16-4 中展示了影响氧供和氧需的因素。值得注意的是，心率是决定氧需的最重要因素。因此，血流动力学稳定和携氧能力的快速重建对于减少创伤对 CAD 患者的影响至关重要。

此外，瓣膜性心脏病患者可能无法耐受低血压所带来的高交感神经张力。特别是那些有狭窄性病变（如主动脉瓣或二尖瓣狭窄）的患者不能耐受明显的心动过速，心动过速时会导致心室充盈受损，并因低血容量状态而进一步恶化。适当的复苏和血流动力学控制是至关重要的。术中的 TEE 监测既可以作为未知瓣膜性心脏病患者的诊断方式，也可以作为指导此类患者复苏的监测手段。

3. **创伤期间使用促凝药：对冠状动脉疾病患者的影响**　在重大创伤中使用抗纤溶药物（氨基己酸、氨甲环酸）正变得越来越频繁。此外，其他促凝药（如凝血酶原复合物浓缩物、重组因子

表 16-4　心肌缺血：影响氧供和氧需的因素

氧　供	氧　需
• 心率[a] • 氧含量 • Hgb、SAT%、PaO_2 • 冠状动脉血流 • CPP = DP − LVEDP[a] • CVR	• 心率[a] • 收缩力 • 室壁张力 • 后负荷 • 前负荷（LVEDP）[a]

a. 影响供需

CPP. 冠状动脉灌注压；CVR. 冠状动脉血管阻力；DP. 舒张压；Hgb. 血红蛋白；LVEDP. 左心室舒张末压；PaO_2. 氧分压；SAT%. 氧饱和度百分比

Ⅶa）有时也用于创伤相关凝血功能障碍。很明显，当出血或凝血功能障碍影响了充分的抢救时，有必要使用这些药物。然而，原生冠状动脉、置入支架的动脉或移植的动脉血流受限时，这些药物可能会导致动脉内血栓形成，并诱发严重的心肌缺血。在这些患者中使用促凝药时，应慎重考虑。任何近期置入冠状动脉支架或进行冠状动脉移植（或任何血管支架或血管移植）的患者都应被视为有支架或移植动脉闭塞的风险，促凝药的使用应极为谨慎，只有在挽救生命时才可使用。类似的考虑也适用于有心脏置入物的患者，如机械瓣膜或左心室辅助装置。

（五）合并先天性心脏病成年创伤患者的治疗

成年的创伤患者中可能存在多种已矫治的 CHD 缺陷，包括从单纯的房间隔缺损和室间隔缺损到复杂的单心室或动脉干的修复。截至 2017 年，有 140 万成年人患有已矫治的 CHD。复杂且高风险的 CHD 包括既往行 Fontan 手术、严重的肺动脉高压、发绀型 CHD、合并恶性心律失常的复杂 CHD，以及合并妊娠的 CHD（表 16-5）。尽管推荐合并 CHD 的成年患者到专门的医院接受治疗，但创伤患者可能随时被送至任意一家医院进行治疗。

1. **合并先天性心脏病的成人创伤患者的术前准备**　合并 CHD 的创伤患者可以分为 3 组，未矫治的 CHD 患者，接受姑息性手术的患者，以及已矫治的 CHD 患者。这 3 组 CHD 患者中，即使有相同的心脏结构性病变的个体在解剖学或生理学上差异仍然很大。例如，法洛四联症存在不同程度的肺动脉狭窄，可引起一系列不同程度发绀。因此，需获得所有术前病史和体格检查结果，以帮助指导制订计划和术中管理。

理想情况下，如果时间允许，应在术前确定以下 4 个参数。

(1) 患者疾病的解剖学变化和临床状态：CHD 的解剖或结构改变，以及生理学性质到底是什么？换言之，存在哪些分流，以及血液分流的性质？患者是处于完全代偿状态，还是同时存在心力衰竭？应该注意的是，心力衰竭是成年 CHD

表 16-5　与先天性心脏病相关的基本麻醉相关血流动力学问题

先天性心脏病类型	常见或主要的并存问题	术中问题	关键的血流动力学问题	要避免的术中变量
Fontan 手术后人群	• 室上型心律失常 • 心力衰竭 • 肺 AVF • 肝硬化	正压通气时被动肺灌注引起的血流动力学不稳定	• 收缩功能下降 • 依赖前负荷 • 变时性功能受损	• 心动过速 • 心动过缓 • 低血容量 • 正压通气
分流修复术后的发绀型心脏病（心内型，血管型，复杂型）；通常为左向右分流		当 PVR ↑，SVR ↓ 和 RVOTO 时，可能会出现反向分流或发绀	• 维持 SVR • 降低 PVR	• 酸中毒 • 高碳酸血症 • 低氧血症 • 低体温 • 低血压

AVF. 动静脉瘘；PVR. 肺血管阻力；RVOTO. 右心室流出道梗阻；SVR. 外周血管阻力

人群死亡的主要原因，对于患有复杂 CHD 的成人，应着重考虑是否存在代偿性心力衰竭。是否并存有心律失常或传导障碍？恶性心律失常是 CHD 人群发病和死亡的第二大原因，其中以室上性心动过速最为常见。是否有残留的肺动脉高压，是固定的还是可逆的？最后，制订术前计划时需考虑到大量的 CHD 患者接受长期的抗血小板和抗凝治疗。

(2) 患者以前的心脏干预措施：患者的 CHD 病程是怎样的？迄今已进行了哪些手术或干预措施？患者病情是否得到缓解或纠正？

(3) 患者的其他并发症。与患者的 CHD 相关的其他并发症（肾脏、肝脏、血液、神经、感染、内分泌等方面）是什么？

(4) 目前计划的创伤性手术。计划中的手术与心脏解剖结构有什么关系？例如，急诊探查性开腹手术比急诊开胸手术的潜在解剖学影响要小。

2. 合并先天性心脏病的创伤患者的术中监护　合并 CHD 的创伤患者术中麻醉管理要点在许多方面与老年心脏病创伤患者类似。首先，应该考虑到对全身麻醉的需求。虽然区域麻醉可以减少血流动力学的波动，同时也避免了机械通气。但是局部麻醉药引起的高铁血红蛋白血症（如使用普鲁卡因）在发绀型 CHD 中可能是致命的。而且，大多数腹部、胸部或神经系统外伤需要全身麻醉。在 CHD 人群的非急诊手术中常使用的复合全身麻醉，在创伤患者中也同样被推

荐。最重要的原则是了解在已知合并 CHD 的情况下，麻醉引起的血流动力学变化。麻醉、容量状态和交感神经状态对 CHD 的影响将取决于 CHD 事件是否与心内分流、压力过负荷或体循环 / 肺循环容量过负荷有关。有关 CHD 具体病理的进一步讨论详见第 8 章。

与需要全身麻醉的老年创伤患者类似，有创血压监测是必需的，并应考虑辅助监测［如 TEE、中心静脉压（CVP）监测］。在准备静脉管路和血管活性药滴注时，排气至关重要，因为 CHD 患者可能有残余的心内分流。

三、心脏病患者的急诊神经系统手术

（一）简介

需要立即手术并由麻醉科医师处理的神经外科急症大多由头部或脊髓创伤、脑动脉瘤或动静脉畸形破裂、血肿、急性脑积水和可能发生脑疝的颅内肿瘤等引起。颅内血肿可发生在硬膜外、硬膜下或颅内，并可迅速或缓慢进展。影响脊髓的急症包括导致脊髓受压的肿瘤或血肿，可引起急性脊髓损伤（SCI）。

有严重颅脑损伤（traumatic brain injury，TBI）或 SCI 的患者往往也合并其他损伤。此外，如果这些患者还有严重的心脏疾病，管理起来就很复杂，需要多学科会诊。手术和麻醉中的低血压或高血压、低氧血症、低碳酸血症或高碳酸血

症、低血糖或高血糖、发热或颅内压（intracranial pressure，ICP）升高也会使受伤的大脑发生继发性损伤，从而导致进一步的不良结局。

（二）术前评估

麻醉前的评估应尽可能全面，但经常受限于临床紧急情况。心脏病患者的麻醉前注意事项包括评估心脏和整体健康风险，识别可能导致围术期重大问题的因素，如果时间允许，与心内科协作以帮助优化心脏问题，评估围术期心脏事件的风险，并制订麻醉计划以避免心血管并发症。需要急诊外科手术的心脏病患者，无论疾病的严重程度和基线风险如何，都会增加心血管并发症的风险（框 16-1）。

麻醉前评估包括如下。

- 气道评估和管理计划（图 16-1）。
- 心脏病变的严重程度和慢性程度。
- 手术过程和麻醉技术对现有状况和心功能的影响。
- 关于使用有创性监测的计划，以及风险和益处。
- 关于血管活性药物选择和使用的计划。
- 使用经胸超声心动图快速评估心脏状况，根据血流动力学情况使用 TEE。

当这些患者急诊手术时，进行完整的术前评估的时间通常很少。在这种情况下，因为缺乏可靠的病史来源，或者因为患者精神状态改变而无

框 16-1　颅脑损伤患者的麻醉前评估

- 气道（颈髓）
- 呼吸：通气和氧合
- 循环状态
- 相关的损伤
- 神经系统状况（格拉斯哥昏迷量表）
- 已有的慢性疾病
- 受伤的情况
  - ➤ 受伤的时间
  - ➤ 无意识的持续时间
  - ➤ 相关的酒精或药物使用

经许可转载，引自 Cottrell JE, Young, WL. *Cottrell and Young's Neuroanesthesia.* 5th ed. Philadelphia:Elsevier; 2010.

法交流，获得重要的心脏病史非常困难。麻醉科医师可能不得不依靠体征和症状来寻找心脏疾病或心功能障碍的迹象。胸部瘢痕的存在可能表明患者有心脏手术史。胸部体查和心音听诊也可能为心脏疾病的存在提供有价值的线索。应仔细评估慢性心力衰竭的体征和症状，包括啰音、喘息、肝脏肿大、颈静脉扩张、腹水和水肿。既往有严重心脏疾病的患者也可能出现身体功能下降的情况。当患者被送入手术室时，密切监测生命体征是至关重要的。

在过去 4 周内发生过心肌梗死（MI）的患者行急诊手术时，围术期发生心脏事件的风险非常高。在急诊手术中，麻醉科医师的目标应该是预防、发现和治疗心肌缺血。如果需要和可行的话，应向心脏病专家咨询，以便进行风险分层和进一步的管理。

最近进行心脏经皮冠状动脉介入治疗（PCI）的患者，如果在支架术后 6 周内进行非心脏手术，风险也会增加。这与在手术诱发的血栓形成状态下停止抗血小板治疗密切相关。对于需要急诊手术的患者，继续使用抗血小板药物的手术出血风险应与不良心脏事件的风险相平衡。在急诊神经外科手术的患者中，这个问题尤为关键，因为颅内出血可能是毁灭性的。这种情况下通常需要在围术期输注血小板。

使用格拉斯哥昏迷量表（Glasgow coma scale，GCS）进行快速的神经系统评估，对 TBI 的严重程度进行分层。神经外科急症患者首选计算机体层摄影（CT）进行快速和准确的诊断，以评估需要立即进行手术干预的进展性病变。硬膜外血肿、硬膜下血肿、脑血肿和脑挫伤等应尽快处理。

（三）颅脑损伤患者神经系统急诊手术的麻醉管理目标

神经系统急诊手术的首要目标是预防继发性神经系统损伤。在过去的几十年里，由于对继发性脑损伤原因的了解和早期治疗，使急性神经系统损伤患者的死亡率有所下降。急性神经损伤的预后取决于是否存在继发性脑损伤。造成继发性脑损伤的主要原因包括缺氧、低血压、高碳酸血

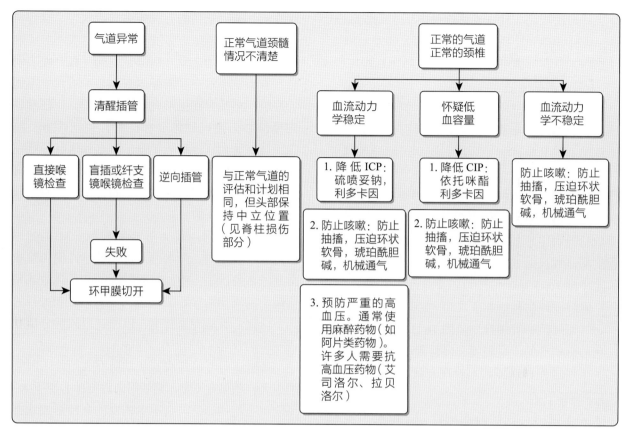

▲ 图 16-1　颅脑损伤患者的气道管理

ICP. 颅内压。经许可转载，引自 Cottrell JE, Young, WL. *Cottrell and Young's Neuroanesthesia*. 5th ed. Philadelphia, PA: Elsevier; 2010.

症、颅高压和脑疝。这些因素也会显著影响有明显心脏疾病患者的心脏状况（表 16-6）。系统性低血压、缺氧和发热的持续时间都被发现与死亡密切相关。大剂量的类固醇并不能降低颅脑损伤时的颅内压，也没有证据表明其会影响预后，因此并不常规应用于这类患者的治疗。然而，类固醇可能有助于减轻颅内肿瘤患者的脑水肿。

在管理这些患者时，需要考虑的一些关键点包括以下几点（框 16-2）。

- 维持脑灌注压并治疗升高的颅内压。
- 避免继发性脑损伤，如低血压、缺氧、高碳酸血症和低碳酸血症、低血糖和高血糖，以及凝血功能异常。
- 提供足够的麻醉和镇痛。

1. 预防缺氧　在颅脑损伤的患者中，积极处理缺氧是非常重要的，因为低氧血症与继发性脑损伤的发展、不良神经系统结局和死亡率的增加

有关，当合并全身性低血压时，这些情况会更严重（表 16-6）。目标应该是保持氧饱和度 ≥ 90% 或 PaO_2 > 60mmHg。大多数严重脑损伤的患者需要气管插管来维持这些目标。需要注意的是，在神经系统损伤的患者中，呼气末正压（PEEP）可能会引起脑的静脉回流减少，从而增加脑静脉血容量，进而导致颅内压增加。

2. 血压管理

(1) 低血压：定义为收缩压 <90mmHg，任何时期的低血压都与神经系统损伤患者的发病率和死亡率升高有关。这些低血压的发作也会对患有心脏疾病的患者造成极大的伤害。神经系统损伤患者血流动力学不稳定的常见原因包括失血导致的低血容量和使用甘露醇导致的利尿。

受伤的大脑不能很好地耐受低血压，需要进行充分的复苏以恢复血管内容量。当进行大脑减压时，低血压可能会进一步加剧。缺血性

```
框 16-2　脑损伤患者急性监护的主要目标
```

- 预防低氧血症，保持 $PaO_2 > 60mmHg$ 或 $SaO_2 > 90\%$
  - ➢ 增加吸入氧分压
  - ➢ 治疗肺部病理状况
  - ➢ 考虑呼气末正压（≤ $10cmH_2O$）
- 维持血压
  - ➢ 预防低血压 – 维持收缩压＞ 90mmHg
    - ○ 避免使用含有葡萄糖的溶液
    - ○ 保持血管内容量状态，以达到正常血容量
  - ➢ 治疗高血压
    - ○ 交感神经系统过度兴奋
    - ○ 颅内压升高
    - ○ 浅麻醉状态
- 颅内压的降低
  - ➢ 头部位置
  - ➢ 短暂的过度通气
  - ➢ 高渗疗法
  - ➢ 镇静药
  - ➢ 低体温
  - ➢ 外科手术，脑脊液引流和血肿清除

经许可转载，引自 Cottrell JE, Young, WL. *Cottrell and Young's Neuroanesthesia.* 5th ed. Philadelphia:Elsevier; 2010.

心脏病和主动脉瓣狭窄的患者对低血压的耐受性也很差。

(2) 高血压：在某些情况下，当有孤立的神经损伤后，应激引起的交感神经系统的激活可能会导致儿茶酚胺的释放，产生全身性高血压。由于头部受伤后通常可导致神经自动调节功能受损，高血压可引起充血并导致颅内压增加。在对高血压进行药物治疗之前，应该解决 ICP 升高和麻醉过浅等原因。神经系统损伤的患者可能还需要用 β 受体拮抗药治疗，以减少心动过速、ST 和 T 波变化，以及心肌坏死，这些可能与严重的神经系统损伤有关。这对已有心血管疾病的患者尤其重要（表 16-7）。

(3) 血糖控制：应激引起的高血糖症在神经系统受伤的患者中很常见，这与头部创伤和心搏骤停后发病率和死亡率的增加有关。多种机制（线粒体损伤、细胞内酸中毒、内皮损伤和炎症）已被描述为与高血糖导致的神经系统损伤加重有关，但确切原因仍不清楚。导致损伤加重的确切血糖水平尚不清楚，但应维持血糖＜200mg/dl。另外，严格控制血糖也是有害的，因为低血糖的发生率增加会使预后恶化。神经系统损伤的患者不应使用含有葡萄糖的溶液。对这类患者管理的困难部分来自于对血糖安全水平的确定。

(4) 发热：核心温度＞38℃与神经系统损伤患者的神经系统预后恶化及死亡率增加密切相关。它还可能对心脏病患者不利，因为它可能增加氧耗并导致需氧增加性心肌缺血。在低血容量的情况下，加温液体的静脉输注应谨慎进行，并牢记发热的风险。

降低急性神经系统损伤患者体温的不同方式包括退烧药、外部设备如降温毯，以及内部降温如输注冷盐水和内冷却设备。

(5) 颅高压：降低颅内压是脑损伤患者急性期管理的一个主要目标。它可以通过改变头部位

表 16-6　低氧血症和低血压对严重颅脑损伤后结局的影响（格拉斯哥昏迷量表评分＜ 8）

继发性损伤因素	患者数量	预后［患者百分比（%）］		
		良好或中等	严重或植物状态	死　亡
患者总数	699	43	21	37
无缺氧和低血压	456	51	22	27
低氧血症（$PaO_2 < 60mmHg$）	78	45	22	33
低血压（收缩压＜ 90mmHg）	113	26	14	60
两者均有	52	6	19	75

经许可转载，引自 Cottrell JE, Young, WL. *Cottrell and Young's Neuroanesthesia.* 5th ed. Philadelphia: Elsevier; 2010.

表 16-7　主要血管床动脉粥样硬化疾病的伴随率[a]

	脑血管疾病（%）	腹主动脉疾病（%）	外周动脉疾病（%）
冠状动脉疾病	8～40	30～40	4～40
脑血管疾病	—	9～13	17～50
腹主动脉疾病	—	—	7～12

a. 冠状动脉、脑血管、主动脉和外周动脉疾病的风险因素存在明显的重叠。多达 50% 的在一个血管床有动脉粥样硬化疾病的患者会在至少一个其他血管分布中同时存在疾病

经许可转载，引自 Beck AW, Goodney PP, Nolan BW, et al. Predicting 1-year mortality after elective abdominal aortic aneurysm repair. *J Vasc Surg*. 2009;49:838–843; Nathan DP, Brinster CJ, Woo EY, et al. Predictors of early. .and late mortality following open extent IV thoracoabdominal aortic aneurysm repair in a large contemporary single-center experience. *J Vasc Surg*. 2011;53:299–306; and Fransen GA, Desgranges P, Laheij RJ, et al. Frequency, predictive factors, and consequences of stent-graft kind following endovascular AAA repair. *J Endovasc Ther*. 2003;10:913–918.

置、过度通气、使用高渗液体或利尿药、巴比妥类药物，以及有时通过手术干预来实现。

在静脉引流通常的前提下，颈部居中的抬头位或反 Trendelenburg 体位（抬高 30°）可以促进脑静脉引流，并可能降低颅内压。应避免将气管导管过紧地绑在颈部，因为这样有可能限制静脉回流并增加颅内压。

过度通气导致的低碳酸血症是处理颅内压增加的有用的治疗途径。尽管这样可以降低颅内压，但由于过度通气导致的低碳酸血症可以加重脑缺血，使用时需慎重。

使用甘露醇的高渗治疗主要是通过增加血浆渗透压，从而产生一个跨越血脑屏障的渗透梯度来降低脑部含水量和颅内压。快速给予甘露醇后可能会出现一过性低血压，这对有明显心脏疾病的患者可能是个问题。在短暂的血压下降后，甘露醇会增加血容量和心指数。应密切关注这些血流动力学变化，因为对于有严重心脏疾病的患者来说，这些变化的耐受性可能很差。

利尿药（如呋塞米）在大剂量使用时可以降低颅内压，用量最高可达 1mg/kg，或者在与甘露醇联用时减少剂量。使用呋塞米对合并心脏疾病

的患者可能是有利的，因为它不会增加血容量。但仍需谨慎使用，因为它可以很快降低血压，这对有严重心血管疾病的患者是不利的。

巴比妥类药物和其他镇静药也可用于降低脑代谢和颅内压。巴比妥类药物在紧急控制颅内压方面效果很好，但巴比妥类药物是一类心肌抑制药，这可能会限制它们在已有心脏疾病的患者中的使用。丙泊酚也是一种心肌抑制药，在类似情况下也可以谨慎使用。其他选择包括与或不与阿片类药物联合使用的咪达唑仑。

（四）脊髓急症患者的麻醉管理目标

与头部受伤的患者类似，处理 SCI 的主要目标之一是预防继发性脊髓损伤。预防的关键是固定脊柱，以及随后的治疗，包括解剖学上的重新调整和稳定，无论是否通过手术治疗。

通过维持脊髓灌注和纠正缺氧，可以进一步预防继发性神经损伤。自身调节功能在受伤后的几小时内可能会受到损害。因此，应使用升压药物，主要是去甲肾上腺素，维持≥65mmHg 的平均动脉压（MAP），以改善脊髓灌注压。有 CAD 的患者可能也需要使用升压药物维持心脏灌注。然而，血压过高可能导致出血并增加脊髓水肿，对于 SCI 患者的预后是没有帮助的。

SCI 后也应避免高血糖。血糖水平＞177mg/dl 与神经系统的预后恶化有关。在最初的 24h 内应避免使用含葡萄糖的溶液，并应仔细治疗高血糖症。大剂量的类固醇，特别是甲泼尼龙，一些研究中报道其可以改善脊柱损伤患者的预后，但在其他研究中没有得到证实。目前类固醇的给药仍然是机构或医生的偏好。

（五）颅内动脉瘤手术患者的麻醉管理

在患者出现蛛网膜下腔出血的情况下，脑动脉瘤手术可能是急诊进行的。术前评估包括评估患者的神经系统状况和蛛网膜下腔出血的分级，通过回顾 CT 和血管造影评估颅内病变，监测 ICP，以及评估其他系统性问题（包括心脏问题）。

在麻醉诱导期间仔细管理血压对此类患者特别重要。麻醉诱导过程中的动脉瘤破裂或再出血可能会因插管过程中血压突然升高而诱发，并与死亡率增加有关。考虑到临床 Hunt-Hess 分级，

必须平衡脑灌注压降低带来的缺血风险和减少动脉瘤破裂的获益。分级较低的患者 ICP 通常正常，但分级较高的患者往往有较高的 ICP，而这些患者对低血压的耐受性很差。这也必须与患有 CAD 或严重主动脉瓣狭窄的患者心肌缺血的风险相平衡。在诱导过程中为防止插管时血压升高而使用大剂量的麻醉药是很常见的。虽然有报道称琥珀胆碱会导致 ICP 升高，但它已经成功地用于许多动脉瘤患者，并且没有已知的后遗症。许多麻醉科医师倾向于使用非去极化类肌松药。对于饱食的患者，必须平衡误吸的风险和动脉瘤破裂的风险。

除了标准的全身麻醉监护外，监测还应该包括置入动脉导管，最好在麻醉诱导前放置。在上头钉时，需要谨慎地管理血压，因为这也会使血压升高，并有可能导致动脉瘤破裂。通常放置中心静脉导管（CVC）以管理大量液体输注和潜在的复苏需要。在颈内静脉放置 CVC 时应与神经外科医生讨论，因为这有可能造成脑静脉回流的血管阻塞。对于有明显心脏疾病的患者，应考虑放置 PAC。其他不常用的监测设备包括颈静脉血氧饱和度和经颅多普勒超声。

麻醉维持期间的主要目标是提供一个"松弛的"大脑，并维持脑灌注，必要时在最后夹闭动脉瘤时降低跨膜压力，并在手术结束时尽可能地进行早期神经系统评估。有时，神经外科医生要求心搏停止，以便于切除大的动脉瘤，这可以通过注射腺苷来实现。这种做法必须非常谨慎，而且对于有严重心脏疾病的患者来说常常是禁忌的。一些大的动脉瘤可能还需要通过心肺旁路进行循环停顿。

脑电图、体感和运动诱发电位（SSEP 和 MEP）的电生理监测有时作为额外的监测工具。它们可以在术中检测脑缺血。

动脉瘤术中破裂的发生率随动脉瘤的大小和位置而变化。手术中对破裂的处理取决于维持血压的能力。如果渗漏较小，有时外科医生能够通过抽吸和永久夹闭来控制。在其他时候，需要临时夹闭来获得控制。外科医生和麻醉科医师之间的沟通是至关重要的（例如，早期拔管以评估神经系统的状态与保持急诊手术的患者气道之间的抉择）。

（六）介入性神经放射学急诊患者的麻醉管理

介入性神经放射学是一门使用血管内方法来治疗中枢神经系统（CNS）血管疾病的学科。介入性神经放射学患者的麻醉管理的共同目标，包括在术中制动，快速恢复以评估神经功能，抗凝管理，治疗和管理与手术有关的意外并发症，以及医疗转运管理。虽然介入神经放射科的一些手术往往是择期进行的，两个常见的急诊情况是颅内动脉瘤消融术和急性脑卒中的溶栓或血栓切除术。

（七）颅内动脉瘤消融术

两种基本方法是闭塞近端母动脉和消除动脉瘤囊。动脉瘤性蛛网膜下腔出血的患者通常有 ICP 升高或顺应性降低，通常是由蛛网膜下腔出血、脑积水或实质损伤引起的。

对这些患者的处理包括随时准备应对动脉瘤破裂和新的急性蛛网膜下腔出血。这可能发生于瘤体的自发破裂、血管操作的损伤或动脉闭塞。术中动脉瘤破裂的发病率和死亡率都很高。如果真的发生破裂，必须迅速逆转抗凝，并将脑灌注压维持在适当水平。大多数患者会出现库欣反应，出现高血压和心动过缓。必须考虑由外科医生急诊放置脑室外引流管，并应紧急行影像学检查，以评估损害程度并计划进一步处理。

（八）急性血栓栓塞性脑卒中的溶栓治疗和血栓切除术

急性血栓栓塞性卒中是通过高选择性的动脉内溶栓进行治疗，通过使用靠近血栓的微导管高浓度输送药物，试图重新疏通闭塞的血管。如果在颈动脉区域缺血发生后几小时内完成治疗，可能逆转神经功能的损伤，如果缺血发生在椎基底动脉区域，治疗时间窗会更长。另一种新的方法是使用取出装置从血管中取出血栓栓塞物。

组织纤溶酶原激活药的给药和使用器械取栓都有促进出血的风险。对这些患者的急诊监护所涉及的麻醉挑战是，他们通常年龄较大，而且通常对他们的合并疾病知之甚少。这类患者可以在全身麻醉或镇静下进行。必须再权衡监测神经系统状态的能力和患者躁动和运动的风险下仔细考虑麻醉方式的原则。这些患者大多有血管病变和全身性高血压。这可能会使管理复杂化，由于侧支循环不足，经常需要将 MAP 维持在较高的水平，并平衡血管破裂或血栓进展的风险。

（九）麻醉管理中的特殊考虑

1. **缺血性心脏病患者** 当缺血性心脏病患者行急诊神经外科手术时，除了上述目标外，还必须密切关注心肌缺血的预防、发现和治疗。

(1) 心率：在维持血压的同时，应保持正常或偏低的心率。心动过速会影响氧气的供应和需求。心动过速会缩短舒张期的时间，舒张期是冠状动脉血流供应的主要时期。心率和舒张时间之间的关系不是线性的。当心率加倍时，心肌的耗氧量增加 1 倍以上。必须及时治疗心动过速，首先通过加深麻醉或使用阿片类药物进行治疗。当这些措施无效时，可加入 β 受体拮抗药（如艾司洛尔）。

(2) 血压：应尽力将血压维持在基线的 20% 以内，但随着 ICP 的升高和相关的反射性高血压，这可能是难以实现的。应维持舒张压，因为其在冠状动脉灌注中起作用。需要及时治疗低血压以防止缺血，但应谨慎进行，因为高血压可能通过增加心室壁应力而诱发需氧增加性心肌缺血。高血压的治疗可以通过加深麻醉药或使用阿片类药物来进行。有时可能需要加用血管扩张药。对于出现持续心肌缺血的高血压患者，可能需要静脉输注硝酸甘油，从 $0.1\sim4\mu g/$（$kg \cdot min$）开始，以控制血压。硝酸甘油会导致冠状动脉扩张，并因静脉扩张而降低左心室前负荷。

(3) 液体状态：应谨慎管理液体状态，以避免容量超载或明显的心力衰竭，特别是在有舒张性心脏病的患者中。CVP 有时可作为替代指标，但作为容量状态的替代指标有多种限制。患者也可能因为之前服用 ACEI 或处于脓毒症休克而导致血管麻痹，从而出现低血压。这些患者可能需要血管加压素推注或输注（通常为 0.04U/min）。

(4) 动脉血氧含量：血红蛋白水平必须充足（＞8g/dl），以使冠状动脉血液中的含氧最大化。已知有缺血性心脏病的患者可能需要输血，以保持其血红蛋白水平接近 10g/dl，以达到最佳的氧气输送状态。

(5) 温度：发热与神经系统损伤的恶化有关。尽管低温有时被用于神经保护治疗，但它与寒颤有关，这可能增加心肌氧耗量，并可能导致缺血。

上述因素必须在整个围术期密切考虑，因为心肌缺血可能在恢复室或重症监护病房继续发生。

2. **患有瓣膜性心脏病的患者**

(1) 主动脉瓣狭窄：严重的主动脉瓣狭窄会导致左心室流出道梗阻，左心室压力过高，并随着时间的推移导致向心型肥厚。血流动力学管理包括仔细监测以下关键因素。

①心律：主动脉瓣狭窄患者的舒张期充盈有很大一部分来自左心房收缩或"心房驱血"。因此，维持正常的窦性心律对这些患者来说是非常重要的。在这些患者中，心律失常的发展可导致左心室充盈减少和搏出量减少而导致低血压。必须尝试恢复窦性心律，对于血流动力学不稳定的患者，可能需要进行心脏复律。

②心率：必须尝试将心率维持在正常范围内。心动过速可导致左心室充盈度降低，甚至可导致已有的向心性肥厚引起的缺血。心动过缓可导致心输出量减少。

③全身血管阻力：于有明显主动脉瓣狭窄的患者，SVR 的突然下降会导致心肌灌注减少。SVR 应保持在基线的 20% 以内，MAP 应保持在≥70mmHg。

(2) 二尖瓣狭窄：严重的二尖瓣狭窄导致左心房流出道梗阻造成左心室充盈减少。左心房压力增加可导致肺动脉压力和肺毛细血管楔压增加。长期存在的二尖瓣狭窄的患者也伴随有肺动脉高压。血流动力学管理包括考虑以下因素。

①心率：避免心动过速对这些患者很重要。由于这些患者存在左心房流出道梗阻，导致左心室充盈不足的心动过速不利于患者的。

②容量状态：容量必须足以维持心输出量。由于积极的输液会导致肺瘀血，因此需要仔细地滴定输液量。

③心律：大量的二尖瓣狭窄患者由于存在左心房扩张而出现慢性心房颤动。与主动脉瓣狭窄患者相比，左心室充盈对心房收缩（"心房驱血"）的依赖性较小。但控制这些患者的心室率仍然很重要。

④全身血管阻力：严重的二尖瓣狭窄患者对低血压的代偿反应受损，因为每搏输出量不能明显增加，这使得冠状动脉灌注依赖于外周血管阻力。与主动脉瓣狭窄的情况一样，外周血管阻力应保持在基线的 20% 以内或平均动脉压维持在 ≥70mmHg。

⑤收缩性：避免使用可降低心脏收缩力的药物是很重要的，如大剂量的丙泊酚。这些患者的右心室功能常常受到损害，避免右心室功能进一步下降是很重要的。

(3) 主动脉反流：慢性主动脉瓣反流导致左心室的偏心性扩张。心室收缩力通常保持不变，直到疾病的晚期发生为扩张型心肌病时，导致 CO 下降。主动脉瓣反流患者的血流动力学管理要点包括以下内容。

①心率：与狭窄性病变的患者相比，主动脉瓣反流心率略微加快，为 80～95 次 / 分，这使患者的血流动力学得到一定改善。较快的心率减少了舒张期的持续时间，反流量也随之减少。

②心律：室上性心动过速在主动脉瓣反流患者中引起的问题并不像主动脉瓣狭窄患者那样多。在可能的情况下，窦性心律仍然是首选的心律。

③容量状态：主动脉瓣反流患者在保持血容量状态时表现较好，有时采用限制性液体策略以防止血容量超载和潜在的慢性心力衰竭加重。在神经外科创伤的情况下，当创伤还涉及其他部位，并且正在进行积极的复苏时，这一点必须得到平衡。

④全身血管阻力：应避免 SVR 的突然大幅增加。SVR 的增加会导致反流容积的增加，并减少前向流量。高血压通常可以通过加深麻醉或使用阿片类药物来控制。

(4) 二尖瓣反流：长期的二尖瓣反流（MR）会导致左心房容积过大，从而导致心律失常。严重的 MR，也会出现肺动脉压升高的情况。继发性或功能性 MR 是由于冠状动脉性心脏病患者的缺血而发生的。MR 患者的血流动力学目标包括以下内容。

①心率：对于 MR 患者，保持正常或稍快的心率，80～95 次 / 分，有助于减少反流容积。必须努力避免心动过缓。但这种方法在患有冠状动脉性心脏病的患者中必须谨慎使用。

②心律：正常窦性心律是 MR 的首选，但许多慢性 MR 患者有心房颤动。与主动脉瓣狭窄患者相比，有反流病变的患者对心律失常的耐受性更好。与肥厚型心肌病相关的继发性 MR 患者依靠心房收缩来实现左心室的充盈，而心房驱血的缺失可导致这些患者出现低血压。

③容量状态：有证据表明限制性容量状态对容量超载的原发性 MR 患者是有帮助的。积极的输液可以导致肺瘀血。伴有肥厚型心肌病的继发性 MR 患者需要增加前负荷。低血容量会加剧这些患者的梗阻性肥厚型心肌病和相关的二尖瓣反流。

④全身血管阻力：SVR 的增加导致反流量的增加，降低了前向流量。在原发性 MR 患者中，偏低的正常血压有助于增加前向流量。缺血性 MR 患者的血压管理更具挑战性，因为较高的血压有助于维持冠状动脉灌注，但由于反流部分的增加，较高的血压会减少血液在循环中的向前流动。

上述目标必须与因神经系统急症需要手术的患者的神经系统管理中的重要因素仔细平衡。

四、需要急诊血管手术的心脏病患者

（一）一般考虑因素

1. 概述　与其他类型的非心脏手术相比，血管手术的不良心脏事件发生（心肌梗死、心源性死亡）的风险要高出 2～4 倍。接受急诊血管手术的患者，围术期的发病率和死亡率甚至更高。这些患者中的许多人都有合并 CAD 的风险。事实上，CAD 在接受血管手术的患者中比其他非心脏手术患者更常见（发病率为 37%～78%）。相关死亡率最高的血管手术是 rAAA 的开放性手术修复，其次是选择性胸腹主动脉置换术、下肢动脉搭桥术和颈动脉内膜切除术。此外，需要进行下肢截肢的患者经常有弥漫性和严重的 CAD。

动脉粥样硬化是影响冠状动脉、脑动脉、主动脉和周围动脉的最常见病理过程。血管内腔的逐渐狭窄导致氧供和氧需不匹配可引起下游缺血。根据动脉粥样硬化病变的位置，它可能导致心梗、脑卒中、动脉瘤破裂或急性肢体缺血。CAD 与非冠状动脉血管疾病有相似的风险因素。因此，多达 50% 的在一个血管分布中患有动脉粥样硬化疾病的患者，至少在另一个位置也有并发疾病（表 16-7）。动脉粥样硬化性疾病发展的危险因素可分为不可改变的（年龄、男性性别、种族和家族史）和可改变的（吸烟、高血压、糖尿病、血脂异常、肥胖、饮食和体育活动）。

2. 心脏病患者的麻醉目标 心脏病患者接受急诊非心脏手术的主要麻醉目标是通过优化心肌氧的供需来预防、发现和治疗心肌缺血（图 16-2）。预防心肌缺血可以通过优化以下血流动力学和生理学参数进行，包括心率、冠状动脉灌注压（CPP）、动脉血氧含量和体温。心率的目标通常是 50～80 次 / 分，因为更高的心率会通过限制舒张期冠状动脉血流灌注时间而影响心肌的供氧，并线性地增加心肌的氧需。CPP 定义为舒张压和左心室舒张末期压力（LVEDP）之差（CPP = ADP-LVEDP），可以通过两种方式进行 CPP 的优化。血压通常保持在基线的 20% 以内，以增加氧气供应，同时避免动脉高血压和容量过载（室壁应力），以减少 LVEDP 和随后的氧需。通过优化动脉血氧饱和度和维持足够的血红蛋白水平（≥ 8g/dl）可以使动脉血氧含量最大化。避免低温和寒颤是很重要的，因为它们可能导致心肌氧耗量增加性缺血。

心肌缺血的监测通常是通过心电图来完成的。心肌缺血通常表现为 ST 段变化，最常见的是新出现的水平或卜斜型的 ST 段压低。对 II 和 V₅ 导联的监测可以发现 80% 的术中心肌缺血。其他对心脏病患者有用的监测设备包括动脉内导管，在血流动力学不稳定和快速失血期间，必须

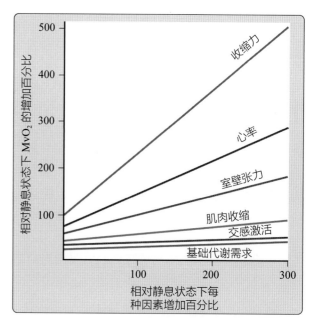

▲ 图 16-2　决定心肌氧耗量（MvO₂）的变量的相对重要性。每条线反映当不改变其他因素时操纵该变量的效果。大多数干预措施可同时引起几个变量的变化。心肌收缩力的重要性是显而易见的，但这在实践中往往难以监测

经许可转载，引自 Kaplan JA. *Kaplan's Cardiac Anesthesia*. 7th ed. Philadelphia: Elsevier; 2017.

进行有创血压监测，以严格控制血压。它对指导血管活性药物的使用和频繁的采血同样很有帮助。动脉内导管应在全身麻醉诱导前放置，以指导麻醉药物的用量，确保在这个不稳定时期血流动力学的稳定。

中心静脉导管和 PAC 可以监测多种心脏压力。尽管与心电图或 TEE 监测相比，术中肺动脉压力（特别是肺动脉楔压）和 CVP 的变化对心肌缺血的预测效果不佳，但它们对肺动脉高压和右心室衰竭患者的管理有帮助。为便于进行大量液体复苏，并确保快速和可靠地给予血管活性药物，应获得中心静脉通路。

超声心动图是检测心肌缺血的极佳方式。心肌缺血的超声心动图表现比心电图更早出现，也更敏感。节段性室壁增厚＜ 30% 提示心肌缺血，可在心肌缺血发生后数秒内表现出来。急性心肌缺血的诊断是通过两个或更多的节段的区域心室壁运动比基线水平降低两个等级（即正常到严

重的运动减退）。缺血的并发症，如急性舒张功能障碍、二尖瓣反流、乳头肌断裂等，也可以帮助诊断。

术中心肌缺血的治疗（表 16-8）是基于优化心肌氧供 / 氧需比例来进行的。对于心动过速或高血压，疼痛或麻醉不充分时应立即通过加深麻醉或给予一定剂量的阿片类药物来处理。如果在适当的麻醉水平下，心动过速仍然存在，那么短效 β 受体拮抗药（艾司洛尔）可以推注或泵入。伴随高血压的心动过速可以用静脉血管扩张药治

表 16-8　术中可疑心肌缺血的紧急治疗方法[a]

相关的血流动力学表现	治　疗	剂　量
高血压，心动过速[b]	加深麻醉	
	静脉注射 β 受体拮抗药	• 艾司洛尔，20～100mg ± 50～200μg/（kg·min）（根据需求） • 美托洛尔，0.5～2.5mg • 拉贝洛尔，2.5～10mg
	静脉注射硝酸甘油	硝酸甘油，10～500μg/min[c]
正常血压，心动过速[b]	确保麻醉深度，更改麻醉药配伍	
	静脉注射 β 受体拮抗药	β 受体拮抗药，同上
高血压，正常心率	加深麻醉	
	静脉注射硝酸甘油或尼卡地平	• 尼卡地平，1～5mg ± 1～10μg/（kg·min） • 硝酸甘油，10～500μg/min[c]
低血压，心动过速[b]	静脉注射 α 受体激动药	• 去氧肾上腺素，25～100μg • 去甲肾上腺素，2～4μg
	改变麻醉方案（如减浅麻醉）	
	血压正常时静脉注射 β 受体拮抗药	β 受体拮抗药，同上
低血压，心动过缓	减浅麻醉	
	静脉注射麻黄碱	麻黄碱，5～10mg
	静脉注射肾上腺素	肾上腺素，4～8μg
	静脉注射阿托品	阿托品，0.3～0.6mg
	血压正常时静脉注射硝酸甘油	硝酸甘油，10～500μg/min[c]
低血压，正常心率	静脉注射 α 受体激动药 / 麻黄碱	α 受体激动药，同上
	静脉注射肾上腺素	肾上腺素，4～8μg
	改变麻醉（如减浅麻醉）	
	血压正常时静脉注射硝酸甘油	硝酸甘油，10～500μg/min[c]
无异常	静脉注射硝酸甘油	硝酸甘油，10～500μg/min[c]
	静脉注射尼卡地平	尼卡地平，1～5mg ± 1～10μg/（kg·min）

a. 确保氧合、通气和血管内容量状态的准确性并考虑手术因素，如对有冠状动脉移植的心脏进行操作

b. 治疗快速性心律失常（如阵发性房性心动过速、心房颤动），直接使用心脏同步电复律或特定的药物治疗

c. 起初可能需要负荷剂量（25～50μg）和高输液速度

疗，如硝酸甘油和尼卡地平。低血压可酌情使用 α_1 受体激动药（如去氧肾上腺素）或具有 β 受体和 α 受体激动药作用的直接或间接拟交感神经药（如麻黄碱）来纠正。如果低血压持续存在，可能需要持续输注血管收缩药（如去甲肾上腺素）、正性肌力药物（如肾上腺素），如有必要可两者同时输注。

通过适当的通气管理可以优化动脉血氧饱和度。红细胞输注可能是必要的，特别是在有证据表明持续出血、低血容量，或者心脏/其他器官缺血的时候。静脉输液和输血制品时应使用加温装置以防止体温过低。此外，应使用毛毯和暖风装置进行主动加温。

（二）腹主动脉瘤破裂的手术治疗

1. 概述　腹主动脉瘤破裂（rAAA）是一种外科急症，其需要快速诊断，有效的术前评估，并迅速转移到手术室进行开放或血管腔内修复。过去几十年来，到达医院的 rAAA 患者的死亡率没有明显变化，仍然接近 50%，而择期修复的死亡率为 6%。腹腔内破裂（在游离的腹膜腔内破裂）不太常见（占所有 rAAA 的 25%），但通常会导致立即失血，而腹膜后破裂时，不断扩大的血肿和周围组织会产生压塞作用。

2. 流行病学　腹主动脉瘤破裂是美国第 13 位最常见死亡原因，在 50—79 岁的男性中发病率为 5.9%。腹主动脉瘤（AAA）破裂的年发生率为 5.6～17.5/100 000，最重要的腹主动脉瘤破裂预测因素是发病时 AAA 的大小（7cm 的 AAA1 年破裂风险为 30%）。腹主动脉瘤平均增长率报告为 0.2～0.3cm/ 年。

3. 定义

(1) AAA：腹主动脉直径较预期正常扩张 50% 以上，或主动脉直径 >3.0cm。

(2) 有症状但未破裂的 AAA：已出现疼痛但没有主动脉壁破裂的 AAA。

(3) 破裂的 AAA：扩张的主动脉壁的动脉外膜外出血。

4. 种类

(1) 肾下型：起源于肾动脉水平以下（最常见）。

(2) 近肾型：起源于肾动脉的水平。

(3) 肾上型：起源于肾动脉之上。

5. 临床表现　患者可能有不同的表现。例如，血流动力学稳定合并腹痛或背痛、体检时发现腹部搏动性肿块、因失血过多而出现严重休克或心血管衰竭等。

6. 手术方法　选择开腹手术还是主动脉腔内修复术（EVAR）主要取决于患者的血流动力学稳定性和动脉瘤的解剖学上是否适合做 EVAR。血流动力学不稳定的患者应立即转入手术室进行开放修复。与开放修复相比，EVAR 有短期生存优势，但没有长期生存优势。通过避免主动脉阻断和腹部切口的操作，EVAR 可以减少手术时长、失血量、ICU 和住院时间。50% 的 rAAA 具有适合血管内修复的解剖结构，其中包括足够的近端和远端着床区，以及适当大小的腹股沟入路血管。因此，如果心脑血管状况允许，患者应转到放射科进行 CT 血管造影，以确认诊断，并评估动脉瘤的形态和是否适合进行 EVAR。另外，在局部麻醉下放置经股主动脉阻塞球囊可以暂时稳定患者病情，并有时间利用血管造影评估是否适合进行 EVAR。

7. 麻醉管理

(1) 术前评估：如前所述，术前评估和患者优化受限于急诊手术的性质。为了尽量减少主动脉横断钳闭术（AXC）的时间，应该进行快速的有针对性的术前评估。这包括获取相关的患者病史，如功能状态、过敏史、禁食状态、相关的既往病史（包括心脏病史）和手术史、既往使用麻醉药和药物（包括抗血小板或抗凝血药）的情况。此外，应了解血液实验室检查和相关的影像学检查结果，建立足够的静脉通路（至少两个大口径外周静脉）和有创动脉血压监测，并进行血型鉴定和交叉配血。应通知血库并启动大量输血方案。

(2) 准备工作：应准备好置入和监测动脉内导管、CVC、PAC 和 TEE 的设备。血管活性药物，包括血管收缩药（去甲肾上腺素、去氧肾上腺素、血管加压素）、血管扩张药（硝酸甘油、尼卡地平）、正性肌力药物（肾上腺素、米力农）和短效 β 受体拮抗药（艾司洛尔）应备好并进行输液泵参数设置。应提前准备好快速输液系统、液体加温和血液回收设备，以应对大量失血。还应准备好身体保暖设备（如强制空气加温器）。

（3）麻醉技术的选择——全身麻醉对比镇静加局部麻醉：开放式急诊主动脉重建术通常需要全身麻醉。然而，镇静加局部麻醉药浸润是 EVAR 的一个合理选择。全身麻醉对 EVAR 有一些潜在的好处，包括为支架置入提供更有利的条件（呼吸暂停、容易诱发低血压和固定患者），以及在 EVAR 失败时能够使用 TEE 和快速转换为开放修复手术；然而，它的风险在于诱导时可造成血流动力学严重不稳定。另一方面，镇静可以避免诱导时的血流动力学不稳定；保持患者的自主通气，从而保持静脉回流；并改善术后镇痛。如果在镇静下行 EVAR，麻醉科医师应准备好在必要时转换为全身麻醉。

（4）诱导和维持：在全身麻醉诱导过程中，由于受麻醉药物、正压通气导致的静脉回流减少，交感神经张力降低，以及腹肌张力丧失导致的腹腔内的出血加剧等影响，患者发生心血管不稳定的风险较高。因此，在麻醉诱导前，手术区域应进行预处理和铺巾，外科医生应在手术室内准备好以便立即切开并进行 AXC。另外，在局部麻醉下，在主动脉近端放置一个主动脉阻塞球囊，可以恢复血液循环并提供暂时的稳定，以便进行可控的麻醉诱导。

没有证据表明特定诱导药或麻醉技术可以改善预后。因此，全身麻醉可以使用多种药剂诱导，诱导过程中主要目标是保持血流动力学稳定，避免明显的低血压，以保持足够的终末器官灌注，同时在喉镜检查和气管插管期间尽量减少交感神经的刺激。改良的快速序贯诱导通常是通过仔细滴定诱导药和阿片药物，然后再使用神经肌肉阻断药来进行。氯胺酮和依托咪酯可以为血流动力学受损的患者提供更稳定血流动力学的条件，但这两种药物并非没有不良反应。例如，氯胺酮对儿茶酚胺耗竭的患者的心脏抑制作用和依托咪酯对肾上腺的抑制作用。吸入麻醉或静脉麻醉方案可用于维持全身麻醉。尽管最近有证据表明，吸入制剂对心脏有保护作用，而在 AAA 修

复手术中这一益处尚不清楚。

8. **血流动力学和液体管理**　目前推荐使用以正常血压为目标的血流动力学复苏，应仔细滴定液体和血管活性药物。另一种策略，即可控的允许性低血压，在一些中心是标准监护，使目标收缩压保持在 50～100mmHg，以尽量减少 AXC 前的出血量，但它应与末梢器官低灌注和功能障碍的风险相平衡。应积极使用镇痛药、β 受体拮抗药和血管扩张药治疗高血压。在应用 AXC 之前，由于存在稀释性凝血病、血块破坏和血肿扩大的风险，应避免过度的液体复苏。

9. **主动脉夹闭和松开期间的血流动力学挑战**　AXC 的生理变化（图 16-3 和图 16-4）取决于 AXC 的操作位置（肾上与肾下；腹腔干上与腹腔干下）。与肾下水平 AXC 相比，肾上水平 AXC 可引起 MAP 和 SVR 的大幅增加。腹腔干上方的 AXC 与腹腔干下方的 AXC 相比，静脉回流和 CO 的增加大大提高，这时内脏循环作为一个"储水库"，可以缓解静脉回流的增加。前负

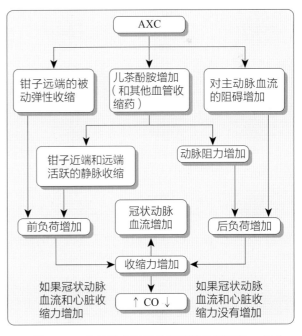

▲ **图 16-3　主动脉交叉钳放置时的生理变化。主动脉交叉钳放置后的典型血流动力学反应**

AXC. 主动脉横断钳闭术

经许可转载，引自 Kaplan JA. *Kaplan's Cardiac Anesthesia.* 7th ed. Philadelphia: Elsevier; 2017.

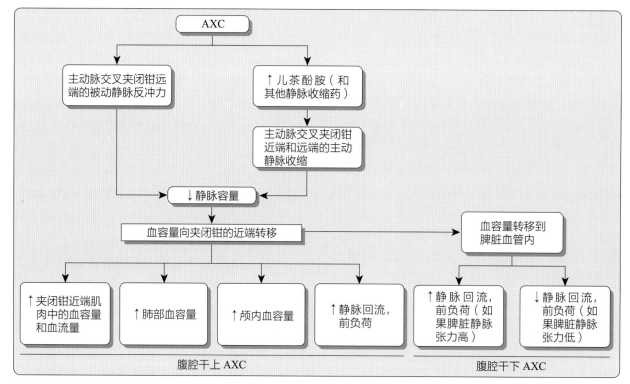

▲ 图 16-4 主动脉横断钳闭术（AXC）时血容量分布的变化。主动脉交叉夹闭时血容量的转移取决于交叉夹闭的放置水平（腹腔干上与腹腔干下）、儿茶酚胺的释放和血管活性药物的使用，以及整体血容量

经许可转载，引自 Kaplan JA. *Kaplan's Cardiac Anesthesia*. 7th ed. Philadelphia: Elsevier; 2017.

荷和后负荷的增加会急剧的加重心肌的做功和需氧量，在合并冠状动脉性心脏病和左心室功能障碍的情况下，它们可能会诱发心肌缺血。

AXC 置入的血流动力学管理包括通过应用动脉扩张药（如硝普钠、尼卡地平、氯维地平）来降低后负荷和 LV 壁应力，通过静脉扩张药（如硝酸甘油）降低前负荷，增加静脉容量。手术和麻醉团队之间的密切沟通对于 AXC 置入和血管活性药物的使用时机至关重要。

移除主动脉交叉钳（图 16-5）与 SVR 的大幅下降有关。由组织缺氧和血管活性介质的释放引起的远端血管扩张促进了 AXC 远端血液的潴留，导致中心血容量的相对不足。血管活性和炎症介质（如乳酸、氧自由基、前列腺素、内毒素和细胞因子）可促进血管扩张和心肌抑制。血流动力学管理包括停止使用任何血管扩张药，以及开始使用血管收缩药或正性肌力药物治疗。缓慢释放 AXC 可能允许更多的代谢物逐渐被冲洗，并减少血流动力学的紊乱。如果出现严重的低血压，可以重新使用 AXC。同样，手术和麻醉团队之间的明确沟通是至关重要的。

(1) 血液和凝血管理（图 16-6）：在开放的急诊 rAAA 修复过程中，继发于 EVAR 失败主动脉破裂、解剖过程中腹膜后血管床的干扰，以及凝血病等情况预计会有大量的血液流失。围术期需要大量输血的患者可能会因为失血、血液稀释、凝血因子消耗、成分置换不足，以及 AXC 诱发的纤维蛋白溶解而出现凝血病。此外，低温可以通过对血小板激活和黏附的影响导致血小板功能障碍，并可能导致凝血因子功能活性的降低。酸中毒的发展可能与低温产生协同作用，通过对参与凝血级联的 pH 敏感的酶复合物的影响，进一步恶化凝血病。麻醉科医师应告知血库对各种血液制品［浓缩红细胞（PRBC）、新鲜冰冻血浆（FFP）、血小板和冷沉淀］的潜在高需求。应启动大量输血方案或同等方案，PRBC、FFP 和血小板的输注比例为 1∶1∶1。现场即时的凝血监测（血栓弹力图、旋转血栓弹力图）可用于针对

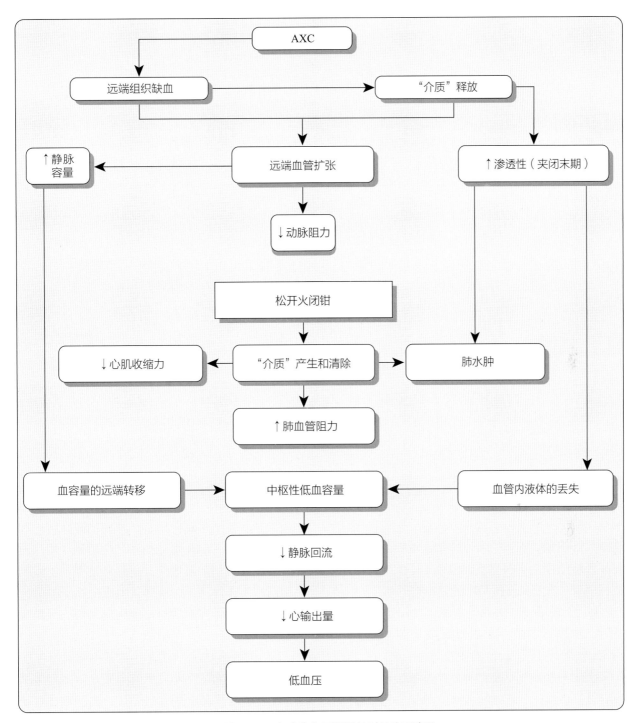

▲ 图 16-5　主动脉交叉钳释放时的生理变化

AXC. 主动脉横断钳闭术

经许可转载，引自 Kaplan JA. *Kaplan's Cardiac Anesthesia*. 7th ed. Philadelphia: Elsevier; 2017.

性地输注缺乏的凝血成分。如果在输注 FFP 和低温血浆后仍有凝血功能障碍，应考虑进行替代治疗（如凝血酶原复合物浓缩物、纤维蛋白原浓缩物、Ⅶa 因子）。应使用血液回收技术以减少对异体血的需求。

(2) 体温管理：由于开腹、患者暴露、失血，以及大量的静脉输血，围术期低体温很常见。围术期低体温的不良后果是凝血功能、血小板和免

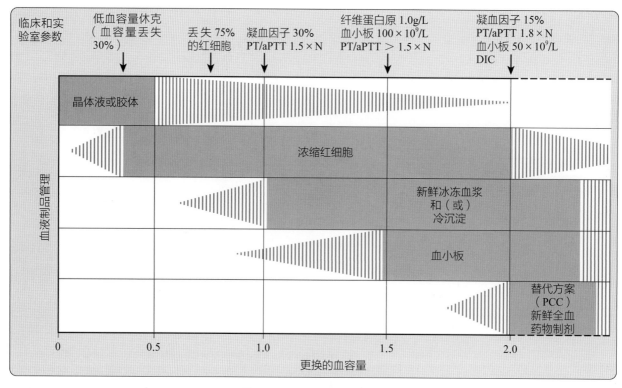

▲ 图 16-6　大量出血的输血治疗

aPTT. 活化部分凝血活酶时间；DIC. 弥散性血管内凝血；N. 正常；PCC. 凝血酶原复合物浓缩物；PT. 凝血酶原时间
经许可转载，引自 Kaplan JA. *Kaplan's Cardiac Anesthesia*. 7th ed. Philadelphia: Elsevier; 2017.

疫功能的损害，以及寒战引起的耗氧量的显著增加，这在冠状动脉储备有限的患者中会诱发心肌缺血。应尽一切努力达到正常体温，包括使用强制空气加温毯，加温所有液体和血液制品，以及提高环境温度。强制空气加温毯不应该应用于下肢，以避免在交叉夹闭期间的热损伤。

(3) 肾脏保护和功能：术后肾功能障碍是 rAAA 修复术的一个主要发病来源，据报道 rAAA 修复术后肾衰竭的发生率为 16%~26%。促成因素包括预先存在的肾功能损害、围术期低血容量、低血压、贫血和 AXC。即使是肾下水平的 AXC 也可能使肾血流量减少 40%，伴随着肾血管阻力的增加、肾皮质血流量和肾小球滤过率的减少。来自 AXC 的肾动脉粥样硬化栓子也可能对肾功能产生有害影响。

没有足够的证据支持甘露醇、呋塞米、多巴胺、非诺多泮和 N- 乙酰 -L- 半胱氨酸等药物能在 rAAA 修复术中进行肾脏保护。术中操作，如尽量减少 AXC 时间和维持足够的血流动力学是

限制开放性 rAAA 修复期间肾脏损伤最可靠的措施。

尽管动脉粥样硬化栓子和移植物碰撞肾动脉口也可能造成 EVAR 术后的肾功能障碍，但这通常是由碘化对比剂造成的。在这种情况下，限制对比剂用量，补充等渗液体，并全身给予碳酸氢钠等措施可以将围术期对比剂引起的肾病风险降至最低。

(4) 脊髓保护：脊髓缺血是一种相对罕见的但具有破坏性的 rAAA 修复的并发症。既往主动脉手术史，手术覆盖的血管长度，新的侧支血管的牺牲，AXC 的持续时间和位置，以及围术期血流动力学的稳定性都有可能引起脊髓缺血。这种情况下的脊髓挽救措施包括允许的全身性高血压，无论是否同时进行脑脊液（CSF）引流。

10. **术后监护**　开放式主动脉重建后，大多数患者在插管镇静状态下转移到 ICU，以进一步支持性监护。尽管 rAAA 的围术期管理取得了进展，但 rAAA 修复术后主要不良事件的围术期发

生率仍然很高，其中包括死亡、脑卒中、心肌梗死、肾衰竭、呼吸衰竭、瘫痪和死亡。心肌损伤仍然是 AAA 修复术后常见的严重并发症，据报道，既往有心脏疾病的患者心肌损伤的发生率更高。

（三）急诊外周血管手术

1. 概述　引起肢体缺血的急性周围动脉闭塞是一种外科急症。如果不急诊进行血管重建，它可能会导致肢体坏死和随后的截肢。它与高致残率和 30 天内 > 25% 的死亡率有关。这些患者中高达 40% 的人同时合并有冠状动脉性心脏病。患者通常表现为受累肢体疼痛、发冷和麻木，周围脉搏减弱或消失。急性缺血，如果不及时处理，可在 4～6h 导致不可逆的组织损伤。

2. 病因　导致急性外周动脉闭塞的最常见原因是原位血栓形成和栓塞。下肢栓塞的主要来源是伴有心房颤动或心肌梗死情况下的心脏。栓塞的最常见部位是股动脉分叉处、髂动脉分叉处和腘窝动脉。血栓性闭塞比栓塞更常见，通常发生在严重和长期的动脉粥样硬化情况下。

3. 外科管理　最初的处理通常需要立即静脉应用肝素进行全身抗凝，以防止血栓的播散。手术方法取决于急性闭塞的病因。急性栓塞可以在局部麻醉和镇静的情况下进行栓子切除术。然而，如果病因是病变严重的粥样硬化动脉原位性血栓形成，可能需要在全身麻醉下立即进行手术血管重建，并进行有创监测。此外，以导管溶栓治疗可以作为主要治疗手段，也可以作为手术的辅助治疗手段。如果有骨筋膜室综合征的迹象，可能需要进行筋膜切开甚至截肢。

4. 麻醉管理　急性外周血管闭塞的急诊性质使其无法进行详细的术前评估和患者优化。应对患者进行简要的目标导向评估。获得患者的相关信息，包括功能状态、过敏史、禁食状态、相关的既往病史（包括心脏病史）和手术史、气道检查、既往的麻醉问题和用药。如计划进行手术血管重建，应检查患者的实验室数据和影像学资料，获得合适的静脉通路和有创监测，并预约血液制品。经常使用肝素抗凝血药和溶栓药的患者不考虑区域阻滞和椎管内麻醉。麻醉的类型通常取决于所做的手术、患者的整体健康状况和潜在的并发症。联合局部浸润麻醉和镇静通常足以满足栓塞切除术。对于广泛的外科血管重建手术或筋膜切开术，通常需要全身麻醉，并保证有合适的外周或中央静脉通路和有创血压监测。

五、心脏病患者的急诊骨科手术

（一）简介

在世界各地的许多手术室里，每天都会发生急诊骨科手术，包括合并脊髓损伤的脊髓损伤（SCI）、开放性骨折、化脓性关节炎和急性骨筋膜室综合征。这些手术的范围很广，有些需要在 24h 内完成手术（开放性骨折），有些则需要在几小时甚至几分钟内完成手术（SCI 的脊柱稳定手术、急性骨筋膜室综合征）。这些手术可能发生在所有年龄段的患者身上，当这些手术发生在心脏疾病患者身上时（CAD、心律失常、瓣膜性心脏病、充血性心力衰竭），由于围术期的各个方面都可能受到影响，麻醉科医师需特别关注和警惕。

（二）流行病学

每年有 12 000 名患者遭受脊髓损伤。根据 2010 年的数据估计，美国有近 26.5 万人患有 SCI，其中男性比女性多 4 倍。机动车事故、坠落、枪械伤害和运动伤害是 SCI 的主要原因。其他原因包括血管紊乱、肿瘤、感染和医源性损伤（如脊柱或硬膜外针刺损伤）。开放性骨折可以发生在身体的任何地方，其机制很广泛。由于存在感染的风险，开放性骨折需要及时关注，通常至少需要在受伤后 24h 内进行外科冲洗和清创。脓毒性关节，也被称为化脓性关节炎，每年都有 20 000 名患者发生（7.8/10 万）。现在，人工关节手术的植入物感染是引起化脓性关节炎的一个非常常见的原因。当肌肉腔内的组织压力超过灌注压力、导致肌肉和神经缺血时，就会发生急性骨筋膜室综合征。这种情况最常发生在骨折后，但也可由手术本身所导致。高达 69% 的骨筋膜室综合征患者有骨折史，其中一半是胫骨骨折。伴随的血管损伤使骨筋膜室综合征的发生频率急剧增加。引起骨筋膜室综合征的其他原因包括高强度的肌肉使用（如癫痫发作后的状态）、日常运动、烧伤、缺血后肿胀、横纹肌溶解和深静脉血栓。

（三）病理生理学

脊髓损伤可导致不同程度的运动和感觉障碍。颈椎或高位胸椎损伤时，患者会出现呼吸障碍（膈肌由 $C_3 \sim C_5$ 支配），由于心脏加速纤维（$T_1 \sim T_4$）失去交感神经张力，会导致严重的心动过缓。患者可能急性发生神经源性休克，由此引发的低血压、心动过缓和外周血管扩张对心脏病患者来说是一个危险的组合。这些生命体征的组合可恶化脊髓灌注和心脏缺血。脊髓灌注压被定义为 MAP 减去 CSF 压力（SCCP = MAP-CSF 压）。因此，急性期治疗的目的是通过正性肌力、变时性药物和血管收缩药提高 MAP。

如前所述，由于开放性骨折感染的风险很大，都需要手术干预。研究表明，应在受伤后24h 内进行冲洗和清创或手术修复。开放性骨折，尤其是骨盆的骨折，会损伤附近的其他结构，包括膀胱、直肠、骨盆血管、神经和动脉。包括影像学检查在内的全面检查和评估有助于诊断继发性损伤和制订手术计划。

当微生物（细菌、病毒、霉菌和真菌）直接侵入关节间隙时，就会引起化脓性关节炎。因为细菌具有快速破坏性，仍然是最重要的病原体。如前所述，人工关节可能发生感染，预计的发生频率为 2%～10%。微生物通过直接接种或随血流侵入关节。已从受感染的关节中分离出各种微生物，微生物可导致关节的破坏、慢性疼痛和运动幅度的下降。最终可能发展为脓毒症，威胁到生命。手术干预的范围从轻微的冲洗和清创到需要完全切除受累组织。

骨筋膜室综合征是由于骨筋膜室内压力增加导致灌注减少，肌肉和神经缺血，甚至潜在的肢体丧失。一般来说，腔内压力>30mmHg 则需要手术干预（即筋膜切开术）。如果不及时治疗，6～10h 就会出现肌肉梗死、神经损伤和组织坏死。

髋部或股骨颈骨折在老年人群中是极为常见

和普遍的。这些患者往往有许多并发症，如冠状动脉性心脏病、主动脉瓣狭窄、严重高血压、糖尿病、脑卒中和痴呆。虽然发病率和死亡率很高，但这些手术往往不需要真正的急诊矫正，所以本章不讨论这些手术。

（四）行急诊骨科手术的心脏病患者的麻醉管理

1. 术前评估 前面提到的骨科急症，从需要立即手术到可待至 24h。在有时间的情况下，对于心脏病患者，应尽可能多地获取术前病史；需要获得体格检查，包括气道评估，实验室检查，以及其他检查（心电图、胸部 X 线检查、超声心动图）的结果。对于需要急诊手术的持续脊髓损伤的心脏病患者，应该预料到损伤对血流动力学的几种不利影响（心动过缓、低血压）。对于患有 CAD、瓣膜狭窄病变和射血分数低下的患者，可能无法很好地耐受这些改变。当使用监测脊髓功能的神经监测（SSEP，MEP）时，可能需要计划部分或全静脉麻醉（TIVA）。可能需要建立有创的血管通路（动脉导管用于血压监测，CVC 用于血管活性药物的使用）。关于开放性骨折，可能有更多的术前时间，因为这些患者通常需要在受伤后 24h 内手术。根据哪块骨头断裂（如指骨与股骨），可以计划麻醉的类型（区域与全身麻醉），以及评估是否需要建立有创的血管通路。骨筋膜室综合征的手术往往需要立即在手术室进行筋膜切开术。因此，应尽一切努力获得尽可能多的围术期病史，以协助规划麻醉。

2. 麻醉技术 对于前面所讨论的急诊骨科手术的类型，监护麻醉（MAC）难以满足手术要求。可以使用 MAC 的一个例子是开放性手指骨折，在这种情况下，MAC 加手指神经阻滞就足够了。周围神经阻滞（PNB）在择期骨科手术中每天都成功使用数千次；但是，在骨科创伤中的使用却存在争议。许多骨科医生认为，使用 PNB（例如，胫骨开放性骨折的腘窝 / 隐神经阻滞或肘部开放性骨折的锁骨上神经阻滞）会使术后神经功能检查变得困难或无法进行。PNB 可以掩盖术后骨筋膜室综合征，并有可能延误诊断。在不存在全身菌血症的情况下，PNB 通常可以根据具体情况用于治疗化脓性关节炎。然而，PNB 对心脏病患者的生理压力较小，仍然应是急诊骨和关节手术的潜在麻醉方案选择。

脊柱或硬膜外麻醉有可能用于下肢关节或骨骼手术，但这些阻滞会对患者的血流动力学产生负面影响，尤其是对心脏病患者。脊髓麻醉可以降低 SVR，降低前负荷，减少后负荷，并降低血压，所有这些都对患有 CAD、狭窄性瓣膜病或左心室功能低下的患者不利。患者的容量状态也可能不清楚［禁食状态（NPO），现场出血的程度］，这使得椎管内阻滞在骨科急诊中不可能成为麻醉选择。

绝大多数情况下，全身麻醉是许多提到的骨科急诊的首选麻醉方法。大多数接受急诊全身麻醉的心脏病患者需要行气管插管，建立大口径静脉或中心静脉通路，以及有创血压监测。血管活性药物以及血液制品和可能逆转凝血障碍的因子应随时准备好。术中 TEE 偶尔在指导输液和用药方面也有价值。脊柱手术可能会采用俯卧位的全身麻醉，这也是其自身血流动力学和麻醉的挑战（见下文）。

3. 麻醉的诱导和维持　对任何患者进行麻醉都有风险。对需要急诊手术的心脏病患者进行麻醉诱导风险更高。诱导和维持麻醉的药物可以抑制心脏功能，降低血压，并减少交感神经的张力。气道的器械操作可导致心动过速和高血压，对心脏病患者也有潜在的不利影响。对于严重的 CAD 患者，以阿片类药物为基础的适度诱导可能更有利于心肺稳定；然而，阿片类药物可能会严重降低交感神经的张力，而创伤或感染患者可能需要依靠交感神经来维持正常的血流动力学。由于这些原因，应该在术前放置动脉导管进行血压监测。麻醉的维持可以通过吸入麻醉或 TIVA 来实现（TIVA 常用于 SCI 患者的术中神经功能监测）。血液制品和血管活性药物也应立即备好以供使用（最好是通过 CVC）。

4. 麻醉苏醒　接受急诊骨科手术的心脏病患者偶尔（尤其是长时间的脊柱手术或在术中遭受心脏事件的患者）可能需要术后插管和 ICU 监护。对于能够拔管的患者。麻醉苏醒阶段应尽量维持血流动力学的平稳，避免心率和血压的大幅波动，以免诱发缺血或心力衰竭。应备好 β 受体拮抗药和血管收缩药等药物以治疗血压的波动，在麻醉苏醒期间也应继续进行有创血压监护。

（五）心脏病患者和骨科手术的独特注意要点

1. 俯卧位　脊柱手术的俯卧位对围术期管理带来了一些挑战。麻醉科医师必须将压力性损伤、神经和神经丛损伤、颈部损伤，以及心血管或呼吸系统生理功能失调的风险放在首位。压力性和神经损伤往往发生在具有极端体重指数的患者身上，应尽力垫好膝盖、肘部、臀部、生殖器和眼睛，以防止受伤。手臂应保持＜ 90° 的伸展，或收起并垫在患者的一侧。在任何时候，绝对不能对眼睛施加任何压力（见下文的术后视力丧失章节）。而对心脏病病患者最重要的也许是如何垫腹部。腹部过多的压力会导致内脏迫使膈肌向头侧移动，从而影响通气。如果腹腔内压力超过静脉压力，那么下肢和骨盆的静脉血液回流就会减少或受阻，导致血栓形成的风险增加。这种静脉瘀血也会通过静脉扩张传递到椎周和椎管内手术区域，导致失血量增加。最终回流到心脏的静脉减少可导致严重的低血压和 CO 下降，使心脏病患者的缺血风险增加。正确的手术台、手术架选择和仔细的定位可以大大减少这些并发症的发生。

2. 自主神经反射异常　自主神经反射异常（AD）通常发生在 T_6 或更高节段的 SCI 患者身上，其特点是急性高血压和心动过缓。通常情况下，低于病变水平以下的有害刺激会触发 AD（如手术、膀胱导管操作）（图 16-7）。AD 是由于脊髓病变下方的有害刺激导致交感神经传出未受抑制（血管极度收缩；皮肤发凉、苍白，以及严重的高血压），导致脊髓病变上方的副交感神经传出反射性激活（心动过缓、皮肤潮红）。由于脊髓病变处的抑制性反应受阻，未受抑制的血管收缩持续存在。AD 通常发生在受伤后 1～6 个月，但它也可能在 SCI 后急性发生。严重的高血压对

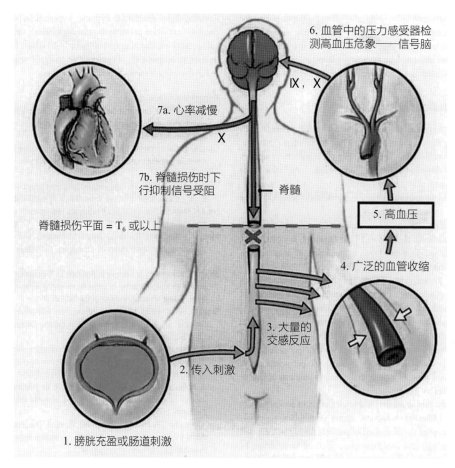

6. 血管中的压力感受器检测高血压危象——信号脑

IX, X

7a. 心率减慢

X

7b. 脊髓损伤时下行抑制信号受阻

脊髓损伤平面 = T₆ 或以上

脊髓

5. 高血压

4. 广泛的血管收缩

3. 大量的交感反应

2. 传入刺激

1. 膀胱充盈或肠道刺激

▲ 图 16-7　自主神经反射异常

经许可转载，引自 Murray MJ, Rose SH, Wedel DJ, et al. *Faust Anesthesiology Review*. 4th ed. Philadelphia: Elsevier; 2013.

于心脏病患者是一个主要问题，它可以导致心肌缺血恶化、充血性心力衰竭，偶尔也会导致脑出血。可以通过深度区域阻滞（脊髓麻醉或 PNB 用于下肢手术；硬膜外阻滞由于保留骶神经而可能不那么有效）或深度吸入麻醉来预防 AD。治疗方法包括停止有害刺激，加深麻醉，并使用抗高血压药物。对于心脏病患者和任何怀疑有 AD 发生的患者，应采用有创动脉血压管理，并立即制订治疗计划。

3. 静脉空气栓塞　静脉空气栓塞（VAE）可发生在任何出现压力梯度并有利于空气进入而不是出血的手术中，通常发生在手术部位位于心脏水平以上时。颅后窝神经外科患者的 VAE 发病率最高，此外也可能发生在脊柱手术、涉及沙滩椅定位的肩部手术中、髋关节或股骨手术中。VAE 的后果取决于空气进入的速度，大量的

空气栓塞会导致右心室闭锁和心血管衰竭。更常见的情况是 VAE 缓慢发生，导致肺血管压力增加、右心室压增加和衰竭、CVP 增加和全身性低血压。反常空气栓塞是空气通过心内缺损，导致冠状动脉阻塞（缺血）或卒中。诊断 VAE 最好使用 TEE 和心前区多普勒，但也可使用其他方式（图 16-8）。

对 VAE 患者的治疗包括阻止静脉空气进入（用生理盐水淹没手术区，如果可能的话将手术区调整至心脏水平以下，如果放置了 CVC，则从右心房抽吸空气），以及循环支持（液体、血管活性药物）。心脏病患者因为心脏储备减少、潜在的射血分数降低，或者因为瓣膜病变（尤其是狭窄性病变），对 VAE 的耐受性较差。如果心脏病患者发生 VAE 的可能性很高，那么应进行有创血压监测、建立中心静脉通路（最好是尖端在

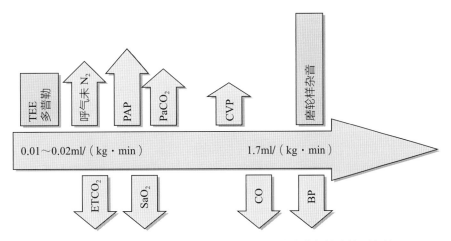

▲ 图 16-8　随空气量的增加而发生改变的静脉空气栓塞检测参数

BP. 血压；CO. 心输出量；CVP. 中心静脉压；$PaCO_2$. 二氧化碳分压；PAP. 肺动脉压；SaO_2. 动脉血氧饱和度；TEE. 经食管超声心动图

经许可转载，引自 Murray MJ, Rose SH, Wedel DJ, et al. *Faust Anesthesiology Review*. 4th ed. Philadelphia: Elsevier; 2013.

右心房，以便可能抽吸潜在的 VAE），以及尽可能地使用 TEE 或心前区多普勒超声。外科医生在制订治疗计划时应注意到这些问题，以防 VAE 在手术的任何时候发生。

4. 术后视力丧失　术后视力丧失（POVL）是一种罕见但具有破坏性的并发症，多见于脊柱手术后（图 16-9）。虽然压迫球体可导致 POVL，但脊柱手术中 POVL 的大多数患者是由缺血性视神经病变引起的，无论是视交叉前还是视交叉后，少部分由中央视网膜动脉闭塞引起的。POVL 的风险包括失血量＞ 1000ml 和麻醉时间＞

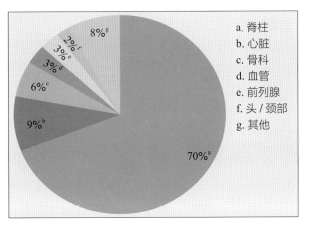

a. 脊柱
b. 心脏
c. 骨科
d. 血管
e. 前列腺
f. 头 / 颈部
g. 其他

8%[g]
2%[f]
3%[e]
3%[d]
6%[c]
9%[b]
70%[a]

▲ 图 16-9　与术后视力丧失有关的手术
经许可转载，引自 Murray MJ, Rose SH, Wedel DJ, et al. *Faust Anesthesiology Review*. 4th ed. Philadelphia: Elsevier; 2013.

6h（这是最常见的两个因素）。其他 POVL 的风险包括既往存在的血管疾病（如糖尿病、高血压、CAD、周围血管疾病）、抽烟、肥胖和贫血。严格的血压控制目标可降低 POVL 的风险（在制订这些目标时，必须考虑到高血压、CAD 和肾脏疾病的程度，其中包括血管收缩药的使用）。术中输液的管理，尤其是对有缺血或左心室功能低下的心脏病患者，应考虑监测 CVP。CVP 或前负荷的动态测量有助于指导晶体液、胶体液、血液制品和血管收缩药的使用。尽管发生 POVL 的确切血红蛋白阈值尚未确定，但在处理严重贫血时应定期进行血红蛋白监测，尤其是伴有低 CVP 和全身性低血压时。术后，应评估脊柱手术患者的视力。如果有视力下降的证据，应立即向眼科医生咨询。

5. 沙滩椅姿势下的低血压　沙滩椅体位常用于需要进行肩部手术的患者（急诊肩关节手术可包括关节脱位伴神经血管损伤或脓毒性关节）。在这种体位下低血压很常见，特别是心脏病患者。沙滩椅采用的坐姿会导致静脉回流减少和前负荷降低。此外，全身麻醉会进一步降低 SVR，偶尔某些区域阻滞麻醉（肩部手术的肌间沟阻滞）也会进一步导致低血压。心脏病患者也可能使用 β 受体拮抗药或使用其他抗高血压药物（尤其是 ACEI），这些会进一步加剧血流动力学的不稳定。

关于血压监测和袖带放置，患者头部位置相对于袖带的高度每增加 2.5cm，血压就会下降 2mmHg。例如，如果 Willis 环在心脏上方 20cm，那么该水平的血压将比袖带测量的血压读数低 15mmHg。应考虑到这一点以确保充分的脑灌注。对于患有 CAD、高血压、瓣膜性心脏病或射血分数低的患者，应考虑使用不同的手术体位，以减少术中的严重低血压。

六、心脏病患者的急诊耳鼻咽喉科手术

（一）简介

耳鼻咽喉科手术包含了广泛的内容，从相对简单的扁桃体切除术和鼓膜置管术到更为复杂的气管切除术、根治性颈淋巴结清扫术和下颌骨重建术（可能手术时间＞12h）。然而，大多数真正急诊的耳鼻咽喉科手术［包括紧急气管切开术、扁桃体切除术后出血、紧急的气道损伤（Ludwig 咽峡炎、术后血肿、急性会厌炎、血管性水肿）］涉及立即威胁患者的气道或 CNS 的过程。一些手术，如扁桃体切除术后出血，在心脏病患者群体中极为罕见，因为这些手术通常发生在儿童或年轻的成年人中。其他手术，如甲状腺或颈部清扫手术的术后血肿，在有潜在心脏疾病的患者中更为常见。

（二）流行病学

急诊气管切开手术发生的原因有很多，包括气道创伤或堵塞、感染性（如 Ludwig 咽峡炎）或肿瘤性病程（口咽癌）、无法经口插管、上呼吸道烧伤和严重的面部骨折。扁桃体切除术后出血影响 2%～3% 的接受扁桃体切除手术的患者，而其中 9% 的患者呼吸系统受累。同样，扁桃体切除术最常在儿童和年轻人中进行，所以这种并发症很少影响到有心脏疾病的患者。气道损伤的急诊情况可能是由前面列出的多种过程引起的。Ludwig 咽峡炎，在缺乏抗生素的时代有 50% 的死亡率，90% 的情况下是由牙源性感染引起的。感染发生在口底和颈部，偶尔会发展到纵隔，所有这些都会导致气道受累。术后血肿可发生于任何一种手术，包括甲状腺切除

术、根治性颈部清扫术、颈动脉内膜剥脱术和其他一些手术。急性会厌炎可引起气道阻塞，由细菌（流感嗜血杆菌、β 溶血性链球菌、金黄色葡萄球菌）、病毒（单纯疱疹病毒）和非典型微生物（曲霉菌、念珠菌和克雷伯菌属）等引起。血管性水肿包括突然发生的非凹陷性、非瘙痒性水肿，影响嘴唇、眶周、四肢、腹部内脏和生殖器。

恶性外耳道炎（MOE）涉及外耳道、颞骨和周围结构（中枢神经）的感染。它的死亡率为 50%～80%，而且最常发生在免疫力低下的患者身上（高达 90% 的患者有糖尿病史）。内科治疗仍然是治疗的主要手段，但可能需要手术切除死亡或受损的组织。

（三）需要进行急诊耳鼻咽喉科手术的心脏病患者的麻醉管理

1. 术前评估　急诊耳鼻咽喉科手术的急性程度从需要几分钟到几秒钟手术处理（急诊气管切开术，术后血肿压迫气道）到几小时（扁桃体切除术后出血，MOE）。在可能的情况下，特别是对于心脏病患者，应尽可能多地收集术前信息。这包括进行全面的病史和体格检查，获得实验室数值，并获得其他检查结果（心电图、胸部 X 线片、超声心动图）。尽管对心脏病患者来说，仍需谨慎地关注心脏问题，但许多耳鼻咽喉科的急诊情况涉及患者气道的丧失。麻醉科医师和耳鼻咽喉科医生应该就患者的气道状况以及如何更好地保护气道进行快速而彻底的讨论。当涉及即将失去气道需要急诊气管切开的情况下，术前的信息可能很少，所以应该对潜在的心脏异常情况 提高警惕。出血患者应密切关注其血流动力学的稳定性，因为这些患者可能需要大口径静脉通路、有创血压管理、血管活性药物和输注血液制品。

2. 麻醉技术　大多数急诊气道损伤患者需要在监护麻醉（MAC）技术下进行清醒的气管造口术。真正有气道损伤和阻塞的患者（如气管狭窄或口咽癌），在清醒气管切开术中最好尽可能少用镇静药。这些患者通常有很高的呼吸做功，即使是少量的镇静药也会使患者出现高碳和

低氧，这可能会快速导致心脏病患者的缺血发生。最小限度的镇静联合外科医生提供的局部麻醉对清醒的气管切开术效果很好，然后在气管造口管到位和固定后开始（如果需要）全身吸入麻醉。

除了需要清醒气管切开术的患者，其他耳鼻咽喉科手术的急诊情况通常需要全身麻醉。对于大出血的患者，除了立即关注患者的气道状况和如何保护气道以外，也必须关注患者的血流动力学。通常需要建立大口径静脉或中心静脉通路，以便输血和使用血管活性药物。对于心脏病患者，应在气道稳定和固定后通过置入动脉导管进行有创血压管理。对于有 MOE 的患者，也应该在手术室内继续或开始使用抗生素治疗。

3. 麻醉的诱导和维持　心脏病患者的全身麻醉诱导有很大的风险，特别是在急诊耳鼻咽喉科手术的情况下。虽然重点麻醉管理的应放在患者的气道上，但诱导和维持麻醉的药物可以抑制心脏功能，降低血压，并减少交感神经张力。气道的器械操作会导致心动过速和高血压，心脏病患者可能无法耐受这一改变。对于严重的 CAD 患者，以阿片类药物为基础的适度诱导可能更有利于心肺稳定；但是，阿片类药物可能会严重降低交感神经的张力，而出血或感染的患者可能需要依靠交感神经张力来维持正常的血流动力学。由于这些原因，对于心脏病患者，如果可能的话，应在术前放置动脉导管进行血压监测。应备好用于输血和凝血障碍治疗的血制品，以及血管活性药物。麻醉的维持可以通过吸入麻醉药、静脉麻醉药或两者联用来实现。尽管一些耳鼻咽喉科的相关文献表明，在某些耳鼻咽喉科手术中，如功能性内镜鼻窦手术，TIVA 可能会导致较少的失血，但关于 TIVA 和急诊耳鼻咽喉科患者失血量的数据很少。

4. 麻醉苏醒　麻醉科医师和耳鼻咽喉科医生必须讨论需要急诊耳鼻咽喉科手术的心脏病患者的术后管理问题。对于清醒气管切开术、严重术后出血并危及气道，或者累及中枢神经系统的 MOE 等手术，可能需要在 ICU 进行术后通气。对于认为可以安全唤醒和拔管的患者，应注意防

止血流动力学的大幅波动，这可能会导致心脏病患者出现缺血、心力衰竭恶化或心律失常。应准备好药物，包括 β 受体拮抗药，其他抗高血压药（如尼卡地平）和血管活性药物，以便在血流动力学发生大幅波动时进行治疗。应继续密切关注患者的呼吸道，并将关注要点传递给麻醉后监护部门的人员。对于出血的患者，应继续使用动脉导管进行血压管理和实验室抽血。

（四）心脏病患者和耳鼻咽喉科手术的独特注意要点

气道着火　在气道上或气道附近使用电烧灼时，如果吸入氧浓度（FiO_2）过高，有可能导致气道着火的发生。图 16-10 详细介绍了手术室火灾的一般情况，但也包括气道火灾的细节。在电烧灼过程中尽量下调 FiO_2，减少气道火灾的发生。气道起火是手术室里的一个前哨事件，心脏疾病的患者会很难耐受。

七、需要急诊眼科手术的心脏病患者

（一）眼科突发事件的类型

1. 概述　眼科急症（包括眼球破裂、急性闭角型青光眼、视网膜撕裂或脱离、中央视网膜动脉闭塞、化学烧伤和眼内炎）在急诊手术中出现的频率相对较低；然而，这些患者往往需要及时的手术干预以保护患眼的视力。需要急诊眼科手术的患者通常是眼睛受到创伤（眼球破裂）或受到持续或突然的急性疾病过程的影响（急性青光眼、视网膜脱离、感染）。患有心脏疾病的患者偶尔也会有这些疾病，需要麻醉后进行修复治疗。

2. 流行病学　在美国，每年有超过 2 百万起的眼睛受伤事件，其中超过 4 万人出现某种程度的永久性视觉损伤。眼球创伤占美国所有急诊就诊人数的近 3%。1/3 的儿童失明患者是由眼外伤引起的。钝性、穿透性或穿孔性外伤均可导致眼球破裂。男女眼球破裂的发生率为 9：1，男性平均年龄为 36 岁，女性平均年龄为 73 岁。

对于非外伤性眼损伤，青光眼是美国第二大致盲原因，在全球范围内 510 万名致盲患者是由青光眼引起的。每年每 1 万人中有 1 人发生视网

美国麻醉医师协会®

手术室火灾的处理流程

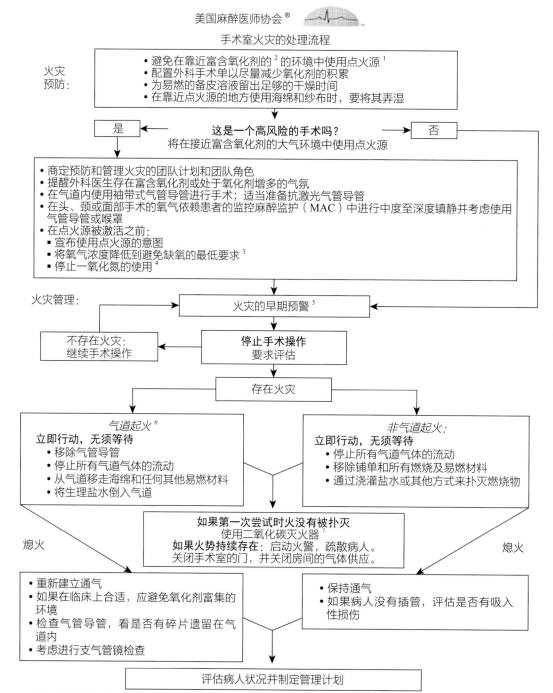

火灾
预防：

- 避免在靠近富含氧化剂的[2]的环境中使用点火源[1]
- 配置外科手术单以尽量减少氧化剂的积累
- 为易燃的备皮溶液留出足够的干燥时间
- 在靠近点火源的地方使用海绵和纱布时，要将其弄湿

是 ← **这是一个高风险的手术吗？** → 否
将在接近富含氧化剂的大气环境中使用点火源

- 商定预防和管理火灾的团队计划和团队角色
- 提醒外科医生存在富含氧化剂或处于氧化剂增多的气氛
- 在气道内使用袖带式气管导管进行手术；适当准备抗激光气管导管
- 在头、颈或面部手术的氧气依赖患者的监控麻醉监护（MAC）中进行中度至深度镇静并考虑使用气管导管或喉罩
- 在点火源被激活之前：
  - 宣布使用点火源的意图
  - 将氧气浓度降低到避免缺氧的最低要求[3]
  - 停止一氧化氮的使用[4]

火灾管理： **火灾的早期预警[5]**

停止手术操作
要求评估

不存在火灾：
继续手术操作

存在火灾

气道起火[6]
立即行动，无须等待
- 移除气管导管
- 停止所有气道气体的流动
- 从气道移走海绵和任何其他易燃材料
- 将生理盐水倒入气道

非气道起火：
立即行动，无须等待
- 停止所有气道气体的流动
- 移除铺单和所有燃烧及易燃材料
- 通过浇灌盐水或其他方式来扑灭燃烧物

如果第一次尝试时火没有被扑灭
使用二氧化碳灭火器[7]
如果火势持续存在： 启动火警，疏散病人。
关闭手术室的门，并关闭房间的气体供应。

熄火

- 重新建立通气
- 如果在临床上合适，应避免氧化剂富集的环境
- 检查气管导管，看是否有碎片遗留在气道内
- 考虑进行支气管镜检查

熄火

- 保持通气
- 如果病人没有插管，评估是否有吸入性损伤

评估病人状况并制定管理计划

1. 点火源包括但不限于外科电烧灼装置和激光。
2. 当氧气浓度高于室内空气水平，和（或）存在任何浓度的一氧化二氮时，就会出现氧化剂富集的氛围。
3. 在尽量减少输送氧气后，等待一段时间（如 1~3min）再使用点火源。对于依赖氧气的患者，将补充氧气的输送减少到避免缺氧所需的最低限度。用脉搏血氧仪监测氧饱和度，如果可行的话，监测吸气、呼气和（或）输送的氧气浓度。
4. 在停止输送一氧化二氮后，等待一段时间（如1~3min）再使用点火源。
5. 意外的闪光、火焰、烟雾或热量，不寻常的声音（如"啪""啪嗒声""噗"）或气味，手术铺单的意外移动，手术铺单或呼吸回路的变色，患者的意外移动或抱怨。
6. 在这个流程中，气道火灾指的是气道或呼吸回路中的火灾。
7. 如有必要，可对患者使用二氧化碳灭火器。

▲ **图 16-10　美国麻醉科医师协会手术室火灾处理流程**
经许可转载，引自 Murray MJ, Rose SH, Wedel DJ, et al. *Faust Anesthesiology Review*. 4th ed. Philadelphia: Elsevier; 2013.

膜脱离。风险因素可能包括高度近视（屈光度＞6）和无晶体眼（白内障切除后没有植入晶状体），以及外伤。大多数发生在40—70岁的患者身上。眼内炎可由自发感染引起，通常发生在免疫力低下的患者身上，但也发生在眼内手术后（如白内障摘除）。4%～13%的穿透性眼球损伤会发生创伤后眼内炎。视力丧失可能是一种并发症，需要在这时进行眼球摘除。高龄人群（年龄＞85岁）最容易出现这种情况。

3. 病理生理学　钝性、穿透性或穿孔性眼外伤均可导致急性眼球破裂。这将导致角膜、巩膜或两者的全层损伤，引起眼内容物的排出。眼球破裂导致视力丧失的频率很高；然而，许多眼球通过及时的手术干预可以得到挽救。

正常的眼压（intraocular tension, IOP）在12～22mmHg。青光眼是一个导致眼压持续升高，最终视神经损伤的疾病过程。原发性开角型青光眼随着时间的推移逐渐发生，这是房水从前房排泄缓慢的结果。急性闭角型青光眼发生在前房的引流被完全和急性阻断时，导致极高的眼压（如80mmHg）。这可能是一个威胁视力的急诊情况，需要眼科医生的及时干预。

视网膜脱离是指视网膜内层与底层视网膜色素上皮的分离。其原因包括既往的手术、球体的创伤和极度近视。眼内炎是一种常由感染引起的眼球内腔的炎症性疾病。这种情况往往需要及时进行手术，以及系统治疗（抗生素）。

（二）需要急诊眼科手术的心脏病患者的麻醉管理

1. 术前评估　即使在真正威胁到视力的情况下，也应该花时间完成全面的术前评估。应该获得患者的麻醉史、过敏史、用药情况、禁食状态和一般健康史。重点应放在心脏病史、功能状态和任何给定的诊断（如CAD、心律失常、瓣膜性心脏病、心肌病、心力衰竭、起搏器或埋藏式自动复律除颤器状态）。如果有的话，应检查术前实验室数值、心电图和超声心动图。必须建立静脉通路，如果需要使用血管活性药物，可能需要两条静脉管路或中心通路。对于有严重的CAD、瓣膜性心脏病（如主动脉瓣狭窄）或心功能低下（如射血分数低）的患者，应考虑清醒状态下置入动脉导管。对于有严重的慢性心力衰竭和端坐呼吸的患者来说，最初的体位可能是一个挑战。由于有些患者有饱胃情况，从而导致误吸的风险较高，应考虑采取胃肠道预防措施。此外，应进行包括气道在内的全面的体格检查。

2. 麻醉技术　一些眼科手术可以在极少到中等程度的镇静下进行。麻醉科医师或外科医生偶尔会选择进行眼球阻滞（球后／球周阻滞、局部麻醉）。

许多眼科急症都需要全身麻醉。球体破裂修复、视网膜脱离和青光眼经常需要全身麻醉以保证患者的舒适性。其他需要全身麻醉的原因包括需要患者制动（减少咳嗽、移动或去抑制等活动），更好地控制血流动力学变化，或者有区域阻断的禁忌证（抗凝、眼球破裂、高眼压）。

3. 麻醉的诱导和维持　心脏病患者的麻醉诱导有很高的风险。许多麻醉药会抑制心脏功能、血压和交感神经。为插管而进行的气道操作可导致这些参数的反向改变，造成血流动力学的巨大变化。由于这个原因，额外的外周静脉甚至中心静脉通路有利于血管活性药物的使用。动脉导管也可能是必要的，以便在手术中密切管理血压。使用麻醉药可以防止患者咳嗽，因为咳嗽可能导致眼压的大幅波动，从而导致眼球内容物的挤出。在诱发明显的血压和心率变化方面，眼科手术本身的刺激较小（除了可能触发眼心反射外；见下文）。因此，可以用挥发性麻醉药和通常最小的阿片类药物来维持麻醉状态。也可以采用全静脉麻醉技术。

4. 麻醉苏醒　在从麻醉中苏醒时必须注意防止血流动力学的大幅度波动，以免引起心脏缺血的恶化（尤其是有CAD或主动脉瓣狭窄的患者）或心律失常的恶化（避免心动过速）。应减少过度的咳嗽或移动，因为这可能会给新修复后的眼球带来压力，并可能导致缝合开裂。使用利多卡因进行喉气管表面麻醉或静脉注射利多卡因可能有助于防止这种咳嗽，静脉滴定阿片类药物也有同样效果。应准备好β受体拮抗药和血管收缩药，以应对麻醉苏醒时的高血压或低血压。在醒来之前，也可以通过经口胃管置入对胃部进行减压。

（三）心脏病患者和眼科手术的独特注意要点

眼心反射（图 16-11） 眼心反射（oculocardiac reflex, OCR）是一种由眼外肌（尤其是内侧直肌）受到牵引、眼球受到压力、眼外伤、结膜受到牵引或球后阻滞等所导致严重心动过缓的反射。传入刺激通过第 V 对脑神经（三叉神经）的眼支传入，传出刺激通过第 X 对脑神经（迷走神经）传播，导致严重的心动过缓和潜在的低血压、房室传导阻滞、心室逸搏，罕见时出现心搏骤停。治疗方法为立即停止刺激。如果再次出现反射，应考虑静脉注射阿托品（格隆溴铵可能无法提供足够强的抗胆碱能作用）或眼外肌利多卡因浸润。对于心脏病患者来说，对这种反射的耐受性可能很差，会导致严重的 CO 下降和低血压，需要静脉注射肾上腺素或起搏治疗。静脉注射阿托品可以预防这种反射，然而可能会导致严重的心动过速和缺血，所以必须非常谨慎地进行。矛盾的

是，球后阻滞被认为是引起眼心反射的原因，同时它也可以通过消除牵引或压迫时眼睛感受到的刺激来防止反射的发生。

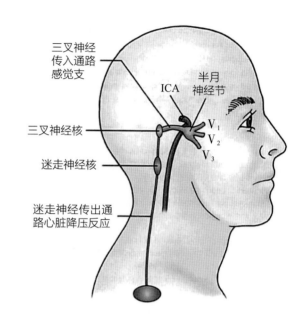

▲ 图 16-11 眼心反射通路

V_1. 眼神经；V_2. 上颌支；V_3. 下颌支；ICA. 颈内动脉

经许可转载，引自 Murray MJ, Rose SH, Wedel DJ, et al. Faust Anesthesiology Review. 4th ed. Philadelphia: Elsevier; 2013.

原位肝移植手术的心血管注意事项
Cardiac Considerations During Orthotopic Liver Transplantation

Ron Barak　Ruth S. Waterman　著

宋宗斌　译

第 17 章

要点

1. 心肌病和缺血性冠状动脉疾病是肝移植受体最常见的心血管疾病。

2. 肝移植前的心脏评估尚无明确共识，但必须对每名患者进行个体化的评估。

3. 肝移植适应证的范围增加，使更多有基础心脏病的患者可以接受肝移植。

4. 肺动脉高压和肝肺综合征可能影响肝移植手术。

5. 肝静脉阻断及肝脏再灌注阶段是围术期血流动力学最不稳定的时期。

6. 再灌注后的管理要点包括患者体温管理、治疗凝血障碍、维持酸碱平衡，以及通过输血和血流动力学的管理来优化氧供。

关键词

肝移植；肝肺综合征；肝肾综合征；代谢综合征；非酒精性脂肪肝病

一、肝病患者心血管变化

肝移植对心脏代谢和生理有极高要求，因此了解患者的心脏基础状态是非常必要的。在心脏病患者中，心肌病和冠状动脉性心脏病（CAD）最为常见。据估计，超过 50% 的肝移植患者在移植后会出现心力衰竭（HF），而心血管疾病是术后第三大死亡原因；但目前尚不清楚哪些患者应根据其基础心脏疾病而被列为肝移植禁忌。

（一）术前心脏评估

由于典型肝病相关的症状往往与心脏疾病的症状相似，如气促、头晕、四肢水肿，因而此类患者术前评估极具挑战。再加上肝移植适应证患者会出现肺动脉高压和肝肺综合征（hepatopulmonary syndrome，HPS），术前的心脏评估就变得更加重要。虽然很多检查可以帮助确定这些患者的心脏状态，但目前还没有明确的共识。超声心动图及心电图是大多数医院常规进行的心脏检查，然而，各中心在额外的心脏检查和冠状动脉疾病筛查方面存在差异。

肝病并发症会导致大量影响心血管系统的问题，其中包括炎症介质增加、复极化受损、血管阻力降低、心动过缓、心肌抑制等。如果是酒精性肝病，常因心肌毒性而使心肌增厚，导致左心室功能减退。随着越来越多非酒精性脂肪性肝病（non-alcoholic fatty liver disease，NAFLD）的患者进行肝移植，术后心脏并发症也相应增加。术后心脏并发症的增多与 NAFLD 患者群体 CAD 发病率更高相关，因为 NAFLD 是代谢综合征的一部分。肝移植患者平均年龄的增加也导致冠状动脉粥样硬化风险增加（表 17–1）。

Child-Pugh 评分被广泛用于肝硬化患者预后的评估。作为参考，Child-Pugh 评分也常被用于预测肝硬化患者围术期的风险。它包括血清胆红素、腹水、白蛋白、凝血酶原时间（PT），以及肝性脑病的程度。累计评分越高（C 级高于 A 级），手术风险越大，总体预后越差。

另外，终末期肝病模型（model for end-stage liver disease，MELD）评分偶尔也用于风险分层。虽然该评分系统最初用于预测经颈静脉肝内门腔内分流（transjugular intrahepatic portosystemic shunt，TIPS）术后的死亡率，但其使用范围已经大大扩展。MELD 评分使用血清胆红素、肌酐和国际标准化比值（INR），MELD 评分在计算中加入了血清钠。累计得分越高，疾病越严重，手术风险越大。MELD 评分被广泛用于肝移植候选者的优先级排序。

（二）肺动脉高压和循环系统综合征

肝病往往会对循环系统造成直接影响，肺动脉高压、HPS 和肝肾综合征（hepatorenal syndrome，HRS）是最常见的 3 种情况。

1. 肺动脉高压　由于肝移植患者患肺动脉高压的可能性增加 5 倍，因此强烈建议在手术前进行超声心动图检查。虽然肝移植患者患肺动脉高压的可能性较大，但肺动脉高压的严重程度与肝病的严重程度并无相关性。

肝移植手术前超声心动图检查的时机尚无共识，但由于基础疾病可能迅猛变化，所以最好在临近手术前做一次检查。如果患者的超声心动图检查并非在当前病情状态下完成，则应重新进行检查以反映目前的情况。

尽管肝病患者肺动脉高压的病理生理机制还不完全清楚，但其诱发因素包括神经体液激活、肺动脉血管收缩、遗传易感性、高动力动脉循环系统和静脉系统内压力增加（框 17–1）。当超声心动图检查的肺动脉收缩压（pulmonary artery systolic pressure，PASP）>30mmHg 时，可认为患者有肺动脉高压。疾病的严重程度根据 PASP 进行划分，轻度肺动脉高压为 31～44mmHg，中度为 45～59mmHg，>60mmHg 为重度肺动脉高压。大量研究表明，重度肺动脉高压的肝移植患者生存率会下降。因此，肝移植被广泛接受的绝对禁忌证之一是 PASP>50mmHg。

凡是超声心动图检查有中度至重度肺动脉高压的患者，强烈建议都要进行右心导管检查。如果右心导管检查显示平均肺动脉压（PAP）>25mmHg，肺毛细血管楔压 15mmHg 或更低，则可以进行肝移植。如果平均 PAP 为 35～45mmHg，则应将患者转给肺科医生处理。如果患者对血管扩张治疗反应良好，那么肝移植后的效果与其他候选者相当。任何平均 PAP>45mmHg 的患者都需要接受基本的内科治疗，不应立即移植（表 17–2）。

2. 肝肺综合征　肝肺综合征定义为由晚期肝病时肺血管变化导致的动脉低氧血症（框 17–2），其机制尚不明确。据推测，肝脏清除肺血管舒张物质能力下降，如一氧化氮、肿瘤坏死因子 –α、血红素 – 氧合酶衍生的一氧化碳等，都使肺毛细血管扩张，偶有直接动静脉（arteriovenous，AV）短路。

无论发病机制如何，HPS 的动脉低氧血症有

表 17–1　肝移植受者的并发症及相关影响

并发症	效　果
酗酒	左心室功能紊乱和心肌纤维破坏
高龄	动脉粥样硬化患病率增加
非酒精性脂肪肝病	与代谢综合征和心脏疾病相关
血色病	心肌中铁沉积：传导异常和心力衰竭
家族性淀粉样多发性神经病	淀粉样蛋白沉积诱发心脏病：心肌病和传导障碍

框 17–1　肝病患者肺动脉高压的病因推测

- 体液性物质：血清素、白细胞介素 –1、胰高血糖素或内皮素 –1 通过门静脉进入肺动脉导致高压
- 遗传倾向：家族性肺动脉高压相关基因被定位于 2 号染色体
- 血栓栓塞：从门静脉系统到肺循环的血栓栓塞导致肺动脉高压
- 高动力循环：血流量增加对血管壁造成直接的压力，产生肺动脉高压

表 17-2 肺动脉高压和右心导管检查

严重程度	平均肺动脉压力（mmHg）	肺毛细血管楔压（mmHg）	处 理
轻	> 25	< 15	进行肝脏移植
中	35~45	< 15	安排肝移植；肺血管扩张治疗
重	> 45	< 15	内科治疗

框 17-3 肝肺综合征的分级

- 轻度：吸空气 PaO_2 > 80mmHg
- 中度：吸空气 PaO_2 < 80mmHg
- 重度：吸空气 PaO_2 在 50~60mmHg
- 极重度：吸空气 PaO_2 < 50mmHg，或者吸纯氧时 PaO_2 < 300mmHg

PaO_2. 动脉血氧分压

框 17-2 肝肺综合征的诊断标准 [a]

- 患有肝病（有或无门脉高压）
- 动脉低氧血症
- 肺部血管改变

a. 所有 3 项标准都是必需的

3 个主要机制，包括通气 / 血流比值（V/Q）失调、弥散受限和较少见的解剖分流。V/Q 失调导致低氧和的混合静脉血直接进入体循环，从而使动脉血氧饱和度降低（高静脉掺杂）。弥散受限是由于肺泡毛细血管扩张，导致肺泡表面积相对于毛细血管横截面积减少，氧气从肺泡到血液的驱动压力不足以与扩大的毛细血管中心血液中的压力相平衡。与真正的分流不同，增加吸入氧浓度（FiO_2）可改善这种低氧血症，因为这将增加氧气从肺泡到毛细血管的驱动压力。HPS 的严重程度取决于动脉血氧分压。最后，从肺动脉（pulmonary artery，PA）毛细血管到肺静脉毛细血管的直接解剖分流较为罕见，并且像大多数纯粹的分流一样，对增加 FiO_2 不敏感（框 17-3）。

HPS 的诊断包括临床检查及实验室检查。除了晚期肝病的呼吸困难和低氧血症外，HPS 临床检查有两个不寻常的标志，平卧呼吸和直立位低氧血症。这是指直立位时呼吸困难和动脉低氧血症加重，转为卧位后可改善。这与临床上大多数其他原因引起的低氧血症和呼吸困难形成鲜明对比，后者在直立位时得到改善。究其机制，这是因为大多数与 HPS 相关的血管变化发生在肺底部。直立位使心输出量中更多的血液进入这些病变区域，加重血气交换失衡。

肺内动静脉分流的诊断检查部分是通过在适当时间内进行的超声心动图来完成的。超声心动图检查时，可以通过发泡试验来检测肺内动静脉分流、卵圆孔未闭或房间隔缺损（图 17-1）。左心房内气泡出现较晚（如 6~10 次心搏）提示 HPS 和动静脉分流。相反，左心房早期出现气泡（如 2~3 次心搏）或二维影像学检查发现房间隔缺损提示为卵圆孔未闭或房间隔缺损可能。

3. 肝肾综合征 肝肾综合征是肝功能障碍的生理性改变导致的急性肾衰竭。它是一种排除性诊断，其定义是晚期肝脏疾病患者在排除了其他急性肾损伤原因后，肾功能的急性恶化（框 17-4）。本病分为重度（1 型）和轻度（2 型），主要以肌

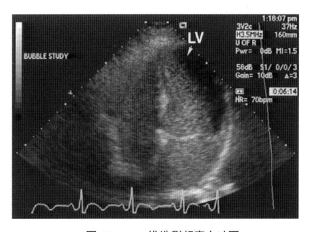

▲ 图 17-1 二维造影超声心动图
显示肺动静脉瘘的对比剂右向左通过延迟，肺内分流导致左心房和左心室致密强回声影
经许可转载，引自 Gudavalli A, Kalaria vg, Chen X, et al. Intrapulmonary arteriovenous shunt: diagnosis by saline contrast bubbles in the pulmonary veins. *J Am Soc Echocardiogr*. 2002; 15: 1012–1014.

框 17-4　肝肾综合征诊断标准

• 肝硬化伴腹水＋AKI
  ➢ AKI 常用的 KDIGO 标准:48h 内肌酐增加＞0.3mg/dl
    或 7 天内肌酐增加＞50%
• 非休克状态
  ➢ 自发性细菌性腹膜炎或其他感染往往是 HRS 的诱
    发因素，可使这一标准混淆
• 非低血容量
  ➢ 通常指未服用利尿药或容量冲击情况
• 非诱发性或肾毒性药物
• 非肾实质疾病
  ➢ 少量血尿或少量蛋白尿

AKI. 急性肾损伤；HRS. 肝肾综合征；KDIGO.肾脏疾病：改善全球肾病结局组织

酐的上升速度来定义。

HRS 主要是继发于终末期肝病相关的心血管和体液变化。随着肝功能的下降，一氧化氮等血管活性介质的增加导致外周血管阻力（SVR）明显降低。SVR 的下降导致心输出量增加，但全身血压下降。矛盾的是，肾脏血管床经常表现为局部的血管阻力增加，源于低血压引起的循环儿茶酚胺增加和肾素 – 血管紧张素 – 醛固酮通路的激活。再加上内脏血管内大量液体的滞留，以及腹水和水肿引起的血管内液体丢失，导致肾脏血流的严重减少和进行性肾衰竭。换言之，它与肾前型肾衰竭有着相似的病理生理机制。

如果基础肝病不逆转或不进行肝移植，肝肾综合征患者死亡率非常高，特别是 1 型肝肾综合征。过渡性治疗的目的是改善肾脏灌注。常见的治疗方式包括用外源性白蛋白增加血管内容量，同时用去甲肾上腺素、血管加压素或特利加压素等血管活性药物增加肾脏灌注压力。此外，这些患者在进行肝移植时，普遍需要持续的肾脏替代治疗。这对移植手术的麻醉科医师造成影响，包括血管通路的限制、血流动力学紊乱、电解质失衡，以及术中需要辅助人员管理透析机。

二、术前检查

（一）负荷试验

由于肝移植候选者中冠状动脉性心脏病发病率较高，应该对具有≥3 个相关危险因素的患者应进行心电图平板运动试验。这些危险因素包括吸烟、糖尿病、高血压、高脂血症、年龄＞60 岁、左心室肥大或任何心血管疾病史。

在进行负荷实验时，患者心率必须达到目标心率时测试才有价值。大多数肝移植患者由于疾病状态的限制而不能完成运动平板试验。此外，由于许多患者服用 β 受体拮抗药或有慢性肾功能不全，因此多巴酚丁胺负荷试验在该类患者中的确诊率只有 56%。因此负荷试验的作用可能有限。

（二）心导管检查

任何负荷试验阳性的患者都应接受心导管检查确认。即使肝移植患者常有凝血功能障碍，但心导管检查的出血风险只是轻度增加。对于有心绞痛症状且对内科治疗反应差的患者，应在移植前进行经皮冠状动脉介入治疗（PCI）。如果有支架置入的指征，可使用裸金属支架以避免长时间的双抗血小板治疗。症状明显的冠状动脉性心脏病患者如果无法内科治疗控制或 PCI，可能需要进行冠状动脉旁路移植手术。这种手术是否合适取决于肝病的严重程度（Child-Pugh 评分越高，1 年生存率越低）。

（三）超声心动图

每位肝移植患者都需要进行这项检查，以评估整体的心脏功能和肺动脉高压的严重程度（如果存在）。如果超声心动图检查发现肺动脉高压并确定为中度或重度，则需要通过心导管检查进行验证。如前所述，用显影盐水进行超声心动图检查还可以发现肺内动静脉分流，这是 HPS 的标志。

三、术中监测

（一）经食管超声心动图（TEE）

原位肝移植手术对心血管系统产生明显影响。经食管超声心动图（TEE）对评估心脏遭遇的快速血流动力学变化特别有用，可帮助指导液体管理、评估心室功能障碍和室壁运动。此外，它还可用于引导肺动脉导管（PAC）的放置，PAC 不仅在术中有用，在术后也有用。虽然肝移植患者常有食管静脉曲张，但一般认为 TEE 探头置入利大于弊，对这类患者而言是安全的。

肝脏移植术中所需的大部分 TEE 信息可以从食管中段四腔心切面获得。尽量减少探头移动也可以减少食管损伤的机会。食管中段切面可以显示肺动脉高压的任何后果，如右心扩张或功能障碍（图 17-2），也有助于手术全程心脏功能或容量状态的管理。此外，TEE 在再灌注过程中也非常有用。例如，TEE 可以识别静脉微栓塞、空气栓塞和反常栓塞，这些栓塞可能产生血流动力学或全身性的影响。

（二）动脉置管

肝移植手术时需要放置两根动脉置管：一根在桡动脉，另一根在股动脉。虽然腹腔上下的平均动脉压力一般不会有明显变化，但新肝复流后会有差异，桡动脉的压力明显低于股动脉的压力。这是血压、心率和 SVR 下降的结果。随着血流动力学和代谢问题的解决，两个部位的平均动脉压将逐渐平衡。

（三）中心静脉压

由于肝内压完全取决于中心静脉压（CVP），因此保持低 CVP（如<5cmH_2O）以减少手术过程中的失血是很重要的。这可以通过间断输注硝酸甘油来实现，通过舒缓血管平滑肌来降低 CVP。然而，降低 CVP 并非没有风险。例如，低 CVP 可以通过肝静脉的裂口增加空气栓塞的风险。

（四）肺动脉导管

虽然许多医院仍在放置 PAC，但由于随机研究显示 PAC 并不能降低死亡率，因此 PAC 的使用越来越少。虽然 PAC 可以通过间歇性的热稀释法来测量心输出量，但再灌注过程中冷血的回流和大量的液体会导致温度干扰而低估心输出量。PAC 的另一个好处是能够测量混合静脉血氧饱和度（SvO_2），然而，由于 SvO_2 的变化不一定与心输出量相关，特别是在再灌注期间，因此其准确性和实用性受到质疑。尽管如此，PAC 被认为是 HPS 患者所必需的，因为它们是唯一可以直接测量肺动脉压的监测方法。

（五）连续心输出量

虽然使用自校准动脉脉搏轮廓的新式心输出量监测仪方便且易于操作，但由于血流动力学的快速变化，其在肝移植期间的实用性并不确定。同样，因为温度的变化、迅速的液体输注，以及与再灌注相关的血流动力学波动影响，通过 PAC 监测连续的心输出量也不是很理想。此外，由于这些方法都未能被证明可影响患者最终结局，所以目前肝移植手术没有推荐的连续心输出量监测的方法。

四、术中血流动力学

（一）无肝前期

在夹闭下腔静脉和肝静脉之前，必须留意灌注压力和优化患者的血流动力学状态。可采用多种策略平衡容量负荷与充盈压升高。如果充盈压或 PAP 升高，可能导致出血增加和右心室（RV）输出量减少。因此，可能需要使用强心药或血管收缩药（如去甲肾上腺素、去氧肾上腺素、多巴胺）以达到最佳的每搏输出量。

（二）无肝期

原位肝移植中最关键的时刻之一是肝静脉被夹闭，无肝期开始。这与外周血管阻力增加和前负荷下降有关，而第三空间液体丢失、出血和容量补充不足往往会加剧这种情况。虽然单纯的手术应激会影响心肌并降低收缩力，但这些因素

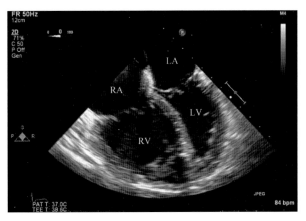

▲ 图 17-2　食管中段四腔心并将探头转向患者右侧，显露右心房（RA）和右心室（RV）

注意 RV 的面积大于 LV，这表明右心室严重扩大

LA. 左心房；LV. 左心室

经许可转载，引自 Kaplan JA, Augoustides JGT, Maneck GR, et al. *Kaplan's Cardiac Anesthesia for Cardiac and Noncardiac Surgery*.7th ed. Philadelphia: Elsevier; 2017:457.

都会导致心输出量减少。为了应对无肝期的低血压，经常使用去氧肾上腺素和去甲肾上腺素来维持 SVR，并通过收缩容量血管来增加静脉回流。在这一阶段，一般估计需要 4L 的液体来维持血流动力学稳定。夹闭下腔静脉的后果主要取决于有无静脉曲张的侧支循环，其可以为血液回流心脏提供旁路。去除血管阻断夹后，前负荷改善，内脏循环血流回到肝脏。患者通常可以逐渐脱离任何支持性药物。

（三）新肝期

新肝植入成功后，出现再灌注。首先打开腔静脉阻断钳并检查其通畅性，然后打开肝静脉阻断钳。这将导致 SVR 的降低和 PAP 的缓慢增加。此时，已有肺动脉高压或 RV 功能差的患者有发生急性失代偿的危险。如果随后出现右心衰竭，则有可能因门脉和中心静脉之间不理想的压力梯度而导致移植失败。继发于右心功能低下的左心室前负荷降低也可导致心输出量降低，这可能进一步限制移植肝的灌注。

再灌注也会带来新陈代谢的紊乱。这些失调可导致灌注后综合征，其定义为再灌注后 5min 内平均动脉压较基线下降 30%，并至少持续 1min。目前尚不清楚基线心功能是否在该综合征中发挥作用。更有可能是继发于固有的细胞因子水平，如具有促炎作用的白细胞介素 -6。这些可以表现出肝硬化心肌病的潜在收缩功能障碍并导致心力衰竭。炎症加上代谢需求的增加也可导致动脉斑块破裂和心肌梗死。

灌注后综合征的治疗方法可包括肾上腺素、阿托品、氯化钙和碳酸氢钠。在严重的情况下，可以使用亚甲蓝来治疗相关的心血流动力学变化。由于亚甲蓝能够抑制一氧化氮途径，所以在肝脏再灌注前给予 1.5mg/kg 负荷剂量，可能会增加体循环血压。

这个阶段的其他目标包括维持体温、纠正任何凝血功能障碍、优化血细胞比容和氧输送、补充电解质和维持酸碱平衡。因此，通常在再灌注后 15min 内获得血栓弹力图、全血细胞计数和基础代谢指标检测以指导治疗。一些机构也会检测肝功能来评估移植肝的活力（框 17-5）。

框 17-5 　无肝后期管理要点
• 补充电解质 • 输血以维持血细胞比容 25%～30% • 维持正常体温 • 纠正凝血功能障碍 • 保持酸碱平衡

五、肝脏凝血病和血栓症

传统上，终末期肝病一直是与出血相关的凝血功能低下的临床典型。这主要是基于常规使用的 PT 和 INR 等检验项目，这些参数在肝硬化状态下往往会明显升高。此外，终末期肝病患者经常出现消化道出血等出血症状。此外，肝移植手术往往需要大量输血，这被视为低凝状态的证据。实际情况要复杂得多，随着对凝血系统和肝功能障碍认识的发展，这种模式已经发生了转变。

在肝硬化状态下，虽然严重依赖肝脏合成的经典凝血途径确实受到了影响，但同时人体内源性的抗凝血途径也会减弱。例如，蛋白 C 和 S 的减少，抗凝血酶Ⅲ的减少，循环性Ⅷ因子和血管性血友病因子的增加。事实上，研究表明肝硬化患者的血浆可产生与健康患者一样多的凝血酶。这种不平衡的净效应导致促凝和抗凝倾向处于一种不可预测的境地。

临床上，这可能表现为术中血栓形成，特别是门脉和腔静脉的血栓，以及心内血栓形成。除了终末期肝病可能出现的高凝状态外，肝移植还激活了 Virchow 三联征的其余成分，包括内皮损伤（手术切口和炎症）和血流淤滞（血管钳夹和置管）。成人肝移植手术 1%～6% 可能发生术中血栓，最常见的是在患者的生理和移植肝的存活力最为脆弱新肝阶段。血栓可能邻近血管钳和缝合线的门静脉或腔静脉结构中形成，并上行至心脏。另外，血栓可能在心脏内独立形成，血管通路可能成为血栓形成的起始部位。静脉结构内的血栓会对移植的存活造成严重的风险，因为它们可能阻塞静脉回流至心脏，增加了新肝的压力，导致充血和灌注压力降低。心内血栓无论来源何处，均可引起房室内栓塞或向远处迁移成为肺血栓栓塞，导致右心衰竭和血流动力学障碍。

血流动力学恶化可能会增加对心内血栓形成的怀疑，通过 TEE 可以确诊。3 种 TEE 切面可提供检查和监测心内与远端腔内血栓栓塞的最佳视角。下腔静脉可从食管中段双腔心切面开始扫描，并将探头送至肝脏水平。食管中段右心室流入 – 流出切面可用于识别各种右侧心内血栓，并评估右心室的扩张和功能障碍。最后，食管中段升主动脉短轴切面可用于探查主肺动脉和右侧肺动脉的分叉处是否有肺血栓栓塞。

如何治疗术中急性栓塞成了临床面临的问题。在非移植的情况下，导致血流动力学恶化的血栓栓塞通常采用积极的抗凝、溶栓或血栓清除术来治疗。然而，由于在肝移植手术中存在大量出血的风险，术中急性栓塞将成为一个更加危险的难题。越来越多的证据（主要基于病例报告）表明，术中出现血栓时可以使用小剂量的抗凝血药。一个合理的方法是根据临床情况需要升级治疗。例如，血流动力学稳定且为不播散小血栓（如<1cm）的患者可以采用 TEE 进行动态监测。较大的血块播散但不显著影响血流动力学的患者，可以给予肝素负荷剂量溶栓后持续输注。然而当血流动力学受到影响时，谨慎的做法是加强监护，并给予低剂量的阿替普酶（例如，每次 1～2mg，最多 4mg）以促进血栓溶解。最后，在循环衰竭的情况下可能需要进行更积极的干预，包括高级心脏生命支持和体外膜氧合器氧合。

综上所述，终末期肝病可同时伴有出血和过度血栓形成的倾向。肝脏移植手术同时激活了 Virchow 三联征的所有组成部分，增加了大量出血和危及生命的血栓形成的风险。TEE 不仅可用于术中血栓的诊断，在其治疗方面也是非常重要的，可以明确部分尽管有出血风险但仍需抗凝治疗的特定类型患者。

六、术后管理

心血管和血流动力学的挑战一直延续到移植手术后。通常情况下，体循环阻力在 24～48h 不会恢复正常，术前有肺动脉高压患者的肺动脉压力可能需要 4 天才能恢复正常。在所有的血流动力学不稳定中最常见的是动脉高血压，这通常是免疫抑制药物的不良反应，其会收缩全身和肾脏循环的血管。其他导致高血压的因素包括剧烈疼痛或高血容量。根据高血压的具体原因，在使用血管扩张药的同时，可能需要使用镇痛药、钙通道阻滞药或利尿药。

必须立即处理由再灌注和手术应激造成的血清中钠、钾、钙和镁的异常，因为其可能导致心律失常。心动过缓是肝移植术后最常见的心律失常，但很少有症状。心房颤动和其他室性心律失常出现的频率较低，但临床表现较为明显。当电解质异常对常规治疗效果不佳时，则应排除其他病因，如肾衰竭、肝衰竭或酸中毒。

心肌梗死一直是肝移植术后饱受关注的问题，尤其是对于已有冠状动脉性心脏病的患者。导致术后心肌缺血或梗死的因素包括肝移植后可持续 1 年的高心输出量状态、与再灌注相关的血流动力学波动、凝血异常和斑块破裂。

心力衰竭是肝移植的常见并发症。术后心力衰竭可分为早发型（<30 天）和迟发型（>30 天）。早发型心力衰竭的原因可源于手术应激对心肌的影响、围术期血流动力学波动或潜在的肝硬化心肌病。另外，迟发型心力衰竭常出现在已有冠状动脉性心脏病或代谢综合征的患者中。常规的术中管理包括合理的容量管理、给予利尿药、减轻后负荷、使用强心药和缩血管药物。然而，在极端情况下也可使用双心室辅助装置或 ECMO。因此，有缺血性或瓣膜性心脏病史的患者需要格外注意，因为他们在术后可能迅速失代偿。

七、总结

在进行肝移植手术前，所有患者都应该对其心脏功能进行全面评估，并通过所有已明确的心血管风险因素确定其手术风险。识别高风险患者（如肺动脉高压、HPS）将有助于确定手术关键操作时监测和血流动力学管理的最佳麻醉方法。尽管精心选择和管理，但肝移植患者术后心血管事件仍然频发。因此必须仔细关注任何可以控制的心脑血管危险因素。

第18章 妊娠合并心脏疾病
The Pregnant Patient With Cardiac Disease

Menachem M. Weiner　Joshua Hamburger　Yaakov Beilin　著

罗　慧　译

要点

1. 妊娠合并心脏疾病是一种复杂高危妊娠合并症，发病率逐渐升高达 4%。它是造成孕产妇、胎儿和新生儿高发病率和高死亡率的主要原因。

2. 由于妊娠期新发生的心血管疾病的症状体征与正常健康妊娠的生理改变有一定的重叠，使其诊断具有挑战性。

3. 妊娠期筛查心脏结构异常、监测心室和瓣膜功能，以及肺动脉压力的首选检查是经胸超声心动图。

4. 原本合并心脏疾病的女性应在妊娠前进行评估咨询，并进行严格的、标准化的风险评估，以做出关于妊娠的明智决定。现已经开发了一些风险评估工具。

5. 心率和前负荷增加，以及冠状动脉灌注压降低、稀释性贫血和舒张期缩短导致心肌氧供减少，这些妊娠期正常的生理性的血流动力学改变使心肌氧需增加。

6. 瓣膜性心脏病的严重程度和妊娠期纽约心脏协会（NYHA）心功能分级是不良母婴结局的主要预测因素。

7. 患有肺动脉高压的女性一旦妊娠，将有巨大的孕产妇发病率和死亡率风险，因此不建议这类患者妊娠。

8. 在分娩过程中，由于子宫收缩、疼痛、焦虑和第二产程用力将进一步增加心率、动脉血压和左心房压力，给已经因妊娠血流动力学改变而张力增加的心血管系统进一步造成压力，可能导致心力衰竭。

9. 当患有严重心脏病的孕妇需要进行非产科手术时，母亲和胎儿都面临更大的风险，其程度取决于具体的心脏病、其与妊娠血流动力学变化的相互作用，以及其与手术和麻醉引起的血流动力学变化的相互作用。

10. 围生期心肌病的主要麻醉管理目标是避免药物引起的心肌抑制、维持正常血容量、防止心室后负荷增加或快速降低，以及减弱由疼痛和焦虑引起的交感神经兴奋。

11. 孕妇心肺复苏是罕见事件，这导致缺乏对加强心脏生命支持（ACLS）指南特定调整的相关知识的了解。

12. 妊娠期 ACLS 的调整包括在胸骨原本稍高的位置进行胸外按压和手法帮助右旋的子宫向左移位。静脉通道应建立于膈肌上方。

13. ACLS 期间除颤电压和药物剂量不应改变。

关键词

妊娠；心脏疾病；多学科团队；围生期心肌病；孕妇高级生命支持

一、概述

妊娠合并心脏疾病是一种复杂高危妊娠合并症，发病率逐渐升高达 4%，是孕产妇、胎儿和新生儿发病和死亡的主要原因。由于多种原因，育龄女性心血管疾病的发病率正在上升。随着对先天性心脏病（CHD）患者的管理和治疗水平的提高，越来越多的 CHD 女性患者通过保守或手术治疗可以存活至成年，并将面临生育问题。而高龄同时伴有其他高危因素如肥胖等，将增加女性罹患缺血性心脏病的风险。此外，虽然风湿性心脏病的发病率在发达国家有所下降，但在发展中国家，以及来自这些国家的移民中发病率仍然很高。妊娠期或分娩后最初几个月内出现心肌病虽不常见，却占孕产妇死亡的 10%。

参与这些复杂患者围术期管理的麻醉科医师必须精通妊娠生理和心血管疾病的病理生理及其相互作用，以优化麻醉管理和改善患者预后。成功的治疗管理需要产科医生、心内科医生、麻醉科医师、危重症医学科医生和护士组成的多学科团队的早期诊断和提前规划，以优化结局。

本章回顾了妊娠期预期的血流动力学变化；产科患者合并心血管疾病的病因、潜在的病理生理和围产期风险，以及麻醉科医师在处理该类患者在妊娠期接受非心脏手术、产程和分娩时所面临的管理问题。

二、妊娠期心脏病的诊断

心血管影像的诊断方法

妊娠期心血管疾病的诊断可能具有挑战性，因为其症状和体征通常与妊娠的生理变化相重叠。孕妇经常抱怨呼吸困难和疲劳，运动耐力通常下降。没有心脏病的女性在妊娠期也可能出现呼吸急促、外周水肿和下肢静脉淤滞。即使在已知患有心血管疾病的女性中，将预期的妊娠变化与潜在疾病的病理恶化区分开来也很重要。这种

区别非常重要，因为它一方面可能会引发医疗管理中不必要的修改，另一方面也可能导致管理方案调整失败。

对于出现与可能的心血管疾病相一致的症状或已知心血管疾病病情恶化的孕妇需要进行仔细的病史、家族史采集和体格检查（框 18-1），并结合妊娠的生理变化进行解释。许多疾病，如心肌病、马方综合征、先天性心血管病或巴德-基亚里综合征，可以通过仔细询问个人史和家族史来识别。对于已经处于妊娠中期的女性，应在直立位或左侧位测量血压，以防止下腔静脉和腹主动脉受压。由于外周血管阻力（SVR）降低和心输出量增加，脉搏通常骤起骤落（"弹跳"特征）。妊娠期静息心率通常会增加，但心率＞100 次 / 分或心动过缓（心率＜50 次 / 分）则需要进一步评估潜在原因。颈静脉压应该是正常的，所以颈静脉压升高和肺部啰音是心力衰竭最可靠的标志。由于二尖瓣早期关闭和第三心音（S_3）的存在导致出现响亮而广泛的 S_1 心音在妊娠期是常见的。由于心输出量增加和通过心脏瓣膜的血流增加，超过 90% 的孕妇可听到柔和的收缩期喷射性杂音，通常出现在胸骨上缘左侧和心脏右侧。这些杂音一般在产后 6 周消失。然而，很强的杂音或明显的震颤提示潜在的病理学改变。此外，舒张期杂音几乎总是由病理过程引起。由于外周血管阻力降低，主动脉和二尖瓣反流的杂音通常在妊娠期减少，但是二尖瓣或主动脉瓣狭窄的杂音则

框 18-1　妊娠期异常体检结果

- 静息时心率＞100 次 / 分或＜50 次 / 分
- 肺部啰音
- 收缩期杂音响度高于 3/6 级，尤其可触及震颤
- 任何舒张期杂音
- 持续至产后 6 周以上的杂音
- 下肢不对称水肿

由于通过瓣膜的血流增多而增强。听诊出现新的杂音或杂音性质改变需要进一步观察。血氧饱和度监测是发绀型先天性心血管病或分流型病变的重要诊断工具。许多孕妇由于子宫压迫下腔静脉阻碍静脉回流而表现出一定程度的外周水肿和下肢静脉淤滞。然而，这应该是对称的，并能随着抬高下肢和左侧卧位而减轻。

病史和体格检查有可疑发现的女性在妊娠期间往往需要进行心血管检查。此外，已知患有心脏病的孕妇可能需要进行检查，以判断她们如何应对妊娠带来的额外压力。妊娠可能会影响几种心脏诊断方法的安全性、应用和解读。此外，需要考虑对母亲和胎儿的安全性来选择最佳的诊断方法。只要能够获得所需的诊断信息，应首选无电离辐射的成像方式。如必须使用具有电离辐射的检查方法来获得必要的信息，应对胎儿维持尽可能低的辐射剂量。

妊娠期心电图（ECG）经常会发生变化。包括由膈肌上抬引起的15°～20°的电轴左偏、非特异性 ST-T 改变（例如，Ⅲ 导联和 aVF 导联的 T 波倒置和 ST 段压低）、室上性和室性异位搏动，以及 aVF 导联出现小 Q 波。如果孕妇有心电图未捕捉到的可疑心律失常，或者先前有记录的症状性心律失常，以及心悸的女性，则应使用 Holter（动态心电图）监测，因为它无创并且可安全用于妊娠期间。然而，重要的是将症状与任何异常发现联系起来，并且不要在妊娠期治疗无症状的心律失常，因为这些治疗可能对胎儿有害。运动试验在妊娠早期可能有助于确定心脏功能，并评估心率、血压和运动后的缺血性改变。对于宫颈功能不全、胎膜膨出、近期阴道出血、前置胎盘或早剥或子痫前期的女性，应谨慎使用运动试验。妊娠期常见的耻骨联合功能障碍的女性可能会因为活动受限而无法进行测试。如果出现低血压，必须停止测试，因为这会导致胎儿窘迫。对疑似心脏病的无症状孕妇，进行次极量运动试验以达到最大预测心率的80%，不会增加自然流产风险。孕妇应避免多巴酚丁胺负荷试验，因为关于其妊娠安全性的数据有限。

妊娠期筛查心脏结构异常、监测心室和瓣膜功能及肺动脉压力的首选检查是经胸超声心动图（TTE）。许多超声心动图测量需要根据妊娠周期进行调整，包括测量心室大小、左心室质量，以及测算过瓣流速，因为这些数值在妊娠期都将增加。使用经食管超声心动图（TEE）可以进行更详细的检查，但与 TTE 相比更具有创性，并且可能与肺误吸相关，其在妊娠期间风险比非妊娠期间显著增加。TEE 仍可用于心内膜炎、机械瓣膜血栓形成和复杂先天性心血管病的诊断。然而，可能必须行气管插管全身麻醉以保护气道。

尽管由于电离辐射风险，妊娠期最好不要做胸部 X 线检查，但如果其他检查未能诊断出呼吸困难或咳嗽的病因，则可能有必要进行。妊娠期的胸部 X 线检查可能发现有许多貌似病理性的改变，其中包括明显的血管纹理、心脏呈水平位、左心缘变平，以及妊娠子宫导致的膈肌抬高。然而不应出现肺水肿。

在疑似急性肺动脉栓塞的情况下，应进行 CT 肺动脉造影（computed tomographic pulmonary angiography，CTPA），因为漏诊肺动脉栓塞的危险要大于对胎儿的辐射风险，且可以通过铅屏蔽最小化。虽然超声心动图可以通过识别肺动脉压力升高、右心室功能受损和扩张来帮助诊断，但其特异性较低。

心脏磁共振成像（MRI）可以在无电离辐射的情况下提供心脏解剖和功能的信息。然而它通常仅在其他检测方法如超声心动图不能提供相关信息时使用，因为 MRI 在妊娠早期的安全性尚未确定。钆在妊娠期的安全性尚未得到证实，应尽可能避免使用。

使用心导管术行冠状动脉造影和心内压力测量会给胎儿带来高辐射暴露，只有在临床上绝对需要时才应使用。然而它是处理和治疗妊娠期 ST 段抬高心肌梗死（MI）的首选诊断工具。为了减少胎儿辐射暴露，经桡动脉导管插入术优于经股动脉途径，并应对子宫使用铅屏蔽。尽管该操作需要肝素，但活化凝血时间（activated clotting time，ACT）不应超过300s以尽量减少胎盘出血的风险。

尚不清楚何种剂量的辐射会对胎儿构成危

险，但在辐射剂量＜50mGy（milligray）（10mGy ＝ 1rad）时，先天性畸形、神经行为学或智力异常、胎儿生长受限或流产的风险很低。

三、妊娠期心脏危险分层

理想情况下，已知患有心脏病的女性应接受妊娠前评估和咨询，并进行严格、标准化的风险评估（见下文），以做出有关妊娠的明智决定，如接受无法妊娠的可能，以及在妊娠前处理任何可矫正的病变。评估应包括详细的病史采集、体格检查、纽约心脏协会（NYHA）心功能分级、12 导联心电图和 TEE。患有先天性心血管病或肺动脉高压的女性可能需要进行右心导管术。妊娠期间禁用的药物应尽可能停用或改为可接受的替代品。如前所述，许多女性在妊娠后才来就诊，应立即进行心脏评估。虽然被发现处于低风险的女性通常可以由她们的初级心内科医生和产科医生来管理，一旦考虑存在中高度妊娠风险，这部分患者应转诊至具有产科和心脏疾病专科的三级医疗转诊中心，由多学科团队进行高度专业化的管理。

几种风险评估工具被提议用于对妊娠期间的心脏风险进行分层。利用这些风险评分，可能可以预测该女性是否能耐受妊娠。常用于预测孕妇妊娠期心血管事件的 3 种风险评估工具是 CARPREG（妊娠期心脏病）评分表（表 18-1）、ZAHARA（Zwangerschp bij vrouwen met een Aangeboren HARtAfwijking Ⅱ，译为先天性心脏病女性妊娠 Ⅱ）评分表（表 18-2），以及世界卫生组织（WHO）开发的一种工具（表 18-3）。同样重要的是要注意妊娠相关的风险是相加的，这意味着假如存在其他心脏或非心脏风险因素（如心室功能不良或需要考虑糖尿病）时，被认为心脏低风险（WHO Ⅰ～Ⅱ 类）的患者其风险等级可能会上升。妊娠早期血清生物标志物脑钠肽水平也可用于风险分层。重要的是根据具体的病变对风险进行分层，因为妊娠风险取决于具体的心脏状况，其风险范围由高到低，可从重度肺动脉高压女性的死亡风险高达 50% 到某些轻微病变的死亡风险与一般人群相当。

表 18-1　CARPREG（妊娠期心脏病）系统预测母体心血管事件 [a]

- 既往心脏事件（1 分）
  - 心力衰竭
  - 短暂性脑缺血发作
  - 脑血管意外
  - 心律失常
- NYHA 分级＞Ⅱ级或发绀（1 分）
- 二尖瓣瓣口面积＜2cm^2（1 分）
- 主动脉瓣瓣口面积＜1.5cm^2（1 分）
- 左心室流出道压力阶差＞30mmHg（1 分）
- 射血分数＜40%（1 分）

CARPREG 评分（分）	心脏并发症发生率（%）
0	5
1	27
2	75

a. 得分相加，总分反映预测的心脏事件发生率
NYHA. 纽约心脏协会
经许可转载，引自 Siu SC, Sermer M, Colman JM, et al. Prospective multicenter study of pregnancy outcomes in women with heart disease. Circulation. 2001;104:515–521; and Chestnut DH, Wong CA, Tsen LC, et al, eds. *Chestnut's Obstetric Anesthesia: Principles and Practice*. 5th ed. Philadelphia: Elsevier; 2014.

表 18-2　ZAHARA（妊娠女性患有先天性心脏病）系统用于预测母体心血管事件 [a]

- 心律失常病史（1.5 分）
- 妊娠前使用心脏药物（1.5 分）
- NYHA 分级＞Ⅱ级（0.75 分）
- 左心梗阻（峰值压力阶差＞50mmHg 或主动脉瓣瓣口面积＜1.0cm^2）（2.5 分）
- 左心房室瓣反流（中重度）（0.75 分）
- 肺源性房室瓣反流（中重度）（0.75 分）
- 机械瓣膜假体（4.25 分）
- 已矫正或未矫正的发绀型心脏病（1.0 分）

ZAHARA 评分（分）	心脏并发症发生率（%）
0～0.5	2.9
0.51～1.50	7.5
1.51～2.50	17.5
2.51～3.50	43.1
≥ 3.51	70.0

a. 得分相加，总分反映预测的心脏事件发生率
NYHA. 纽约心脏协会
经许可转载，引自 Drenthen W, Boersma E, Balci A, et al. Predictors of pregnancy complications in women with congenital heart disease. Eur Heart J. 2010; 31:2124–2132; 和 Chestnut DH, Wong CA, Tsen LC, et al, eds. *Chestnut's Obstetric Anesthesia: Principles and Practice*. 5th ed. Philadelphia: Elsevier; 2014.

表 18-3　修改后的世界卫生组织心脏风险评估

Ⅰ类（比普通人群发病率无增加或轻度增加；妊娠期的随访通常限于 1～2 次）

- 轻度肺动脉瓣狭窄
- PDA
- 二尖瓣脱垂伴轻度二尖瓣反流
- 已修补的 ASD、VSD、PDA、肺静脉异位引流
- 孤立的心房或心室异位搏动

Ⅱ类（孕产妇死亡率小幅度上升；发病率轻度上升；每 3 个月随访 1 次）

- 未修补的 ASD 或 VSD
- 法洛四联症矫治术后
- 大多数心律失常
- 轻度左心室功能障碍
- 肥厚型心肌病
- 不伴主动脉扩张的马方综合征
- 主动脉瓣二叶化伴主动脉直径＜ 45mm
- 主动脉缩窄修复术后
- 心脏移植

Ⅲ类 [孕产妇死亡率显著增加，发病率大幅上升；妊娠前、分娩前和分娩后需要心脏和产科专业管理；女性在妊娠期间需要心内科医生和产科医生频繁（每 1～2 个月）随访]

- 机械瓣膜
- 体循环右心室（SRV）
- Fontan 循环
- 未矫治的发绀型心脏病
- 复杂先天性心脏病
- 马方综合征伴主动脉扩张 40～45mm
- 主动脉瓣二叶化伴主动脉扩张 45～50mm

Ⅳ类（由于产妇发病率和死亡率极高，不建议或禁忌妊娠；如果已经妊娠，应商议终止妊娠，但当患者选择继续妊娠时，其随访与 WHO Ⅲ类女性相似）

- 任何原因的肺动脉高压
- 严重的左心室功能障碍
- 既往围生期心肌病遗留左心室功能障碍
- 重度二尖瓣狭窄
- 重度主动脉瓣狭窄
- 马方综合征伴主动脉扩张＞ 45mm
- 主动脉瓣二叶化伴主动脉扩张＞ 50mm
- 未修复的重度主动脉缩窄
- 严重的左心心室功能障碍（LVEF ＜ 30%）

ASD. 房间隔缺损；LVEF. 左心室射血分数；PDA. 动脉导管未闭；VSD. 室间隔缺损；WHO. 世界卫生组织

经许可转载，引自 Thorne S, MacGregor A, Nelson-Piercy C. Risks of contraception and pregnancy in heart disease. *Heart*. 2006; 92:1520–1525; Regitz-Zagrosek V, Blomstrom Lundqvist C, Borghi C, et al. European Society of Cardiology guidelines on the management of cardiovascular diseases during pregnancy. *Eur Heart J*. 2011; 32:3147–3197; 和 Regitz-Zagrosek V, Gohlke-Bärwolf C, Iung B, Pieper PG. Management of cardiovascular diseases during pregnancy. *Curr Probl Cardiol*. 2014;39:85–151; 以及 Chestnut DH, Wong CA, Tsen LC, et al, eds. *Chestnut's Obstetric Anesthesia: Principles and Practice*. 5th ed. Philadelphia: Elsevier; 2014.

由于母亲心脏病与新生儿并发症（如早产、胎儿宫内发育迟缓和胎儿死亡）的发病率增加有关，因此有必要确定妊娠期胎儿的风险（框 18-2）。20%～28% 患有心脏病的孕妇中会出现新生儿并发症。NYHA 功能分级大于Ⅱ级、植入机械瓣膜、发绀、妊娠期抗凝治疗、多胎妊

- NYHA 分级＞Ⅱ级
- 机械瓣膜植入
- 发绀（氧饱和度＜ 85%）
- 妊娠期使用抗凝血药
- 多胎妊娠
- 妊娠期吸烟
- 主动脉瓣或二尖瓣狭窄
- 妊娠前服用心脏病药物

娠、妊娠期吸烟、主动脉或二尖瓣狭窄以及妊娠前使用心脏药物会增加新生儿风险。

四、妊娠与心脏疾病

（一）妊娠、产程和分娩期间的心血管生理变化

妊娠、产程和分娩期的心血管生理变化总结见表 18-4。

（二）冠状动脉疾病

尽管妊娠期或产后急性心肌梗死（acute myocardial infarction，AMI）的发病率为 3～6/100 000，

死亡率为 5%～37%，但妊娠期有意义的冠状动脉性心脏病（CAD）的发病率尚不清楚。母体急性心肌梗死后的胎儿死亡率为 12%～34%。

由于心率和前负荷增加，妊娠期心肌氧耗量增加，而冠状动脉灌注压降低、稀释性贫血和舒张期缩短导致心肌氧供减少。这将给已知或既往未确诊 CAD 的女性带来挑战。随着心输出量的进一步增加，这种挑战在分娩过程中尤其是分娩后即刻变得更大。虽然妊娠期冠状动脉性心脏病相对少见，但随着母亲年龄的增加和育龄女性中高血压、糖尿病、肥胖和吸烟等风险因素的增加，发病率也随之增加。

妊娠期高血压疾病也与 AMI 的发病率增加有关。此外，妊娠期高凝状态可能会导致无基础冠状动脉性心脏病女性的冠状动脉血栓形成或栓塞。严重的产后出血可导致心肌缺血，并且使用甲基麦角新碱治疗产后出血可引起冠状动脉痉挛。

妊娠期心肌缺血的诊断原则与非妊娠患者相同，均基于心绞痛症状、心电图改变和心脏生物标志物（如肌钙蛋白）的增加。肌酸激酶同工酶（CK-MB）对妊娠期心肌缺血的诊断可能没有帮助，因为这些酶在妊娠期（特别是在分娩期间）通常升高。胸痛的鉴别诊断包括常见的妊娠症状（如胃食管反流、恶心、呕吐）、肌肉骨骼疼痛、主动脉夹层和子痫前期。

妊娠期急性冠状动脉综合征的血流动力学目标是通过避免心肌氧耗增加或氧供减少来防止进一步缺血。内科治疗与非妊娠患者相似，药物治疗包括使用 β 受体拮抗药控制心率，以及低剂量阿司匹林，这两种药物在妊娠期使用安全有效。然而，ACEI、血管紧张素受体阻滞药（ARB）和他汀类药物已知有致畸作用，应在妊娠期避免使用。对于患有急性 ST 段抬高心肌梗死（STEMI）或非 ST 段抬高心肌梗死（NSTEMI）并合并危险因素的女性，首选的方法是经皮冠状动脉造影和介入治疗，必要时可经支架再灌注。使用铅屏蔽时胎儿的辐射暴露最小，利大于弊。氯吡格雷只能尽可能短时间内使用，因为在妊娠期和分娩后有胎盘出血的风险，因此使用裸金属支架优于

表 18-4　妊娠期心血管系统变化

变　　量	变　化[a]
血容量	+35%～50%
血浆容量	+40%～45%
心率	+15%～20%
每搏输出量	+30%
心输出量	+30%～50%
心肌收缩力	改变
中心静脉压	不变
肺血管阻力	−15%
肺动脉压	不变
肺毛细血管楔压	不变
体循环血管阻力	−15%～20%
体循环血压	−5%
心肌氧耗量	增加
收缩期血流杂音	2/6

a. 进入妊娠晚期后的峰值（妊娠 32 周）

药物洗脱支架。如果在阴道分娩或剖宫产时仍在使用氯吡格雷，则必须预见到产后出血的可能性会增加。妊娠期很少需要进行冠状动脉旁路移植术，因其与胎儿高死亡率相关。对于无危险因素的 NSTEMI 女性，可采用药物保守治疗并密切观察。患有 CAD 的女性应该在分娩过程中尽早进行椎管内镇痛，以预防疼痛和随之而来的心肌氧耗量增加。对于急性心肌梗死患者，如果可能的话，应至少延迟 2 周分娩，因为在此期间孕产妇死亡率会大大增加。

（三）瓣膜性心脏病

育龄女性瓣膜性心脏病（VHD）最常见的原因是风湿性心脏病和冠状动脉性心脏病（如主动脉瓣二叶化），其中二尖瓣狭窄是最常见的病变。VHD 是引起母体心脏病的重要原因，因为风湿性心脏病占全世界妊娠合并心脏病患者的 90% 以上。患有 VHD 的孕妇的不良母婴结局发生率增加，严重的二尖瓣狭窄患者是一个特别高风险的群体，据报道该类产妇死亡率 >10%，心脏事件发生率为 67%。最常见的孕产妇心脏并发症是充血性心力衰竭和心律失常，最常见的胎儿并发症是早产和宫内发育迟缓。

妊娠前已知患有 VHD 的女性应该接受妊娠前咨询。患有中度或重度二尖瓣狭窄（除非在妊娠前纠正）或中重度主动脉瓣狭窄（有症状或左心室功能障碍）的女性应被建议避免妊娠。希望继续妊娠的高危女性应由在处理该类患者方面具有专业知识的医疗中心的多学科团队管理。轻度症状可因妊娠的血流动力学变化而加重。随着胎龄的增加，症状趋于恶化。VHD 的严重程度和妊娠前 NYHA 功能分级是不良母婴结局的主要预测因素。许多患有 VHD 的女性在妊娠期因血流动力学改变加剧症状而被首次确诊。

通常，妊娠期对反流性病变的耐受性要比狭窄性病变好得多，因为 SVR 的降低有利于前向血流。在没有左心室功能障碍的情况下，这些病变仅构成轻微的威胁。有症状的患者可以使用利尿药治疗并降低后负荷，并密切监测子宫胎盘功能不全。因妊娠期禁用 ACEI 或 ARB，应使用硝酸盐和肼屈嗪降低后负荷。然而，妊娠期前负

荷、心输出量和心率的增加会使狭窄病变所产生的跨瓣梯度压显著增加。在二尖瓣狭窄时，它也会损害左心室充盈并增加左心房压力，后者可传递到肺静脉。左心室充盈减少和肺静脉压力增加导致呼吸困难加重、运动耐力下降甚至可能导致肺水肿，使得心功能分级恶化。与心室率增加相关的房性心律不齐（如心房颤动）是症状恶化的常见原因，必须积极地通过控制心室率或可能时需进行心脏复律来治疗。

通常，二尖瓣狭窄比主动脉瓣狭窄的管理更具挑战性，因为在主动脉瓣狭窄中，对压力增加的反应最初为左心室肥大，而不像二尖瓣狭窄时表现在肺静脉。轻中度主动脉瓣狭窄的女性通常对妊娠耐受良好。对有症状的狭窄性病变的女性的药物治疗包括使用 β 受体拮抗药控制心率、限制体力活动和利尿药减轻前负荷。美托洛尔是首选的 β 受体拮抗药，因为阿替洛尔与不良胎儿结局包括宫内发育迟缓和早产有关。控制心率可改善左心室充盈和降低左心房压力。特别是使用利尿药时，必须监测子宫胎盘功能不全的体征。对药物治疗无效的二尖瓣或主动脉瓣狭窄患者，可考虑进行经皮腔内球囊瓣膜成形术，但应进行腹部屏蔽，并尽可能推迟到妊娠晚期，以最大限度地降低对胎儿的辐射风险。

瓣膜置换术后尤其是植入机械瓣膜的女性，妊娠合并症的风险增加，并且由于瓣膜血栓形成和抗凝治疗的风险而面临特别的挑战。机械假体特别是在二尖瓣位置，是妊娠的禁忌证。华法林应持续应用至胎龄 36 周，但可能除外第 6~12 周，因为华法林具有致畸性，此阶段建议改用普通肝素或低分子肝素（LMWH），尤其是在华法林剂量 >5mg/d 时。妊娠 36 周后，建议改用肝素。这些女性可以从妊娠开始就从华法林改为 LMWH。她们需要每周监测给药后抗 Xa 因子的水平。

（四）肺动脉高压

妊娠期肺动脉高压的发病率为 1.1/100 000。患有肺动脉高压的女性对妊娠血流动力学变化的耐受性较差，总体死亡率为 25%~38%。不论何种原因导致肺动脉高压的孕产妇，其发病和死亡

风险使得该类女性妊娠特别危险，应劝诫她们避免妊娠。若已经妊娠则应该终止。死亡通常发生在妊娠晚期或分娩后的第一个月，由右心衰竭、肺动脉高压危象、肺血栓栓塞或心律不齐导致。尽管有证据表明轻度肺动脉高压（肺动脉收缩压＜50mmHg）的女性预后更好，但尚无明确的安全界限。此外，妊娠期血流动力学的生理性改变包括心输出量和循环血量增加，以及 SVR 降低通常会加重肺动脉高压，因为肺动脉高压女性存在血管重构使得无法通过肺血管舒张机制来进行代偿。这将导致肺血管阻力（PVR）增加，右心室超负荷和右心室受损，即使是轻度的肺动脉高压也可能变得严重。

当患者拒绝终止妊娠而选择继续妊娠时，应在具有高危妊娠和肺动脉高压专科的机构中由多学科团队进行管理。新近的治疗进展和多学科团队的加入提高了患者生存率。妊娠期的处理包括在体循环压力和肺动脉压力之间找到平衡点，因为体循环压力降低会影响右心室灌注。肺动脉高压治疗通常应继续进行，除外内皮素 -1 受体拮抗药波生坦，因其在动物研究中具有致畸作用。尚未发现前列环素类似物如依前列醇、一氧化氮吸入和磷酸二酯酶 -5 抑制药（如西地那非）等具有致畸作用。建议在对先前未接受靶向治疗的女性在妊娠晚期开始时即进行治疗。避免可能增加肺血管压力的因素也至关重要，其中包括缺氧、高碳酸血症、酸中毒和交感神经兴奋，因为它们可能导致右心室衰竭。右心室衰竭时可能需要正性肌力药物支持。孕产妇的血流动力学失代偿通常会发生在妊娠中期或晚期，以及分娩后不久。通常在妊娠 32～34 周考虑提前终止妊娠，可能有助于改善结局。

（五）先天性心脏病

先天性心脏病已成为妊娠期最常见的孕产妇慢性心脏疾病，占妊娠期患者的 66%～80%。这是因为随着外科修复和姑息治疗的进步，越来越多的先天性心血管病患者能存活至生育年龄。虽然许多患有先天性心血管病的孕妇能够耐受预期的妊娠期血流动力学变化，但这类孕妇中 5%～25% 会出现心血管并发症。最常见的是充血性心力衰竭、血栓栓塞和心律失常。

因为大多数患有先天性心血管病的孕妇在妊娠前就已经诊断，所以建议进行妊娠前咨询和全面的风险评估（见上一节）。先天性心血管病包括从一系列轻微到极其复杂的疾病，因此妊娠的风险差异很大，也取决于先天性缺陷是否得到修复，以及修复前是否存在永久性损害。对于手术修复成功且运动耐量和功能状态良好的患者，不应阻止其妊娠，因为只要没有植入机械瓣膜，其风险只会轻度增加。患有中度或复杂疾病并选择继续妊娠的患者应在多学科团队的管理下，在具有高危妊娠和冠状动脉性心脏病专科的机构中进行医治。

在没有肺动脉高压的情况下，分流性病变修补后（包括房间隔缺损、室间隔缺损、房室管畸形和动脉导管未闭）的孕妇可以很好地耐受妊娠，而不会显著增加心血管风险。然而她们罹患子痫前期的风险将增加。对于未行修补手术的分流性病变则存在反常栓塞的风险，特别是在分娩过程中第二产程使用 Valsalva 动作时。未修复的房室管畸形患者比房间隔缺损或室间隔缺损的患者具有更大的心血管风险，因为严重的房室瓣反流或心室功能障碍可能导致流产。此外，如果未修复的分流性病变的患者出现艾森门格综合征，孕产妇死亡率将增加至 28%～52%，胎儿死亡率为 28%。SVR 的降低加剧了右向左分流，发绀加重，而心输出量的增加导致心力衰竭。严重发绀（氧饱和度＜85%）使得活产的可能性极小。管理目标包括维持 SVR 和 PVR，严格避免缺氧、酸中毒、高碳酸血症和交感神经兴奋。

未矫治的发绀型先天性心血管病如法洛四联症等患者应建议避免妊娠，因为该类孕产妇并发症发生率高于 30%。并发症包括心力衰竭、血栓栓塞和心律失常。当孕妇静息氧饱和度＜85% 时，母体风险极高，活产概率只有 12%。应该建议这些女性避免妊娠。已矫治的法洛四联症的女性通常对妊娠耐受性良好，12% 的患者会出现心律失常和心力衰竭等心脏并发症。并发症的危险因素是已经存在的右心室功能障碍或右心室扩大、肺动脉高压、严重的肺动脉瓣反流和右心室流出道梗阻。

体循环右心室（systemic right ventricle, SRV）的存在，如先天性矫正型大动脉转位、完全性大动脉转位心房调转术后或 Fontan 术后左心发育不良综合征都与不良心脏和妊娠结局独立相关。这些患者心力衰竭和致命性心律失常的风险增加。患有严重右心室功能不全、重度房室瓣关闭不全或 NYHA Ⅲ 或 Ⅳ 级患者应建议不要怀孕。存在 Fontan 生理的女性有心功能状态恶化的风险。血流动力学目标应包括通过最小化 PVR，以及维持血管内容量、SVR 和窦性心律来维持肺血流。

五、孕妇合并心脏疾病的产程和分娩管理

（一）多学科综合治疗的重要性

分娩期是心脏病孕产妇的关键时期，因为血流动力学急剧变化使得代偿更加困难。子宫收缩、疼痛、焦虑，以及屏气用力娩出胎儿使心率、动脉血压和左心房压升高，给已经损伤的心血管系统增加了压力。由于下腔静脉压迫的解除，心输出量的增加可从分娩早期的 15% 逐步上升到用力分娩期的 50%～60%（11L/min）直至产后即刻增多可达 80%。此外，每次子宫收缩使血液回流到体循环而使心输出量增加 20%。这会导致心力衰竭和急性肺充血。因此，产程和分娩的管理需要熟练的协作，其中包括由心内科医生、产科医生和麻醉科医师组成的多学科团队，对于风险极高的患者还需要有心脏外科医生，以及体外循环团队随时待命（框 18-3）。

为使医疗团队在场，通常应该计划分娩而不允许自然分娩。分娩时机因人而异，因为缺乏前瞻性数据，患者具体的病情将影响医疗决策。患有复杂心脏病变、严重充血性心力衰竭或重度肺动脉高压的女性通常需要在母体和胎儿失代偿之前及早计划分娩。

（二）分娩方式

分娩方式取决于产科指征和产妇血流动力学状态。如果由于孕妇心脏状况恶化而决定在足月前分娩，那么必须进行剖宫产，因为引产可能不会成功。对于能够继续妊娠至足月的女性来说，

框 18-3　多学科团队需要解决的问题

- 分娩的最佳时机是什么？
- 分娩方式应该是什么？
- 分娩的最佳地点是哪里（产房、心脏手术室）？
- 心脏外科医生和体外循环团队是否应该随时待命？
- 孕妇应何时入院接受产前优化管理和可能的产前激素应用？
- 是否需要进一步的诊断性测试？
- 应该为患者制订何种类型的麻醉或镇痛计划？
- 应该使用哪些监护措施？
- 患者分娩后在何处继续接受监护？监护多久？
- 会使用哪些催产药物？
- 如果产妇在分娩或急性失代偿期出现紧急情况，有什么应急计划？
- 是否有其他特殊的需求、注意事项或担忧？

阴道分娩更受青睐，因为它可以减少失血量和液体转移、降低静脉血栓形成的风险，因此阴道分娩的心脏风险更低。阴道分娩可以通过真空吸引或产钳辅助以缩短第二产程并最大限度地减少产妇用力和 Valsalva 动作，从而避免心输出量的进一步增加而产妇无法耐受。一般在有产科指征时才考虑剖宫产。然而有些病变也可能禁忌阴道分娩（框 18-4）。其中包括严重心力衰竭、因口服抗凝血药而有新生儿颅内出血风险，以及待产和分娩的压力使其更易发生主动脉夹层的患者（如马方综合征伴主动脉直径＞45mm），在主动脉直径＞40mm 时即应考虑。剖宫产对于患有重度瓣膜狭窄性病变、重度肺动脉高压、心功能较差，以及急性心力衰竭的女性也可能是有利的。目前的趋势已经倾向于选择剖宫产，因为人们认为这样可以更好地控制分娩时机和血流动力学。

框 18-4　强烈建议剖宫产的情况

- 计划提前分娩，而引产成功率低
- 急性或严重的心力衰竭；心功能分级差
- 重度二尖瓣或主动脉瓣狭窄
- 重度肺动脉高压
- 马方综合征伴主动脉扩张 ＞ 40mm
- 因胎儿颅内出血风险而服用抗凝血药的女性

对于这些患者来说，子宫收缩药的选择也很重要。大多数女性能够耐受产后缓慢静脉滴注催产素以预防产后出血。然而，催产素会导致 PVR 增加和心动过速。大多数患有严重心脏病的女性应避免使用甲基麦角新碱，因为它有引起冠状血管收缩以及体循环高压和肺动脉高压的风险。卡前列素也可引起体循环和肺动脉高压，应避免使用。此外，尽管米索前列醇（口服或直肠给药）没有已知的心脏不良反应，但其作为子宫收缩药的功效尚不清楚，通常作为最后的选择。另一方面，避免使用这些药物也不是没有风险，因为这些产妇对出血和随之而来的快速输注液体和血液制品的需求的耐受性也很差。

（三）麻醉选择和监测

麻醉选择取决于分娩方式、具体的心脏病和患者心功能状态。对具体心脏病及其严重程度，以及血流动力学目标的理解将指导个体化麻醉技术的选择。在考虑对接受抗凝治疗的女性进行椎管内麻醉技术时，应小心谨慎。

对于即将临产的女性，应尽早开始镇痛治疗，以减少疼痛引起交感神经兴奋进而增加心率和心输出量。使用低剂量局部麻醉药和阿片类药物（如 0.0625% 丁哌卡因混合 2μg/ml 芬太尼）的连续腰硬联合镇痛可提供极好的镇痛效果，同时可在对 SVR 影响最小的情况下减慢心率和心输出量的增加。在局部麻醉药液中加入阿片类药物可以提高镇痛质量但不增加交感神经阻滞。如有必要，还可使用短效 β 受体拮抗药（如艾司洛尔）进行补充。通过小心滴定可使交感神经阻滞缓慢起效，从而具备更加严密控制血流动力学变化的能力。然而使用局部麻醉药行硬膜外阻滞，即使在低浓度下仍可能降低 SVR，导致低血压、心脏前负荷降低和反射性心动过速，二尖瓣或主动脉瓣狭窄、CAD、肺动脉高压和严重心力衰竭的患者可能难以耐受。

在有心内分流的患者中，SVR 的降低也有可能逆转血流方向，导致肺血流减少和缺氧。必须谨慎滴定和密切监测以避免这些并发症。低血压患者应积极使用升压药物治疗，出现任何心力衰竭的迹象都应使用正性肌力支持治疗。对于失

代偿和心力衰竭风险特别高的患者，预防性输注 2～3μg/（kg·min）多巴酚丁胺可支持心脏应对分娩相关的自体输血。虽然危重患者一般都进行剖宫产，但如果选择自然分娩，在椎管内使用阿片类药物而不添加局部麻醉药可提供镇痛而不降低 SVR，从而避免对心血管的影响。但由于硬膜外镇痛通常需要一些局部麻醉药来提供镇痛，因此可以使用连续脊髓麻醉来实现这一点。未矫治的法洛四联症、重度肺动脉高压和严重肥厚型心肌病患者可能无法忍受 SVR 或心脏前负荷的任何程度的降低，因此使用椎管内阻滞时应特别小心。对动脉、中心静脉和肺动脉压力的有创监测仅适用于心功能状况不佳或有严重瓣膜狭窄或其他血流动力学严重损害的女性。这种有创血流动力学监测应持续到产后，因为即使在分娩过程中没有血流动力学损害的女性，血管内容量的大幅变化也可能导致肺水肿。

剖宫产患者的麻醉选择包括椎管内麻醉和全身麻醉。区域麻醉的优点包括可以减少交感神经介导的心率和心输出量的增加，以及仔细滴定时血流动力学变化最小。它还避免了与全身麻醉诱导、喉镜检查、气管插管和拔管相关的血流动力学的急剧变化，尽管这些变化可以通过适当的药物（如静脉阿片类药物或 β 受体拮抗药）来缓解。

全身麻醉具有便于控制气道和使用 TEE 监测实时评估心脏功能和容量状态的优势。必须注意避免使 PVR 增加的情况，其中包括高碳酸血症、低氧血症、低体温和交感神经兴奋。风险级别最高的女性应在产前接受心脏外科医生的检查，并在剖宫产时准备好救命性心脏支持系统（ECMO 或心室辅助装置），以防产妇出现病情失代偿。

如果选择全身麻醉，在整个手术过程中保持足够的麻醉深度以避免心动过速和高血压尤为重要。应避免使用高浓度的挥发性麻醉药以防止子宫收缩乏力。大剂量阿片类药物技术可稳定血流动力学，但会导致胎儿呼吸抑制。该风险可以通过使用短效阿片类药物瑞芬太尼降至最低，虽然它确实能通过胎盘，但其作用是短效的。尽管美国麻醉科医师协会的包括无创血

压、心电图和脉搏氧饱和度的监测标准对于阴道分娩来说通常是足够的，但剖宫产往往需要更多的有创监测来严密调控血流动力学。大多数患者需要有创动脉血压监测，中心静脉和肺动脉导管监测则适用于危重症，以及可能需要使用血管活性药物的患者。分娩的血流动力学紊乱会持续到产后，因此应在重症监护病房持续监测≥48h。心脏情况需要产后 2～6 周才能逐渐恢复到基线水平。

该类患者的麻醉管理流程见图 18-1。

六、心脏疾病女性妊娠期非心脏手术

妊娠期的非产科手术是麻醉科医师为数不多的必须同时处理两个管理目标的情况之一，且有时目标是相互冲突的。当孕妇患有严重心脏病时风险更大。作为围术期多学科综合治疗团队的一部分，术前麻醉团队应与患者的心内科医生和产科医生密切沟通。术中多学科管理团队应该包括麻醉科医师、初级程序师、产科医生、新生儿科医生和两组手术人员，分别负责母亲和胎儿，以

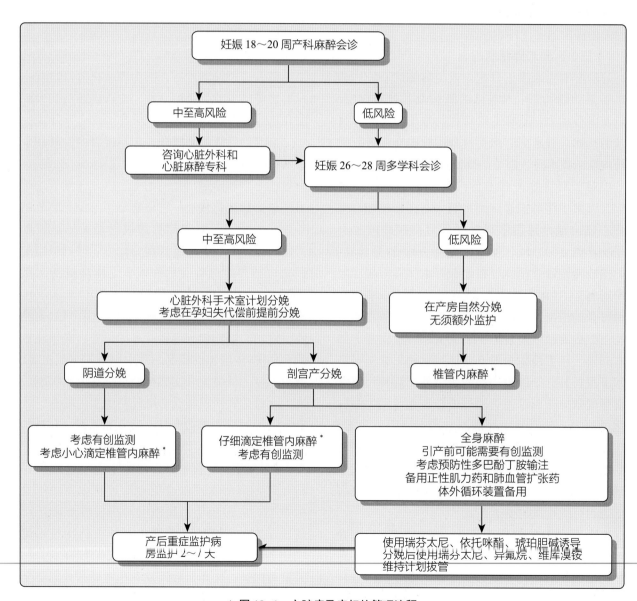

▲ 图 18-1　心脏病孕产妇的管理流程

*. 必须严格遵守美国区域麻醉协会指南

防需要剖宫产。不言而喻，所有非紧急操作都应该推迟到分娩后。此外，任何需要手术的患者都应该在专门的机构中心进行管理，该中心具有专业技术和能力来医治心脏病孕妇及处理其可能的后果，并为紧急分娩和随后的新生儿护理做好准备。

（一）母婴监护

严重心脏病患者在手术期需要加强监测，这可能包括动脉、中心静脉或肺动脉压力监测，以及根据具体的心脏病变、手术和计划的麻醉技术进行的经食管超声心动图监测。心功能差的患者和涉及大量液体转移的手术需要最多种类的监测。

尽可能监测胎心率（fetal heart rate，FHR）。这是保证胎儿处于正常生理环境的最佳方法。这在严重心脏病孕妇中更为重要，因为心输出量减少和低血压导致子宫灌注不足的高风险会使得胎儿面临的风险更高。胎心监护和结果解读应由产科医生或其他精通 FHR 的专业人士进行，而不是由麻醉科医师完成。无论是否决定进行术中 FHR 监测，手术前后都应监测 FHR 和子宫收缩。

（二）麻醉注意事项

麻醉方案应以改善母亲心脏状况为重点，同时保护胎儿发育。对孕妇接受非产科手术的麻醉计划的详尽讨论不在本章范围之内。这里重点介绍患有心脏病的孕妇需要特殊考虑的情况。

胎儿器官形成在第 8 周完成，因此谨慎的做法是将手术推迟到该发育关键时期之后。没有一种麻醉药是已知的致畸药，无论是全身麻醉还是椎管内麻醉下行手术后，先天性缺陷的发生率都不高。然而当孕妇接受手术时，在妊娠的前 3 个月和后 3 个月自然流产的风险会增加，但无法确定是需要手术的病理生理病变、手术本身还是麻醉药物的原因导致。对孕妇进行麻醉的基本原则是通过优化心输出量和避免缺氧、高碳酸血症、酸中毒和低血压来优化子宫胎盘血流。

在健康产妇中，子宫血流主要由灌注压决定，灌注压与母体动脉压直接相关。母体动脉压降低的情况会降低子宫灌注压。其中包括低血容量（这可能与交感神经阻滞或出血相关）、全身

麻醉药等抑制心肌，以及妊娠子宫压迫腹主动脉 – 下腔静脉引起的机械性梗阻有关。使孕妇向左倾斜可以防止腹主动脉 – 下腔静脉受压引起的子宫血流量减少。

在患有心脏病的女性中，子宫灌注压力有降低的风险。在低心输出量如收缩性心力衰竭或主动脉重度狭窄的情况下，子宫血流可能会因血液流向人体其他重要器官而受影响。右心衰竭或肺动脉高压时，正常的低压静脉系统可能会充血，从而影响流向子宫的血流。

子宫血管阻力的增加也会减少子宫血流量。这可能发生于麻醉下，由于儿茶酚胺的释放或血管升压药的起效，而心脏病孕妇很可能需要使用升压药。健康孕产妇最常用的升压药物是去氧肾上腺素和麻黄碱。肾上腺素和去甲肾上腺素对子宫血流和结局的影响尚未完全阐明。当然，孕妇有需要时却不使用升压药或正性肌力药支持的危险是巨大的。因此，临床医生不应该因为这种顾虑而顾忌使用。

严重缺氧和高碳酸血症也会降低子宫血流量，甚至轻度的缺氧和高碳酸血症也会直接影响新生儿血氧分压和酸碱状态。给这些患者进行镇静时，应始终给予吸氧和呼气末二氧化碳监测。

麻醉技术（区域麻醉或全身麻醉）应取决于心脏疾病的类型和手术的范围。在非心脏病患者中，没有证据表明某种技术在产妇或新生儿结局方面优于另一种技术。然而，在某些心脏病患者中，椎管内麻醉技术可能相对禁忌，或者需要非常仔细的滴定。

妊娠期进行腹腔镜手术是安全的，但心脏病患者可能无法耐受前负荷的减少或气腹引起的二氧化碳分压的升高。应最大限度地保证子宫血流，将子宫向左偏移，并降低气腹充气压力至不超过 10~15mmHg，当然，还要监测孕妇呼气末二氧化碳以避免酸中毒。

格隆溴铵常用于与新斯的明逆转非去极化肌松作用时，防止抗胆碱酯酶药物引起的心动过缓或心搏停止。然而，格隆溴铵作为季胺类化合物不容易透过子宫胎盘屏障，但新斯的明可以，这可能导致医源性胎儿心动过缓。因此，有些医生

更倾向于使用阿托品，因其能透过胎盘。但是在患有心脏病的孕妇中，必须考虑阿托品诱发心动过速的影响的可能性。

七、围生期心肌病

（一）定义

围生期心肌病（peripartum cardiomyopathy，PPCM）（表 18-5）定义基于以下几点发展而来：①严格符合超声心动图标准的特发性致命性心肌病，包括左心室射血分数（LVEF）＜45% 或 M 型超声缩短分数＜30%（或两者兼有），舒张末期内径＞2.7cm/m^2；②妊娠最后 1 个月或产后 5 个月内的女性；③没有可识别的基础心脏病。强调遵循定义中提供的时间线的重要性，以排除其他既往存在的心肌病病因，这些病因可能在妊娠较早的时期（妊娠中期）因妊娠引起的心血管变化而被发现。PPCM 是妊娠导致心肌病的一种独特形式，并不是潜在的特发性扩张型心肌病的恶化。

（二）发病率

围生期心肌病是一种相对罕见的疾病，尽管其发病率因种族和地域而异，估计发病率不到妊娠的 0.1%（PPCM 在美国的发病率为 1/3200）。

（三）风险因素

PPCM 的风险因素包括经产（胎次≥4）、高龄产妇（＞30 岁）、多胎妊娠、子痫前期、妊娠高血压、HELLP 综合征（溶血、肝酶升高和血小板减少），以及非洲裔美国人。长期使用保胎药也与 PPCM 的进展有关。其他已确定的风险因素包括高血压、糖尿病、吸烟和严重贫血。由于在有扩张型心肌病家族史的患者中发现了许多 PPCM 患者，因此似乎还存在遗传易感性。

（四）病因学

PPCM 的病理生理学尚不清楚。目前已提出了以下几种病因。

1. **氧化应激**　最新的假说认为 PPCM 是氧化应激的结果，氧化应激增强蛋白酶 cathepsin-D 的活性，导致催乳素的裂解增加，产生 N 端 16-kDa 催乳素片段（又称血管抑制素），这是一种有效的抗血管生成、促凋亡和促炎症因子。这引起大量内皮损伤、毛细血管分离和血管收缩，并导致心肌功能障碍。与这些发现相一致，一种新的通过溴隐亭（一种多巴胺 D2 受体激动药）抑制催乳素分泌的特异性治疗方法，在 PPCM 动物模型中预防了 PPCM 的进展，并且首次人体临床应用表明有望提高生存率和改善左心室功能。

2. **自身免疫**　在一种被称为胎儿微嵌合体的现象中，胎儿细胞在母亲体内定居，引发具有心脏毒性的自身免疫性成分。在移植物抗宿主病和器官排斥中被证明成功的方法用于治疗 PPCM 可能是有用的。

3. **炎症过程**　已经发现在患有 PPCM 的女性中，血清炎性标志物如肿瘤坏死因子 -α、sFas/Apo1（细胞凋亡的血浆标志物）、C 反应蛋白、干扰素 -γ 和白细胞介素 -6 显著升高。抗炎药物己酮可可碱对生存率的改善强调了这一机制。

4. **心肌炎**　在 PPCM 女性右心室的心内膜活检标本上发现心肌炎。当心内膜活检证实活动性心肌炎时，应考虑免疫抑制药物治疗。

表 18-5　围生期心肌病

定　义	超声心动图标准	可能病因	风险因素
• 特发性 • 无可识别的心脏病 • 发生于妊娠最末月或产后 5 个月 [a]	• 左心室射血分数＜45%，M 型超声缩短分数＜30%，或者均有 • 左心室舒张末期内径＞2.7cm/m^2	• 氧化应激 • 自身免疫性 • 炎症 • 心肌炎	• 经产 • 高龄产妇 • 多胎妊娠 • 子痫前期 • 非洲裔美国人 • 长期使用保胎药 • 家族史

a. 欧洲心脏病学会心力衰竭协会 PPCM 工作组从定义中删除了时间框架，因为它被认为较为随意，会导致漏诊

（五）临床表现与诊断

<10% 的 PPCM 患者发生在妊娠晚期，78% 出现在产后前 4 个月。由于 PPCM 的症状可以与妊娠期和产后早期的生理变化相混淆，其诊断需要高度的警惕性。因此，患有 PPCM 的女性通常在已经是 NYHA Ⅲ 或 Ⅳ 级的时候才得到诊断，诊断相对较晚导致发病率和死亡率较高。

大多数患者表现出与其他类型心力衰竭相似的体征和症状，表现为心输出量减少导致组织灌注不足和充血性心力衰竭引起的肺水肿。包括劳力性呼吸困难、咳嗽、端坐呼吸、咯血和夜间阵发性呼吸困难。其他症状包括非特异性的疲劳、不适、心悸、胸闷（胸膜炎性胸痛可能是肺动脉栓塞的症状表现）和腹部不适（继发于肝脏充血），以及体位性低血压。

体格检查时可能会发现心力衰竭的体征，如心动过速、心尖搏动移位、听到第三心音，以及二尖瓣或三尖瓣反流。颈静脉压升高、肺部啰音、肝大和足部水肿也可能出现。这类女性患者可能难以平卧位接受检查。

疑似 PPCM 患者的鉴别诊断包括恶性高血压、舒张功能障碍、脓毒症、肺动脉栓塞和产科并发症如子痫前期、子痫和羊水栓塞。

如果怀疑 PPCM，应该进行全血细胞计数、电解质、肝功能、C 反应蛋白、动脉血气和肌钙蛋白等检测，这可能有助于排除心肌梗死。疾病特异性生物标志物包括催乳素和催乳素裂解途径相关因子。B 型脑钠肽和 N 末端 B 型脑钠肽前体水平有助于确诊。

患者的心电图可能正常，也可能显示窦性心动过速和非特异性 ST-T 改变、传导异常如 PR 和 QRS 间期延长，以及左心室肥厚。胸部 X 线片通常显示心脏扩大和肺静脉充血，有时表现为肺水肿和胸腔积液。超声心动图是诊断的关键，可显示中重度左心室收缩功能障碍。多普勒检查可显示中度至重度二尖瓣和三尖瓣反流以及肺动脉高压。

（六）转归和康复的预测因素

围生期心肌病是一种潜在的危及生命的疾病，占孕产妇死亡原因的 11%。其临床过程高度可变，可能在数天内迅速进展至终末期心力衰竭，也可能完全自然康复。PPCM 的恢复定义为 LVEF 的恢复超过 50% 或改善 20%。10%～23% 的患者可出现终末期心力衰竭，35%～50% 的患者 LVEF 可恢复至 50% 以上。

很多因素与能否康复相关。康复的预测因素包括白种人、LVEF＞30%、左心室舒张末期内径＜5.5cm，以及产后确诊。不良预后的有关因素是左心室舒张末期内径＞5.6cm、LVEF＜30%、存在左心室血栓和非裔美国人。

通常在产后 2～6 个月康复，但也可能晚至产后 48 个月。诊断延迟、NYHA 功能分级高、黑种人、左心室血栓、多胎和并存疾病与康复延迟有关。

随着心力衰竭治疗水平的提高，PPCM 女性的死亡率似乎在下降。随着年龄增长、LVEF＜25%、经产、非洲裔美国人和诊断延迟，死亡风险增加。美国 PPCM 的估测死亡率从 0%～16.5%，世界范围内死亡率在 1.4%～32%。种族、民族、环境差异，以及获得医疗保健的机会可能是造成不同结果的原因。

在后续妊娠中，特别是如果 LVEF 没有恢复到基线水平时，PPCM 的风险会增高。据报道，近 50% 的此类女性在后续妊娠期或之后会罹患心力衰竭。一般来说，在后续妊娠中 PPCM 的严重性会增加。任何既往被诊断 LVEF＜25% 或 LVEF 未恢复正常的女性应建议不要再次怀孕。所有患者都应被告知妊娠会对心脏功能产生负面影响，并可能发展为心力衰竭和死亡。

（七）妊娠、待产、分娩和产后管理

发生于围产期的 PPCM 需要产科医生、心内科医生、围产期医生、新生儿科医生、麻醉科医师和心脏外科医生等多学科的良好协作以管理患有心力衰竭的孕妇。PPCM 时心力衰竭和抗心力衰竭治疗都可能导致胎盘功能不全，造成胎儿宫内死亡或早产。如果患者可以通过药物治疗使病情稳定下来，在严密监测下可以继续妊娠以使胎儿成熟。但是，如果孕妇病情恶化，则应讨论考虑紧急早产并及时使用皮质醇激素促胎儿肺成熟，以挽救母婴生命。终止妊娠通常会改善病情和心功能，对于症状或心功能恶化的患者应予以考虑。

PPCM 的临床处理类似于其他类型的心力衰竭，侧重于减少前后负荷和增强心肌收缩力。然而，由于必须考虑妊娠或哺乳期的药物安全性，并且必须密切监测和处理其不良反应，因此根据患者是处于妊娠期或分娩后而有所不同。第一个目标是改善症状，第二个目标是通过靶向治疗来控制疾病进展。当患者出现肺水肿或缺氧时，可能需要迅速治疗。当 PPCM 患者出现低血压、心力衰竭恶化、精神状态改变和呼吸功增加时，应在医院接受治疗。应继续用药直至左心室功能障碍得到改善或解决。

PPCM 急性症状的处理应以氧疗和抗心力衰竭为主，主要是 β 受体拮抗药和减轻后负荷的药物如 ACEI 或 ARB，必要时加用祥利尿药。

β 受体拮抗药，如美托洛尔和卡维地洛已被批准用于 PCCM，并被认为可安全用于妊娠期且可提高生存率。如果存在心脏收缩功能障碍，它们对于长期治疗也至关重要。选择性 $β_1$ 受体拮抗药如美托洛尔和卡维地洛优于非选择性 β 受体拮抗药如普萘洛尔，以避免 $β_2$ 受体拮抗引起的抗宫缩作用。卡维地洛联合减轻后负荷的药物已证实在 PPCM 中有疗效。孕妇使用 β 受体拮抗药其新生儿有心动过缓、低血糖和呼吸抑制的风险，娩出后应监测 48～72h。

血管紧张素转换酶抑制药和 ARB 被认为是治疗心力衰竭的一线药物，并已证实能提高生存率。然而，由于它们的致畸性可能导致羊水过少、胎儿肾发育不全和胎儿死亡，因此在妊娠期间禁用。这些药物是 PPCM 患者分娩后减轻后负荷的主要治疗方法。它们可分泌于母乳中，因此在开始治疗前必须停止母乳喂养。产前可安全使用的减轻后负荷的药物首选肼屈嗪。更危重的患者需要使用静脉输注硝酸甘油。但不建议使用硝普钠，因为它有潜在的氰化物毒性。

利尿药用于治疗有症状的容量超负荷，包括肺充血和外周水肿。氢氯噻嗪和呋塞米在妊娠期和哺乳期都是安全的。然而，必须权衡缓解症状的益处与利尿药引起血管内容量减少可能导致子宫胎盘低灌注的风险。对于使用呋塞米的患者应定期监测胎儿羊水量。虽然保钾利尿药螺内酯已被成功用于治疗心力衰竭，但关于其在妊娠期的使用数据不足。

肾上腺素、多巴酚丁胺或米力农等正性肌力药物的使用应仅限于严重低心输出量，以及尽管使用了血管扩张药和利尿药进行了最佳药物治疗但仍持续充血的患者。一旦患者血流动力学稳定，器官灌注恢复充分，充血减少，应立即停用。

当正性肌力药不足以维持心输出量或出现心源性休克时，有必要使用临时循环支持如主动脉内球囊反搏、体外膜氧合器氧合或置入左心室辅助装置作为改善病情甚至作为心脏移植前的过渡治疗。在临床征象和超声心动图检查表明心脏功能恢复后，可以尝试脱离装置。使用左心室辅助装置过渡到康复状态有助于显著降低 PPCM 患者需要移植的百分比。但如果脱机不成功，应考虑移植。

心力衰竭和妊娠是血栓栓塞的独立危险因素。因此，尽管目前心肌病孕妇血栓栓塞并发症的发生率尚不清楚，但 PPCM 患者应接受抗凝治疗，尤其是 LVEF＜35% 时。建议在妊娠期和产后使用肝素或 LMWH。华法林具有致畸作用，妊娠期间必须避免使用。在母乳喂养期，华法林被认为是安全的。

室性心律失常在 PPCM 患者中很常见，导致 PPCM 患者死亡的比例很高。对于 PPCM 患者，决定是否置入 ICD 尤其困难，因为许多患者在分娩后的头几个月内左心室功能得到改善。在做出最终决定之前，应考虑临时使用可穿戴除颤器。

应由多学科团队根据母亲和胎儿的临床状况共同决定 PPCM 患者的分娩时机和方式，以及麻醉管理。分娩方式、麻醉方案和需要何种有创血流动力学监测应在分娩开始前确定好。分娩前使用有创血流动力学监测可以优化分娩前的血流动力学状态，并可在分娩期和分娩后进行监测。

最好在有心脏病妊娠管理经验的机构完成分娩，并且应该在所有必要的医疗和外科手术团队都在场时进行引产。待产和分娩会对血流动力学带来挑战（包括心输出量增加和失血）。孕产妇在待产、分娩和产后均需要仔细监测。除了心电监测、连续脉搏氧饱和度测定和无创血压监测之外，尤其是在失代偿高风险的女性中还应考虑使用动脉穿刺置管进行连续血压监测，并使用中心静脉导管来预测是否需要正性肌力药和升压药。一般来说，β 受体拮抗药等药物应继续使用，利尿药和血管扩张药应依个体情况而定。病情稳定的患者首选阴道分娩。积极的疼痛管理对于控制心率和 SVR 至关重要。尽管如此，对于病情危重且需要正性肌力药或机械支持的女性，择期计划剖宫产有利于更好地控制血流动力学波动。此外，如果早产是必要的，则需进行剖宫产，因为引产可能不成功。

麻醉技术必须个体化并基于对妊娠生理及其与患者病理生理间相互作用的理解。待产和分娩期间接受麻醉会导致血流动力学的快速变化，包括 SVR 迅速降低引起的低血压，这对心肌病孕妇来说是一个挑战。主要的麻醉目标是避免药物引起的心肌抑制、维持血容量正常、防止心脏后负荷增加或迅速减少，以及减弱由疼痛和焦虑引起的交感神经兴奋。谨慎使用全身麻醉或区域麻醉都能有效达到这些目标。如果孕妇接受了抗凝治疗，区域麻醉可能不可行。此外，采用全身麻醉还额外提供了便于使用经食管超声心动图监测的益处。由于分娩后的前 24h 血流动力学仍持续发生变化，所以必须在产后保持充分的心血管监测。

最近发布了急性重症 PPCM 患者的治疗流程（图 18-2）

（八）非心脏手术中的管理

心力衰竭患者需要在任何手术之前、期间和之后持续优化心脏状态。他们通常不能耐受交感神经张力的突然增加或减少，因可导致前负荷和后负荷的增高或降低、缺氧或高碳酸血症，从而增加 PVR。严重心功能障碍的患者即使血流动力学参数发生微小变化，也会迅速失代偿。孕妇合并心力衰竭需要采用考虑到血流动力学目标的个体化治疗方法。建议采用动脉内有创血压监测和中心静脉置管以快速滴定正性肌力药和升压药，特别是对于心功能严重障碍和液体转移迅速的手术患者。术中 TEE 监测对早期发现失代偿非常重要。

八、孕妇高级心脏生命支持

孕妇心搏骤停对医疗团队来说是一个挑战，因为他们将试图抢救 2 名患者，孕妇和未出生的婴儿。孕妇心搏骤停很罕见，最常见的原因是出血、心力衰竭、羊水栓塞或脓毒症。由于发病率很低，大多数医护人员永远不需要为孕妇提供加强心脏生命支持（ACLS）。

ACLS 的基本原理在孕妇和非孕妇之间是相似的，有些改变主要与孕妇的生理和解剖变化有关。然而，这些改变可能意味着复苏成功和失败之间的区别。

本章节总结了对孕妇 ACLS 的修改及原因（表 18-6）。

（一）心搏骤停警报启动

大多数医院都有启动心搏骤停警报的系统，如"蓝色代码""7000 团队"。除"经典的"复苏团队外，孕妇和新生儿成功复苏需要多个专业团队，他们必须在刚发生心搏骤停后赶到。该团队包括麻醉科医师、产科医生、儿科医生、新生儿科医生和护士。成功的复苏可能需要迅速娩出新生儿，应在心搏骤停后 4min 内开始，并在心搏骤停 5min 内完成（见下文）。这需要提前安排，并且有方法警示复苏团队有孕妇发生心搏骤停，因为额外的人员（如产科医生、儿科医生和新生儿科医生）通常不参与成人复苏。如果心搏骤停发生在产房楼层以外，这一点尤为重要。

（二）患者体位

仰卧位主动脉 - 下腔静脉受压发生在妊娠第 20 周甚至更早。仰卧位时下腔静脉受压会减少静脉回流，导致胸外按压时心输出量减少。此外，仰卧位时胎盘血流量减少可导致胎儿酸中毒。将患者向左倾斜可以改善心输出量和子宫胎盘灌注。然而，这也可能会降低胸外按压的效果，因为倾斜程度越大，最大复苏力量越小。应由复苏者用大腿（膝盖位于患者身体右侧下方）帮助患

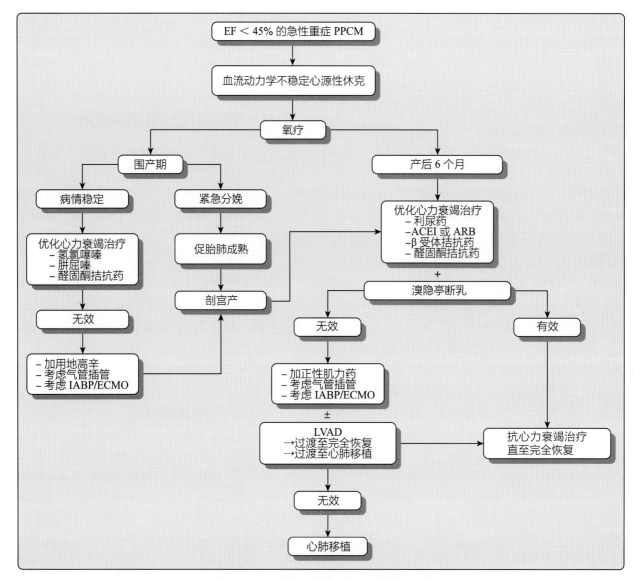

▲ 图 18-2　急性重症围生期心肌病的治疗流程

ARB. 血管紧张素受体阻滞药；ECMO. 体外膜氧合；EF. 射血分数；IABP. 主动脉内球囊反搏；LVAD. 左心室辅助装置
经许可转载，引自 Bachelier-Walenta K, Hilfiker-Kleiner D, Sliwa K. Peripartum cardiomyopathy: update 2012. *Curr Opin Crit Care*. 2013;19(5):397–403.

者或徒手使子宫左移，而不是将患者全身倾斜，这样才能最大化胸外按压力量。在任何有明显妊娠子宫的患者身上都应进行，无论孕龄如何。

（三）胸外按压

考虑到妊娠子宫使膈肌向头端移动，胸外按压时，手置于胸骨上的位置应略高于正常的心肺复苏。

（四）气道

气道的解剖变化包括咽喉部水肿，会使通气

和气管插管更加困难。功能余气量的减少与心输出量、代谢率和耗氧量的增加，共同导致动脉低氧血症的发展速度快于非妊娠女性。此外，胃排空的减慢，以及食管下端括约肌张力的降低使孕妇有发生肺误吸的风险。因此，心搏骤停后应由最有经验的麻醉科医师尽快进行气管插管，以最大限度输送氧气。此外，应该使用比平时更小的气管导管。尽管按压环状软骨以减少肺误吸的作用尚有争议，但在气管插管确认到位之前应对环

表 18-6　孕妇 ACLS 方案的修改

ACLS 措施	调　整
心搏骤停发生即刻	通知多个专业团队（例如，麻醉科医师、产科医生、儿科医生、新生儿科医生和护士）
患者体位	手动使子宫左移
胸外按压	手放在胸骨上比正常更高的位置
气道	气管插管困难，应由最有经验者进行喉镜检查 按压环状软骨直到气道安全
除颤	如有可能，在除颤前移除胎心监护仪
给药	静脉通路应建立于膈肌上方
心搏骤停的原因	BEAUCHOPS：bleeding 出血 /DIC, embolism 栓塞, anesthetic complications 麻醉并发症, uterine atony 宫缩乏力, cardiac disease 心脏疾病, hypertension or preeclampsia 高血压或子痫前期, other（标准 ACLS 指南的鉴别诊断）, placental issues 胎盘问题, 以及 sepsis 脓毒症
PMCD	• 心搏骤停后 4min 内开始剖宫产，5min 内娩出胎儿 • 急救车备有剖宫产所需设备

ACLS. 加强心脏生命支持；DIC. 弥散性血管内凝血；PMCD. 濒死剖宫产

状软骨施压以减少误吸的风险。但是，如果按压环状软骨使通气或气管插管更困难，则应停止施压。

（五）除颤

对孕妇除颤的电压应与非孕患者相同。如果使用胎心监测仪，理论上担心电流可能会导致胎儿或母体烧伤。但这极不可能，因为电流是通过母体胸腔流动的。如果可能，谨慎的做法是在除颤前移除所有胎儿监护设备。当然除颤不应因移除监护仪器而延迟。此外，理论上亦有诱发胎儿心律失常的风险，但风险非常小，所以不能因此延迟或不予除颤。

（六）药物治疗

主动脉 - 下腔静脉压迫可能会使药物到达心脏的时间延长或被完全中断。因此，静脉通道应建立于膈肌上方。虽然在妊娠期血容量及分布容积增加，蛋白质结合力降低，但 ACLS 期间药物治疗的时机和药量与非妊娠女性相比不应改变。

（七）心搏骤停的原因

美国心脏协会建议使用"BEAUCHOPS"口诀来帮助记忆孕产妇心搏骤停的可能原因。它代表出血或弥散性血管内凝血、栓塞、麻醉并发症、子宫收缩乏力、心脏疾病、高血压或子痫前期、其他（标准 ACLS 指南的鉴别诊断）、胎盘问题和脓毒症。应寻找可逆和可治疗的心搏骤停原因，其中包括硫酸镁中毒、羊水栓塞、出血和麻醉并发症如局部麻醉药中毒和全脊髓麻醉。硫酸镁中毒应通过停止输注和补钙来治疗。羊水栓塞有很高的死亡率，但通过积极的治疗生存率有所提高。大出血需要积极补充血液和血液制品。局部麻醉药中毒应采用脂肪乳剂治疗，全脊髓麻醉应采用气管插管并处理血流动力学不稳定。

（八）濒死剖宫产（PMCD）

濒死剖宫产（perimortem cesarean delivery，PMCD）是指在复苏开始后进行的剖宫产，可能会提高母亲和婴儿的存活率。如果 4min 内没有恢复自主循环，则应开始剖宫产，并在 5min 内分娩。PMCD 手术应该在心搏骤停处就地进行，不应试图将患者转送至手术室。

第19章

目标导向性液体治疗、围术期疼痛管理及术后快速康复

Goal-Directed Fluid Therapy, Perioperative Pain Management, and Enhanced Recovery

Gerard R. Manecke Jr.　　Engy T. Said　著

宋宗斌　译

要点

1. 医疗费用在不断攀升，目标导向液体治疗（GDT）和多模式镇痛是在控制医疗成本的同时提高医疗质量的方法。

2. GDT 和多模式镇痛一样，是快速康复策略（ERP）的一个组成部分。

3. 传统的、宽松的围术期液体管理方法缺乏可靠的证据基础，会导致围术期液体和钠超负荷。建议采用目标导向的方法进行"液体零平衡"。ERP 强调避免盐和水的超负荷。

4. GDT 包括微创心输出量和针对液体和血流动力学管理的算法或指南等的心血管监测。

5. GDT 和 ERP 通过循证管理减少临床实践中的随意性来提高质量，通过减少围术期并发症和优化精简监护降低了医疗支出。

6. GDT 可使用从有创（如肺动脉导管）到无创的（如指套式心输出量）的多种不同监测。监测仪的选择取决于临床情况和个人或机构的偏好。最常用的监测是经食管多普勒和动脉脉搏波分析系统。

7. ERP 是多学科、多因素的医疗模式。它们包含了最佳的术前准备、术中对液体状态和体温的精心管理、抗生素的使用、微创手术、多模式镇痛、术后恶心呕吐的控制和早期活动。

8. 使用阿片类药物节俭技术的围术期多模式镇痛有助于患者早期活动和舒适度提高，并减少阿片类药物相关并发症。有效的多模式镇痛对 ERP 至关重要。

关键词

目标指导治疗；快速康复；多模式镇痛；围术期外科之家；心输出量监测

随着近年来昂贵的诊断和治疗方式的进步，医疗保健的成本急剧上升。在控制成本的同时，还需要医治越来越多的患者，这促使医疗保健系统开发出越来越高效的方法来提供医护服务。患者的"流动量"往往受到住院时间延长和手术后再次入院的限制。低效率的系统、不规范的治疗和围术期并发症导致了住院时间延长，患者和医疗工作者满意度降低，医疗费用增加。

目标导向液体治疗（goal-directed fluid therapy, GDT）和围术期疼痛管理的方法，旨在改善围术期的治疗。由于医疗费用的上升和需要手术干预的患者数量的增加，这些举措作为快速康复策略

（enhanced recovery programs，ERP）的组成部分是必要的。GDT 是液体和血流动力学标准化管理的一种手段，重点是避免液体和盐的超负荷。本章介绍并讨论了提供 GDT、阿片类药物节俭和多模式疼痛管理所涉及的原则，因为它们与 ERP 和围术期手术之家有关。

目标导向的液体治疗、快速康复策略和围术期患者之家（perioperative surgical home，PSH）是 3 种相互关联的治疗方法，以向手术患者提供最佳的治疗效果为目的。GDT 指的是在标准的无创监测仪以外使用监测来优化心血管性能的液体和血流动力学管理。ERP 是整合患者管理流程，如术前优化、多模式疼痛管理和术后早期活动，以促进恢复。PSH 是由一个协调一致的多学科团队组成的整体，使用最佳证据指南和规范，尽可能无缝衔接地指导患者度过整个围术期。图 19-1 显示了 GDT 是 ERP 的一个组成部分，并且两者都在 PSH 的框架下。GDT 和多模式镇痛是两种促进早期下床活动、使患者舒适和快速康复的方法。这些方法对有心血管疾病的患者尤为重要。

一、目标导向的液体疗法

传统的、自由的液体管理需要采用菜单式的方法，现在已经过时了。这包括根据体重计算的维持性液体需要量，根据患者没有任何液体摄入的时期计算的液体缺失量（如禁食），推测的肠道准备的效果，以及根据手术创伤大小估计的第三间隙损失量。一般来说，对于大型腹部手术，每小时需要输注 6ml/kg、8ml/kg、10ml/kg，甚至 12ml/kg 的晶体，以替代不易察觉的损失和第三间隙的损失。"第三间隙"的概念已经受到了质疑。所谓的"第三间隙"液体流失是指输注的液体可能流失到血管外的第三间隙，导致细胞内和细胞外水肿。

围术期过量的盐和液体有潜在的危害。液体和盐过量可导致气道水肿、肺水增多、组织水肿和心力衰竭。相对的液体限制可缩短住院时间，改善伤口愈合，减少手术感染，减少心血管和肺部并发症。有时有人认为，围术期的液体和盐分超负荷是可以接受的，因为随着时间的推移，患者会使液体调整再分布。然而，潜在气道问题、通气时间延长、并发症发生率增加，以及与过量液体和盐的使用相关的额外的恢复时间既没有必要也不能接受。在大手术中避免液体和盐过量是现在 ERP 的标准组成部分（图 19-2）。

过度的液体限制也会带来负面的后果，低血容

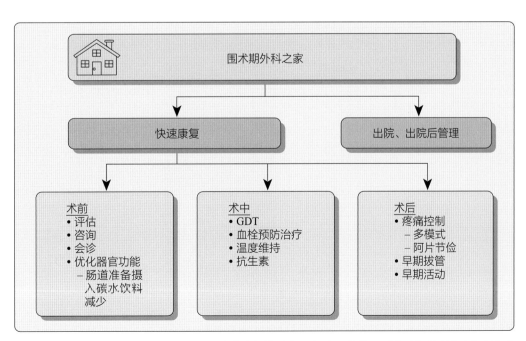

▲ 图 19-1　目标导向液体治疗（GDT）是快速康复策略的一部分，它位于"围术期外科之家"的框架下

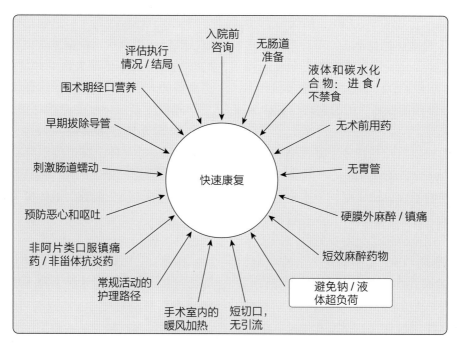

▲ 图 19-2　快速康复流程主要的组成部分

量会导致低血压、心动过速、器官缺血和重要器官衰竭。低血容量或高血容量的情况都使发病率增加（图 19-3）。以围术期体重不发生变化为目标，限制性液体策略允许以背景速率［如 1～4ml/（kg·h）］适度输液和液体推注来维持血流动力学稳定。同样，根据需要使用血液制品来维持足够的血红蛋白浓度和凝血功能。

越来越多的证据表明，优化血流动力学状态可以改善预后，而仅使用标准的、无创的监测仪通常是不可能准确评估容量和血流动力学状态

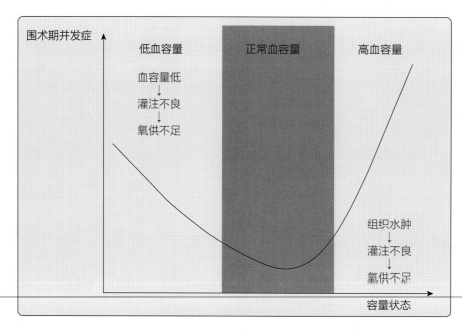

▲ 图 19-3　低血容量或高血容量都可能导致组织灌注不足和预后不良

经许可转载。引自 Bellamy Mc. Wet, dry or something else? *Br J Anaesth*. 2006;97:755-757.

的。心动过速、低血压和少尿可由低血容量或高血容量（心力衰竭）引起。采用 GDT 的另一个原因是人们认识到，利用最佳证据的方法降低临床操作的随意性可以改善患者预后。降低流程的随意变化对于创建高性能系统至关重要。

一些围术期 GDT 是从目前管理危重患者的方法中发展而来的。对脓毒症患者进行早期、积极的液体和血流动力学管理是导致死亡率大幅改善的一个关键因素。这项工作发表于 2001 年，彻底改变了脓毒症患者的初始管理，因此现在绝大多数的三级医疗中心都有一个包含早期、目标导向的脓毒症方案。

2002 年，Gan 和同事对 100 名接受大型择期手术的患者进行了研究，随机分配他们接受"标准"治疗或根据食管多普勒参数的 GDT。GDT 组的住院时间更短（5±3 天 vs. 7±3 天），恶心呕吐较少，肠道功能恢复较早。随后，使用各种 GDT 算法和监测对各种手术人群进行了大量研究，其中绝大多数显示出了益处。随后，大型 Meta 分析证实了使用深思熟虑、有证据支持、基于生理学基础算法的液体管理的好处。

（一）目标导向的液体治疗和降低医疗成本

GDT 降低了并发症发病率和住院时间，从而降低了医疗成本。围术期并发症除了给患者和医疗保健服务团队带来痛苦外，还大大增加了医疗保健成本。这种成本的增加是由于昂贵医疗资源的利用增加（如重症监护病房和住院床位、诊断检查、内科和外科手术治疗），以及由于中心救治患者的数量减少而导致的资源浪费。一个大型手术患者的一个并发症就可以花费数千美元，而 GDT 通过降低这种并发症的发生率大大降低了医

疗费用。表 19-1 显示了至少有一种并发症的患者与没有并发症的患者的死亡率、住院时间和直接费用。

（二）目标导向液体治疗的监测

从有创性（如肺动脉导管）到非有创性（如手指脉搏波形），多种监测仪器已经成功地应用于 GDT。这些监测提供的数据是对标准监测（心率和血压）的补充，其参数包括追踪整体心脏性能的心输出量和每搏输出量（stroke volume，SV），以及每搏输出量变化（SVV）、动脉脉搏波分析系统的脉压变异率（PPV）和食管多普勒的校正血流时间（corrected flow time，FTc）等潜在的液体反应性指标。持续的中心静脉氧合监测也被用于循环充分性的评估。GDT 中使用了胃张力测量评估组织灌注，也尝试评估了组织氧合（如近红外光谱法）。

每种监测系统都有优缺点，应根据个人情况和机构偏好进行监测。虽然微创心输出量监测（如动脉波形系统和食管多普勒）的准确性受到质疑，但这些系统评估心血管性能和趋势的能力似乎足以满足围术期 GDT 的需要。对于危重患者或血流动力学不稳定的患者，应考虑使用有创监测，如肺动脉导管和经食管超声。表 19-2 列出了用于 GDT 的监护仪。

研究最多的 GDT 监测仪是食管多普勒（CardioQ Deltex Medical）。该系统由一个放置在食管内的小探头组成，可对降主动脉进行超声监测。根据患者的特征（如年龄、身高、性别和体重）和计算的速度时间曲线下的面积来估计主动脉的横截面积，时间积分功能（VTI）和每搏距离（stroke distance，SD）可交替使用。SD 乘以

表 19-1 无手术并发症患者与有≥1 个并发症的患者的死亡率、住院时间和直接费用对比

	无并发症	≥1 并发症	*P* 值
死亡率	1.4%	12.4%	< 0.001
住院时间	8.1±7.1 天	20.5±20.1 天	< 0.001
直接费用（平均值 $）	17 408±15 612	47 284±49 170	< 0.001

经许可转载，引自 Manecke GR, Asemota A, Michard F. Tackling the economic burden of postsurgical complications: would perioperative goal-directed fluid therapy help? *Crit Care*. 2014;18:566.

表 19-2　目标导向液体治疗（GDT）

有创性	方　法	设　备	GDT 参数	优　势	缺　点
有创性	热稀释，CO，肺动脉和中心静脉压	肺动脉导管	CO	CO 测量临床金标准；大量潜在有用的数据，包括右心室功能	有创性；需要中心静脉通道
	跨肺热稀释	PiCCO（Pulsion Medical Systems）中心动脉导管	肺动脉和中心静脉压	大量潜在有用的数据，包括胸血容量和血管外肺水	有创性；需要中央动脉通路
	光纤维血氧仪	Precep 导管（Edwards Lifesciences）	混合静脉和静脉氧饱和度	整体氧平衡及摄取率评估	没有心脏功能或液体反应的直接信息
微创	多普勒血流测量，降主动脉	CardioQ（Deltex Medical）	CO	GDT 中最常用的监测手段	需要掌握技术（放置）
			校正的血流时间（前负荷，后负荷），峰值流速	较新的系统包含动脉压力波	主动脉夹闭、主动脉瘤、主动脉反流时结果不准确
	压力波波动性	Vigileo/FloTrac（Edwards Lifesciences）	CO，SVV（液体反应性）	易于使用的 SVV 结合 CO 是一个有效的参数	主动脉钳夹、主动脉反流，肝硬化和败血症时不准确
无创	指套夹	Clearsight（Edwards Lifesciences）	CO、SVV（液体反应性）	无创	潜在的准确性问题；GDT 研究较少
	手指体积扫描	Pulse oximetry（Masimo）	波形变异，多变异指数	无创	潜在的准确性问题；GDT 研究较少；无 CO 数据
	胸电阻抗，生物阻抗，测速	NICOM（Cheetah Medical），ICON（Cardiotronics）	CO	无创	潜在的准确性问题；GDT 研究较少

CO. 心输出量；SVV. 每搏输出量变化

主动脉横截面积即为 SV（公式 19-1）。

$$SV = SD \times 主动脉横截面积 \quad （公式 19-1）$$

由于食管多普勒在 GDT 中的普遍使用和实用性，已经开发出许多用于食管多普勒的算法，这些算法可以使用 SV 和 FTc 来测量容量反应性和后负荷。其他潜在有用的参数包括峰值速度和平均加速度（收缩力评估）（图 19-4）。有经验的使用者能够识别反映血流动力学变化的波形变化（图 19-5）。当使用动脉置管测压时，新的食管多普勒系统可以结合动脉压力波形分析，从而强化了 SVV 和 PPV 的评估。食管多普勒的正确放置和使用需要练习，特别是在优化速度 – 时间波形方面。需要 15 次的练习才能掌握。

FloTrac/Vigileo 系统是 GDT 最常用的基于动脉压力的系统。需要行动脉置管，动脉波形由专门的传感器数字化。SV 由波的脉动性（动脉波的标准差）决定，并利用患者特征和波形特征计算出阻力 – 顺应性系数 K（公式 19-2）。

$$SV = K \times 脉动性 \quad （公式 19-2）$$

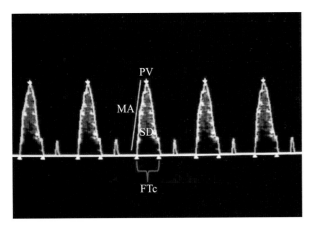

▲ 图 19-4 食管多普勒速度 – 时间波形（此图彩色版本见书末）

FTc. 校正血流时间；MA. 最大振幅；PV. 峰值速度；SD. 每搏距离

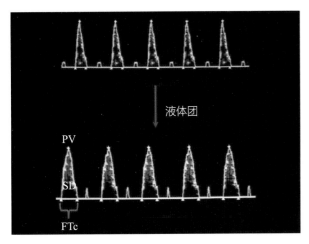

▲ 图 19-5 视觉波形检查显示，随着峰值速度（**PV**）、校正血流时间（**FTc**）和每搏距离（**SD**）增加，对液体团单次推注的反应是正向的（此图彩色版本见书末）

表 19-2 列出了 GDT 的潜在监测清单。

无创性心输出量监测系统可以使用手指或手腕的压力波形分析。它们在理论上是非常有前景的，因为它们不涉及血管内置管或食管探头。电阻抗和心脏测量设备也可以使用。它们在 GDT 中的用途尚未确定，但很可能会逐步发展成为有价值的工具。

在某些情况下，特别是在危重患者中，微创系统不足以提供有创系统所能提供的详细信息，如肺动脉导管热稀释术、经肺热稀释和经食管超声心动图能够提供的信息。这些先进的监测仪为

GDT 提供了必要的信息，也可以解决复杂的血流动力学和心脏问题。

（三）目标导向液体疗法的患者选择

对于预计会出现大量失血或液体转移的大型手术，建议采用目标导向的液体治疗（框 19-1）。这些手术可能包括主要的普外科手术、血管外科、泌尿科或骨科手术（如胰腺切除术、开腹结肠切除术、根治性膀胱切除术）。患者的严重并发症，如心脏病或衰弱状态也应考虑使用 GDT。许多心脏病患者对液体输注很敏感（如舒张功能障碍的患者），因此使用基于生理参数的特定输液指南对他们有利。GDT 在心脏手术中的研究已经取得了一些积极的结果。心脏手术麻醉科医师和外科医生在围术期应用目标导向、血流动力学监测和干预措施来管理患者。然而，本文所讨论的 GDT 在心脏手术中还没有被广泛采用。

（四）目标导向液体治疗的算法

多种算法已成功应用到 GDT 中，包括 SV 和前负荷反应性参数，如 PPV、SVV 和 FTc。单纯基于患者对快速补液试验时 SV 反应的算法因其简单而具有吸引力（图 19-6），但它可能与液体超负荷有关。单纯基于 SVV 的算法已被使用，但将 SVV 作为主要参数的应用仅限于接受控制性正压通气并且无明显心律失常患者。同样，多

框 19-1 推荐采用目标导向液体治疗的高危手术

- 剖腹探查术
- 大肠切除术、结肠切除术
- 胰十二指肠切除术
- 肝切除术
- 脾脏切除术
- 肾脏移植
- 颈部根治性淋巴结清扫术
- 主动脉 – 股动脉、腘动脉或腋动脉分流术
- 开腹子宫切除术、全腹或双侧输卵管卵巢切除术
- 温热或腹膜间化学治疗
- 椎板切除融合内固定术（3 个椎体以上）
- 髋关节、膝关节或肘关节置换术
- 烧伤切除术
- 膀胱前列腺切除术及回肠膀胱术
- 根治性膀胱切除术

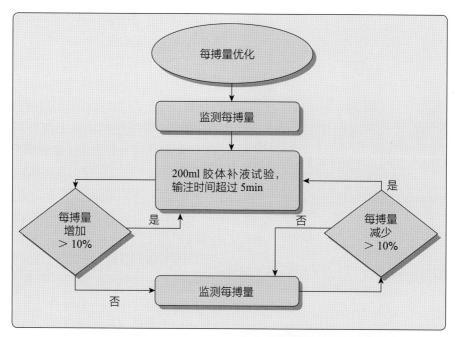

▲ 图 19-6　一种基于单次补液反应的简单目标导向液体治疗算法

普勒 FTc 也被用作前负荷反应性参数。综合上述方法，并将血压作为一个附加参数，可以促进血流动力学的问题的解决（图 19-7）。

一种解决 GDT 和血流动力学问题的生理学方法，可以使用血流（X 轴）与血压（Y 轴）的四象限图来实现，在图的中心选择目标血流动力学。根据象限的不同，目标区域的偏差与患者鉴别诊断和推荐的处理措施相关联。这种方法有利于了解血流动力学，从而进行准确、及时的诊断和处理（图 19-8）。

最重要的是，使用一种合理的、基于逻辑的算法可以改善患者预后。算法的选择取决于可用的监测仪、临床情况和机构偏好。使用系统的液体和血流动力学管理方法，特别强调避免液体和盐分过量，可以改善预后，并使接受重大非心脏手术的患者得到快速康复（框 19-2）。

二、快速康复

术后快速康复策略作为一种多因素、以证据为导向的多学科管理手术患者的方式，已经得到了人们的认可。这些方案的主要目标是通过最大限度地减少生理干扰和应激反应，促进手术后快速、完全、舒适的恢复。各种手术（主要是普外科手术和骨科手术）的治疗路径已被证明可以实现这一目标，并强调将手术的有创性降至最低（如腹腔镜、小切口）。ERP 不仅可以减少并发症，而且即使在没有并发症的情况下也能帮助患者更好的恢复基线功能。ERP 方案的主要内容是仔细的术前优化；术中管理的优化，特别是在液体和温度管理方面；多模式的阿片类药物节俭的镇痛管理；早期活动（图 19-2 和框 19-3）。

快速康复策略术前禁食指南要求禁食时间为清亮液体 2h，清淡食物 6h，术前饮用碳水饮料。这些指南加上减少肠道准备，使手术时的容量和代谢状态得到改善。

越来越多的有力证据表明，ERP 降低了并发症发生率和住院时间。医疗机构和国家层面的快速康复质量改进项目现在很普遍，英国的国家卫生服务快速康复联盟就是一个例子。

三、围术期的急性疼痛管理

虽然与许多不良反应相关，阿片类镇痛药物仍然是众多医疗中心术后疼痛的主要治疗方法。阿片类药物的不良反应既令人痛苦又有危险的，

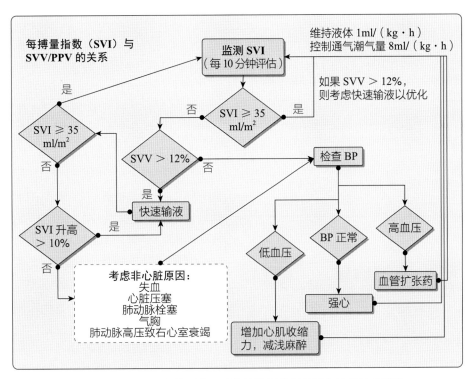

▲ 图 19-7　加州大学圣地亚哥分校使用的目标导向液体治疗算法

每搏输出量指数（SVI）是主要参数，目标值可根据临床情况进行调整。食管多普勒的校正血流时间（FTc）可以代替每搏输出量变化（SVV），当 SVV 或 FTc 不能应用时，FTc 可作为一种可行的算法使用

BP. 血压；PPV. 脉压变异率

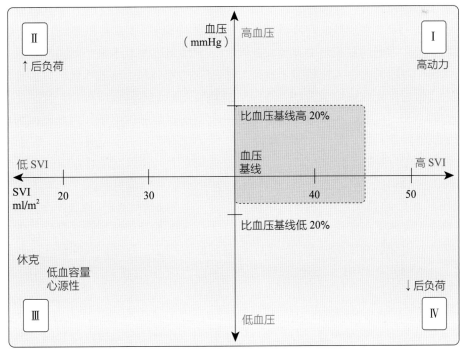

▲ 图 19-8　通过在 X 轴上绘制每搏输出量指数（SVI），在 Y 轴上绘制平均动脉压。可以创建一个四象限图，创建一个目标区（虚线区域），与目标区的偏差与每个象限特有的血流动力学异常有关。可以提供每个象限的治疗指导

框 19-2　目标导向液体治疗

- 标准化的液体和血流动力学管理
- 目的是避免液体和盐分过量，同时避免低血容量
- 基于心率和血压以外的参数
  - ➢ 微创或有创心输出量
  - ➢ 每搏输出量变化
  - ➢ 脉压变异度
  - ➢ 多普勒校正的流速时间
  - ➢ 中心静脉血氧饱和度

许多算法已被成功使用。这些算法应具有生理学基础，且易于使用

框 19-3　快速康复策略

- 术前优化
- 微创手术
- 避免液体和盐分过量，目标导向的液体疗法
- 仔细的温度管理
- 避免术后恶心呕吐的发生
- 多模式、少阿片类药物的镇痛方法
- 早期拔除导尿管和引流管
- 早期活动

包括瘙痒、便秘、恶心和呕吐、尿潴留、过度镇静和呼吸抑制。同样，术中高剂量的阿片类药物与痛觉过敏和术后急性疼痛的显著增加有关。此外，阿片类药物现在造成的死亡人数超过了自杀和机动车事故造成的死亡人数或可卡因和海洛因造成的死亡人数的总和。这些不利影响，加上美国阿片类药物危机的严重程度，导致人们更加重视制订多模式镇痛疗法的策略。

多模式镇痛的使用限制了阿片类药物的消耗量，比单独使用阿片类药物更能有效地控制疼痛。围术期疼痛管理实践指南建议，多模式镇痛应成为治疗标准，并用于所有手术后患者［美国麻醉科医师学会（ASA）工作组］。多模式镇痛可包括非阿片类辅助镇痛药物、外周神经阻滞和椎管内麻醉的组合，并以阿片类药物作为后备。

（一）阿片类药物节俭的镇痛药理

1. 普瑞巴林　加巴喷丁类药物作为围术期急性疼痛治疗的辅助用药，因其具有阿片类药物节俭的效果受到广泛关注。普瑞巴林是一种抗惊厥药，与安慰剂相比可改善术后镇痛效果，24h内阿片类药物用量减少 25%。这种情况下的最佳剂量或频率仍不清楚，术前口服 75～300mg，单次和多次给药在急性疼痛结果上没有差异。不良反应可能包括增加镇静和视觉障碍。

2. 静脉注射利多卡因　虽然利多卡因最常用于局部浸润麻醉和周围神经阻滞，但全身给药也有镇痛作用。最近对腹部手术期间和手术后静脉输注利多卡因的一项 Meta 分析显示，肠梗阻持续时间、疼痛、恶心呕吐及住院时间都有所减少。同样，对于接受门诊腹腔镜手术的患者，静脉注射利多卡因可减少阿片类药物的消耗，从而提高康复质量。静脉注射利多卡因用于非腹部手术的疗效还有待证实。

（二）非甾体抗炎药物

非甾体抗炎药（NSAID）在多模式镇痛中起着重要作用。除了其抗炎特性外，NSAID 还能减少阿片类药物的消耗，减少恶心和呕吐。ERP 经常在术前使用环氧酶 II 型 NSAID（考昔布）。尽管取得了积极的效果，但 NSAID 的使用仍然受到围术期出血、结直肠手术中吻合口瘘和肾脏毒性而受到限制。虽然常在术后静脉注射酮咯酸作为辅助治疗，但其使用受时间（5 天）的限制。

1. 对乙酰氨基酚　对乙酰氨基酚是一种众所周知的外周和中枢镇痛药，具有解热作用。对乙酰氨基酚的不良反应极小，禁忌证少，而且最近可以实现静脉注射了，因此已成为多模式急性疼痛治疗方案的一个组成部分。对于体重超过 50kg 的成年人，建议剂量≤ 4000mg/d，以最大限度地降低肝脏毒性的风险。

2. 氯胺酮输注　氯胺酮是一种 N- 甲基 -D-天门冬氨酸受体拮抗药，最常见的是其分离麻醉特性，用于治疗癌症或抑郁症患者的难治性疼痛和急性疼痛治疗。鉴于其作用机制与阿片类药物不同，氯胺酮被认为是多模式治疗中有效的辅助药物。氯胺酮以 0.2～0.5mg/（kg·h）的亚麻醉剂量静脉注射时表现出其镇痛特性。精神类的不良反应（如幻觉、生动梦境、躁动）偶尔会限制其使用。也可能出现恶心呕吐、头晕和复

视。低剂量的苯二氮䓬类药物可用于控制躁动，而氟哌啶醇通常被用于控制任何相关的幻觉或谵妄。

3. 地塞米松　糖皮质激素因其抗炎作用而经常使用，并经常在术中使用以预防恶心和呕吐。作为多模式镇痛阿片类药物节俭方案的一部分，建议术中使用小剂量的地塞米松。地塞米松最显著的不良反应是高血糖。

4. 右美托咪定　右美托咪定是一种具有镇静和镇痛特性的 α_2 受体激动药。对呼吸功能的影响最小是其独特的属性之一，尽管心动过缓和低血压等心血管系统影响的不良反应可能会限制其使用。围术期应用右美托咪定可减少术后疼痛、阿片类药物需求量和恶心的发生率。右美托咪定的典型剂量是 0.5μg/kg 静脉注射，然后输注 0.2~0.7μg/（kg·h）。

（三）非药物性少阿片镇痛技术

1. 胸段硬膜外镇痛　胸段硬膜外镇痛（thoracic epidural analgesia，TEA）通过提供充分镇痛，对开腹和开胸手术患者起着重要作用。TEA 可使腹部大手术后的术后肠梗阻时间平均缩短 36h。TEA 缩短肠梗阻持续时间的机制可能包括降低交感神经张力、应激反应炎症过程和全身阿片类药物的使用。与全身性镇痛相比，硬膜外镇痛提供了优越的术后镇痛效果，降低了围术期心肺并发症发病率，并能更早恢复胃肠道功能。

2. 腹横肌平面阻滞术　腹横肌平面（TAP）阻滞作为快速康复多模式镇痛的一部分也得到了发展，特别是对于接受腹部微创手术的患者和不适合硬膜外麻醉的患者。TAP 阻滞的优点是相对安全和简单，并减少术后阿片类药物的消耗，减少恶心和呕吐。镇痛效果的优势在静息疼痛方面最为显著，而对于运动疼痛的镇痛效果较差。同时，与术后相比，术前给予 TAP 阻滞可能是有效的。

四、围术期外科之家

围术期外科之家（PSH）是 ERP 发挥作用的一个组织框架。强调 ERP 所需的连续性和术前、术中和术后无缝衔接的治疗，PSH 目前正在成为质量改进和成本控制战略的一部分。PSH 得到了 ASA 等组织的大力支持和推动。创建 PSH 的挑战包括围术期治疗的复杂性、众多团队成员之间的沟通和协调，以及机构对变革的抵触等。凭借其广泛的影响力和组织能力，麻醉科医师将会通过更多地参与 ERP 和 PSH 的实施管理来提升其对卫生系统的价值（框 19-4）。

框 19-4　围术期外科之家的要求

- 多学科协调努力
- 团队领导者
- 对组织复杂性和行政的理解和引导
- 了解手术和医疗护理方面的内容
- 整合快速康复途径
- 持续和密切的质量控制

第三篇

重症监护医学
Critical Care Medicine

第20章

心脏病患者在麻醉后监护室并发症的管理

Management in the Postanesthesia Care Unit of Complications in Cardiac Patients

Albert P. Nguyen　E. Orestes O'Brien　Ulrich H. Schmidt　著

朱茂恩　译

要点

1. 麻醉后监护室（PACU）是一个专门监测早期麻醉后和手术不良事件的监护病房。
2. 非心脏手术后早期心脏功能下降需要及时评估、早期干预，可能需要心脏病专家会诊。
3. 神经内分泌变化和交感神经系统激活可损害心脏病患者的心功能。
4. 麻醉管理可以抑制与手术创伤相关的不良反应。
5. 液体复苏、药物治疗和潜在的并发症是 PACU 患者发生呼吸窘迫时应考虑的因素。
6. 新斯的明和格隆溴铵拮抗神经肌肉阻滞对血压和心率具有不可预测的影响，而舒更葡糖没有不利的血流动力学影响。
7. 手术后出血可能仅有轻微临床表现，需要高度警惕和反复评估。
8. 血栓弹力图是一种快速的即时的医疗检测设备，用于凝血功能的测量。
9. 口服直接抗凝血药比华法林更具有可预测的治疗效果，并且有新的拮抗药。

麻醉后监护室（postanesthesia care unit, PACU）的起源可以追溯到 1942 年在梅奥诊所设立的单元。该专业单元通常由麻醉科管理。日常中由驻 PACU 的麻醉科医师负责做出最终的医疗决定。PACU 护士接受了气道和基本生命支持管理方面的培训，并具备外科伤口和引流系统护理方面的技能。PACU 设立的目的是患者术后转移到病房或重症监护病房（ICU）之前，能立即为其提供专门的集式监测和护理服务。在患者到达 PACU 的最初 15min 内，需要 1∶1 的患者与护士。在此关键时期，患者发生与麻醉有关的并发症的风险最高。离开 PACU 到 ICU 或病房的标准是基于改良的 Aldrete 评分，得分 >9 分才能转回病房（表 20-1）。

每个进入 PACU 的患者都需要评估疼痛、气道通畅性、呼吸频率、血氧饱和度、心率、节律，以及血压。根据患者病情的严重程度，在刚开始的 15min 内每 5 分钟记录 1 次这些生命体征，如果患者后续病情平稳，则每 15 分钟记录 1 次。如果病情需要，PACU 能够提供更深入的监护。带脉搏波轮廓分析的动脉血压监测可以用来确定血流动力学不稳定的原因。床旁肺动脉压力监测和经胸超声心动图检查可以评估容量状态和心功能。本质上，PACU 能够提供最高水平的监护，以满足患者不断变化的状况。

心脏病患者的麻醉后监护是一个复杂而重要的主题，但没有引起应有的重视。除了心脏手术外，许多患有严重心脏病的患者需要接受其他外科手术。手术类型和围术期管理会影响合并心脏病的患者术后发生心脏并发症的可能性，据估

表 20-1　麻醉后监护室离室的改良 Aldrete 评分系统[a]

离室标准		分　值
活动：能够遵嘱或自主活动	四肢活动	2 分
	2 个肢体活动	1 分
	无肢体活动	0 分
呼吸	能深呼吸或自主咳嗽	2 分
	呼吸困难，浅呼吸或呼吸受限	1 分
	呼吸暂停	0 分
循环	血压是基线值 ±20mmHg	2 分
	血压是基线值 ±20～50mmHg	1 分
	血压是基线值 ±50mmHg	0 分
神志	完全清醒	2 分
	能被声音或刺激唤醒	1 分
	无反应	0 分
氧饱和度	吸空气时 $SpO_2 > 92\%$	2 分
	需要吸氧才能维持 $SpO_2 > 90\%$	1 分
	吸氧时 $SpO_2 < 90\%$	0 分

a. 得分≥ 9 分才能离开麻醉后监护室

计，心脏并发症，如心肌梗死（MI）和心搏骤停，可发生在多达 5% 的接受非心脏和非血管手术的患者，在血管手术中则高达 8%。本章的目的是解决常见的术后并发症，其诊断和处理。

一、手术，麻醉和心脏

手术的目的往往是为了减轻病痛，但其过程本身导致创伤。这种控制性损伤在患者体内诱发炎症和应激反应，并导致交感神经系统激活，这两者都可能对已有心脏病的患者有害。炎症过程由细胞因子驱动，包括白细胞介素（IL）-1、IL-6 和肿瘤坏死因子 -α（TNF-α），这些因子在损伤后从活化的巨噬细胞中释放出来。在炎症的急性期，由组胺、5- 羟色胺、前列腺素 E2、白三烯 B4 和一氧化氮的释放介导的血管扩张和通透性增加。这种增加的渗透性允许血浆液迁移，其中含有免疫，伤口愈合和凝血的因子。根据炎

症反应的严重程度，在手术期间和术后可能会发生相对血容量不足和低血压，伴随而来的是给患者带来的风险。

在手术应激过程中，神经内分泌过程负责调节容量和电解质平衡。垂体后叶释放精氨酸加压素，作用于肾脏的 AVPR2 受体，导致远曲小管和集合管的通透性上升，从而增加水的重吸收和浓缩尿液。肾素分泌导致醛固酮释放，提高远曲小管对钠和水的再摄取。这些神经内分泌过程共同导致液体潴留，并可能增加循环容量。

除激素刺激外，交感神经系统也被激活。下丘脑刺激肾上腺髓质和突触前神经末梢释放儿茶酚胺。释放的肾上腺素和去甲肾上腺素的交感兴奋作用导致高血压和心动过速。应激所致炎症和交感神经反应达到顶峰会导致血流动力学和心脏功能的变化（如低血压，高血压和心动过速）。在合并心脏病的患者中，反应失调会加重心肌缺血或梗死，通常在 PACU 中首先被诊断出来。

失血是手术固有的风险，为了弥补急性失血，人体已经做出了多种反应。全身血管阻力增加以维持适当的平均动脉压，但是后负荷增加的可能代价是左心室功能低下的心脏病患者每搏输出量和心输出量降低。血流不均分配，优先利于心脏和大脑等高氧耗器官。在贫血期间，冠状动脉的血流最多可以增加到正常血流的 5 倍。但是，心脏病患者可能无法进行这种补偿，继而发展为缺血缺氧。由急性失血引起的贫血不会引起氧气解离曲线立即右移（例如，从血红蛋白中释放氧气）。为了降低氧气对血红蛋白的亲和力，合成 2,3-DP 需要 12h 以上，并产生氧离曲线右移。输血的决定不应仅基于血红蛋白的数值。应全面了解心脏病患者的病情，包括持续的失血，终末器官功能障碍和需氧量增加，以指导输血。

二、心脏病患者的麻醉后心脏并发症

（一）急性冠状动脉综合征

在冠状动脉性心脏病（CAD）患者中，冠状动脉狭窄是动脉粥样硬化斑块最常见的结果。动脉闭塞到一定程度将导致与需氧量相适应的冠状

动脉血流峰值的降低。当冠状动脉需氧量超过供氧量时，会出现心绞痛，并开始发生心肌坏死。对于 CAD 患者，术后时期特别危险，因为氧气消耗量可能会从基线上升 50%，而心肌梗死的发生率高达 5%。

急性冠状动脉综合征是一个专业术语，用以描述冠状动脉灌注急剧减少导致心脏损害。定义该综合征的事件包括不稳定型心绞痛（unstable angina pectoris，UA）/ 非 ST 段抬高心肌梗死（NSTEMI）和 ST 段抬高心肌梗死（STEMI）。

1. 不稳定型心绞痛 / 非 ST 段抬高心肌梗死 围术期 UA/NSTEMI 的发展是多种因素造成的：斑块破裂可形成不完全闭塞性血栓，体温过低可诱发冠状动脉痉挛导致冠状动脉血流受损，并且疼痛、贫血、低血容量和发热引起的心动过速可导致心肌缺血。UA/NSTEMI 的诊断基于患者主诉，心电图（ECG）和心脏生物标志物。在 PACU 中发生 UA/NSTEMI 的患者可能会主诉胸骨下疼痛或压迫感，可能会放射到下颌骨或手臂，或者可能只有轻微的不适，包括上腹部不适。这些症状与稳定型心绞痛的区别在于，这些症状是自发的，是无诱因的，而且频率和严重程度都有所增加。在这种情况下，12 导联心电图是关键的诊断工具。在两个连续的导联中发现显著 R 波，ST 段压低 > 0.5mm，或者 T 波倒置时 ST 段压低 > 1mm，提示 UA/NSTEMI。心脏生物标志物能进一步区分心绞痛是来源于 UA 引起的 NSTEMI。肌酸激酶同工酶（CK-MB）一直是心肌坏死的传统生物标志物。但是，它的敏感性不如心肌肌钙蛋白，因为在健康人类中已检测到低水平的 CK-MB，并且在骨骼肌受损时也会释放。肌钙蛋白 T 和肌钙蛋白 I 是心肌特异性的。肌钙蛋白 T 或肌钙蛋白 I 的升高可在症状出现 2h 或心电图改变后检测到。与 CK-MB 不同，肌钙蛋白水平可以持续升高 14 天。

PACU 中 UA/NSTEMI 的治疗重点针对需氧量增加的原因。应该吸氧以增加全身氧供。如果没有禁忌，应使用哌替啶和表面加热装置治疗寒战，这种寒战会增加人体总耗氧量达 400%。积极的镇痛方案应用于治疗急性术后疼痛引起的高

血压和心动过速。急性失血和血容量不足引起的缺血应通过输血和液体复苏进行治疗。应激诱导而非血容量不足所致的心动过速可以用 β 受体拮抗药治疗，这可以增加冠状动脉的灌注时间。舌下或静脉注射硝酸甘油已用于冠状动脉扩张和改善血流并缓解心绞痛。使用硝酸盐时应注意，可能会降低全身后负荷和冠状动脉灌注压力。此外，抗血小板和抗凝疗法旨在防止冠状动脉血栓进一步形成，如果不顾虑手术出血，可以使用抗血小板和抗凝治疗。阿司匹林是 UA/NSTEMI 的一线抗血小板疗法，可立即开始使用。如果患者不能耐受阿司匹林治疗，氯吡格雷是一种替代药物。如果计划进行冠状动脉介入治疗，则必须立即使用阿司匹林和氯吡格雷或阿司匹林和替格瑞洛进行双重抗血小板治疗。美国心脏协会 / 美国心脏病学会还建议在症状出现的最初 48h 内使用抗凝治疗。推荐使用依诺肝素和普通肝素作为一线药物，但对于出血风险增加的患者，首选磺达肝素。溶栓剂在 UA/NSTEMI 的治疗中是禁忌的，因为它们与死亡率增加相关。要意识到近期手术时，特别是封闭空间的手术（如眼内手术），抗凝血药的使用必须谨慎，要警惕抗凝的风险。包括麻醉科、心内科和心脏外科在内的多学科努力对于成功治疗至关重要（请参阅第 22 章）。

心电图形的变化和阳性心脏生物标志物需要进行心内科会诊和追踪复查。年龄超过 65 岁，存在长期胸痛、已放置冠状动脉支架，血流动力学不稳定或中度肾功能不全的患者被认为具有高死亡风险。在这些患者中，早期的冠状动脉造影和血管梗阻病变的介入治疗是有益的。相反，对于低危患者，可以在非紧急情况下进行运动压力测试、放射性核素心肌灌注扫描或药理学压力测试等形式进行压力测试评估。仅在压力测试过程中发现明显缺血时，才对患者进行冠状动脉造影。

2. ST 段抬高心肌梗死（STEMI） 当冠状动脉血流突然停止时，发生 ST 段抬高心肌梗死（STEMI）。STEMI 的最常见原因是富含脂质的动脉粥样硬化斑块破裂。这触发了 5- 羟色胺，腺苷二磷酸和肾上腺素的局部释放。这些药物刺

激血小板凝集并导致冠状动脉阻塞。凝血因子激活后，在血管中形成纤维蛋白增强的血凝块，难以被溶栓。血栓素 A_2 因其强大的血管收缩作用，释放后进一步加剧了心肌梗死。不太常见的 STEMI 病因是严重的冠状动脉痉挛，冠状动脉栓塞和冠状动脉支架内血栓形成。

STEMI 的诊断基于患者的症状、心电图改变、心脏生化标志物的增加和超声心动图。PACU 内患者可能表现出严重的持续的胸骨后胸痛、焦虑、发汗和脸色苍白。患者肺野可能听诊到新发的啰音，以及新发的心脏杂音。生化标志物 CK-MB、肌钙蛋白 I 和肌钙蛋白 T 在 STEMI 发病后 3h 内均升高。围术期心梗时肌钙蛋白通常会升高到正常最高值的 5 倍。肌钙蛋白 I 和 T 升高的程度与心肌损伤程度有关。如果 J 点后 ST 段高度在前胸导联中男性>0.2mV，女性>0.15mV，或者在所有其他导联>0.1mV，则认为心电图上的 ST 段抬高显著。12 导联心电图 ST 段抬高的位置对确定罪犯血管很有用（表 20-2）。超声心动图也有助于 STEMI 的诊断。经胸超声心动图能够检测急性心肌梗死患者的局部室壁运动异常、收缩功能障碍和心包积液。

STEMI 的确诊需要立即请心内科会诊，以进行紧急冠状动脉造影和重建冠状动脉血流。即刻药物治疗与 UA/NSTEMI 相似。静脉使用阿片类药物可治疗心绞痛，并减少交感神经应激反应从而增加心肌氧耗量。如果没有手术禁忌证，则使用阿司匹林和氯吡格雷，以及阿司匹林和普拉格雷的双重抗血小板治疗可减少血栓形成。在没有心源性休克证据的 STEMI 患者中，β 受体拮抗药的使用可以减少梗死面积，抑制心律失常并减轻因心肌氧耗量增加而引起的胸痛。替奈普酶或组织纤溶酶原激活药的溶栓治疗仅限于无法立刻进行冠状动脉导管介入治疗的医院。建议在症状出现后 12h 内开始治疗。在术后即刻患者中，溶栓治疗的风险应予以充分考虑，其可能导致手术部位出血，胃肠道出血，最危险的是颅内出血。

冠状动脉造影和经皮冠状动脉介入治疗（PCI）应在 STEMI 诊断后 90min 内进行。PCI 联合药物洗脱支架的指征是两根或更少的病变血管的患者。目前，一些介入心脏病专家对左主干 CAD 患者进行 PCI 治疗，因为安全性已被证明与冠状动脉旁路移植术（CABG）相当。心源性休克患者可通过经皮机械支持装置暂时支持。主动脉内球囊反搏（IABP）自 20 世纪 60 年代开始使用，通过增加冠状动脉灌注压力、降低动脉系统全身后负荷、提供高达 0.5L/min 的心输出量，可降低心肌氧耗量。Abiomed Impella（轴流泵）膜肺是经皮心室辅助装置，经股动脉逆行插入，穿过主动脉瓣，置于左心室（left ventricle，LV）。小轴流泵从左心室抽血，能泵出高达 4L/min 的血流到升主动脉。STEMI 后双心室衰竭患者可利用动静脉血体外膜式氧合（arteriovenous extracorporeal membrane oxygenation，VA-ECMO）输送 5L/min 的含氧血。所有这些装置都可以在导管室冠状动脉造影和介入治疗期间插入。

表 20-2　STEMI 心电图诊断标准[a]

STEMI 类型	受累的冠状动脉	ST 段抬高的导联	相对的导联
前壁	左前降支	$V_1 \sim V_6$	无
后壁	右回旋支	V_7、V_8、V_9	$V_1 \sim V_3$ 的 R 波，$V_1 \sim V_3$ ST 段降低
内侧壁	右冠状动脉	Ⅱ、Ⅲ、aVF	Ⅰ、aVL
外侧壁	左回旋支	Ⅰ、aVL、V_5、V_6	Ⅱ、Ⅲ、aVF
室间隔	左前降支：室间隔动脉分支	$V_1 \sim V_4$、V_5、V_6 缺失 Q 波	无
右心室	右冠状动脉	V_1、反向 V_4	Ⅰ、aVL

a. ST 段抬高心肌梗死（STEMI）最常见的类型是下壁心肌梗死（MI），发生率为 58%；其次是前壁心肌梗死，发生率为 39%

在发现有≥3 条冠状动脉病变的患者中，冠状动脉旁路移植术在长期生存方面优于 PCI 术。当冠状动脉成形术失败、经皮介入治疗期间发生冠状动脉夹层、心肌梗死引起的室间隔破裂、二尖瓣反流和后壁心肌梗死时，可转诊急诊冠状动脉旁路移植术。尽管 CABG 与 PCI 相比具有更高的长期生存率，但急诊行外科血管重建术在术后第一周的死亡率明显较高。

（二）急性失代偿性心力衰竭

失代偿性心力衰竭（HF）的定义是心脏不能输送含氧血液来满足身体的代谢需要。患者在 PACU 中出现急性失代偿性心力衰竭，其原因包括容量过负荷、压力过负荷和急性收缩功能障碍。输液引起前负荷加重，可能会导致心力衰竭症状（气短、低氧血症、肺充血、周围水肿、精神状态改变和终末器官功能障碍），因为心脏收缩力降低导致左心室不能增加搏出量。手术疼痛引起的交感神经应激反应导致动脉血管收缩，后负荷增加。心肌收缩力降低患者的左心室不能克服高阻力，导致搏出量减少和急性心力衰竭症状。新发收缩功能衰竭的原因可能是心肌梗死和心脏瓣膜损伤。

急性心力衰竭的诊断可以通过症状、生化检查和影像学检查来进行。急性发作性心力衰竭的 PACU 患者可能会主诉呼吸困难或端坐呼吸，需要增加吸氧流量。体格检查发现肺部听诊时出现啰音，颈静脉怒张，灌注减少导致四肢冰冷潮湿。生物标志物 B 型脑钠肽（BNP）和氨基末端 B 型脑钠肽前体（NT-proBNP）用于心力衰竭的诊断，在其值分别为 500pg/ml 和 300pg/ml，或者超过以上值时，有 90% 的阳性预测值。获得一个完整的代谢指标有助于评估因静脉充血和灌注不良而导致的肝肾功能不全。此外，实验室检查有助于发现电解质异常，如低钠血症和低钾血症。经胸超声心动图是一种功能强大的成像工具，它可以从图像和数值上提供心腔的大小、厚度、收缩和舒张功能，以及任何结构异常的实时信息。这些信息可以提供诊断依据并指导治疗。胸部 X 线片可显示肺静脉充血、间质水肿和心脏扩大。然而，值得注意的是，当患者在 PACU 时，这些改变可能并不明显。影像学改变通常在发生临床症状 12h 后才出现。

急性心力衰竭在 PACU 的治疗是针对其原因。利尿药如髓袢利尿药可降低前负荷和室壁舒张压力，并可改善心肌收缩力。对于容量超负荷的患者，利尿药可通过迅速减轻肺部和外周充血来缓解症状。对于压力超负荷引起心力衰竭症状的患者，降低后负荷的药物如尼卡地平、氯维地平、硝普钠和肼屈嗪能降低心脏收缩阻力。因血管平滑肌松弛，搏出量和心输出量会增加。心力衰竭症状加重且对上述治疗无效的患者应考虑使用正性肌力药多巴酚丁胺和米力农。这些药物能够增加收缩力，降低全身血管阻力，从而改善心输出量和全身灌注。在急性心力衰竭时，应注意避免使用任何可能降低收缩力的药物，如 β 受体拮抗药。当症状或治疗升级时，应请心内科专家会诊，如有必要，还应考虑转移到更高级别的监护病房（如 ICU）。

如患者继发精神状态改变、四肢湿冷、乳酸升高、末梢器官功能障碍加重，则可以认为药物治疗失败。在这种情况下，临时经皮机械循环支持是必要的，如 IABP、Abiomed Impella（轴流泵）膜肺和 VA-ECMO。每种设备都能在急性心力衰竭引起的心源性休克期间提供左心室支持。VA-ECMO 的独特之处在于它能提供双心室支持。对于急性肾衰竭和液体超负荷的患者，应请肾内科医生会诊谨慎地进行肾脏替代治疗和脱水治疗。

（三）心律失常

心脏的传导系统是由可兴奋的细胞网络组成的，这些细胞传递电冲动，使心肌有组织有节奏的收缩。电冲动产生和传导的异常是导致心律失常的原因。心电图仍然是诊断和处理这些电异常最重要的工具（见第 9 章）。

心动过速是指心率>100 次 / 分。窦性心动过速是最常见的心律失常，心率在 100～160 次 / 分。这种心律失常是一种由交感神经介导的窦房结加速反应。疼痛、低血容量和兴奋剂可以诱发。心电图上 QRS 波群正常，唯一的异常是心率过快。治疗针对窦性心动过速的诱发原因。

室上性心动过速（SVT）是一种阵发性、

QRS 波群规则且缩窄的心动过速（QRS<140ms），频率为 140~280 次 / 分，最常见的形式是房室结内折返性心动过速（AVNRT）。在 AVNRT 中，功能性折返回路发生在房室结内。PACU 中出现这种心律失常的患者常诉说心悸、呼吸困难和晕厥前症状。SVT 的治疗取决于患者的病情。对于血流动力学稳定的 PACU 患者（定义为有效心搏、平均动脉压足以灌注末端器官的神志清醒患者），可以尝试 Valsalva 动作或颈动脉按摩的形式兴奋迷走神经。如果这些操作失败或患者病情不稳定，可以静脉注射腺苷（一种短时效的房室结阻断药）。第二选择的药物治疗包括静脉注射钙通道阻滞药地尔硫䓬，或者 β 受体拮抗药，如美托洛尔或艾司洛尔。

心房颤动是一种不规律，QRS 波群不规则、缩窄的复杂心动过速，心率为 110~180 次 / 分。心电图上没有 P 波，QRS 波群狭窄，节律不规则。传导异常发生在心房和肺静脉的某些部位，由折返性回路和电螺旋波引起的，这些部位的组织缺乏不应期。发生心房颤动的危险因素包括心脏缺血、甲状腺功能亢进、二尖瓣病变、过度饮酒、心包炎和肺动脉栓塞。对于出现新发心房颤动且血流动力学稳定的患者，其目标是控制心室率，目标心率<110 次 / 分。美托洛尔和地尔硫䓬等药物是实现这一目标的有效药物疗法。静脉滴注胺碘酮并持续输注 24h 的药物复律成功率在 55%~95%。出现新发心房颤动和血流动力学不稳定的患者应立即接受 100~200J 的直流同步电复律。在电复律前，应获得经食管超声心动图以确认无心房血栓。电复律时应在 PACU 镇静或麻醉。

心房扑动在心电图上呈锯齿状，由快速 P 波引起。根据房室传导阻滞的有无，QRS 波群可以呈现规则或不规则。心房扑动时，心房率可高达 350 次 / 分，心室率可高达 150 次 / 分。心房中的一个折返性回路触发心律失常，常与结构性心脏病密切相关。心房颤动的治疗药物有助于降低心房扑动时的心室率，但将患者转为窦性心律的成功率很低。心脏电复律只适用于血流动力学不稳定的患者。

室性期前收缩（PVC）起源于房室结下的病灶。应激、疼痛、兴奋剂、低镁血症和低钾血症都会引发 PVC。单独来看，PVC 是良性的。频发室早时，PACU 患者可能主诉心悸和感觉要晕厥。与心室复极相对应的 T 波上出现的 PVC 可引发心室颤动或尖端扭转型室性心动过速，需要立即采取纠正措施（除颤和硫酸镁给药）。PVC 的初始治疗包括纠正电解质紊乱和停用原抗心律失常药物。如果症状持续，利多卡因、β 受体拮抗药和胺碘酮是有效的治疗药物。

室性心动过速（VT）是指≥3 次以上连续的 PVC，心率>120 次 / 分。心电图上重复性宽 QRS 波和 P 波缺失是其典型的特征。由于使用延长 QT 间期的药物、电解质耗尽、缺血性和结构性心脏病，收缩期射血分数为 35% 或以下的患者可自发发生室性心动过速。对于血流动力学稳定的 VT 患者，胺碘酮药物治疗是合适的。进一步的治疗应该以消除诱因为目标。出现不稳定单形性室性心动过速的患者需要立即复律。同步心脏复律可降低单形性室性心动过速转化成心室颤动的风险。在多形性 VT 和无脉搏 VT 中，加强心脏生命支持（ACLS）应立即开始，同时用单相除颤器在 360J 能量下除颤。

如果不及时干预，心室颤动（VF）是一种致命的心律失常。心室颤动与不协调的心室收缩、搏出量和心输出量的损失有关。心室颤动的初始处理是按最新版的高级心脏生命支持方案。立即开始胸外按压恢复全身灌注。应尽快进行除颤。如果电疗法失败，应交替使用肾上腺素和血管加压素。在复苏过程中，麻醉科医师应识别并治疗诱因（如高钾血症、医源性给药、酸中毒或低氧血症）。

心律失常包括心率<60 次 / 分的异常传导。正常心率<60 次 / 分时即是窦性心动过缓。迷走神经张力过度兴奋、房室结阻滞药物和椎旁阻滞或胸段硬膜外阻滞可导致其发生。无症状患者不需要治疗。β 受体拮抗药或钙通道阻滞药过量的患者可以用胰高血糖素或 β 受体激动药逆转。椎管内阻滞引起的心动过缓可用麻黄碱治疗。如果出现低血压、心动过缓和精神状态改变，注射肾

上腺素或多巴胺可以减轻症状。对于持续发作和有症状心动过缓的 PACU 患者，应请心内科医生会诊。

三度房室传导阻滞意味着房室传导中断，心房到心室的电传导完全分离。因此，QRS 波群较宽，频率为 30～45 次 / 分。三度房室传导阻滞患者可表现为虚弱、呼吸困难或晕厥。除了心内科会诊，即时治疗还包括根据本机构的条件进行体表或经静脉起搏，或者用异丙肾上腺素输注进行药物刺激。

三、非心脏手术后呼吸系统并发症

非心脏手术后急性呼吸衰竭的发生率为 0.4%～7%，死亡率高达 26%。主要预测因素已被确定为 ASA 分级、急诊手术、手术类型、术前功能状态和败血症（见第 21 章）。

（一）麻醉对呼吸功能的影响

麻醉，尤其是全身麻醉，会使功能余气量减少 20%。这主要是由于胸壁肌力的丧失，以及膈肌上移，由此导致的通气 / 血流比值失调可导致术后低氧血症。大多数吸入麻醉药抑制缺氧性肺血管收缩，进一步加重了通气 / 血流比值失调。

呼吸困难是慢性心力衰竭患者的特征之一。从解剖学上讲，心脏扩大会压缩肺部的空间，导致呼吸受限。此外，晚期心力衰竭患者心脏充盈压增加，使肺循环压力增加，并加重气道阻塞。晚期心力衰竭患者的弥散能力下降，进一步导致低氧血症。除了麻醉对肺功能的影响外，心力衰竭也会产生这些变化。手术期间过量输液也可能使呼吸困难加重。

麻醉后，吸入麻醉药、静脉麻醉药、镇痛药和苯二氮䓬类药物的残留效应削弱了高二氧化碳兴奋呼吸的作用。缺氧的呼吸兴奋作用也会减弱。这些影响增加了术后低氧血症和高碳血症的风险。

除氯胺酮外，静脉麻醉药和大多数吸入麻醉药和镇痛药会降低咽部肌力。这种效果持续到术后，增加了 PACU 的误吸风险。

（二）麻醉后监护病房呼吸监测、诊断和治疗

1. **低氧血症** 多达 55% 的 PACU 患者出现低氧血症，即血氧饱和度 < 90%。尽管健康个体对这一点有很好的耐受性，但心力衰竭或肺动脉高压患者可能无法耐受轻度低氧血症。脉搏氧饱和度仪可以很容易地检测到这些变化，并且持续监测所有 PACU 患者。

发现低氧血症应立即进行处理，然后评估潜在原因。肺不张是常见的，因为在麻醉期间，功能余气量减少，胸壁肌力降低。术后胸部 X 线片可证实此诊断。在大多数情况下，保守治疗如坐立位和深呼吸就足够了。尽管被广泛使用，激励性肺活量计并没有显示治疗肺不张的有效性。在更严重的患者中，无创机械通气已被证明能迅速改善肺不张。

肺水肿在有心力衰竭病史的患者中很常见，尤其是在液体输注过多而导致流体静力压增加时。败血症时毛细血管通透性增加也可导致肺水肿。这可以通过胸部 X 线片诊断出来，或者经胸超声检查也可以发现肺水肿的迹象。第一步的治疗是用利尿药减少肺水，无创机械通气已被证明可以改善呼吸困难并降低插管率。因此，应用于肺水肿较严重的患者。可以通过正性肌力药或降低后负荷来改善心脏收缩力。

气胸通常是医源性的。例如，在置入中心导管和锁骨下神经阻滞后的患者，以及可能伤及膈肌手术（如肾脏手术）。对于病情稳定的患者，可以通过胸部 X 线检查或超声检查进行诊断。较大的气胸（> 1.5cm）有必要胸腔置管，但少量气胸患者可密切观察。

误吸经常可以在 PACU 观察到，经支气管镜检查可确诊。对于稳定的患者，不需要立即治疗。然而，对于吸入肠内容物的患者、免疫功能低下的患者或住院患者，应立即使用抗生素。

PACU 低氧患者还应考虑肺动脉栓塞。存在危险因素如恶性肿瘤或长时间手术等时应提高警惕。可以通过胸部 CT 来诊断，同时，超声心动图可以确定严重程度。包括抗凝和溶栓在内的治疗需要与外科医生协商以判断收益和出血的风险。

2. **高碳酸血症和通气不足** 通气不足通常是由麻醉药、苯二氮䓬类和阿片类药物的残余作用

引起的。血氧饱和度降低是高碳酸血症的晚期表现。测量通气量和呼气末二氧化碳浓度可提供通气不足的早期预警信号。在大多数情况下，继续机械通气是必要的。阿片类药物残余作用可用纳洛酮拮抗。考虑到纳洛酮的半衰期（30～60min）比大多数镇痛药短，因此必须密切观察患者是否再次呼吸抑制。氟马西尼是苯二氮䓬过量的拮抗药。然而，由于半衰期短和苯二氮䓬类药物的戒断反应，其使用受到限制。

肌松残余作用导致呼吸功能不全是 PACU 患者呼吸衰竭的常见原因。最敏感的测试是测量 4 个成串刺激（train-of-four measurement，TOF）。TOF 值＞0.9 是神经肌肉功能充分恢复的阈值。临床体查可提示残余肌松、全身无力、无法持续抬头。4 个成串刺激的定性测量对于检测残余神经肌肉阻滞作用不大。罗库溴铵引起的残余肌松可以用舒更葡糖逆转。舒更葡糖逆转维库溴铵的效果较差。值得注意的是，舒更葡糖不能逆转异喹啉类肌肉松弛药。在这些情况下，可能需要新斯的明。在缺血性心脏病和心律失常患者中，新斯的明和格隆溴铵对心率不可预测的影响具有额外的风险。对于这些患者，应考虑恢复机械通气。

四、非心脏手术后心脏病患者的出血

在美国，缺血性心血管疾病、某些慢性心力衰竭、心房纤颤和其他心律失常通常需要长期口服抗凝血药治疗。这种治疗包括在不同阶段口服抗血小板药和影响凝血级联反应的药物（表 20-3）。对于长期抗凝治疗的患者，通常需要中断有创性治疗，有时需要逆转抗凝作用。对于一些心脏病患者，手术前建议使用短效药物桥接。

（一）维生素 K 拮抗药

华法林是 50 多年来口服抗凝血药的主要药物，在心房颤动、瓣膜性心脏病和静脉血栓栓塞患者中，它仍然是预防脑卒中的常用口服抗凝血药。华法林有明显的局限性，包括治疗范围窄，药物与药物的相互作用显著，需要经常监测和调整剂量。此外，有证据表明，许多患者在治疗期间有多达 40% 的时间，其治疗效果超出了理想值范围。高出血风险的手术需要在手术前停用华法林。这些手术包括髋关节和膝关节置换术，神经外科和脊柱手术，以及普外腹部手术。许多超过 45min 的手术通常被认为是高出血风险的。通常，低出血风险手术不需要停止抗凝治疗。低出血风险手术包括腹部疝修补术、子宫切除术、胆囊切除术、胃肠内镜检查和少于 45min 的关节镜手术。任何使用椎管内麻醉的手术都需要停用华法林。为此，华法林通常在手术前 5 天停用，并在手术前一天或手术当天测量凝血酶原时间（PT）/国际标准化比值（INR）。之所以选择这个时间，是因为华法林的半衰期为 36～42h。大多数高出血风险手术要求 INR 至少降至 1.4。如果 INR 仍＞1.4，则可给予低剂量维生素 K。术后，华法林通常在术后 48h 重新开始使用先前的剂量。对于 INR 基线较高的患者，需要尽早停用华法林，同时进行更广泛和频繁的检测。

（二）直接口服抗凝血药

由于华法林的局限性，人们希望寻找替代品。最近发展出一些非拮抗维生素 K 的口服抗凝血

表 20-3　口服抗凝血药

	作用机制	血浆半衰期	作用时间	消除途径	药物相互作用
华法林	维生素 K 拮抗药	20～60h	48～96h	新陈代谢	CYP2C9、CYP3A4、CYP1A2
达比加群	直接凝血酶抑制药	12～14h	48h	80% 经肾脏	P- 糖蛋白抑制药
阿哌沙班	X a 因子抑制	8～15h	24h	25% 经肾脏	CYP3Y4，P- 糖蛋白抑制药
依多沙班	X a 因子抑制	10～14h	24h	50% 经肾	P- 糖蛋白抑制药
利伐沙班	X a 因子抑制	7～10h	24h	50% 经肾脏，50% 经肝脏	CYP3A4、P- 糖蛋白抑制和诱导药

药。这些药物要么是血浆凝血酶和膜凝血酶（达比加群）的直接抑制药，要么是游离凝血酶原结合因子Ⅹa（阿哌沙班、依多沙班和利伐沙班）的直接抑制药。与华法林相比，在肾功能正常的患者中，它们起效更快，消除半衰期更短。因此，使用直接口服抗凝血药（direct oral anticoagulant，DOAC）的患者不需要常规的凝血监测。然而，由于缺乏药物血浆浓度的实验室检测，临床医生很难评估择期手术前停用药物的有效性。除了肾功能外，口服抗凝血药的浓度还可能被其他药物影响，如抑制/诱导P-糖蛋白（P-gp）转运体的药物、Ⅹa因子抑制药、CYP3A4活性。对于高危非心脏手术后的患者，无论是被忽视的肌酐清除率降低，还是P-gp或CYP3A4抑制药的存在，都会增加患者大出血的风险。大多数临床医生坚持药厂的建议，即肌酐清除率降低或正在服用抑制药的患者继续服用DOAC。

在紧急出血或在无法停止口服抗凝血药的情况下，达比加群有拮抗药伊达鲁珠单抗，可以逆转抗凝作用。伊达鲁珠单抗是一种与达比加群的活性凝血酶结合位点有高亲和力的单克隆抗体片段，其亲和力远大于凝血酶。它从凝血酶中取代达比加群，使纤维蛋白生成。为了迅速逆转华法林，口服维生素K或静脉注射通常是一线药物。给药途径通常取决于是否急症或手术。静脉注射维生素K可以在6～12h拮抗华法林效应，但是口服维生素K需要24～36h。对于更紧急的华法林拮抗，建议使用人凝血酶原复合物（PCC）或新鲜冰冻血浆（FFP），并可根据INR指导给药。有些PCC含有肝素，在肝素诱导的血小板减少症（heparin-induced thrombocytopenia，HIT）患者中最好避免使用肝素，但除非另有禁忌，PCC通常优于FFP。PCC在快速逆转华法林方面优于FFP，包括输注容量显著减少、凝血因子含量标准化、无须ABO血型相合、制备时间短、病原体传播或输血相关性急性肺损伤（transfusion-related acute lung injury，TRALI）的风险较低。对于华法林的紧急逆转，静脉注射维生素K经常被联合使用，因为PCC和FFP的凝血作用在6h后都会减弱（相当于Ⅶ因子的半衰期）。

虽然与维生素K拮抗药相比，直接口服抗凝血药报道的大出血率通常较低，但出血风险不容忽视。据报道，心房颤动患者的年出血风险发生率高达3.6%。一种针对Ⅹa因子抑制药的新型拮抗药最近被批准。Andexanet alfa是一种人重组活化因子Ⅹa，与Ⅹa因子抑制药具有很高的亲和力，但自身不催化任何因子转化。据报道，根据所服用的特定DOAC和自最后一次给药后的间隔时间给药，服用Ⅹa因子抑制药的老年心血管疾病患者在大出血时应用此拮抗药后，79%的患者止血效果良好或优秀。在这些人群中，尤其是肾功能损害患者，这些拮抗药可能在手术室（OR）和PACU的大出血处理中发挥重要作用。

（三）抗血小板药

抗血小板药物通常用于心脏病患者，以防止血栓形成和缺血性事件。尽管这些药物对此有很高的疗效，但对OR和PACU出血风险有着深远的影响。最常用的药物有3类，包括乙酰水杨酸（阿司匹林）、P2Y12受体拮抗药（如氯吡格雷、普拉格雷、替卡格雷）和糖蛋白Ⅱb/Ⅲa抑制药。这些药物经常被联合起来双重给药来减少血栓事件。

与抗凝血药一样，术后出血的风险取决于手术本身的出血风险，以及最后一次给药到手术之间的时间长短。与抗凝血药不同，任何抗血小板药物都没有拮抗药，因此血液制品（如血小板、纤维蛋白原、凝血因子）、去氨加压素和氨甲环酸是用于逆转与血小板功能缺失相关出血的主要药物。许多急诊手术的患者正在服用抗血小板药物，因为他们有动脉血栓形成的高风险。在停用抗血小板药物和使用拮抗药之前，应仔细考虑风险和收益，因为这些措施会增加患者急性动脉血栓形成的风险。停止抗血小板治疗应咨询外科医生和心脏病专家。这对冠状动脉支架患者尤为重要，因为突然停止抗血小板治疗会使这些患者面临急性支架内血栓形成的风险（见第3章）。

（四）术后出血的诊断和处理

急性术后大出血临床上不难发现。在PACU中经常观察到血流动力学变化，包括低血压、心动过速、体温过低、脉搏变异度变化和每搏输出量变化，以及尿量减少。此外，引流管快速充满或敷料浸湿可使诊断明确。然而，临床中术后出血的诊断不太明显。隐匿性出血术后很难立即发现。此外，术中失血量的估计可能不准确，单个血红蛋白指标可能无法准确反映急性出血初期的失血量。使诊断复杂化的是，许多其他情况可能类似急性失血，包括液体补充不足、心肌功能不全、过敏反应和感染性休克。通常诊断是通过连续观察实验室检查来判定。血红蛋白检测，大多数接受非心脏手术的患者输红细胞的指征是血红蛋白水平<7～8g/dl。PT 和活化部分凝血活酶时间（activated partial thromboplastin time，APTT）检测，PCC 或 FFP 输注的指征是大于参考值的 1.5 倍。血小板也会被连续追踪，但输注的指征取决于手术的位置。接受颅内手术和椎管内手术或已知血小板功能不全的患者通常在血小板水平<100 000/μl 时输血小板。在大多数情况下，50 000/μl 是阈值。纤维蛋白原水平也要进行常规测量，当其<100mg/dl 时，给予冷沉淀或浓缩纤维蛋白原。

一些临床情况使心脏病患者术后大量输血复杂化。第一，获得实验室检测结果的时间通常是 45～90min。在快速失血的情况下，得到报告时，结果可能会严重失真。血栓弹力图（TEG）可以缩短持续出血的诊断时间，并能准确地绘制血栓形成的动力学图。它能有效地指导血制品的输注和鉴别血制品的异常，防止不必要血制品的使用。TEG 可以识别因子缺乏、血小板功能障碍和纤维蛋白溶解，在许多中心，TEG 常规用于创伤后复苏和肝移植术后出血的诊断处理。

第二，在血管顺应性和心室顺应性降低的患者中，输血相关的循环过负荷可产生肺水肿导致死亡。在有潜在心脏病的患者中，必须衡量纠正贫血的益处与容量超载的风险。对于需要在

PACU 中进行大容量复苏的患者，有创监测通常是必不可少的。动脉置管测出的有创血压和每搏输出量变化可作为容积状态的动态测量指标，中心静脉通路和中心静脉压监测可用于评估右心房压和右心室补充容量后的反应。此外，中心静脉通路能重复采集中心静脉血气。在左心室收缩或舒张功能减退的患者复苏过程中，即使贫血和凝血障碍得到纠正，容量过荷也会导致末梢器官灌注恶化。这两个相互矛盾的结局需要长期警惕，以改善术后出血的心脏病患者预后。为此，PCC 和纤维蛋白原浓缩物经常用于难以耐受扩容的患者。此外，在复苏过程中，通常较早采用无创正压通气和利尿药用于优化气体交换。在心脏病患者输血过程中，对血液制品进行加温和维持钙稳态，对于预防低体温和低钙血症相关的心律失常、低血压和心功能不全至关重要。

与所有接受血制品的患者一样，潜在心脏病患者也有可能发生与输血相关的并发症，包括输血相关的肺损伤、细菌和病毒传播，以及免疫介导的急性输血反应。而且，在潜在的心力衰竭患者中，这些事件的表现可能与心力衰竭急性加重重叠。在诊断不清的情况下，额外的监测，包括经胸超声心动图和肺动脉置管，可能有助于处理容积状态和指导外源性肌力支持。

总之，有潜在心脏病且在 PACU 中出血的患者需要一些特殊的考虑。这与他们长期接触各种抗凝血药和抗血小板药物有关，此外，许多人对急性贫血、低血容量和血液制品复苏的心血管耐受性已经减弱。在这些患者中，及时逆转抗凝治疗可以挽救生命，而精心管理血液制品复苏是防止终末器官损伤恶化的关键。PACU 中，心脏病出血患者面临着许多挑战，在优化心脏功能和全身灌注的同时，最好采取深思熟虑的计划来纠正贫血和凝血障碍。

第 21 章

危重患者的术后监护
Postoperative Care of the Critically Ill

Jeffrey Katz　　Torin Shear　　Steven B. Greenberg　著

林国强　译

要点

1. 脑血管意外是围术期最重要的并发症之一，因为它们增加了长期伤残、住院时间和死亡率。

2. 近期脑卒中与非心脏手术的死亡风险增加 1.8 倍有关。

3. 涉及肺部及呼吸系统的危重症监护的主题范围广泛，涵盖从慢性病到手术和麻醉并发症。

4. 术后呼吸衰竭可定义为非心脏手术后 48h 内非计划插管和机械通气。

5. 术后肺水肿可以是心源性的（如心力衰竭），也可以是非心源性的（如负压引起的）。

6. 围术期大量输血仍是增加患者并发症和死亡率的重要原因。血浆、血小板和红细胞的确切比例尚未确定。

7. 高危患者在术后期间发生静脉血栓栓塞的风险可能高达 6%。若无手术禁忌证，深静脉血栓和肺动脉栓塞都需要抗凝。

8. 脓毒症的初始治疗围绕 3 个概念，包括感染源控制、抗生素使用和早期目标导向复苏。

关键词

术后监护；危重监护；心肺疾病；输液药物；脑卒中

　　本章重点是危重外科患者的术后监护和手术并发症的处理。本章 按系统进行分类描述，旨在介绍每个系统所涵盖的主题。由于篇幅限制，我们无法对危重疾病的进行全面描述，文中建议阅读的部分是为了读者更深入地学习所涵盖的主题。临床上必要时应考虑与专科专家协商。

一、神经系统

围术期脑血管意外

　　脑血管意外（cerebrovascular accident，CVA）是围术期最重要的并发症之一。虽然外科患者围术期 CVA 的发生率取决于手术类型和相关的围术期危险因素，但 CVA 的发生率一般＜0.7%。

　　然而，CVA 导致长期残疾、重症监护病房（ICU）和住院时间，以及死亡率的大幅增加。CVA 的最常见的病因是栓塞，远比低灌注相关的病因更常见。非心脏手术会诱发高凝状态，组织创伤会促进血栓和炎症的形成。手术应激的显著特征是组织型纤溶酶原激活物（tissue-type plasminogen activator，tPA）水平降低，纤维蛋白原降解产物增加，凝血酶 – 抗凝血酶复合物增加，D– 二聚体增加。这些血栓前改变加上脱水、卧床休息、全身麻醉和停用抗凝血药会增加术后 CVA 的风险。大多数 CVA 发生在术后第二天，通常与心房颤动或心肌缺血的发展有关。

　　常见的围术期危险因素列在表 21–1 和表

21-2 中。在术前的一些处理措施可以影响 CVA 的危险因素，降低 CVA 的发病率和死亡率。

围术期 CVA 的预防策略不够明确。减少手术时间可能会降低 CVA 的风险，但这可能很难改变。有症状的颈动脉狭窄患者在接受大手术前可能受益于颈动脉血管重建。然而，至少有一项针对 2000 名接受非心脏手术的高危患者研究提示颈动脉狭窄与围术期卒中无关。初步研究表明，围术期使用 β 受体拮抗药、他汀类药物和血糖控制可以小幅降低围术期卒中风险。对既往有卒中病史的患者选择非心脏手术的时机是很重要的。一项大型数据库研究表明，最近一次卒中与卒中后不到 3 个月接受非心脏手术的患者死亡风险增加 1.8 倍有关，这一风险在 9 个月时稳定下来。围术期团队可能会考虑在可行的情况下推迟择期非心脏手术。

只要手术小组认为出血风险较低，围术期应继续抗凝。停止抗凝可能会增加围术期 CVA 的风险。停止使用阿司匹林可能会加剧已经增加的手术高凝状态。指南建议在所有围术期情况下继续服用阿司匹林，但心脏风险非常低的情况或即使轻微出血也可能是灾难性的情况除外。华法林和氯吡格雷通常在手术前几天停用。停用这些药物应根据每个独立的临床情况而定。对于围术期脑卒中风险高、出血问题严重的患者，可以考虑使用肝素或低分子肝素桥联抗凝。如果必须在手术前服用口服抗凝血药，术后应谨慎地尽快重新开始使用这些药物或咨询相关专家。

围术期 CVA 的治疗方法很少。最近的指南建议卒中病房的早期诊断和治疗以及一般的支持性护理是至关重要的。静脉注射 tPA 是一种已被证实的治疗缺血性 CVA 的有效方法，但由于存在出血风险，大手术后相对禁忌。每名患者都应由围术期团队进行评估，如果可能，还应由 CVA 领域的专家进行评估。其他治疗方法，如动脉内溶栓和血管内机械性血块破碎术，可能适用于那些最近接受过重大非心脏手术的人，但其益处仍未得到证实。

表 21-1 影响脑血管意外风险的可控措施

预防性措施	治疗性措施
• 减少手术时间 • 有症状的患者行颈动脉血供重建术 • β 受体拮抗药 • 他汀类药物 • 控制血糖 • 安全的情况下持续抗凝 • 在脑血管意外 9 个月后实行择期手术	• 静脉注射组织型纤溶酶原激活物，出血风险高 • 支持性治疗：气管插管保护气道和机械通气 • 动脉内溶栓：疗效不确切 • 血管内机械性凝块破坏：疗效不确切

表 21-2 脑血管意外的危险因素

术前危险因素	术中危险因素	术后危险因素
• > 70 岁 • 女性 • 脑血管意外或短暂性脑缺血发作史 • 有症状性颈动脉狭窄病史 • 升主动脉粥样硬化 • 高血压史 • 糖尿病 • 肌酐 > 2mg/dl • 心脏病史 • 周围性血管疾病 • 射血分数（EF）< 40% • 吸烟	• 手术类型 • 麻醉类型（全身麻醉 vs. 局部麻醉） • 手术时间 • 主动脉近端病变的处理 • 心律失常 • 高血糖 • 低血压 • 高血压	• 心力衰竭 • 低射血分数（EF） • 心肌梗死 • 心律失常 • 脱水 • 失血 • 高血糖

二、呼吸系统

在围术期，涉及呼吸系统（尤其是肺部）的危重监护问题范围很广。它们可能来自原发性肺部疾病，如慢性阻塞性肺疾病（COPD），或者继发性表现，如心源性肺水肿或神经肌肉无力。本节重点介绍主要的围术期呼吸系统疾病，包括肺水肿、COPD 加重、急性肺损伤或急性呼吸窘迫综合征（acute respiratory distress syndrome，ARDS），以及围术期对这些综合征的处理策略。

呼吸衰竭

呼吸衰竭可以分为两大类，下面将对其进行描述（表 21-3）。

1. 1 型呼吸衰竭：低氧血症 低氧性呼吸衰竭通常与影响肺泡水平氧交换的肺实质疾病有

表 21-3 呼吸衰竭类型

类 型	定 义	机 制	常见疾病或危险因素
1	低氧血症	• 吸入氧浓度低 • V/Q 失调 • 分流 • 弥散功能障碍 • 低肺泡通气量	• 心源性肺水肿 • ARDS • PE • 肺炎 • 右向左分流
2	高碳酸血症	• 中枢性呼吸抑制 • 呼吸系统机械性功能衰竭 • 呼吸肌疲劳	• 神经肌肉疾病（如 ALS、急性炎症性脱髓鞘性多发性神经病） • COPD

ALS. 肌萎缩侧索硬化；ARDS. 急性呼吸窘迫综合征；COPD. 慢性阻塞性肺疾病；PE. 肺动脉栓塞；V/Q. 通气 / 血流比值

关。此类呼吸衰竭被定义为吸入室内空气时动脉血氧分压 PaO_2 < 50mmHg。低氧血症有 5 种病理生理机制，包括低氧混合、通气 / 血流比值（V/Q）不匹配、分流、弥散功能障碍和肺泡通气不足。分流的病理生理机制是独特的，因为它对补充氧没有反应。肺水肿和 ARDS 是低氧性呼吸衰竭的两个例子（见下文）。

2. 2 型呼吸衰竭：伴或不伴低氧血症的高碳酸血症 高碳酸血症呼吸衰竭与通气衰竭和二氧化碳排出不足有关。在没有慢性二氧化碳潴留的患者中，当动脉二氧化碳分压（$PaCO_2$）升高到 50mmHg 以上时，就会发生这种情况，可能与低氧血症有关。通气失败的主要原因有 3 个，包括脑干呼吸中心的抑制、呼吸肌及其相关结构组织（如胸壁和膈肌）的机械功能障碍，以及与呼吸功增加相关的呼吸肌疲劳。药物效应（如麻醉药、吸入麻醉药）引起的呼吸驱动抑制是围术期高碳酸血症呼吸衰竭的典型原因。慢性阻塞性肺疾病是 2 型呼吸衰竭最常见的原因。罕见的神经肌肉疾病（肌萎缩侧索硬化、肌营养不良和重症肌无力）都可能导致慢性高碳酸血症呼吸衰竭。

3. 术后呼吸衰竭 术后呼吸衰竭可定义为术后 48h 内非计划插管和机械通气。这是一种严重的并发症，能使术后患者死亡风险增加 18 倍。术后呼吸衰竭可能是低氧血症，也可能是高碳酸血症，这取决于潜在的病理生理。在出现高碳酸血症或低氧血症之前，患者可能还需要插管以应对即将发生的呼吸衰竭。术后呼吸衰竭的危险因素既与患者有关，也与手术或麻醉有关。患者因素包括美国麻醉科医师协会评分 > 3 分，年龄较大、饮酒、吸烟、慢性阻塞性肺疾病、胰岛素依赖型糖尿病、心力衰竭、高血压、癌症、肝功能障碍、恶病质和体重减轻，以及病态肥胖（体重指数 > 40）。手术和麻醉因素包括急诊手术、中到高风险手术、脓毒症手术、手术部位（上腹部或胸部手术）和持续时间超过 2h 的手术。尽管存在争议，一般认为全身麻醉与区域或神经阻滞麻醉相比，术后呼吸衰竭的风险可能更高。肌松残余作用是导致围术期即刻呼吸衰竭的重要危险因素。

4. 循环休克中的呼吸衰竭 循环休克相关的呼吸衰竭发生在呼吸肌氧供需失衡时。代谢性酸中毒的呼吸代偿需要增加每分钟通气量以降低 $PaCO_2$。呼吸功的增加需要更多的氧气供应，这在休克时会受到影响。当氧气供应不足以维持较高的呼吸负荷时，呼吸肌会疲劳并失效。

5. 肺水肿 流体静力压控制液体通过肺泡膜的净流量，并与肺泡膜的通透性和表面积成正比，也与毛细血管和肺泡的流体静力压力和肺泡内压之间的平衡成正比。在正常肺中，液体从毛细血管外渗入肺泡的过程与淋巴系统排出肺水的能力相匹配。流体静力压失衡会导致肺水肿，主要原因是心源性肺水肿的高流体静力压或非心源性肺水肿的肺泡毛细血管通透性增加。在心源性肺水肿中，肺泡液的正常潮落和流量的恢复通常是迅速的，因为升高的流体静力压通过利尿和负液体平衡治疗下会迅速恢复正常。相反，非心源性肺水肿的消退可能相对延长，因为肺泡膜完整性的恢复需要时间。肺水肿患者通常表现为呼吸急促、呼吸困难和低氧血症。

6. 心源性肺水肿　心源性肺水肿可表现为缓慢进行性加重的呼吸困难或突发性肺水肿的急性呼吸困难。缓慢进行性水肿是由于心功能下降和血管内和血管外液体的进行性积聚所致。致病因素包括药物效应（不依从性或剂量不足）、肾功能不全和呼吸道感染。突发性肺水肿是由突然的生理紊乱引起的，如血压突然升高、急性心肌缺血、急性心肌炎、急性瓣膜功能不全（如二尖瓣反流）或心律失常。左心充盈压力升高会导致肺静脉压和肺毛细血管床内流体静力压的增加。当左心房压力增加到18mmHg以上时，迫使渗出性水肿液体进入间质和肺泡，出现肺水肿。肺泡液影响氧气交换，导致低氧血症。

对肺水肿患者的评估应集中在呼吸窘迫的严重程度和所需的呼吸支持上，然后转向病因评估。胸部X线片和12导联心电图是治疗的基石，实验室评估应包括心肌肌钙蛋白、全血细胞计数（CBC）、生化全套（complete metabolic panel，CMP）和脑钠肽水平。经胸超声心动图可考虑更好地确定心脏结构和功能。

肺水肿的紧急治疗重点是纠正低氧血症和稳定呼吸窘迫。轻度到中度呼吸困难和低氧血症的患者通常可以通过鼻导管吸氧进行治疗，然而，更严重的呼吸困难可能需要无创或有创的机械通气。无创机械通气（non-invasive ventilation，NIV）可以更快地缓解呼吸道症状，减少插管的需要。呼吸稳定后，应考虑利尿和减少后负荷。袢利尿药是治疗容量超负荷的主要药物。低氧血症和呼吸窘迫随着肺水肿的消退和液体负平衡而改善。血管扩张药后负荷减少可减轻心脏负荷，并可能加速恢复。正性肌力药物和先进的机械辅助等治疗心力衰竭的方法也可以在适当的临床环境中考虑使用。

7. 非心源性肺水肿　非心源性肺水肿最重要的原因是急性呼吸窘迫综合征（ARDS）。非心源性肺水肿的病因包括神经源性、弥漫性肺泡出血综合征、药物诱导（如纳洛酮）和负压性肺水肿。初步治疗包括氧疗、NIV或有创机械通气稳定呼吸窘迫。袢利尿药通常用于液体负平衡，这取决于患者的稳定性。

8. 负压性肺水肿　当胸腔内压力（深呼吸）对阻塞的气道产生极端负压时，就会发生负压性肺水肿。阻塞可由气管导管阻塞、喉痉挛或上呼吸道阻塞引起。巨大的负吸气力作用于阻塞的气道，产生真空效应，将液体吸入肺泡，导致肺水肿，其特征为粉红色、泡沫状的痰。临床表现可以是立即的，也可以是延迟的。有一种误解认为，负压性肺水肿通常与能够产生显著的胸腔内负压的个体有关；然而，许多发展为这种疾病的患者既往都有心脏病。

9. 急性呼吸窘迫综合征　急性呼吸窘迫综合征是呼吸衰竭的常见原因，每年影响20万人，占所有ICU入院人数的15%。ARDS的特点是弥漫性肺泡损伤使肺泡毛细血管通透性增加，导致肺水肿、低氧血症和呼吸窘迫。最常见的原因是肺炎（病毒或细菌）、脓毒症、创伤、胃内容物反流误吸、输血相关、药物和胰腺炎。ARDS的诊断需要低氧血症、胸部X线片上双侧肺部的渗出、与临床损害相关的肺水肿，以及心功能不能完全解释的肺水肿。ARDS的严重程度是用PaO_2/FiO_2（氧合指数）的比值来衡量的，氧合指数200～300，为轻度ARDS；氧合指数100～200为中度ARDS；氧合指数< 100为重度ARDS，其与死亡率增加（26%～35%）相关。ARDS的死亡原因通常与多系统器官衰竭和细菌感染所致的脓毒症有关。

ARDS的治疗是支持性的，需要对潜在疾病进行治疗（如抗生素和脓毒症的源头控制）。ARDS的主要治疗方法是肺保护性通气和保守液体管理。肺保护性通气包括低潮气量通气（6ml/kg），将平台压维持在$30cmH_2O$以下，以及为避免呼吸机诱导的肺损伤（容积伤和气压伤）而允许的高碳酸血症。ARDS的保守液体治疗在循环休克缓解后开始（12h内不再需要液体补充或血管升压药）。保守液体治疗策略的目标是通过利尿达到500ml/d的净液体负平衡，这样可以减少呼吸机依赖天数和 ICU 住院时间。几种辅助治疗可能会进一步降低严重 ARDS 的死亡率，包括用顺式阿曲库铵短期肌松、在 ICU 俯卧位通气，以及体外膜氧合（ECMO）。具体情况建议咨询重症监护专家。

10. **慢性阻塞性肺疾病** 慢性阻塞性肺疾病是一种非常常见的疾病，预计到 2020 年将成为第三大死因。吸烟是主要的危险因素，70% 的 COPD 患者有心血管病共病。慢性阻塞性肺疾病会引起持续的低级别炎症反应，加速动脉粥样硬化，并使心血管死亡的风险增加 2～3 倍。常见的术后并发症包括肺炎、呼吸衰竭、心肌梗死、心搏骤停、脓毒症、再手术和肾损伤或衰竭，毫无疑问，其中，COPD 是这些术后并发症的主要危险因素。

慢性阻塞性肺疾病的特征是慢性进行性气流受限，其原因是肺实质受损或气道发炎。症状包括呼吸困难、呼吸窘迫体征（辅助肌肉的使用）、排痰量增加和慢性咳嗽。尽管还有其他风险因素，如环境暴露和罕见的基因缺陷（α_1 抗胰蛋白酶），暴露于烟草烟雾是慢性阻塞性肺疾病最普遍的风险因素。常见的体检结果包括呼气喘息、呼气时间延长、呼吸声音减弱和桶状胸。肺活量测定可以进一步证实诊断。COPD 的严重程度很重要，因为它与病情恶化的风险增加直接相关。全球慢性阻塞性肺疾病倡议开发了一种基于第 1 秒用力呼气容积（forced expiratory volume in one second，FEV_1）的简单疾病严重程度量表，假设患者的 FEV_1/FVC（用力肺活量）比值 <0.7。$FEV_1 <80\%$ 预测值为轻度，FEV_1 50%～79% 预测值为中度，FEV_1 30%～49% 预测值为重度，$FEV_1 <30\%$ 预测值为非常严重。病情恶化的其他危险因素包括胃食管反流性疾病、哮喘、心力衰竭、癌症和呼吸道感染。

对于麻醉科医师来说，认识到手术患者 COPD 的严重程度是很重要的。对于有 COPD 风险或已确诊为 COPD 的患者，术前应考虑进行肺功能检查。需要手术的 COPD 患者的肺功能状态和肺活量数据的特殊标准尚未建立，这应该咨询肺科医生。COPD 的标准医疗方法包括戒烟和缓解症状的吸入器。使用 β_2 受体激动药（沙丁胺醇、沙美特罗）和（或）抗毒蕈碱（噻托溴铵）的支气管扩张药治疗很常见，吸入皮质类固醇也是如此。当患者出现静息性低氧血症、肺动脉高压或心力衰竭时，需增加氧疗。在围术期继续使用这些药物是有益的。

慢性阻塞性肺疾病的加重的特点是症状加重，从喘息增加到高二氧化碳性呼吸衰竭。治疗包括氧气呼吸支持、无创或有创机械通气和医疗管理。无创机械通气是治疗重度 COPD 加重的主要手段，已被证明可以降低死亡率、插管需求和住院时间。在围术期，麻醉科医师应意识到无创机械通气（NIV）的相关禁忌证，如精神状态下降、保护气道或吸入风险的能力、近期或严重的面部手术或创伤、血流动力学不稳定和上消化道（gastrointestinal，GI）手术。在启动 NIV 之后，需要频繁地对患者进行评估。NIV 失败的定义是呼吸性酸中毒在开始后 1h 内没有改善或恶化，应考虑插管。精神状态下降和呼吸功增加是 NIV 失败的另一个迹象，提示可能需要插管和机械通气。慢性阻塞性肺疾病急性加重的药物治疗包括呼吸道感染的抗生素、吸入型 β 受体激动药（如沙丁胺醇）和抗胆碱能药物（如异丙托溴铵）。全身性皮质类固醇也被推荐使用。

三、血液系统

围术期医学和麻醉重症监护的许多方面涉及血液系统。在围术期，临床医生经常受到血液系统紊乱的挑战，这可能会损害氧输送或凝血级联反应。血液学部分重点介绍麻醉师在围术期的所有阶段可能面临的两个临床挑战，大出血和静脉血栓栓塞（VTE）。

（一）大出血

大出血是全世界发病率和死亡率的一个重要原因。麻醉科医师在各种临床情况下都会面临大出血，其中包括创伤、产科出血、消化道出血和大手术（如心脏、脊柱、移植）。大出血的定义是在 24h 内需要超过 10 个单位的浓缩红细胞（PRBC）或 1 名患者的总血量，在 1h 内输注超过 4 个单位的 PRBC，或者在 3h 内更换超过

50% 的总血容量。大量输血的凝血障碍可由低体温、稀释性凝血障碍、血小板功能障碍、纤溶和低纤维蛋白原血症迅速发展而来。大量输血引起的病理生理变化引起了临床对更高的输血比例（血浆∶血小板∶红细胞比例，如 1∶1∶1）的兴趣，并已被证明对防止创伤患者的早期死亡（24h内）是有效的。血浆、血小板和红细胞的确切比例尚未确定，一项针对创伤患者的大型研究比较了 1∶1∶1 和 1∶1∶2 的比例，结果显示 24h 或30 天的死亡率没有差异。Meta 分析研究表明，没有强有力的证据表明可以使用精确的血液产品输血比例。目前尚不清楚高血小板∶血浆∶红细胞比例是否可推广到其他患者群体。

大出血的治疗依赖于多学科方法，加强监护团队与血库和实验室等支持性服务之间良好的沟通和效率。制订大量输血方案，克服体制障碍，帮助促进这些危重患者的护理。存在多种方案，并且血小板∶血浆∶红细胞的比例各不相同，但它们都与基于公式的方法（无须实验室测试）有关，以协调各部门之间的沟通并提高效率。坚持大量公式化输血方案与提高大出血的存活率有关。基于实验室检测结果相关的输血方案受到实验室周转时间长和随后实验室测试的相关性的限制。基于床旁检测的大量输血方案，如血栓弹力图（TEG）和血栓弹性测定法（thromboelastometry，TEM）已被证明不逊于公式化方案。基于 TEG和 TEM 的方案实际上可以减少血液产品的使用量，这可能导致与输血相关的发病率和死亡率的降低。

1. **大量输血的并发症**　大出血的主要并发症之一是失血或输血不足导致的死亡，占相关死亡的 40%。大量输血引起的凝血障碍和治疗在前一节进行了阐述。与输血相关的反应也可能导致显著的发病率，包括溶血性和非溶血性反应；免疫反应，如输血相关的急性肺损伤；循环影响，如与输血相关的循环超载；代谢影响，包括低钙血症、低镁血症、高钾血症、低灌注所致的代谢性酸中毒和体温过低。并发症更有可能发生在先前存在并发症的患者中，包括心脏病患者。

2. **围术期静脉血栓栓塞的预防和治疗**　静脉

血栓栓塞是术后常见的严重并发症。在适当预防的情况下，静脉血栓栓塞的总体风险为 1%，但在高风险手术（如关节置换术）中，风险可能高达 2.5%。危险因素包括年龄超过 60 岁、静脉血栓栓塞或血栓形成史、癌症、心力衰竭或感染等共病情况、卧床或活动水平降低 3 天或更长时间、肥胖，以及入住 ICU。高危患者患静脉血栓栓塞的风险可能高达 6%。美国胸科医师学会关于预防 VTE 的指南分为 4 类患者，包括极低风险、低风险、中度风险和高风险，相应的 VTE风险分别 < 0.5%、1.5%、3% 和 6%。非常低风险的患者不需要药理学或机械性静脉血栓栓塞预防。连续加压靴推荐给低风险患者。中等风险的患者应该接受序贯加压靴子，并用类肝素进行药物预防。对高危患者的建议是术后延长 4周的机械性和药物预防措施。接受关节置换术的患者术后 VTE 并发症的风险特别高，建议将低分子肝素（LMWH）、华法林、达比加群、阿哌沙班或利伐沙班等 VTE 的化学预防时间延长至 35 天。对于有抗凝禁忌证的 VTE 高危患者，可考虑使用下腔静脉（inferior vena cava，IVC）滤器。

静脉血栓栓塞的治疗可分为两个亚型，深静脉血栓形成（deep venous thrombosis，DVT）和肺动脉栓塞（PE）。这两种情况都需要在没有禁忌证的情况下抗凝；然而，对心血管和肺系统有重大影响的 PE 可能会从溶栓治疗中受益。DVT和 PE 初始治疗的胸部指南建议静脉抗凝（例如，肝素，或者阿加曲班治疗肝素诱导的血小板减少症）或口服利伐沙班。最初的静脉血栓栓塞应该用低分子肝素、磺达肝素或华法林治疗 3 个月。新型口服抗凝血药（NOAC）也获得了 VTE 治疗的批准。静脉血栓栓塞但不能抗凝的患者可以从下腔静脉滤器中受益。

PE 的表现包括呼吸困难、胸痛和偶尔咯血。重度 PE 定义为伴有低血压（收缩压<90mmHg）和休克的 PE。它发生在 4.5% 的 PE 中，并且与非常高的死亡率（约 50%）相关。虽然肺动脉栓塞诊断方法的金标准是肺动脉造影，但通常不是必需的，因为胸部的 CT 血管成像（computed tomography angiography，CTA）具有很高的敏感性和特异性。V/Q 核医学扫描偶尔可用于血流动力学稳定但 CTA 禁忌证的疑似 PE 患者的诊断。超声心动图对于不能进行胸部 CTA 检查的低血压患者可能是有用的。超声心动图既不敏感也不特异，但新的右心室扩张和功能不全提示可疑 PE 中存在大面积 PE。血栓可见于右侧心脏结构或肺动脉。此外，如果低血压患者的右心室正常，那么由 PE 诱发的低血压可能性不大。

血流动力学稳定的 PE 除了抗凝外不需要额外的治疗。根据胸部指南和欧洲心脏病学会的建议，大面积 PE 的治疗重点是肺再灌注和血栓溶解，以及全身溶栓治疗。由于大面积 PE 死亡率高，如果全身溶栓治疗存在禁忌证，则应该考虑导管引导的溶栓治疗、导管引导的取栓或外科取栓。如果在右心室发现血栓的证据，外科取栓术可能比导管引导取栓术更可取。支持性治疗包括插管和机械通气的呼吸支持，以及血管升压药和强心药的血流动力学治疗。

（二）脓毒症

感染和脓毒症占 ICU 所有入院人数的 21%，每年 75 万例。最常见的感染部位是呼吸道、血液、泌尿生殖系统、腹部和假体设备感染。严重脓毒症的死亡率已有明显改善，但仍保持在 18%～30%。麻醉科医师可以在多个环境中遇到脓毒症患者，包括用于感染源控制的手术室（例如，肾盂肾炎或肾盂积水的输尿管支架手术，消化道脓毒症的剖腹探查术），手术室外场所［如诊断放射学、介入放射学、经内镜逆行胆胰管成像（ERCP）的 GI 实验室］，以及用于支持性操作和管理的 ICU（如插管、血管通路操作、动脉导管放置）。

脓毒症的定义包括疑似或确诊的感染和全身炎症反应综合征（SIRS）。SIRS 标准包括体温失调（>38.3℃ 或 <36.0℃）、心动过速（心率>90 次 / 分）、呼吸急促（呼吸频率>20 次 / 分），以及白细胞增多或白细胞减少。严重脓毒症包括脓毒症的标准和器官功能障碍的客观证据。脓毒症休克是指对积极的液体复苏无效的血管扩张性休克。必须重申的是，脓毒症是一种综合征，其

临床表现跟引起脓毒症的感染症状有千差万别。其临床表现还取决于相关的器官系统功能障碍和先前存在的并发症情况，如心脏病和 COPD。

脓毒症患者的初始治疗围绕 3 个概念，包括感染源控制、抗生素和早期目标导向复苏。对疑似脓毒症患者的初步评估应侧重于感染的解剖病因学。详细的病史和体格检查可以帮助指导诊断检查。应获得静脉注射通路，并进行实验室检测，其中包括血培养、CBC、CMP、脂肪酶、凝血参数和乳酸。放射检查可能涉及胸部 X 线片，也可能涉及更先进的成像，如 CT。如果确定为解剖性感染，则可能需要通过手术、介入放射学或 ERCP 进行感染源控制。

对于疑似脓毒症的患者，应尽早使用经验性广谱抗生素。对于有感染风险的患者，应考虑使用抗病毒和抗真菌药物。靶向抗生素治疗应该推迟，直到确定了致病微生物并确定了对抗生素的敏感性。

拯救脓毒症运动建议对出现脓毒症相关性低血压和血乳酸水平升高的患者进行程序化复苏。治疗目标包括积极给予晶体液使中心静脉压达到 8～12mmHg，根据需要使用血管升压药使平均动脉压达到 65mmHg，每小时尿量>0.5ml/kg，通过红细胞输注使中心静脉血氧饱和度达到 70%，并使血细胞比容>30%。应根据需要考虑正性肌力支持。早期目标指导治疗可改善死亡率，减少器官系统功能障碍。去甲肾上腺素被认为是脓毒症休克的首选加压药，如果需要，血管加压素通常被作为二线药物。乳酸清除率也是脓毒症复苏的明确目标。

必须注意的是，来自拯救脓毒症运动的程序化复苏建议受到了来自大型随机对照试验的质疑，这些试验比较了早期脓毒症患者的非程序化治疗和程序化早期目标指导治疗，发现在死亡率、住院时间或器官系统支持时间方面没有差异。根据这一新信息，脓毒症指南可能会被修改。

由于血管扩张状态增加了心脏负荷，心脏受损的患者可能很难满足这一需求，因此脓毒症对既往有心脏病的患者来说是一个重大挑战。脓毒

症心力衰竭患者的死亡率可能高达 70%。此外，脓毒症状态包括强有力的心肌抑制。先进的肺动脉导管血流动力学监测、超声心动图、经肺热稀释或脉搏波形分析可能对血流动力学优化有用。

患者围术期的麻醉管理包括前面讨论的所有因素，包括抗生素、静脉液体复苏和血管升压药。麻醉的诱导和维持可能是一个相当大的挑战，因为大多数药物本质上都是扩张血管的。尽管存在对单剂量依托咪酯后肾上腺抑制的担忧，临床上仍然可以考虑氯胺酮和依托咪酯。如果使用丙泊酚，应强烈考虑减少剂量。脓毒症时麻醉气体的最低肺泡有效浓度降低。除上述措施外，术中可考虑使用动脉和中心静脉导管、肺动脉导管、脉压变化或经食管超声心动图进行血流动力学监测。也可以考虑在 ICU 康复和术后气管插管。

在非心脏手术中减少主要心脏不良事件及全因死亡率：围术期策略

Reducing Major Adverse Cardiac Events and All-Cause Mortality in Noncardiac Surgery: Perioperative Strategies

Antonio Pisano　Michele Oppizzi　Stefano Turi　Giovanni Landoni　著

侯新冉　译

要点

1. 主要不良心脏事件（MACE）在接受非心脏手术的患者中相对常见。围术期心肌梗死（perioperative myocardial infarction，PMI）的发生率为 0.9%。然而，在没有其他心肌梗死标准［非心脏手术后心肌损伤（MINS）］的情况下，更大比例的患者在围术期心肌肌钙蛋白升高。

2. 急性冠状动脉综合征的预防和治疗策略在非手术环境下已经很好地确立，但是关于这些策略对围术期心肌损伤或 PMI 的发生率和预后的影响还缺乏明确的证据。许多具有心脏保护作用的治疗措施在围术期可能很难应用，甚至是有害的。

3. 与 MACE 风险增加相关的因素有患者特异性［高龄、美国麻醉科医师学会（ASA）级别、肾病、贫血］和手术特殊性（手术类型、紧迫性、复杂性、术中并发症）。有几个评分系统可以帮助临床医生在进行预测心脏不良事件的风险，以及识别需要预防措施和严格术中及术后监测的患者，包括术前（如修订心脏风险指数，国家手术质量改善计划）和术中（如 ANESCARDIOCAT）。

4. 风险分层在 PMI 或 MINS 患者中至关重要，因为治疗方案还取决于与心脏并发症相关的死亡率风险和治疗策略［双重抗血小板治疗、经皮冠状动脉介入治疗（PCI）本身的风险（主要是出血）］之间的谨慎平衡。

5. 心肌梗死溶栓术（thrombolysis in myocardial infarction，TIMI）和全球急性心脏事件登记表（Thrombolysis in Myocardial Infarction and Global Registry of Acute Cardiac Events，GRACE）评分可以可靠地分别预测 ST 段抬高心肌梗死（STEMI）和非 ST 段抬高心肌梗死（NSTEMI）患者 30 天、6 个月和 12 个月的死亡率。相反，出血风险可根据手术类型和患者相关因素进行预测（不稳定型心绞痛患者的快速风险分层可以通过早期实施 ACC/AHA 指南抑制不良结局，CRUSADE评分）。

6. NSTEMI 是最常见的 PMI 类型。与 ST 段抬高心肌梗死不同，它通常是由于心肌供氧和供氧之间的平衡受损而导致的，而非冠状动脉完全闭塞。因此，与 ST 段抬高心肌梗死相比，紧急血供重建的需要不那么严格，但预防或及时治疗贫血、低血压、缺氧、疼痛和心动过速是最重要的。

7. 对于围术期 ST 段抬高心肌梗死（STEMI）患者，尤其是具有良好预期寿命和中至大面积梗死的患者，应始终考虑 PCI。也许，只有低死亡风险和高出血风险的患者才应该单独接受药物治疗。

8. 除非有禁忌证，所有 MINS 患者应在 24h 内开始服用阿司匹林和小剂量口服 β 受体拮抗药。血小板受体 P2Y12 抑制药（氯吡格雷、普拉格雷、替卡格雷）可在充分降低出血风险时加入。血管紧张素转换酶抑制药应用于射血分数＜ 40%、高血压或糖尿病的患者，和稳定的慢性肾病患者。

9. 目前一种崭新的通过网络的"基于民主"的共识建立方法已被用于总结不同环境下，包括非心脏手术围术期，死亡率降低的最佳质量和最广泛认可的证据。

10. 血流动力学优化、无创性通气、神经轴麻醉、选择性肠道去污、避免术前短时间内使用 β 受体拮抗药可提高非心脏手术患者的生存率。氨甲环酸也可以用来降低死亡率，但还需要进一步的研究。

11. 主动脉内球囊反搏、挥发性麻醉药、去白红细胞输注、保护性肺通气和封闭负压引流治疗已被证明可以降低死亡率，尤其是在心脏外科手术中。我们可以合理地假设，这些干预措施在非心脏手术环境中也会产生类似的有益效果。

12. 其他对于非心脏手术患者生存率的可能影响，值得进一步研究的策略包括营养支持和维生素补充、镇静、吸入氧分数、高流量经鼻氧疗、早期肾脏替代治疗、体外机械循环支持，以及床旁凝血检测。

关键词

主要不良心脏事件（MACE）；围术期心肌梗死（PMI）；非心脏手术后心肌损伤（MINS）；死亡率；民主医学

尽管技术上有所改进，但目前主要的外科手术仍与高死亡率和高发病率相关。据报道，在欧洲大型非心脏手术后 30 天的总死亡率为 4%，在高危人群中，死亡率可以达到 6%。50% 的死亡是由主要不良心脏事件（MACE）引起的，包括非致命性心搏骤停、急性心肌梗死（AMI）、充血性心力衰竭（HF）或新现的心律失常。心脏并发症是导致术后发病和死亡的最常见原因，在接受外科手术的成年患者中，心脏并发症发生率高达 5%，对住院时间和住院费用都有重大影响。围术期心肌梗死（PMI）是最危险的心脏并发症，而冠状动脉性心脏病（CAD）是早期和晚期死亡率的主要决定因素。

一、围术期心肌梗死或损伤

根据第三种通用定义，心肌梗死（MI）是指心肌肌钙蛋白（cTn）的上升和下降，至少有一个值高于第 99 百分位参考上限（＞ 0.014ng/ml），以及以下至少一个。

- 缺血性胸痛。
- 新的和显著的心电图（ECG）变化，如 ST 段或 T 波改变、左束支传导阻滞或 Q 波。

- 新的局部室壁运动异常（超声心动图）。
- 冠状动脉内血栓（血管造影或尸检）。

非心脏手术后的心肌损伤（myocardial injury after noncardiac surgery，MINS）被定义为：①缺血引起的术后肌钙蛋白升高；②未达到其他 PMI 标准；③与预后相关。导致 PMI 的两种不同机制，PMI 1 型是由脆弱的冠状动脉斑块破裂引起的，或者罕见的是严重的冠状动脉痉挛，导致血小板聚集、闭塞（STEMI）或非闭塞性（NSTEMI）血栓形成，以及长时间心肌缺血导致细胞死亡。在尸检研究中，50% 死于 PMI 的患者的斑块破裂。2 型 PMI 通常是由于心肌供氧（减少）和需求（增加）之间的持续不平衡，再加上存在明显的阻塞性，但不是闭塞性的 CAD。大多数 PMI 2 型患者有 ST 段压低（NSTEMI）。由于手术相关的炎症和高凝状态，以及围术期增加斑块破裂风险（疼痛、高血压、儿茶酚胺水平升高）、增加心肌氧耗量（高血压、心动过速、左心室舒张压升高），或者心肌供氧减少（失血、贫血、低血压、缺氧、心动过速、冠状动脉收缩）的围术期因素，患者尤其容易发生缺血性不良事件。NSTEMI 是最常见的 PMI 类型。与 STEMI 患者相比，NSTEMI 患者年龄普遍偏大，多支血管或左主干 CAD 的发生率更高，且常有多种危险因素和并发症。

（一）围术期心肌梗死流行病学

住院患者非心脏手术围术期心肌梗死发生率为 0.88%。然而，根据不同人群、手术类型（大手术或小手术、血管性手术或非血管性手术）、不同的定义和所使用的肌钙蛋白临界值，发病率存在很大差异。总的来说，在过去的几年中，PMI（尤其是 STEMI）的发病率已经下降，这是由于许多因素，包括谨慎的风险分层、更恰当的医疗治疗和高危患者的术前心肌血管重建、更广泛地使用微创手术方法，以及围术期护理的优化。大多数 PMI（80%）发生在病房，尤其是术后 48~72h；只有 20% 的 PMI 发生在手术室。然而，在接受骨科手术的患者术后的前 2 周内，风险仍然较高。患者通常在术后 72h 内出现最强的应激反应。有几个因素可能会影响心肌氧供（DO）- 心肌氧耗（MVO）平衡，包括停药或减少剂量、术前饮食、电解质紊乱、疼痛、焦虑、应激反应、出血，神经内分泌变化（术后疼痛和其他应激引起的儿茶酚胺释放增加）和凝血机制的改变。

（二）心肌缺血和心肌梗死的诊断

在围术期，心肌缺血的诊断可能被忽视。事实上，有些心肌损伤患者没有达到 PMI 诊断标准。典型的心绞痛症状发生在不到一半的患者身上，而且这些症状常常被止痛药、高龄和糖尿病所掩盖。有些患者会出现模糊的胸痛、呼吸急促、血流动力学不稳定和心悸。然而 ST 段压低是相当常见的，见于 30% 的患者，20% 的患者发生 T 波倒置，10% 的患者有 ST 段抬高。相反，40% 的患者心电图改变可能只是轻微或短暂的。然而，连续心电监护的应用并不广泛，实施起来也比较困难。

由于临床症状和心电图改变都不能保证 PMI 的早期识别，最好的诊断工具是 cTn，它也是短期和中期死亡率的独立预测因子。然而，在某些情况下，由于肾功能不全、脑疾病和炎症的干扰，对 cTn 升高的解释可能很麻烦。

（三）风险分层与防范

在非心脏手术期或之后发生心脏缺血并发症的患者的治疗首先通过识别可以预测复杂病程的因素和标志物来预防。与 MACE 风险增加显著相关的因素有：①患者相关，高龄、较高的美国麻醉科医师学会（ASA）分级和心脏风险指数、肾脏疾病和贫血；②手术相关，手术类型（急诊或紧急手术，大手术，尤其是血管）和术中并发症（严重低血压、严重出血、心率加快）。

1. **患者年龄**　在 70 岁以上的患者中，PMI 和 MINS 的风险几乎增加了 1 倍，尤其是有心血管（cardiovascular，CV）危险因素的男性。冠状动脉性心脏病的死亡率与年龄密切相关。据估计，由于人口老龄化，这一问题在未来几十年内还会增加。老年患者更虚弱，有多种并发症，并表现出更严重的冠状动脉性心脏病。在经皮冠状动脉介入治疗（PCI）过程中，由于冠状动脉钙化较重，冠状动脉和外周动脉的解剖结构复杂，手术相关并发症（如对比剂诱发的肾病、血管或神经系统并发症）的风险增加，而患者对出血的耐受性降低，因此，他们往往面临更大的技术挑战。

2. **心脏风险指数**　采用两种临床指标来评估患者围术期心脏并发症的风险。修订的心脏风险指数（RCRI）包含 6 个独立变量，用于预测心脏并发症的风险，缺血性心脏病病史、心力衰竭、脑血管疾病、糖尿病、慢性肾脏病（血清肌酐＞2mg/dl）和重大手术（腹股沟上血管、胸腔内和腹腔内）。围术期心脏并发症（如非致命性 AMI 和非致命性心搏骤停）和死亡的风险随着指数评分的增加而增加。例如，在一项包括 782 969 名患者的大型队列研究中，RCRI 为 0 患者的住院死亡率为 1.4%，RCRI 为 1 的患者为 2.2%，RCRI 为 2 患者为 3.9%，RCRI 为 3 患者为 5.8%，RCRI 为 4 及以上的患者的住院死亡率为 7.4%。

RCRI 是目前应用最广泛的心脏危险分层工具。然而，它也有一些局限性，包括其相对较低的鉴别能力。事实上，尽管 RCRI 在区分非心脏手术后会发生心脏事件的患者和未发生心脏事件的患者方面表现相对较好 [曲线下面积（AUC）为 0.75]，但对于接受血管外科手术的患者（AUC，0.64）的准确性较差，预测全因死亡率的能力较差（平均 AUC 为 0.62）。

为了克服 RCRI 的这些局限性，国家外科质量改善计划（NSQIP）评分被制订，并在211 410 名手术患者中进行了验证。这个模型包括年龄、ASA 分级、功能状态、异常血清肌酐，以及一个新的和更合适的基于器官的外科手术分类。风险可以通过互联网上的风险计算器进行量化。NSQIP 评分的判别或预测能力明显优于RCRI（AUC，0.88），并且在血管外科患者中也表现良好。

3. 肾脏疾病　与术后不良预后相关的最重要的并发症是慢性肾脏病（CKD）。肾功能受损患者的心脏不良事件发生率和住院时间显著增加，尤其是 3b 期以后的 CKD 患者（估计肾小球滤过率< 45ml/min）。

大多数心血管疾病的危险因素，如老年、糖尿病、收缩期高血压和低水平高密度脂蛋白胆固醇，加上炎症和血栓形成环境，在 CKD 患者中都非常普遍。冠状动脉性心脏病和瓣膜病在这些患者中更为常见和严重，其中一半的死亡是由心脏原因引起的。CKD 相关贫血也会减少心肌供氧，并与心肌病有关。左心室肥厚增加心肌需求并发展为舒张功能障碍，损害心内膜下灌注，并可能并发舒张性心力衰竭（僵硬的心室更容易受到前负荷和后负荷变化、心动过速和心房颤动或其他心律失常期间心房泵血能力丧失的影响）。

一些预防措施可能有助于降低 CKD 患者围术期心脏事件的风险。压力测试可以识别冠状动脉性心脏病患者。建议在全身麻醉前停止 ACEI治疗≥10h，以降低诱导后低血压的风险。贫血可能需要术前输血、补充铁或服用促红细胞生成素。终末期肾病患者应于术前一天透析。

手术过程中的主要目标包括平均动脉压>65mmHg（对未控制的高血压患者应该更高）和充足的容量状态。围术期应特别注意镇痛需求。阿片类药物可能在 CKD 患者体内蓄积，增加呼吸抑制的风险，但不建议使用非甾体抗炎药，因为它有恶化肾功能的风险。

在肾损害患者中，测定肌钙蛋白的基线值并与术后比较是合适的。肌钙蛋白值在轻度肾病时也可能升高，这可能反映了微梗死或左心室肥大。

4. 贫血与输血　在外科手术人群中，尤其是老年患者，术前贫血的患病率正在上升。在欧洲一项大样本（39 309 名患者）研究中，有 31% 的男性和 26% 的女性出现贫血（根据世卫组织的标准定义，贫血为男性血红蛋白< 13g/dl，非妊娠女性血红蛋白< 12g/L）。术前贫血通常与肾脏疾病、冠状动脉性心脏病、心力衰竭、糖尿病和肝硬化等并发症相关，并与死亡率增加有关。事实上，贫血降低氧供，增加心率，并可能并发低血压。

在调整了包括输血在内的主要混杂因素后，术前贫血与 90 天死亡率增加 2 倍以上有强相关性，术后重症监护病房（ICU）收住率增加，以及对占用更多的 ICU 资源（血流动力学监测、机械通气、正性肌力药和血管活性药）。特别是，住院死亡率随着血细胞比容的降低呈线性增加。

虽然贫血与死亡率有关，但输血可能会增加死亡率（根据"二次打击"理论）。然而，最近的数据表明，围术期输血未必有害，尤其是在某些情况下，更为宽松的输血策略与降低死亡率有关。

接受择期手术的有贫血风险的患者应在术前4～8 周进行筛查，并确定贫血的原因（如失血、营养不足、肾脏疾病、慢性或炎症性疾病）并予以治疗。对于缺铁（血清铁蛋白<30μg/L）的患者，建议补充铁 [口服或静脉注射（IV），取决于铁状态或耐受性和手术时间]（1C 级推荐）。补铁对提高 Hb 浓度和降低围术期输血率的效果是被充分证明的。如果排除缺铁，建议使用红细胞生成素，直到 Hb 达 12～13g/dl（2A 级推荐）。使用这些药物治疗可减少 50% 患者的输血需求（数据来自联合研究，主要为骨科手术患者）。血栓并发症的风险，尤其是冠状动脉性心脏病、冠状动脉支架置入术或静脉血栓形成的风险，应予以考虑。

5. 手术方式 手术方式是导致 MACE 和死亡的重要危险因素。急诊和紧急手术是公认的死亡的最强危险预测因素，30 天死亡率增加了 3 倍以上。不幸的是，这在很大程度上是不可改变的风险因素。

与择期入院相比［调整后的比值比（OR）为 2.38］，围术期心肌梗死在急诊住院的患者中更常见，尤其是那些接受血管外科、胸科和非心脏的移植手术（这些都是 PMI 的独立危险因素）的患者。

与其他类型的非心脏手术相比，血管外科手术与心脏不良事件（PMI，心源性死亡）的风险高出 2～4 倍。事实上，冠状动脉性心脏病在接受血管外科手术的患者中更常见（患病率 37%～78%），高于其他非心脏手术患者。主动脉夹闭和开放、体动脉压突然变化、液体转移、单肺通气引起的缺氧、大出血继发的急性贫血、手术和输血引起的炎症或高凝状态都会引发围术期缺血和心肌梗死，尤其是冠状动脉性心脏病、急性心力衰竭或左心室功能不全的患者。

在最近的一项回顾性调查中，在接受大血管开放手术（OR=1.70）的患者中，手术优先级是唯一与 PMI 相关的术前危险因素。在这组患者中，与 PMI 相关的唯一的术后变量是最低血细胞比容和术后输血，因此，减少术中失血和优先考虑术中输血可能是预防心肌损害的潜在方法。

相关死亡率最高的血管手术是腹主动脉瘤破裂手术，其次是择期胸腹主动脉置换术、下肢动脉旁路术和颈动脉内膜切除术。需要下肢截肢的患者也有弥漫性和严重的冠状动脉性心脏病（在病理学研究中高达 92%）。因此，这些患者的围术期风险很高，据报道 30 天死亡率高达 17%，而 PMI 是术后死亡的主要原因。相反，主动脉腔内修复术（EVAR）与减少心肌应激相关，从而降低围术期心肌损伤的发生率。然而，EVAR 后肌钙蛋白水平的升高与心脏不良事件的长期发生率较高相关（3 年随访期发生 49 例，发生率占 15%）。

6. 术前凝血改变 最近对非心脏手术围术期心血管事件的一项国际前瞻性队列研究（VISION）发现，术前高凝状态的血液标志物升高与接受血管手术的患者发生 MINS 的风险增加有关。特别是，与无心肌损伤的患者相比，MINS 患者有较高的Ⅷ因子浓度（186 vs. 155%，$P = 0.006$）、血管性血友病因子活性（223 vs. 160%，$P < 0.001$）、血管性血友病因子浓度（317 vs. 237%，$P = 0.02$）、纤维蛋白原浓度（5.6 vs. 4.2g/L，$P = 0.03$）、D- 二聚体（1680 vs. 1090ng/ml，$P = 0.04$）、纤溶酶 – 抗纤溶酶复合物（747 vs. 512ng/ml，$P = 0.002$）和 C 反应蛋白（10 vs. 4.5mg/L，$P = 0.02$）。

（四）心脏生物标志物

1. 术前肌钙蛋白 心肌肌钙蛋白对检测少量心肌坏死具有较高的敏感性。cTn 水平升高表明心肌损伤的存在，但不是其潜在原因。除 AMI 外，肌钙蛋白释放可能与许多其他疾病有关，包括心力衰竭、败血症和终末期肾病（框 22-1）。不管 cTn 释放的原因是什么，cTn 水平升高总是意味着预后不良。在接受血管外科手术的患者中，术前 cTn 值升高的比例各不相同。在现有的最大的临床试验中，在高达 24% 的患者中发现术前 cTn（高敏感性肌钙蛋白 T，hsTnT）升高，并且它与 PMI、心源性死亡和全因死亡的高风险独立相关。此外，hsTnT 与心脏危险指数（AUC，0.65）和钠尿肽水平（AUC，0.76）相关，显示出一个附加价值（AUC，0.80）。在 hsTnT 水平高于 0.014ng/ml 的患者中，9.4% 的患者出现了终末

框 22-1　无心肌缺血时肌钙蛋白升高的原因	
心脏原因	**非心脏原因**
• 心力衰竭	• 败血症和感染性休克
• 心律失常	• 肺动脉栓塞
• 心脏复律	• 特发性肺动脉高压
• 埋藏式自动复律除颤器	• 肺水肿
• 心肌炎	• 慢性肾病
• 心包炎	• 脑卒中
• 心脏淀粉样变性	• 蛛网膜下腔出血
	• 大剂量化学治疗
	• 拟交感神经药物

事件（包括全因死亡、PMI、急性心力衰竭和心搏骤停），而 hsTnT 水平不超过 0.014ng/ml 的患者为 1.9%（$P < 0.001$）。与不良结局相关的 cTn 升高的可能原因包括无症状心肌缺血或微梗死、左心室功能障碍、脑血管疾病、肾功能损害、败血症、肺动脉高压和肺动脉栓塞。在高危外科患者的常规术前检查 cTn 的必要性仍然存在争议。根据 2014 年欧洲心脏病学会 / 欧洲麻醉学会（ESC/ESA）指南，可考虑对高危患者在重大手术术前和手术后 48～72h 进行 cTn 评估（Ⅱb 类，B 级），即使应考虑到该试验的特异性不佳。对于术前肌钙蛋白水平升高的患者，一种实用的方法包括基线经胸超声心动图（主要评估心室功能和局部室壁运动）、心脏科会诊，以及在可行的情况下，推迟手术直到肌钙蛋白水平下降（图 22-1）。如果不能推迟手术，可采用微创手术方式，应建议进行有针对性的围术期监测和仔细的心脏管理优化。此外，应告知患者增加的风险。

2. **术后肌钙蛋白** 在非心脏手术术后 3 天内，评估 cTn 峰值水平有助于识别心肌损伤患者，即

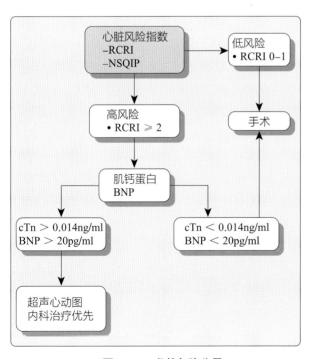

▲ 图 22-1 术前危险分层

BNP. 脑钠肽；cTn. 心肌肌钙蛋白；NSQIP. 国家外科质量改善计划；RCRI. 修订的心脏风险指数

使患者尚未出现症状或 ECG 改变。此外，该值是 30 天死亡率的独立预测因子。在最近一项大型国际队列研究中，来自五大洲的 15 065 名 45 岁或以上的患者参与了研究，其中 8% 的患者在非心脏手术后 3 天内发现 TnT（≥ 0.04ng/ml），是 30 天死亡率的独立预测因子（9.8% vs. 1.1%；调整后的比值为 4.82）。在另一个 2216 名年龄 > 60 岁的非心脏手术患者参与的队列研究中，有 19% 的患者出现 cTnI 升高。这些患者的 30 天死亡率为 8.6%，而没有 cTnI 升高的患者为 2.2%（$P < 0.001$）。cTnI 升高较低（0.07～0.59ng/ml）的患者的相对死亡风险为 2.4，而升高较高（≥ 0.60ng/ml）的患者的相对死亡风险为 4.2。中位死亡时间为 12 天。

最近一项对包括 2193 名接受非心脏、非血管手术的患者在内的 11 项研究进行的 Meta 分析发现，术后肌钙蛋白升高与术后 30 天（OR = 5.92）和术后 1 年（校正 OR = 3.0）的 MACE 密切相关，是 30 天死亡率（OR = 3.52）和 1 年死亡率（校正 OR = 2.53）的独立预测因子。

最近的两项大型观察研究证实，术后 cTn 升高与短期和长期死亡率之间存在强烈的相关性。在 21 842 名接受非心脏手术的患者中，多因素分析显示术后 hsTnT 水平峰值与 30 天死亡率相关；尤其是 hsTnT 值为 20～64ng/L（HR = 23.63）、65～999ng/L（HR = 70.34），以及 1000ng/L 或更高（HR = 222.01）的患者 30 天死亡率分别为 3%、9.1% 和 29.6%。hsTnT 的绝对值变化 5ng/L 或更高与 30 天死亡率的增加相关（HR = 4.69）。

在 12 882 名血管手术患者中，术后 TnT 升高与短期和长期死亡率渐进相关，术后前 10 个月内死亡率的危险比最大。

术后 cTn 监测对 45 岁以上的患者具有成本效益。根据上述证据，术后 cTn 监测似乎有助于早期识别心肌损伤和死亡风险增加的患者，也可能允许迅速启动适当的治疗干预措施。优化围术期护理包括预防低血压、心动过速、贫血、缺氧、疼痛、低血糖和低温，可预防术后肌钙蛋白升高和主要心脏事件，并可能降低死亡率。

3. B 型脑钠肽 B 型脑钠肽（BNP）是在多种生理刺激下从心肌释放出来的，包括缺血、心肌拉伸、炎症和其他神经内分泌触发因素。术前BNP 水平是短期心血管不良结局的独立预测因子。在广泛应用的术前风险分层系统（RCRI 和功能能力评估）中加入 BNP 可显著提高风险识别率（AUC 从 65% 提高到 80%）。氨基末端 B型脑钠肽前体（NT-proBNP）的预测价值比 BNP更高，这可能是因为它更能反映基线状态，并且由于其半衰期较长，受浓度瞬时波动的影响较小。

BNP 预测术后心血管事件的最佳临界值为BNP 为 20～30pg/ml（敏感性为 95%，特异性为44%），NT-proBNP 为 125pg/ml。在一项相对较小的前瞻性研究中，在接受主要非心脏手术的高危患者中，术前 BNP 水平＞40pg/ml 的患者，可以确定心脏事件风险增加近 7 倍。尤其是，BNP水平每增加 100 pg/ml，其相应的相对死亡风险增加 35%。BNP 检测应用于肾脏疾病患者是有争议的。

最后，BNP 水平正常（＜20pg/ml）的阴性预测值高达 96%，这一发现表明 BNP 水平正常的患者可以直接进行手术，无须额外的术前心脏检查。

在术前测定基础上，术后（第 1～3 天）测定脑钠肽（BNP）可显著提高 30 天（OR = 3.7）和 180 天以上死亡或非致命性心肌梗死的预测率。一项包含 2051 名患者的个体数据 Meta 分析表明，术后 BNP 值为 0～250pg/ml、＞250～400pg/ml和＞400pg/ml 的患者发生复合终点事件，包括30 天内死亡和非致命性心肌梗死，发生率分别为6.6%、15.7% 和 29.5%。

没有前瞻性、随机对照试验（randomized, controlled trial，RCT）调查围术期医学中使用BNP 指导管理。然而，根据 RCT 的 Meta 分析显示，在非手术治疗心力衰竭的患者中，BNP 指导的治疗患者全因死亡率降低了 48%，那么以下方法是合理的（图 22-1）。在存在临床危险因素和（或）体力下降的情况下，应在计划的大手术前 4～5 周进行 BNP 的测定。如果 BNP 水平小于最佳临界值（20pg/ml），患者可以继续手术，无须进一步检测。相反，如果 BNP 水平高于该阈值，则建议进一步检查，主要是超声心动图和BNP 指导的优化药物治疗（如限制液体、利尿药、ACEI、硝酸盐、β 受体拮抗药）。同时，必须防止由血管紧张素转换酶抑制药本身有时引起的肾功能恶化和低血压。在某些情况下，可以考虑采取特定的治疗干预措施。例如，左心室射血分数（LVEF）＜35% 且 QRS 波群较大（＞120ms）的有症状的 NYHA 功能性 III 类疾病患者的心脏再同步化治疗或严重功能性二尖瓣反流患者的经导管二尖瓣夹植入术。在手术前即可再次对 BNP 进行检测，可以调整围术期的治疗策略（例如，手术和麻醉技术的选择、围术期监测、液体、药物和设备管理）。

（五）围术期风险指数

被认为是术后不良心脏事件的独立预测因子的术中因素包括手术干预（血管外科手术）、复杂性（如手术时间、输血需求）、紧急程度，以及生理损伤（心动过速、持续低血压或高血压、体温过低）。

一项对 14 项研究（纳入的主要为非随机证据）的 Meta 分析发现，输血需求与术后心脏事件之间存在强烈的关联。不幸的是，不可能确定一个与不良心脏事件风险相关的准确点估计值。在一些纳入的研究中，心血管生理变量（例如，平均动脉压下降＞20mmHg 持续时间＞60min，基线收缩压增加＞30%，恢复室心动过速，跨二尖瓣血流速＜45cm/s）被证明与不良结局独立相关。但在唯一一项控制输血的研究中，没有观察到上述关联。这一发现表明生理变量（如低血压、心动过速和体温过低）可能与贫血共同导致需要输血的患者的心脏风险增加；但是，这些变量只有在不需要输血的情况下才能独立预测。

麻醉心脏评分（框 22-2）将接受择期或紧急非心脏介入治疗的患者分为 4 组，分别具有不同（极低、低、中等和高）严重不良心脑血管事件（MACCE）风险。该评分系统基于以下因素，术中低血压，定义为持续 1h 平均动脉压下降20mmHg 或 20% 以上；需要输血；冠状动脉性心

框 22-2 七项麻醉心脏评分因子[a]

- *CAD* 病史
- 慢性心力衰竭病史
- 脑血管病病史
- 慢性肾病
- 术前心电图异常（左心室肥厚、LBBB、ST-T 异常）
- 术中低血压（MAP 下降 ≥ 20mmHg 或 ≥ 20% 超过 1h）
- 输血

---

a. 主要不良心脑血管事件的危险性，0 个因子，1.5%；1 个因子，4.5%；2 个因子，8.9%；3 个因子以上，20.6%。
CAD. 冠状动脉疾病；LBBB. 左束支传导阻滞；MAP. 平均动脉压
经许可转载，引自 Sabaté S, Mases A, Guilera N, et al. Incidence and predictors of major perioperative adverse cardiac and cerebrovascular events in noncardiac surgery. *Br J Anaesth*. 2011; 107:879-890.

脏病、心力衰竭或脑血管疾病史；CKD；基线心电图异常，包括左心室肥大、左束支传导阻滞、ST 段和 T 波异常。如果这些因素都不存在（极低风险），MACCE 的预测率为 1.5%；1 个因素（低风险）为 4.5%，2 个因素（中等风险）为 8.9%；≥ 3 个以上因素（高风险）的预测率为 20.6%。在上述术后心脏不良事件的预测因素中，生理变量（以及在一定程度上，输血）是麻醉科医师可能改变的主要因素，因此可能为改善患者的预后提供机会。

（六）术后处理

对于 PMI 高危患者，应在术前检查时、术后即刻、术后 6h 和 12h 后采集心电图和肌钙蛋白血样，并在术后前 3 天每天采集 1 次，以检测早期心肌损伤。如前所述，心电图异常，如 ST 段压低、短暂 ST 段抬高或显著的 T 波倒置，可能会出现，但这些异常不是诊断 PMI 或围术期心肌损伤所必需的。咨询心脏病专家总是合适的。超声心动图有助于发现局部室壁运动异常的部位和范围，并量化整体心功能。

充分的镇痛和镇静是预防或减少交感神经刺激恶化心肌缺血的关键。当然，血流动力学稳定性在预防心脏不良事件方面起着关键作用；适当的血红蛋白水平（至少 ≥8g/dl，尽管改善结局可能需要更高的 Hb 值，如 9～10g/dl）来维持足够

的氧供。

最后，鉴于脓毒症或单纯发热（如心动过速）引起的"血流动力学"改变，以及与败血症和败血症性休克相关的心肌功能障碍，积极预防感染可能有助于降低 PMI 的发病率。

二、药物和经皮介入治疗用于围术期重大心脏不良事件的防治

在降低非心脏外科手术后 PMI 住院时间和改善长期预后方面，很少有 RCT 评估药物或介入治疗的疗效。因此，以下关于药物治疗和经皮冠状动脉介入治疗 PMI 的观点主要是根据非手术环境下急性冠状动脉综合征的治疗证据推断出来的，即根据冠心病监护治疗病房（coronary care unit，CCU）中普遍使用的策略进行调整到围术期 ICU 的场景。

（一）他汀类

他汀类药物（3- 羟基 -3- 甲戊二酸单酰辅酶 A 还原酶抑制药）通过减少斑块大小（通过降脂）、改变脂质核心的物理化学性质，以及减少氧化应激和炎症（通过抑制巨噬细胞聚集和金属蛋白酶的产生）来提高斑块的稳定性。

在治疗 PMI 的药物中，他汀类药物是最容易掌握的。事实上，禁忌证（如妊娠、急性肝损伤、卟啉症）并不常见，而高剂量通常也是安全的（横纹肌溶解和肌病很少发生）并且耐受性良好。然而，对于病程复杂的危重患者，应密切监测，因为他们可能是易被忽视的重要他汀类药物不良反应或药物相互作用风险增加的人群。对于需要通过与 CYP3A4 相互作用而增加他汀类血药浓度的药物（如钙通道阻滞药、抗真菌药物和大环内酯类药物）治疗的患者，使用普伐他汀或氟伐他汀可能更可取，因为这些他汀类药物主要不是由 CYP3A4 代谢的。相反，利福平、苯巴比妥、卡马西平和苯妥英钠同时诱导 CYP3A4 和 CYP2C9，从而导致经肝代谢的他汀类药物代谢增加。因此，他汀类药物的降脂效果可以因为同时使用这些药物而降低。最后，当他汀类药物开始治疗或他汀类药物使用发生任何变化时（普伐他汀除外），由于存在出血并发症的潜在风险，

建议对服用华法林的患者进行国际标准化比值（INR）的仔细监测。

即使直到最近围术期使用高剂量的他汀类药物对预防 PMI 似乎都是合理的，然而有证据显示这种策略可能是无效的（如果不是有害的），尤其是血管外科手术。在 LOAD 临床试验中，648 名有心脏事件风险的未服用他汀类药物的患者被随机分组，术前 18h 内服用 80mg，在接下来的 7 天内每天服用 40mg，阿托伐他汀或安慰剂。在全因 30 天死亡率、非致命性心肌梗死、心肌损伤和脑卒中方面没有观察到显著差异。尽管这项试验受限于缺乏足够的统计效能和高事件发生率，但最近在心脏手术患者中发现了类似的结果（见下文），在这些患者中，围术期开始服用他汀类药物除了不能有效预防心肌损伤外，还增加了急性肾损伤的风险。合理设计和有效的 RCT 应调查不同他汀类药物方案（如术前较长疗程）预防非心脏手术后 MACE 的有效性，以得出关于这一主题的明确结论。

（二）β 受体拮抗药

目前普遍认为，接受 β 受体拮抗药治疗的患者应在围术期继续使用这些药物。然而，β 受体拮抗药治疗是一把双刃剑。β 受体拮抗药通过降低心肌氧耗、房性和室性心律失常的发生率以及易损斑块的机械应力来发挥心脏保护作用。然而，它们可能导致低血压，并在需要时阻碍心输出量（CO）的增加。可能正是因为这种矛盾作用，在一项大型试验（POISE）中，未经选择的患者术中使用 β 受体拮抗药可降低 PMI，但导致脑卒中和死亡率的危险增加。

在持续性心肌梗死患者中使用 β 受体拮抗药的理由有两个，即在早期，这些药物可减少梗死面积；在接下来的时间，它们有抗心肌重塑作用。关于 β 受体拮抗药在 CCU 中的应用，美国心脏协会（AHA）和欧洲心脏病学会（ESC）的建议不同。

美国心脏协会指南建议，对于高血压或持续性缺血的心肌梗死患者，除非有禁忌证，否则在入院时给予静脉 β 受体拮抗药是合理的，并且所有没有禁忌证的患者应在最初的 24h 内开始口服 β 受体拮抗药（1 级，A 级）。β 受体拮抗药治疗的主要禁忌证包括有症状的心力衰竭、低心输出量状态、PQ 间期＞0.24ms、无心脏起搏器的二度或三度房室传导阻滞、活性哮喘和心源性休克的危险因素 [如 AMI 的延迟诊断（＞12h）、年龄＞70 岁、收缩压＜120mmHg、心率＜60 次 / 分，以及心率＞110 次 / 分]。

欧洲心脏病学会的指南没有那么明确，因为大多数试验是在现代再灌注策略出现之前进行的。常规早期静脉注射 β 受体拮抗药的作用尚不清楚，较高的静脉注射剂量可能与早期危险和死亡率增加有关。在没有进行再灌注治疗的患者，β 受体拮抗药的使用与减少包括死亡的不良事件有相关性。相反，在接受心肌血供重建术的患者中，其益处仅限于减少心肌梗死和心绞痛，但其代价是心力衰竭和心源性休克的风险增加。

使用 β 受体拮抗药，贫血是一个令人担忧的原因，尤其是在老年人。在一项大型的、单中心、倾向匹配的队列研究中，包括 4387 名急性外科贫血患者，β 受体拮抗药治疗仅当血红蛋白水平从基线水平下降超过 35% 时，才与 MACE 的高发生率相关（RR = 2.38，95%CI 1.43～3.96，P = 0.0009）。贫血可通过进一步限制氧供而加重 β 受体拮抗药的围术期不良反应。相反，当血红蛋白值在 9～10g/dl 时，心脏增加搏出量（SV）的能力依赖于心率。考虑到老年患者的循环系统异常，贫血和心输出量减少是 POISE 试验中发现的脑卒中率增加的潜在机制之一。

围术期 β 受体拮抗药使用策略　β 受体拮抗药可用于 ICU 中无禁忌证的 PMI 患者。然而，这些药物的使用应该采取一些预防措施。

由于 β 受体拮抗药具有抗缺血作用，所有未行 PCI 的患者均需口服 β 受体拮抗药。口服 β 受体拮抗药与血管紧张素转换酶抑制药和醛固酮拮抗药联合应用，也可用于中度至重度心肌梗死（LVEF＜40%）的冠状动脉血供重建患者，以达到抗心肌重构的效果。建议术后 2～3 天开始使用低剂量的 β 选择性拮抗药（比索洛尔 1.25mg/d，美托洛尔 25mg/d，每日 2 次）或 α/β 受体拮抗药（卡维地洛 6.25mg，每日 2 次）并随时间逐渐滴定剂量。最近的一项大型队列研究发现,不同 β 受体亚型拮抗药(美托洛尔、卡维地洛或阿替洛尔)相比,非心脏手术后的死亡率和发生 MACE 的风险没有差异,除了心肌梗死前接受卡维地洛治疗的患者的全因死亡率有所降低。

早期静脉给药应限于心动过速和高血压患者(以降低心肌氧耗)和心房颤动患者(需要控制心率时)。对于不接受 PCI 的患者,β 受体拮抗药的使用有更强的指征。在静脉注射 β 受体拮抗药之前,任何可能导致(代偿性)心动过速的危险情况都应排除或治疗。急性贫血患者可能需要输血,而不是(或之前)使用 β 受体拮抗药。超声心动图应排除左心室功能的严重损害,特别是与功能性二尖瓣反流或右心室功能不全有关的情况。由于其半衰期很短,艾司洛尔是一个有吸引力的选择[试验剂量为 20mg;在 30s 内给药 0.5~1mg/kg;随后连续输注 50μg/(kg·min),最高可达 300μg/(kg·min)]。

(三)依瓦布拉定(Ivabradine)

口服(2.5~5mg,每日 2 次)或静脉注射(5mg bolus,然后在 8h 内输注 5mg)依瓦布拉定,一种心脏起搏器"有趣通道"(funny channel)(I_f)抑制药,对于有低血压风险的患者可能是 β 受体拮抗药的替代品。对 124 名接受 PCI 治疗的患者进行了一项初步研究,证明了静脉注射依瓦布拉定治疗 STEMI 的有效性和安全性,与未接受依瓦布拉定治疗的患者相比,平均心率降低了 22 次 / 分,平均无低血压,左心室容积降低(抗不良心肌重塑效应)。

(四)血管紧张素转换酶抑制药和醛固酮拮抗药

对大面积 PMI,左心室收缩功能降低(LVEF<40%)或糖尿病患者,血管紧张素转换酶抑制药和醛固酮拮抗药(螺内酯,依普利酮)是高度推荐的(1 级,A 级)。血管紧张素转换酶抑制药可以安全地用于稳定的肾病患者(肌酐水平≤3mg/dl)。严重肾功能不全(男性肌酐>2.5mg/dl,女性>2mg/dl;或者血清钾水平>5mEq/L)患者禁用醛固酮拮抗药。对于不能耐受血管紧张素转换酶抑制药(咳嗽)的患者,推荐使用血管紧张

素受体拮抗药缬沙坦(80mg,每日 2 次;最高 160mg,每日 2 次),且耐受性良好。在治疗的第一周,应密切监测血清钾和肌酐水平。当在 24h 内开始使用血管紧张素转换酶抑制药时,对大面积心肌梗死患者的益处(抗心肌重塑作用)最大。然而,在术后早期积极的血管紧张素转换酶抑制药(以及 β 受体拮抗药)对血流动力学的影响仍有待研究。

(五)硝酸盐

硝酸盐如硝酸甘油通过降低左心室前负荷和后负荷降低心肌氧耗,并通过扩张电容血管增加冠状动脉血流量。然而,硝酸盐疗法的主要局限性包括由于外周血管扩张导致心率和收缩力的反射性增加,从而降低硝酸盐对心肌氧耗的血流动力学益处,和早期出现耐受性,以及缺乏对 MACE 有效性的证明。由于这些原因,静脉注射硝酸盐的时间很短(通常<24h),并且仅用于治疗持续性心肌缺血(ST 段抬高或压低),特别是当合并全身性高血压或心力衰竭时。硝酸甘油不应用于心肌缺血和低血压的患者,除非它与动脉血管收缩药(如去氧肾上腺素)一起使用,并且在右心室梗死患者(由于肺输出量的前负荷依赖性)应谨慎使用。由于没有证据显示可改善最终结局,长期(口服或经皮)硝酸盐的应用应限于不能耐受血管紧张素转换酶抑制药的心力衰竭患者。

(六)抗血栓药物

抗血小板药物是非手术治疗急性冠状动脉综合征的基石。早期和积极的双重抗血小板治疗(DAPT)通常用于预防冠状动脉完全闭塞或血管重建后支架血栓形成。尽管 DAPT 可显著减少心脏不良事件,但缺乏抗栓治疗是死亡的独立危险因素。然而,这种治疗策略的不良反应是增加出血事件的风险,特别是胃肠道出血,这是由于胃黏膜的直接损伤和前列腺素生成的抑制,而这在围术期可能特别危险。阿司匹林是公认的一线疗法(1 级推荐;证据水平:A)。初始负荷剂量为 162~325mg/d,随后减至 81~162mg 的维持剂量,以将出血风险降至最低。血小板受体 P2Y12 抑制药通常是在阿司匹林的基础上加用的,因为

DAPT 在减少不良事件方面优于单独使用阿司匹林。批准的 P2Y12 抑制药（1 级建议）包括如下方案。

- 氯吡格雷，600mg 负荷剂量，然后 75mg/d（证据水平：美国 B，欧洲 C）
- 普拉格雷，60mg 负荷剂量，然后 10mg/d（证据水平：B）
- 替卡格雷，180mg 负荷剂量，然后 90mg，每日 2 次（证据水平：B）

与单用阿司匹林相比，氯吡格雷可使 30 天时心血管死亡、非致命性心肌梗死和脑卒中的联合终点事件发生率降低 20%。然而，氯吡格雷的疗效受限于其作用的延迟（服用后数小时），其次是前药向活性代谢物的缓慢生物转化，以及患者对药物反应的实质性差异。氯吡格雷的另一个局限性是其不可逆的血小板抑制作用。替卡格雷和普拉格雷起效更快，血小板抑制作用更强、更持久。这些药代动力学和药效学优势转化为更大的结果改善。事实上，与氯吡格雷相比，替卡格雷和普拉格雷可使相同的联合终点事件分别减少 16% 和 24%。替卡格雷比普拉格雷有一些优势。普拉格雷不推荐用于有短暂性脑缺血发作或脑卒中病史的患者（剂量为 10mg/d），因为它增加了致命性颅内出血的风险，而且对于体重 <60kg 的患者或 75 岁以上的患者，普拉格雷既没有临床益处，也对出血更敏感。对于年龄 >75 岁或体重 <60kg 的患者，可以给予 5mg/d 的普拉格雷，但其疗效和安全性尚未进行前瞻性试验评估。此外，NSTEMI 患者冠状动脉造影前服用普拉格雷，与 PCI 时给药相比，主要终点事件发生率并未降低。

与更显著的抗血小板作用一致，替卡格雷和普拉格雷比氯吡格雷更常见大出血。然而，平衡安全性（出血）和有效性（减少不良后果）后仍倾向于支持普拉格雷和替卡格雷。

不幸的是，PMI 通常发生在手术后 3 天内，这一时间限制了这些药物在术后 ICU 环境中的早期和广泛使用，因为它们可能导致手术部位和胃肠道出血。暂时尚没有研究评估对 PMI 患者使用抗血小板药增加的手术区域出血的风险。可用数据主要来自于对心脏外科患者进行的调查，这些患者病情稳定，无 PMI，术后不久因为先前的冠状动脉支架而接受抗血小板药物治疗；这些调查显示出血、再探查和输血的风险增加。在一项涉及 10 010 名非心脏手术患者（其中 65% 接受了骨科或普通外科手术，只有 6% 的血管手术）的大型 POISE-2 研究中，围术期服用阿司匹林可使大出血的风险增加 20%（4.6% vs. 3.8%，HR = 1.23，95%CI 1.01～1.49，$P = 0.04$），但并未降低心梗或者死亡风险。

在 PMI 患者中应用 DAPT 的决定及其时机是具有挑战性的。围术期出血本身是不良结局的独立预测因子。大出血的住院死亡率为 10%～20%，而再梗死和脑卒中的死亡率分别为 10% 和 3%。造成如此高死亡率的原因是多因素的，包括并发症的负担、出血相关的血流动力学不稳定、输血对预后可能产生的不利影响以及停用抗血栓药物导致支架血栓形成或再梗死的风险。导致胃肠道出血风险增加的临床因素有高龄（>70 岁）、糖尿病、心力衰竭、有溃疡病史和既往胃肠道出血、酗酒和肾病。因衰老所致血管损伤高龄患者出血的风险更大；肾病患者有晚期弥漫性动脉疾病和凝血功能异常，更容易因清除率降低而导致抗血栓药物过量。

1. 抗血小板药物停药与桥接　对于第一代药物洗脱支架（DES）患者，双抗血小板治疗应至少持续 12 个月，对于第二代 DES，应至少持续 6 个月，因为早期停用与支架血栓形成的高风险相关。因此，除非手术组认为不停止 DAPT 治疗的出血风险是可以接受的，否则手术应该在可能的情况下适时推迟。此外，最近对 POISE-2 试验的一个亚组分析表明，术前放置支架时间超过 1 年的患者，如果随机分为围术期阿司匹林组和安慰剂组，阿司匹林可使 30 天内 MACE、心源性死亡和心肌梗死的风险降低。

如果延迟手术是不可能或不可取的（如癌症患者），可以考虑与其他抗血栓药物桥接。在外科实践中，低分子肝素（LMWH）桥接疗法在接受非心脏手术的冠状动脉支架患者中经常使用，虽然受到心脏病专家的批评，而且这种策略的有效性和安全性尚不清楚。最近的一项回顾性研究发现，在非心脏手术前使用低分子肝素桥接的患者中，AMI 的发生率更高，严重出血的风险也更高。对于支架血栓形成和心脏事件风险非常高的患者，应考虑使用静脉注射短效抗血小板药物如替罗非班进行桥接。此外，在预防血栓治疗的床旁（POC）监测下个体化策略的作用也值得研究。

2. 在降低出血风险的同时使用抗血栓药物的策略　有几种策略可能有助于预防需要抗血栓治疗的患者出血，包括使用大剂量质子泵抑制药预防胃肠道出血；根据年龄和肾功能调整抗血栓药物剂量；使用磺达肝素或比伐鲁定，经证实有较低的出血并发症发生率；在 PCI 患者中采用桡动脉通路、血管闭合装置和超声引导的股动脉通路。尤其是质子泵抑制药在服用抗血小板药物（包括氯吡格雷）的患者中的应用，与降低胃肠道出血、糜烂和溃疡的风险显著相关。如前所述，使用 POC 血小板功能监测有可能在围术期早期指导抗血小板治疗，以优化心脏保护和出血风险之间的平衡。然而，在非心脏外科手术围术期，还没有发现可用于临床的聚集测量指标。

对于血流动力学不稳定、血细胞比容＜25%或血红蛋白＜8g/dl 的患者，输血是合理的（益处可能大于风险）。关于更高的血红蛋白浓度仍然存在争议。限制性输血策略以前被认为与更好的结局相关，但新的数据似乎表明，更自由地启动输血可能降低围术期患者的死亡率。在接受抗血小板治疗的患者中，在使用常规的止血技术后出血不止，即使在血小板计数正常的情况下，也可以考虑输注血小板。

术后入住 ICU 的患者可能会插管，无法吞咽。在这种情况下，抗血小板药物可以在压碎片剂（并将所得粉末与 50ml 水混合）后通过鼻胃管给药。在健康志愿者中，服用压碎片剂比整片片剂更快、更高的生物利用度。然而，应注意肠内吸收减少或肝代谢受损可能影响口服抗血小板药物的药代动力学和药效学。

（七）经皮冠状动脉介入治疗

早期 PCI 加支架置入术是 STEMI 的首选治疗方法。90%～95% 的患者恢复了正常的顺行血流。DAPT 是预防支架血栓形成的必要手段，但它增加了围术期出血的风险。但是，在因为出血风险排除 PCI 术前，应考虑来自 CCU 患者的以下数据。与溶栓治疗相比，直接 PCI 可使死亡率降低 25%，再梗死降低 64%。相反，溶栓治疗与药物治疗（无 DAPT）相比，住院死亡率降低 18%（10.7% vs. 13%，OR=0.81）。因此，与药物治疗相比，PCI 的总死亡率降低了 50%。尽管缺乏明确的证据，对围术期 STEMI 患者至少应该考虑到 PCI。然而，最近一项包括 281 名非心脏手术后接受 PCI 治疗的 PMI 患者的观察研究表明，尽管行 PCI 术，PMI，尤其是 STEMI 患者的死亡率仍然很高。PCI 后出血事件（OR=4.33）、cTn 峰值（OR=1.20）和潜在的外周血管疾病（OR=4.86）被发现与 PCI 后 30 天死亡率增加（OR 分别为 4.33、1.2 和 4.86）；高龄（HR=1.03）、PCI 后出血（HR=2.31）、肾脏疾病（HR=2.26）和血管手术（HR=1.48）均为长期死亡率的独立预测因子。

对于出血风险高的患者，为了避免使用 DAPT，无支架冠状动脉成形术可能是一种选择。

三、围术期心肌梗死的处理

治疗应根据以下情况进行个性化治疗：①患者的年龄、并发症和预期寿命；②血流动力学状态；③ PMI（STEMI、NSTEMI）或 MINS 类型；④死亡和出血风险之间的平衡（图 22-2）。有显著 ST 段改变、血流动力学或心电不稳定及反复心绞痛的患者应被收入 ICU 或 CCU。当出血风险可接受时，所有患者都建议使用低剂量阿司匹林。目前，20%～25% 的 PMI 患者是通过有创性治疗的，其中 50% 以上的 STEMI 患者进行 PCI 或支架置入。

（一）年龄和共病

年龄是 PMI 风险的最重要预测因素之一。75岁以上的患者死亡率至少是年轻患者的 2 倍。此外，心肌梗死并发症的风险随年龄的增长而增加。药物治疗相关不良反应，老年患者也有较高的风险，特别是抗血栓药物所致的出血、β 受体

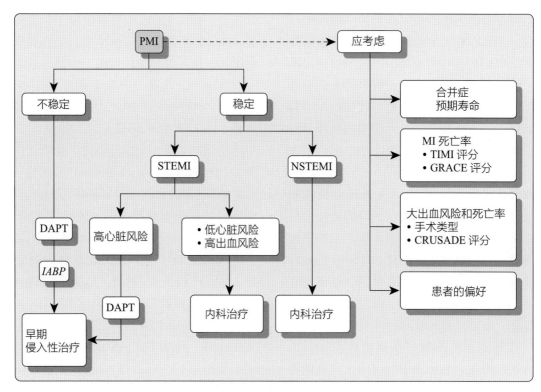

▲ 图 22-2　围术期心肌梗死（PMI）的治疗：最初 24h

CRUSADE，通过早期实施 ACC/AHA 指南，可以快速对不稳定型心绞痛患者进行风险分层以抑制不良结果
DAPT. 双重抗血小板治疗；GRACE. 急性心脏事件全球登记；IABP. 主动脉内球囊反搏；MI. 心肌梗死；NSTEMI. 非 ST 段抬高心肌梗死；STEMI. ST 段抬高心肌梗死；TIMI. 心肌梗死溶栓术

拮抗药所致的低血压和心动过缓，以及肾脏疾病。因此，药物应谨慎使用，一般在较低剂量下使用，并根据估计肾小球滤过率调整。然而，让老年患者的生存受益最大的是有创性的治疗，而不是保守的策略，尽管代价是大出血风险增加及可能需要输血。因此，年龄不应作为有创治疗的禁忌证。患者的观点和临床团队所有成员的建议对于衡量针对虚弱老年患者和严重合并病（如严重肝、肺或肾脏疾病、活动性或不可手术癌症）患者的 PMI 的有创治疗和药物治疗的风险和益处都非常重要。

（二）不稳定患者

PMI 和血流动力学不稳定的患者需要快速、积极的诊断和治疗。作为血流动力学不稳定的主要原因，必须排除导致 MACE 的外科出血。PMI 合并血流动力学不稳定的大多数患者是由广泛或近端 CAD 所致的严重缺血性左心室功能障碍引起的。在严重冠状动脉狭窄时低血压

显著降低了冠状动脉血流，心动过速增加心肌氧耗，从而形成一个恶性循环，导致心源性休克，后者住院死亡率可达 30%～50%。鉴于医疗死亡率高，建议在给予 DAPT 后立即行冠状动脉造影和 PCI。尽管在某些情况下，与保守治疗相比，PCI 可显著改善 6 个月生存率，但不稳定状态下的 PCI 可能受到无复流现象的限制，以及与低流量状态相关的支架血栓形成的更大风险。对合并多根血管病变 CAD 的心源性休克患者，行所有近端严重狭窄血管 PCI 可能会有最佳的生存机会。

持续性缺血、心功能不全和低血压患者的支持治疗特别困难，因为儿茶酚胺可能增加梗死面积，并产生房性或室性心律失常，并且在右心室功能障碍患者中耐受性较差。

主动脉内球囊反搏（IABP）用于增加心肌灌注和 CO。然而，如下文所讨论，缺乏相关数据显示可提高非心脏手术条件下存活率。主动脉瘤

或周围血管疾病患者应仔细评估 IABP 使用的风险 - 效益比。对于有下肢缺血危险的周围血管病患者，应特别注意。最后，如果患者在不稳定状态下出现房性心律失常，则必须同步电复律。

（三）病情稳定的患者

在血流动力学稳定的患者中，最佳治疗策略的选择（根据完全来自非手术条件的证据）应考虑 PMI 死亡风险与围术期大出血风险之间的平衡。通过使用心肌梗死溶栓术（TIMI）或 GRACE（急性心脏事件全球登记）风险评分（表 22-1 至表 22-3），可以在床边（也借助于特定的手机应用）简单地计算死亡风险。这些评分系统，验证于近 35 000 名 STEMI（TIMI 和 GRACE）和 NSTEMI（GRACE）患者，显示出较强的预测能力，与观察到的 30 天、6 个月和 12 个月死亡率一致。TIMI 和 GRACE 评分都确定了心脏死亡高危患者，尽管有出血风险，但他们可能需要积极的有创性治疗策略；以及低风险患者，这些患者可能会接受药物治疗，特别是在出血风险较高的情况下。

出血的危险性与手术因素和患者因素有关。关于出血风险（表 22-4），根据先前的研究和专家意见，外科手术 CRUSADE 出血评分（可通

表 22-2　根据 TIMI 评分（STEMI）的 30 天死亡率

评　分	30 天死亡率（%）
0 分	＜ 1
1 分	1.6
2 分	2.2
3 分	4.4
4 分	7.3
5 分	12.4
6 分	16.1
7 分	23.4
8 分	26.8
＞ 8 分	35.9

STEMI. ST 段抬高心肌梗死；TIMI. 心肌梗死溶栓术

表 22-3　GRACE 评分与死亡率（NSTEMI）

风险类别	GRACE 评分	死亡风险	
低	≤ 108 分	＜ 1%	住院
	≤ 88 分	＜ 3%	出院至 6 个月
中	109～140 分	1%～3%	住院
	89～118 分	3%～8%	出院至 6 个月
高	＞ 140 分	＞ 3%	住院
	＞ 118 分	＞ 8%	出院至 6 个月

经许可转载，引自 Kristensen SD, Knuuti J, Saraste A, et al. 2014 ESC/ESA guidelines on noncardiac surgery: cardiovascular assessment and management: the Joint Task Force on Noncardiac Surgery: cardiovascular assessment and management of the European Society of Cardiology (ESC) and the European Society of Anaesthesiology (ESA). *Eur Heart J.* 2014;35:2383-2431.

过早期实施 ACC/AHA 指南对不稳定型心绞痛患者的快速危险分层可抑制不良结果）（表 22-5 和图 22-3）预测患者的个体风险，该评分系统由 89 000 名 STEMI 或 NSTEMI 患者数据研发。

（四）ST 段抬高心肌梗死

ST 段抬高通常是冠状动脉急性血栓闭塞所致。在这种情况下，紧急冠状动脉造影和 PCI 显

表 22-1　TIMI 评分（STEMI）

	得　分
年龄 65—74 岁	2 分
年龄≥ 75 岁	3 分
收缩压＜ 100mmHg	3 分
心率＞ 100 次 / 分	2 分
Killip 2～4 级	2 分
前 STEMI 或 LBBB	1 分
糖尿病、高血压或心绞痛	1 分
体重＜ 67kg	1 分
治疗时间＞ 4h	1 分

LBBB. 左束支传导阻滞；STEMI. ST 段抬高心肌梗死；TIMI. 心肌梗死溶栓

表 22-4　手术出血风险

	低风险	脑卒中险	高风险
手术	• 疝根治术 • 胆囊切除术 • 阑尾切除术 • 结肠切除术 • 胃切除术 • 小肠切除术 • 乳腺手术 • 颈动脉内膜切除术 • 下肢动脉旁路或内膜剥脱术 • EVAR • TEVAR • 截肢术 • 手部手术 • 肩和膝关节镜手术 • 小切口脊柱手术 • 肺楔形切除术	• 痣切除术 • 脾切除术 • 肥胖手术 • 直肠切除术 • 甲状腺切除术 • 开腹主动脉手术 • 肩关节置换术 • 大切口脊柱手术 • 膝关节手术 • 足部手术 • 前列腺穿刺术 • 睾丸切除术 • 包皮环切术 • 肺叶切除术 • 肺切除术 • 纵隔镜手术 • 胸骨切开术 • 纵隔肿块切除术	• 颅内手术 • 脊柱内手术 • 眼后房手术 • 开胸胸腹主动脉手术 • 大型假体手术（髋或膝） • 重大外伤（骨盆，长骨） • 老年人近端股骨骨折 • 根治性肾部分切除术 • 膀胱切除术和根治性前列腺切除术 • TURP • TURBT • 肝切除术 • 胰十二指肠切除术

EVAR. 主动脉腔内修复术；TEVAR. 胸主动脉腔内修复术；TURBT. 经尿道膀胱肿瘤切除术；TURP. 经尿道前列腺切除术

表 22-5　CRUSADE 得分的计算　　　　　　　　　　　　　　　　　　　　　　（续表）

预测因子		得分	预测因子		得分
基础血细胞比容（%）	＜ 31	9 分	心率（次 / 分）	101～110	8 分
	31～33.9	7 分		111～120	10 分
	34～36.9	3 分		≥ 121	11 分
	37～39.9	2 分	性别	男	0 分
	≥ 40	0 分		女	8 分
肌酐清除率（ml/min）	≤ 15	39 分	表现出 CHF 体征	否	0 分
	＞ 15～30	35 分		是	7 分
	＞ 30～60	28 分	既往血管疾病	否	0 分
	＞ 60～90	17 分		是	6 分
	＞ 90～120	7 分	糖尿病	否	0 分
	＞ 120	0 分		是	6 分
心率（次 / 分）	≤ 70	0 分	收缩压（mmHg）	≤ 90	10 分
	71～80	1 分		91～100	8 分
	81～90	3 分		101～120	5 分
	91～100	6 分		121～180	1 分

（续表）

预测因子		得　分
收缩压（mmHg）	181～200	3 分
	≥ 201	5 分

CRUSADE. 通过早期实施 ACC/AHA 指南，可以快速对不稳定型心绞痛患者进行危险分层，从而抑制不良后果

经许可转载，引自 Kristensen SD, Knuuti J, Saraste A, et al. 2014 ESC/ESA guidelines on noncardiac surgery: cardiovascular assessment and management: the Joint Task Force on Noncardiac Surgery: cardiovascular assessment and management of the European Society of Cardiology (ESC) and the European Society of Anaesthesiology (ESA). *Eur Heart J.* 2014;35:2383-2431.

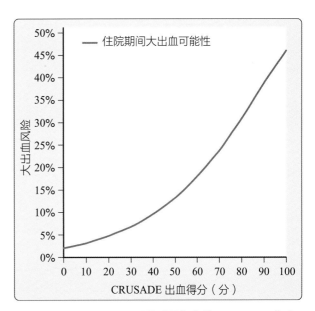

▲ 图 22-3　CRUSADE（通过早期实施 ACC/AHA 指南，可以快速对不稳定型心绞痛患者进行风险分层，从而抑制不良后果）评分和大出血风险

经许可转载，引自 Kristensen SD, Knuuti J, Saraste A, et al. 2014 ESC/ESA guidelines on non-cardiac surgery: cardiovascular assessment and management: the Joint Task Force on non-cardiac surgery: cardiovascular assessment and management of the European Society of Cardiology (ESC) and the European Society of Anaesthesiology (ESA). *Eur Heart J.* 2014;35:2383-2431.

著降低死亡率。因此，围术期 STEMI 患者，尤其是在预期寿命好、中至大面积梗死的患者，应始终考虑到冠状动脉造影和 PCI。作者认为，只有低死亡风险（＜3%～5%）同时伴高出血风险的患者，应单独接受药物治疗。

超声心动图和临床和心电图参数均可定量判断梗死面积。大面积梗死的征象包括出现肺部啰音、三个导联以上的心电图改变、aVR 导联 ST 段抬高（提示左主干或左前降支近端狭窄）、下壁梗死出现束支阻滞或心律失常，LVEF 降低（＜40%），或者右心室受累。

PCI 手术前，应尽早给予负荷剂量的阿司匹林（162～325mg）和 P2Y12 抑制药（氯吡格雷 600mg、普拉格雷 60mg、替卡格雷 180mg）。氯吡格雷较少引起出血，但它疗效也最差。对于有短暂性脑缺血发作或脑卒中病史、体重＜60kg、年龄＞75 岁的患者，应避免使用普拉格雷。

（五）非 ST 段抬高心肌梗死

NSTEMI 区别于 STEMI 有 3 个特征。第一，NSTEMI 可能是由心外原因引起的心肌氧供需不平衡引起的，治疗这些原因可以逆转缺血性改变。第二，在大多数情况下，导致梗死的原因并非一根冠状动脉发生完全的血栓性闭塞，而是多根冠状动脉的严重狭窄。因此，与 STEMI 相比，急诊 PCI 的必要性较低，尤其是在出血风险较高的情况下，如围术期。第三，1 年的随访期内，NSTEMI 患者的不良事件发生率高于 STEMI 患者。因此，出院前常规的有创性治疗策略已被证明通常优于单纯的药物治疗。

心肌氧供需不匹配通常由低血压、急性贫血、高血压和心动过速引起，通常发生在冠状动脉性心脏病、左心室肥厚或主动脉瓣狭窄的患者中。在抗缺血治疗开始之前，必须找到这些原因并积极治疗。此外，急性出血性贫血是再灌注和抗血小板治疗的绝对禁忌证。排除潜在原因后（如疼痛、贫血、低氧血症），应治疗心动过速以缩小梗死面积。然后继续口服 β 受体拮抗药来控制心率和高血压。

对于心脏高危患者（糖尿病、肾脏疾病、ST 段显著压低、LVEF＜40%、既往 PCI 或冠状动脉旁路移植术、GRACE 风险评分＞109 分），建议在出院前进行冠状动脉造影。

（六）非心脏手术后心肌损伤

所有无禁忌证的患者应在 24h 内开始服用阿司匹林（第 1 天服用 325mg，然后服用 100mg/d）

和低剂量口服 β 受体拮抗药（如比索洛尔，1.25mg/d）。大剂量他汀类药物（阿托伐他汀80mg/d）也通常在急性心肌梗死后早期开始使用，但其在围术期的有效性和安全性尚不确定。围术期在低剂量阿司匹林基础上可加用一种 P2Y12 抑制药（替卡格雷 90mg，每日 2 次）。左心室射血分数＜40%、高血压、糖尿病和稳定 CKD 的患者应用血管紧张素转换酶抑制药。

对于在动员期间出现心绞痛、血流动力学或电不稳定的患者，应在出院前进行有创性治疗（冠状动脉造影和 PCI）。对于无严重并发症、无症状但有短期心脏事件高风险（GRACE 评分＞140 分）的患者，PCI 也是合理的。对于剩下的低风险患者，建议在出院前进行药物治疗期间的缺血激发试验；如果记录到心肌缺血，则进行冠状动脉造影，除非患者有广泛的并发症。

一项包括 667 名连续接受大血管外科手术的患者的研究证实了如下假设，即为 MINS 患者提供适当治疗可以降低长期死亡率。术后肌钙蛋白水平升高但未接受早期循证心血管治疗（抗血小板药物、β 受体拮抗药、他汀类药物、血管紧张素转换酶抑制药）的患者在 12 个月时的 MACE（死亡、急性心肌梗死、心力衰竭、心肌血供重建）显著增加（HR=2.80，95%CI 1.05～24.2，P=0.04）。

四、围术期心肌损伤的预后

围术期心肌损害与短期、中期和长期心脏病发病率和死亡有关。因为围术期心肌损害通常是"沉默"的，许多患者没有得到治疗。这也可能增加长期心血管死亡的风险。因此，应实施围术期心脏监护，以便早期诊断和治疗。

尽管过去几年 PMI 的发病率显著降低，但住院死亡率仍然很高（15%～20%）。急性心力衰竭、心源性或脓毒症性休克和多器官衰竭是最常见的死亡原因。

如前所述，包括心肌血供重建的有创性治疗和抗血栓药物治疗可以改善预后。

（一）短期预后

PMI 患者更有可能出现危及生命的心血管并发症包括心源性休克（4.7% vs. 0.1%，P＜0.0001）和心搏骤停（5.2% vs. 0.3%，P＜0.0001）。急性心肌梗死患者住院时间明显较长，有可能增加常见住院并发症的风险，如感染、静脉血栓栓塞和肌肉失调。

尽管相关抗血栓治疗导致术后出血率较高（8.1% vs. 5.3%，P＜0.001），但接受有创操作（冠状动脉造影）的患者的住院死亡率低于保守治疗的患者（8.9% vs. 20.5%，P＜0.001，OR=0.38）。接受冠状动脉血供重建的患者的死亡率也低于保守治疗的患者（10.5% vs. 18.7%，P＜0.001，OR=0.51）。因此，因为担心出血不愿对 PMI 患者进行冠状动脉造影的观念应该克服。

简单评分包括 3 个独立死亡预测因子，年龄75 岁或以上（1 分）、前壁缺血表现（1 分）、ST 段抬高或新出现的左束支传导阻滞（2 分），显示与 MINS 患者 30 天死亡率有良好的相关性。根据该评分系统，如果上述预测因子均不存在（0 分），则预测的 30 天死亡率为 5.2%；如果所有预测因子都存在（4 分），则预测 30 天死亡率为 49.8%（表 22-6）。与 PMI 患者相比，MINS 患者发生致命心脏事件的风险较低，但与没有心脏生物标志物升高的患者相比，死亡风险更高。在一项大型的国际性研究中，MINS 患者的 30 天死亡率为 9.8%，而无 MINS 的患者为 1.1%。

（二）长期预后

如前所述，除了早期不良事件外，cTn 还预

表 22-6　非心脏手术术后心肌损伤患者死亡得分[a]

分　类	得　分
年龄≥ 75 岁	1 分
前壁缺血表现	1 分
ST 段抬高或新出现的 LBBB	2 分

a. 预期 30 天死亡率，0 分，5.2%；1 分，10.2%；2 分，19.0%；3 分，32.5%；4 分，49.8%
LBBB. 左束支传导阻滞

经许可转载，引自 Botto F, Alonso-Coello P, Chan MT, et al. Myocardial injury after noncardiac surgery: a large, international, prospective cohort study establishing diagnostic criteria, characteristics, predictors and 30 day outcomes. *Anesthesiology*. 2014;120:564–578.

测晚期死亡率。血管外科手术后肌钙蛋白增加的患者死亡率为 20.4%，而肌钙蛋白正常的患者为 4.7%。预后指标包括术前肌酐水平>2.0mg/dl（OR=2.55），术前心力衰竭史（OR=1.96），年龄>70 岁（OR=1.62）。这些数据表明，在一组有记录的冠状动脉性心脏病患者中，接受择期血管外科手术的患者，联合术前风险变量（包括年龄、肾功能、既往心力衰竭）以及术后糖尿病患者心脏生物标志物的升高，可预测长期预后。

五、降低非心脏外科手术死亡率的围术期护理

据报道，非心脏手术后的全因死亡率为 0.8%～1.5%。然而，术后死亡率可能因患者相关因素和手术相关因素而大幅增加，如年龄（≥80 岁）、ASA 的身体状况（≥3）、癌症、外科专科（胃肠、胸外科和血管外科手术是风险较高的手术），以及手术的严重性和紧迫性（加急、紧急、立即）。此外，不同国家甚至不同中心之间的死亡率存在很大差异。全世界每年进行的主要外科手术超过 2.3 亿次，即使是围术期死亡率的小幅度降低，每年也能挽救数千人的生命。

在他们的日常临床实践中，麻醉科医师在如下阶段的决策可影响患者临床预后：①术前阶段（继续或停用药物）；②手术室内（麻醉技术、气道管理、液体的类型和数量、血流动力学监测和优化、血制品的类型和年龄、输血时机）；③术后护理（循环支持、通气、药物处方）。然而，对于非手术干预（药物、技术、策略）对术后死亡率影响，目前缺少来自 RCT 的证据及相关共识。

在过去几年里，一种新的建立共识的方法被称为"基于民主的医学"，它使人们能够总结出在不同环境下，包括非心脏手术围术期，死亡率降低的最佳质量和最广泛认可的证据。

（一）关于降低围术期死亡率"基于民主的"、网络化的达成共识的方法

医生们应该根据文献中现有的最佳证据做出大多数临床决定。然而，他们必须始终面对如下挑战性的问题，对来自已发表的研究的临床证据，理解其意义、适用性、稳健性和生物学合理性。此外，有些课题缺乏高质量的研究用以得出结论；其他课题有过多的经常相互矛盾的数据，难以形成临床上有用的整合。在这两种情况下，指南可能是没有定论的，或者没有指南。共识会议目前被认为是系统地评估证据和在专家之间达成一致意见的最佳方式，特别是在无法从 RCT 或 Meta 分析得出明确结论的情况下。这种方法有一些局限性，包括过度重视专家意见（对"专家"的定义模糊）、存在影响和偏见的风险，以及由此产生的建议可能无法广泛适用。

由于互联网的出现，2010 年首次提出了一个"基于民主"的进程，可替代"传统"办法，以达成降低死亡率共识。这种方法汇集了共识会议、国际调查和系统性综述的特点，从而通过开放、动态、全面和易于复制的过程，对已发表的证据进行严格筛选，同时也提供了有关当前世界范围内临床实践的深刻细节。

通过以下步骤建立共识：①系统的文献检索和分析（如果选到的文章符合下述标准则纳入下一步，包括非手术干预措施，报告对死亡率有统计学意义的影响因素，发表在同行评议的期刊上，来自成人患者）；②共识会议（由麻醉科医师、重症监护医师、外科医生、心脏病学家和流行病学家组成的工作组开会讨论，并在必要时对每个主题进行投票，最后写一份简短的总结声明，描述对死亡率的影响和纳入该主题的原因）；③基于网络的调查（总结声明在网上列出，并询问选民是否同意这些陈述，以及他们是否在临床实践中使用所提出的干预措施；接受同意比例低的主题会被排除）。

从 2010 年至今，共识方法被应用于四种不同的情境，心脏手术、任何外科手术的围术期、急性肾损伤和危重患者。2016 年更新的基于民主的围术期死亡率共识会议的研究结果如下。

关于围术期死亡率基于网络会议的最新成果 文章集中在 RCT 和 RCT 的 Meta 分析上。在分析的 19 633 篇文章中，只有 75 篇（涉及 29 种不同的干预措施）符合所有纳入标准，并由来自 61 个国家的 500 名医生投票。在随后的步骤

中，有 16 个主题被排除在外，原因是方法论上的局限性、没有结论性的调查结果、网络民意调查的一致性不高，或者共识过程结束后发表了新的高质量证据。

根据共识过程的最终结果（图 22-4），在 13 项可能增加或降低围术期死亡率的干预措施中，有 7 项仅（或大部分）在心脏外科手术环境中进行了研究（胰岛素、IABP、白细胞清除、左西孟旦、挥发性麻醉药、远程部位缺血预处理、避免使用抑肽酶）。关于非心脏手术的其余主题将在下一节讨论，并在框 22-3 中进行总结。此外，可以合理地假设，在其他情境下，如心脏外科手术和危重病护理中给予生存益处的一些干预措施也可能对非心脏手术患者产生有益的影响。

（二）可能减少非心脏手术死亡率的干预措施

1. 围术期血流动力学优化　血流动力学优化被称为目标指导治疗（GDT），包括主动给药液体（与肌力药物无关），以维持一个或多个与血流相关的血流动力学参数在某个目标范围内，以匹配围术期经常发生的氧供需失衡或防止组织缺氧和器官损伤。6 个 RCT 的 Meta 分析发现，在接受非心脏手术的患者中，GDT 方案降低了死亡率。这些 Meta 分析中包含的试验在质量和设计上都是高度异质的。此外，不同研究的血流动力学优化策略也极为不同，包括不同的血流动力学目标〔如 DO、CO 或心脏指数〕、动态参数，如每搏输出量变化（SVV）或脉压变异率（PPV）、中心或混合静脉血氧饱和度（SvO_2），以及校正流速时间（FTc），不同的监测设备（肺动脉导管、脉搏轮廓分析、食管多普勒成像、生物反应）、不同的复苏目标（正常或"超正常"氧供水平）以及实现这些目标和目标的不同治疗干预措施（液体、调节肌力药、输血）。在其中两个 Meta 分析中（分别包括 2808 名非心脏手术患者和 4805 名接受任何手术的患者），亚组分析显示，GDT 方案（与标准治疗相比）死亡率的降低仅限于使用肺动脉导管作为监测工具，CO 或 DO 作为血流动力学目标，液体调节肌力药作为治疗策略，以及"超常"复苏目标的研究。此外，在 6 个 Meta 分析中有 3 个发现生存益处仅限于死亡

可能减少死亡率	可能增加死亡率
• 胰岛素用于血糖控制 • 主动脉内球囊反搏 • 白细胞清除 • 挥发性麻醉剂 • 左西孟旦 [a] • 远隔部位缺血预适应 [a]	抑肽酶
• 氨甲环酸 • 神经轴索麻醉 • 无创通气 • 围术期血流动力学优化 • 选择性净化消化道	β 受体拮抗药

（右侧竖排：心脏手术　非心脏手术）

▲ 图 22-4　根据最新的基于网络的围术期死亡率共识会议可影响围术期死亡率的干预措施（所有外科手术）
a. 最近的随机证据并不能证实生存益处

框 22-3　降低非心脏手术患者死亡率的实用（循证）建议

• 血流动力学优化：在高危患者中应根据充分的监测和血流相关参数应追求血流动力学的优化。然而，最好的监测工具、血流动力学目标和复苏目标尚待确定

• 无创机械通气：对于术后出现急性呼吸衰竭的患者，应立即开始使用。它在术中的作用虽然很有希望，但还不太清楚

• 神经轴麻醉：在全身麻醉基础上，神经轴索麻醉，以及硬膜外镇痛应尽可能使用，即使麻醉科医师的操作技能和麻醉技术高度个性化的选择可能是关键

• 选择性净化消化道：可考虑在术后重症监护病房患者中使用，但此主题需要进一步研究

• 氨甲环酸：似乎可以有效减少术中和术后出血量和出血并发症，并且在围术期使用可能是安全的；但是，这种干预措施是否对死亡率产生有利影响尚不清楚

• 挥发性麻醉药、白细胞清除、肺保护性通气、主动脉内球囊反搏和封闭式负压引流：已被证明在其他情况下可以降低死亡率，但也可能对非心脏手术患者有益

• 营养支持和维生素补充、镇静、吸氧分数、高流量鼻插管氧气、早期肾脏替代治疗、体外机械循环支持、床旁凝血检测：应研究其对围术期影响死亡率的潜在作用

• β 受体拮抗药：应避免在于术前不久对患者非选择性启动 β 受体拮抗药。然而，对于已经接受 β 受体拮抗药的患者，建议在围术期继续使用 β 受体拮抗药。这个课题需要进一步研究

风险极高（≥20%）的患者。

作者认为，在围术期应及时"优化"血流动力学状态，以防止"氧债"的发展，并可能降低主要的术后并发症和死亡率。此外，可以合理地假设基于流量的血流动力学的监测有最大的优势。然而，最好的监测工具、血流动力学指标、治疗干预措施（包括液体或肌动蛋白的类型）和最合适的设置尚待明确界定。事实上，最近的RCT 研究了基于微创或无创监测设备（这些设备正在大多数非心脏手术中逐渐取代有创监测）的GDT 方案的使用，但没有显示出临床益处。特别是，最近的 COGUIDE 试验，一项对 244 名接受中等风险腹部手术的患者进行的多中心 RCT 发现，与平均动脉压引导的血流动力学治疗相比，使用微创 CI 和 PPV 监测在术后并发症方面没有优势。然而，这些结果并不反对 GDT 方案，并且与上述 Meta 分析的结果一致，这表明生存益处可能仅限于高危患者。

2. 无创机械通气　有几篇文章报道了无创机械通气（NIV）在所有类型的外科手术中的应用，包括腹部、胸部、泌尿外科、骨科、产科、眼科、神经外科，以及经血管的心脏手术。

术后使用 NIV 可改善预后。一项包括来自15 个 ICU 的 209 名患者在内的多中心试验显示，对腹部手术后出现缺氧，通过头盔持续气道正压（CPAP）治疗的患者与标准护理相比，气管插管率降低，并发症（感染、败血症、肺炎、吻合口瘘）发生率降低。

然而，到目前为止，在非心脏手术患者中使用 NIV 提高生存率的随机证据仅来自于在接受胸外科手术和实体器官移植的患者中进行的 2 个小的 RCT。在 48 名肺切除术后出现急性低氧性肺功能衰竭的患者中，通过鼻面罩进行压力支持通气（将呼气潮气量保持在 8～10ml/kg，呼吸频率<25 次 / 分，动脉血氧饱和度>90%），与接受标准治疗的患者相比，120 天死亡率降低了 3 倍（12.5% vs. 37.5%，$P=0.045$）。在 40 名肝、肾或肺移植后出现急性肺功能衰竭的患者中，通过面罩进行 NIV 治疗可以将 ICU 死亡率从 50% 降低到 20%（$P=0.05$）。

然而，NIV 在降低围术期死亡率方面可能具有关键作用的强指征来自危重护理情景。事实上，有多达 9 个多中心 RCT 的支持，NIV 是现代医学史上对危重患者死亡率有重大影响的最好证据支持的治疗干预措施。一项对 7365 名患者的 RCT 的 Meta 分析证实，当 NIV 用于治疗或预防急性呼吸衰竭时，而非用于气管插管前，NIV 降低了死亡率（RR=0.73，95%CI 0.66～0.81，$P<0.001$）。此外，如果 NIV 启动得太晚，生存获益就会丧失。因此，只要有指示，就应立即应用 NIV。最显著的是，当只考虑术后急性呼吸衰竭患者时，NIV 也可保留对死亡率的有利影响。这一发现表明 NIV 可能是治疗术后呼吸衰竭以降低死亡率的关键。

无创机械通气通常通过鼻面罩、全面罩或头盔进行，包括不同的模式（例如，CPAP、压力支持 / 呼气末正压或双水平气道正压通气）。最近对 11 例 RCT（包括 1480 名急性低氧血症非高碳酸血症呼吸衰竭患者）进行了 Meta 分析，除了证实使用 NIV 可降低气管插管率和医院死亡率外，提示使用头盔作为患者 – 呼吸机接口和使用双水平通气都有助于患者生存。然而，关于这个问题还需要进一步的研究来解决；根据目前可用的数据，不可能做到推荐使用一种接口或 NIV 模式，而非另外一种。

术中 NIV 对降低死亡率的作用尚不清楚。NIV 可用于手术室治疗突发性呼吸窘迫，使手术继续进行而无须气管插管。更常见的是，NIV 用于不能忍受仰卧位的心肺疾病患者或避免因深度镇静而导致呼吸衰竭的预防措施。类似地，在接受诊断程序（上消化内镜检查、纤维支气管镜检查、经食管超声心动图）的患者中，通过面罩和头盔使用 NIV，因为上述操作可能导致呼吸窘迫或需要深度镇静。有一种可以打开的全面罩（Janus Biomedical）可以在不停止正在进行的内镜手术的情况下进行使用和固定。为了评估手术中或术中使用 NIV 作为预防措施和抢救性治疗对死亡率的影响，需要进行大规模的随机试验。

3. 神经轴索麻醉　单独使用脊髓麻醉和硬膜外麻醉，以及与全身麻醉联合使用硬膜外麻醉或镇痛，都有良好的效果（例如，抗炎作用，减少应激反应的生物标志物，更好的功能恢复，降低癌症复发率），减少非心脏手术患者术后主要并发症（特别是肺部并发症和静脉血栓栓塞）的发生率。虽然这是一个长期争论的问题，但在这些情境中使用神经轴麻醉技术可以提高生存率应该是合理的。事实上，没有 RCT 能够显示区域麻醉和全身麻醉的死亡率有任何差异。此外，尽管有几项大型观察性或回顾性研究（主要涉及骨科手术患者）表明使用神经轴麻醉可降低死亡率，但来自最近类似研究的数据却相互矛盾。

四个 Meta 分析的结果（两个在 2000 年和两个在 2014 年发表）表明使用神经轴麻醉可以降低术后死亡率。其中一个早期的 Meta 分析包括 141 个 RCT，其中患者（共 9559 人）接受了所有类型的外科手术（主要是普外科手术、妇科手术、产科手术、骨科手术、泌尿外科手术和血管外科手术）随机接受神经轴麻醉或全身麻醉：在接受神经轴麻醉的患者中，30 天死亡率降低了 1/3（OR=0.70，95%CI 0.54～0.90，P=0.006），不同类型的手术没有显著差异。观察到的生存效益反映了的趋势为减少了因肺动脉栓塞、心脏事件、脑卒中和感染等并发症造成的死亡。2000 年发表的另一项 Meta 分析仅限于髋部骨折患者的试验，发现接受区域麻醉的患者 1 个月死亡率也类似地有所降低（OR=0.66，95%CI 0.47～0.96）。随后进行的 Meta 分析结果相互矛盾。然而，在 2014 年，有篇综述综合了 9 项 Cochrane 系统性评价，其中包括在任何年龄段接受任何手术的患者中比较神经轴麻醉与单纯全身麻醉或神经轴与全身麻醉与单纯全身麻醉的比较的 RCT。研究者用中等强度的证据证实，与全身麻醉相比，神经轴麻醉与全身麻醉相比，在心脏病中高风险的患者中，与 30 天死亡率降低相关 [RR=0.71，95%CI 0.53～0.94，异质性指数（I^2）为 0%]。此外，尽管神经轴麻醉与较低的肺炎风险相关（RR=0.45，95%CI 0.26～0.79，I^2=0%），心肌梗死的发生率与两种技术相似。

最后，2014 年发表的另一项 Meta 分析侧关注全身麻醉基础上的硬膜外镇痛，与单纯全身麻醉相比，死亡率从 4.9% 降低到 3.1%（OR=0.60，95%CI 0.39～0.93），数据之间没有明显的异质性（P=0.44，I^2=0%）。此外，硬膜外镇痛可显著降低心律失常（心房颤动和室上性心动过速）、呼吸抑制、深静脉血栓形成、肺不张、肺炎、肠梗阻和术后恶心呕吐的风险，尽管低血压、瘙痒、尿潴留的风险增加，且有运动障碍。

不幸的是，除了众所周知的 Meta 分析的局限性之外，这些研究都没有考虑到麻醉师的个人技能，这可能在这方面起着关键作用。作者认为，在非心脏外科手术中，在可能的情况下区域麻醉应是首选的麻醉技术。然而，改善预后和降低死亡率的关键因素是仔细和全面的风险评估、麻醉师的技能和高度个性化的麻醉技术选择。例如，尤其是心脏病患者，在选择全身麻醉和区域麻醉时，甚至要考虑患者的焦虑或恐惧程度，这可能增加 MACE 和死亡的风险。相反，仅仅因为在 Meta 分析或 RCT 中证明了降低死亡率而不加选择地使用一种技术可能对特定患者有害。

4. 选择性肠道去污 选择性肠道去污（selective digestive decontamination，SDD）包括使用局部和口服不可吸收的抗菌药（多黏菌素 E、妥布霉素、两性霉素 B 和万古霉素对于地方性耐甲氧西林金黄色葡萄球菌），可能与肠外抗生素（通常是头孢菌素类）联合使用，以控制潜在致病微生物的过度生长，这通常发生在危重患者身上。这种预防措施已被广泛证明能降低重症监护病房患者的血流和肺部感染及死亡率。SDD 在外科 ICU 患者中的有效性也被研究过，但证据并不充分。直到最近，1999 年进行的一项 Meta 分析（包括 11 项随机对照试验）是唯一一项显示术后应用 SDD 对生存有益的研究。作者发现，由于减少了菌血症和肺炎的发生率，SDD 显著降低了外科危重患者的死亡率（OR=0.70，95%CI 0.52～0.93）。此外，同时使用包括口服和肠外抗菌药物的 SDD 方案的生存益处更大（OR=0.60，95%CI 0.41～0.88）。最近（2017 年）的一项个体患者数据 Meta 分析似乎证实了这些发现，其中纳入了在抗生素耐药水平较低的国家进行的 6 项 RCT，结果表明，无论 ICU 收住类型（内科还是外科），医院和 ICU 死亡率都有所降低。

相反，在 ICU 之外的围术期使用 SDD 方案并不能降低死亡率，尽管这似乎是一种很有前途的预防措施，尤其是在接受上消化道手术的患者中。

SDD 的使用并不普遍，一般不建议使用，即使在重症监护环境中也是如此。原因可能是多因素的，主要反映了对抗生素耐药性发展的担忧，即使从这个角度来看，SDD 似乎是安全的。目前正在进行一项大型、多中心的随机对照试验，对接受选择性结直肠癌手术的患者，在标准的抗生素预防措施的基础上评估 SDD 的作用，并将死亡纳入其终点。同时，SDD 在围术期和术后 ICU 患者中作为一种提高生存率的策略的作用仍然不确定。

5. **氨甲环酸**　氨甲环酸（Tranexamic acid, TXA）是唯一对围术期死亡率有良好影响的抗纤溶药物。根据 129 项随机对照试验（包括 10 488 名患者）的 Meta 分析，强有力的证据表明，氨甲环酸可使外科手术患者的输血需求减少 1/3 以上（RR=0.62，95%CI 0.58～0.65，$P < 0.001$）。然而，它对心肌梗死、脑卒中、深静脉血栓形成、肺动脉栓塞和死亡率的影响仍然不确定。虽然使用氨甲环酸降低了死亡率（RR=0.61，95%CI 0.38～0.98，$P = 0.04$），但在当分析限制到足够隐蔽的研究之后，统计学意义消失了。

关于氨甲环酸对围术期死亡率可能有益影响的间接证据来自创伤环境，这与外科手术相似。大型多中心 RCT CRASH-2（2010 年）包括来自 274 家医院的 20 211 名患者，发现短疗程的 TXA（受伤后 8h 内开始给予 10min 输注 1g，然后在接下来的 8h 持续输注 1g）可显著降低创伤出血患者的全因死亡率（RR=0.91，95%CI 0.85～0.97，$P = 0.0035$），当 TXA 开始较早时，影响更大。

目前看来，可以合理地假设在围术期可以安全地使用 TXA，以减少失血量和出血并发症，但这种干预措施是否有利于降低死亡率仍不清楚。

（三）可能增加非心脏手术死亡率的干预措施

围术期 β 受体拮抗药　术前应用 β 受体拮抗药被认为是降低非心脏手术患者心脏风险的一种安全有效的策略。然而，有关围术期 β 受体拮抗药安全性的证据主要是基于一系列被指控严重学术不端的研究（DECREASE 试验）。相反，根据大型多中心试验 POISE，以及 3 项 Meta 分析，在非心脏手术前不久开始使用高剂量 β 受体拮抗药可显著增加缺血性心脏病患者或有缺血性心脏病风险的患者的死亡率。在 POISE 研究（2008 年）中，8351 名心血管疾病患者，或者计划进行大血管手术，或者至少有 7 个危险因素（胸内或腹腔内手术、急诊或紧急手术、既往心力衰竭、短暂性脑缺血发作、糖尿病、血清肌酐 > 175μmol/L、年龄 > 70 岁）中的 8351 名患者随机分为术前 2～4h 开始口服美托洛尔缓释片或安慰剂 30 天。虽然心肌梗死的发生率降低了 27%（4.2% vs. 5.7%，$P < 0.0017$），但总体死亡率增加了 33%（3.1% vs.2.3%，$P=0.0317$），脑卒中率增加了 100%（1.0% vs. 0.5%，$P=0.0053$）。

2014 年发表了一篇纳入 11 项试验的 Meta 分析，其中比索洛尔（3 项研究）、美托洛尔（5 项研究）、阿替洛尔（2 项研究）或普萘洛尔（1 项研究）在术前 37 天至 30min 之间开始，术后持续 5～30 天。研究人员发现围术期使用 β 受体拮抗药可显著增加全因死亡率（RR=1.27，95%CI 1.01～1.60，$P=0.04$），他们强烈主张改变指南推荐方案。

在 2014 年修订的 ESC/ESA 非心脏外科手术指南中，关于围术期 β 受体拮抗药的推荐已被大幅削弱。尽管已经接受 β 受体拮抗药的患者仍建议在围术期继续使用 β 受体拮抗药，仅建议在已确认的缺血性心脏病患者和接受高风险外科手术且 ASA 等级为 3 级或更高或具有两个或更多 RCRI 危险因素（Ⅱ级；证据等级：B）的患者中，可以考虑开始使用 β 受体拮抗药。建议根据个体化心率目标进行仔细的剂量滴定。尽管有人认为阿替洛尔或比索洛尔可能优于美托洛尔，但最近的一项大型队列研究发现，不同 β 受体拮抗药亚型相比，死亡率和 MACE 风险没有差异。相反，在接受低风险手术的患者中，不建议在围术期使用 β 受体拮抗药。

2014 年 ESC/ESA 指南更新后不久，发布了另外两个 Meta 分析。一项对 89 例 RCT（19 211 名患者）的 Cochrane 系统评价显示，尽管在心脏手术和非心脏外科手术中使用 β 受体拮抗药时 AMI、心肌缺血和室性心律失常的发生率显著降低，但在非心脏外科手术患者中使用 β 受体拮抗药可能增加全因死亡率和脑血管并发症，差异在将分析限制在低偏倚风险试验后变得显著（RR=1.27，95%CI 1.01～1.59，RR=2.09，95%CI 1.14～3.82）。低血压和心动过缓在接受 β 受体拮抗药的患者中更为常见。最后，2014 年发表的另一项 Meta 分析发现，无论是否包括或排除 POISE 和 reduce 试验，围术期使用 β 受体拮抗药会增加低血压、心动过缓和非致命性脑卒中的风险。此外，该 Meta 分析显示，排除 DECREASE 研究后，在手术前 1 天内开始使用 β 受体拮抗药的患者的总死亡率（RR=1.30，95%CI 1.03～1.64）显著增加。

选用适当的 β 受体拮抗药，在术前足够早地开始（允许足够的剂量滴定）和用于合适的患者，可能会有效和安全地预防高危非心脏手术患者的不良心脏事件。然而，在一些临床环境中，这种方法可能并不容易应用。术中应用短效心脏选择性 β 受体拮抗药艾司洛尔预防 MACE 的作用，与其他 β 受体拮抗药相比，不良反应较少，是否对死亡率有潜在的有利影响，应在近期内予以研究。

六、降低非心脏外科手术死亡率的进一步策略：来自其他临床情境的证据

（一）挥发性麻醉药

根据 2 个 Meta 分析和一个 RCT 的贝叶斯网状 Meta 分析，与全静脉麻醉（TIVA）相比，使用现代卤化麻醉药（异氟醚、地氟醚或七氟醚）可以降低心脏手术患者的死亡率，是因为心脏保护作用，其机制与缺血预处理相似。然而，有些研究未能证实挥发性麻醉药对心脏手术后肌钙蛋白释放或死亡率有任何有益影响。此外，在接受冠状动脉支架置入术的患者中没有观察到心脏保护作用。

目前正在进行最大的多中心 RCT［http://clinicaltrials.gov/show/NCT02105610：用于降低心脏手术死亡率的挥发性麻醉药（MYRIAD）］，它可能有助于明确心脏手术中挥发性麻醉药在降低心肌损伤和死亡率中的作用。

如果得到证实，这种作用可能被用来预防非心脏手术患者 MACE 和提高生存率。然而，这方面的现有证据目前很少，而且有争议。例如，尽管最近一项大型前瞻性观察研究发现，在 124 497 名接受非心脏手术（因为术后呼吸并发症减少）的患者队列中，高吸入麻醉剂量可降低 30 天死亡率，但一项纳入 11 395 名在 2010—2013 年接受癌症手术的患者回顾性分析显示，与 TIVA 相比，使用挥发性麻醉药的患者死亡率有所增加，这可能是由于癌症复发或转移的风险增加（如同一些体外研究所示）。一项大型多中心随机对照试验正在进行中，以研究丙泊酚为基础的麻醉的有益效果和挥发性麻醉在癌症手术中的有害影响［http://clinicaltrials.gov/show/NCT01975064：癌症与麻醉：根治术后生存率——丙泊酚与七氟醚麻醉的比较（CAN）］。需要进行大规模、多中心研究，以评估挥发性麻醉药在围术期心肌损伤或心肌梗死风险患者中的潜在优势，并进一步研究其在降低非心脏手术患者的心脏和呼吸并发症及死亡率方面的作用。在癌症和非癌症手术中，不能排除挥发性麻醉药可能会对死亡率产生相反的影响。

（二）清除输血中的白细胞

从输血中清除白细胞被认为可以防止输血相关的免疫调节，可能会降低感染的风险。在心脏外科患者中，体外循环可能会放大炎症机制，通过这些机制输血可能会增加感染或多器官功能障碍的易感性。两项大型随机对照试验发现，输注去白细胞的红细胞与标准的去白细胞层红细胞相比，死亡率降低。尚不清楚这种有益效果是否仅限于心脏外科手术人群，是否也可能发生在其他外科手术环境中。然而，在大多数西方国家，血

液制品去白细胞被认为是最佳做法。

（三）胰岛素用于严格控制血糖

在一项具有里程碑意义的研究中（Van den Berghe 等，2001 年），通过持续输注胰岛素将血糖水平维持在 80～110mg/dl 可降低心脏手术或非心脏手术后入住 ICU 的患者的死亡率。在随后的 RCT Meta 分析中，以及心脏外科手术患者的 RCT 中也显示了强化血糖控制的生存率提高，尽管血糖控制的目标较宽松（分别为 <180mg/dl 和 120～160mg/dl）。然而，一项纳入 29 个 RCT 的 Meta 分析显示，在内科和外科重症监护病房的患者，强化血糖控制没有任何生存获益。相反，低血糖的风险更高。大型多中心研究 NICE-SUGAR 也对严格血糖控制提出了担忧。与高血糖目标（<180mg/dl）相比，血糖维持在 81～108mg/dl 的 ICU 患者死亡率增加。因此，在 ICU 患者调整血糖水平时应谨慎，以避免危险的低血糖发作。在围术期，避免低血糖（以及糖尿病患者的相对低血糖）非常重要，需要进一步的研究。

（四）保护性肺通气

保护性通气，包括使用小潮气量和中到高水平的呼气末正压（有或没有复张动作），是改善危重患者生存率的干预措施之一。3 项多中心 RCT 发现，在急性呼吸窘迫综合征（ARDS）患者中，保护性通气可降低死亡率。越来越多的数据支持在无肺损伤的患者中预防性使用保护性通气来预防 ARDS。因此，术中肺保护性通气正在成为心脏手术和非心脏手术（如腹部手术）患者的标准护理。这个主题很有吸引力，值得进一步深入研究。

（五）术前主动脉内球囊反搏泵

如一项小的 RCT 和 4 个 RCT 的 Meta 分析所示，在接受冠状动脉搭桥手术的高危患者中，术前使用 IABP 进行机械循环支持可以降低围术期和 30 天死亡率。虽然 IABP 置入术可能会导致严重的血管或感染性并发症，但在一项纳入 423 名接受围术期 IABP 的心脏手术患者的回顾性研究中，下肢缺血和局部感染的发生率相对较低（分别为 0.94% 和 0.47%）。对于仔细甄别的接受非心脏外科手术高危冠状动脉性心脏病患者来说，这种策略是否能给他们带来生存优势，应该进行研究。

（六）封闭式负压引流

虽然只有一项纳入了 22 项回顾性研究的 Meta 分析报告了使用封闭式负压引流（VAC）可改善胸骨深部伤口感染患者的生存率，这却是最近更新的基于民主的心脏手术死亡率降低共识会议中最达成一致的策略之一。最近在一个小型 RCT 中也发现 VAC 治疗降低了 90 天的死亡率，其中纳入的 45 名腹部损伤或腹腔脓毒症患者行剖腹探查术，并随机接受了有或没有负压装置（ABThera；Kinetic Concepts）的临时腹部闭合术。这是一个很有希望的课题，值得在心脏手术和非心脏手术中进一步研究。

（七）左西孟旦

左西孟旦是一种变力扩血管（和抗炎性）钙增敏药，在心力衰竭患者中显示出心脏保护作用。最显著的是，根据一个小型 RCT 和 5 个 Meta 分析，它已经被证明可以降低心脏手术患者的死亡率。一项贝叶斯网状 Meta 分析发现，与安慰剂相比，左西孟旦是唯一与心脏手术患者死亡率降低相关的变力扩血管药。虽然在接受非心脏手术的患者还没有证据，但可以假设在这种情况下，尤其是在围术期低心排综合征患者中，左西孟旦可能会有类似的良好效果。不幸的是，3 个发表于 2017 年的大型 RCT 研究发现，行心脏手术的左心室功能不全患者术前（LEVO-CTS 和 LICORN 试验）或需要血流动力学支持的患者术后（CHEETAH 试验）应用左西孟旦，均未发现对重要临床结果（包括死亡率）产生影响。尽管有些研究支持左西孟旦，根据这一新的证据，很难继续相信其可带来有利的生存效益（至少在心脏外科手术中）。未来的研究将致力于确定特定剂量方案、给药时间、患者亚群以及可能对左西孟旦疗效产生重大影响的临床环境。

（八）远隔部位缺血预处理

在远端血管区域反复短暂的缺血和再灌注（例如，在上肢上应用血压袖带，每 5 分钟充气或放气 1 次，持续 3 个周期）可保护心脏免受缺血或再灌注损伤。这种效应可能是由于释放一种或多种到达心脏并激活细胞信号通路的物质引起的，这种物质可能涉及线粒体，这导致对缺血损伤的抵抗力更强。对 329 例接受冠状动脉旁路移植术的患者进行的一项 RCT 研究发现，远隔部位缺血预处理（RIPC）可使术后 cTn 释放减少（cTnI:AUC=0.83，95%CI 0.70～0.97，P=0.022），并降低了全因死亡率（HR=0.27，95%CI 0.08～0.98，P=0.046）。直到最近，有理由认为 RIPC 可能应用于有围术期心肌缺血风险的非心脏手术患者中。然而，随后的两项高质量多中心 RCT（分别包括 1612 名和 1385 名患者）发现，RIPC 对心脏手术患者的临床相关结局没有影响。尽管丙泊酚麻醉可能抵消了 RIPC 的有益效果，但目前的证据已不再支持这种用于心肌保护或降低死亡率的策略。

七、未来展望

进一步的策略，大多尚未在围术期进行研究，也没有对其临床作用达成明确共识，至少显示了对患者生存率有潜在影响的信号，值得未来进行高质量的研究，以确认观察到的有益或有害影响，或评估类似影响可扩展到外科手术人群的假设。

此外，可能影响围术期死亡率的其他策略，因此，应在不久的将来进行充分的研究，包括使用 POC 凝血监测，对严格选择的患者进行早期肾脏替代治疗，以及在高危患者使用体外循环支持。

（一）营养支持和补充

许多研究探讨了营养、维生素和微量元素补充在重症监护病房患者中的作用。根据最近的两项随机对照试验，限制热量摄入可以降低危重患者的死亡率。与之一致，另一项随机对照试验最近显示，接受"强化医疗营养干预"的 ICU 患者死亡率增加。谷氨酰胺和抗氧化剂补充的效果存在争议，尽管 3 项 RCT 发现，在肠内或肠外营养基础上，接受肠外谷氨酰胺的 ICU 患者的生存率也有提高，和另一项 RCT 显示，接受肠内抗

氧化药补充的重症监护病房患者死亡率降低，但随后的一项大型多中心 RCT 发现，服用抗氧化药后，临床结果没有改善，谷氨酰胺治疗的患者死亡率也有所增加。同样，在随机研究中，将免疫调节补充药（例如，ω-3 脂肪酸、维生素、硒、谷氨酰胺和抗氧化药）添加到人工营养中的策略可以提高死亡率。然而，一项多中心 RCT 和一项小型 RCT 发现，在脓毒症或败血症性休克患者中补充硒和在术后重症监护病房脓毒症患者中应用抗坏血酸可降低死亡率。营养支持在影响危重患者（可能包括围术期）的重要预后中的作用非常有趣，但也不容易研究。

（二）合成胶体

在围术期还没有被高质量研究中还没有完全解决的另一个有争议的话题，就是在液体复苏中晶体和合成胶体之间的选择。尽管作者认为，危重病患者出血、肾损伤和死亡风险增加的证据足以阻止在手术室使用合成胶体，但世界各地的许多同事并不同意。

（三）镇静

文献表明，镇静的持续时间和深度都可能影响患者的生存率。特别是，在 ICU 环境下的两项随机对照试验发现，每天间断使用镇静药和采用标准化方法治疗疼痛、激动和谵妄（导致芬太尼和丙泊酚的剂量显著降低），死亡率降低。最近，一项对相对较小的 RCT 事后分析显示，与接受深度镇静的患者相比，在椎管内麻醉下髋部骨折修复术中接受轻度镇静的 65 岁以下患者的 1 年死亡率降低。在不同的围术期环境下，应充分研究深度或长期镇静对临床相关结果的潜在影响（不能排除。例如，心脏病患者可以受益于深度镇静）。此外，未来的研究应探讨在围术期使用右美托咪定作为镇静药，它被认为可以降低脓毒症重症监护病房患者（与使用劳拉西泮相比）和心脏手术患者的死亡率。

（四）吸入氧分数

术中吸入氧分率（FiO_2）变化很大（0.3～1.0），许多临床医生（尤其是美国）不分青红皂白地使用 100% 氧气，而不管临床情况如何。然而，有证据表明高氧可能有有害影响。特别是，

对 480 名 ICU 患者的随机对照试验发现，与标准操作（PO_2 高达 150mmHg）相比，氧分压（PO_2）维持在 70～100mmHg 的患者死亡率降低。虽然在外科手术中没有类似的研究，但是在一项 RCT 的随访中，1386 名接受腹部手术的患者被随机分为术中和术后 0.3 或 0.8 的 FiO_2，发现吸入低浓度样的接受手术的癌症患者（但不包括非癌症患者）的长期死亡率较低。尽管目前还没有明确的机制可以解释这些发现，但限制性围术期给氧可提高生存率的假设是有趣的，值得进一步研究。

（五）高流量鼻导管氧疗

根据对 310 名急性低氧性呼吸衰竭患者的多中心随机对照试验，与常规氧疗和 NIV 相比，高流量鼻导管氧疗（high-flow oxygen through a nasal cannula，HFNC）可提高 90 天生存率。随后对 11 项 RCT（共 3459 名患者）进行的 Meta 分析表明，在呼吸结局方面 HFNC 优于传统氧疗，但与 NIV 相似。然而，这 3 种技术的死亡率没有差异。考虑到上述有关 NIV 的证据，HFNC 是一种值得在围术期研究的有前途的技术。

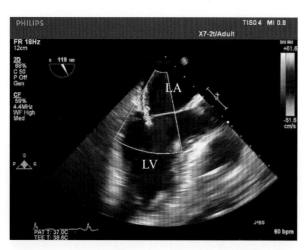

▲ 图 10-1　活动性缺血和二尖瓣后叶受限患者的食管中段四腔视图（箭）

注意二尖瓣反流射流的后向抱壁（Coanda 效应）

LA. 左心房；LV. 左心室

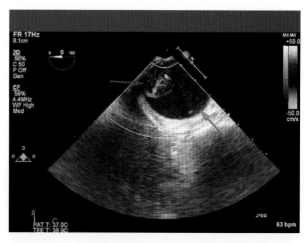

▲ 图 10-3　主动脉夹层患者的下降胸主动脉短轴视图真管腔（红箭）为圆形，彩色血流多普勒显示为层流，假管腔（绿箭）为新月形，自发回声对比表明血流缓慢

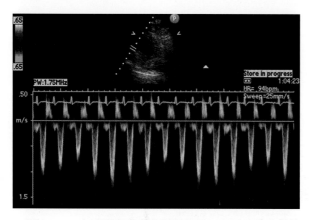

▲ 图 10-5　心脏压塞患者在深部经胃切面采用脉冲多普勒测量左心室流出道以显示呼吸变异

HR. 心率

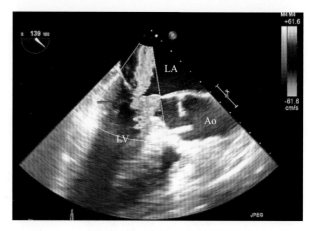

▲ 图 10-9　肥厚型心肌病患者的食管中段长轴彩色血流多普勒图显示收缩前运动和二尖瓣反流（红箭）

注意左心室流出道的混叠表明流速较高。Ao. 升主动脉；LA. 左心房；LV. 左心室

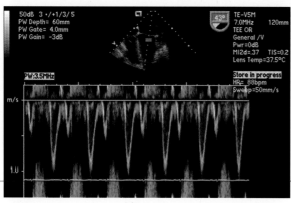

▲ 图 10-15　跨二尖瓣前向血流的脉冲多普勒频谱中的 E 波和 A 波

HR. 心率；PW. 脉冲波；TEE. 经食管超声心动图

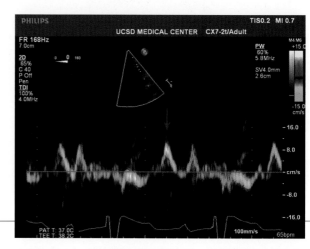

▲ 图 10-16　经食管中段四腔心的二尖瓣侧瓣环的组织多普勒图像。蓝箭所指为 E′ 波

FR. 频率；PW. 脉冲波；TDI. 组织多普勒

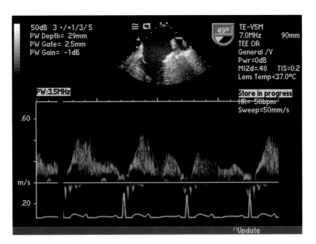

▲ 图 10-17 经食管中段两腔心中左上肺静脉的脉冲多普勒频谱

HR. 心率；PW. 脉冲波；TEE. 经食管超声心动图

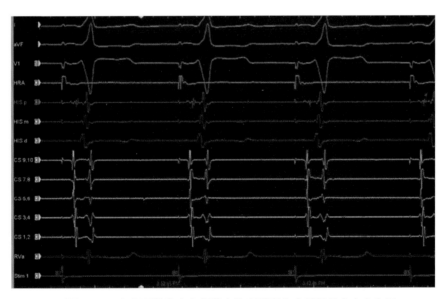

▲ 图 15-1 心室预激患者在标准电生理学研究中获得的心内心电图

屏幕截图显示了使用高位右心房导管起搏右心房时所获得的心内和体表心电图记录。显示三条体表心电图导联（Ⅰ、aVF、V_1）和下方的心内记录：高右心房（HRA）、3 条 His（近端、中端、远端）、5 条冠状窦（CS）和 1 条右心室心尖（RVa）。最底部的是刺激通道（Stim 1），确认正在进行起搏。在表面心电图上看到的起搏痕迹不一定能在麻醉科医师的监护仪上看到，检查屏幕上的刺激通道可以确认起搏的发生。本例中，体表心电图导联可见短 PR 间隔和 Δ 波是心室预激的特征

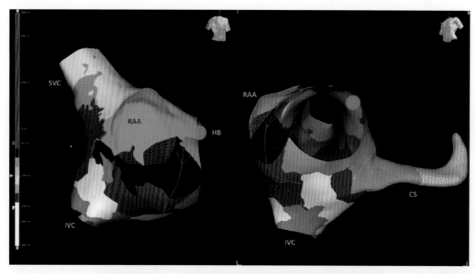

▲ 图 15-2　典型心房扑动逆时针旋转的激活图

彩条（位于图像左侧边缘）提供了时间和颜色相关性的参考。最早的激活位点用白色表示，接着是红色，紫色表示与参考时间相比的最后激活位点。大的折返环路是连续的，因此早期和晚期的定义是任意的，但是所谓的"早期遇到晚期"模式支持的是折返而不是局灶性心动过速的机制。右前斜切面（左）和左前斜位切面（右）均可见右心房

CS. 冠状窦；HB. 房室束；IVC. 下腔静脉；RAA. 右心耳；SVC. 上腔静脉

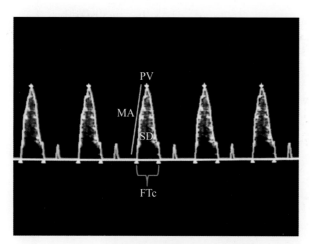

▲ 图 19-4　食管多普勒速度 – 时间波形

FTc. 校正血流时间；MA. 最大振幅；PV. 峰值速度；SD. 每搏距离

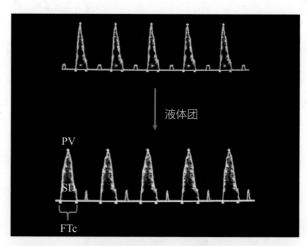

▲ 图 19-5　视觉波形检查显示，随着峰值速度（PV）、校正血流时间（FTc）和每搏距离（SD）增加，对液体团单次推注的反应是正向的